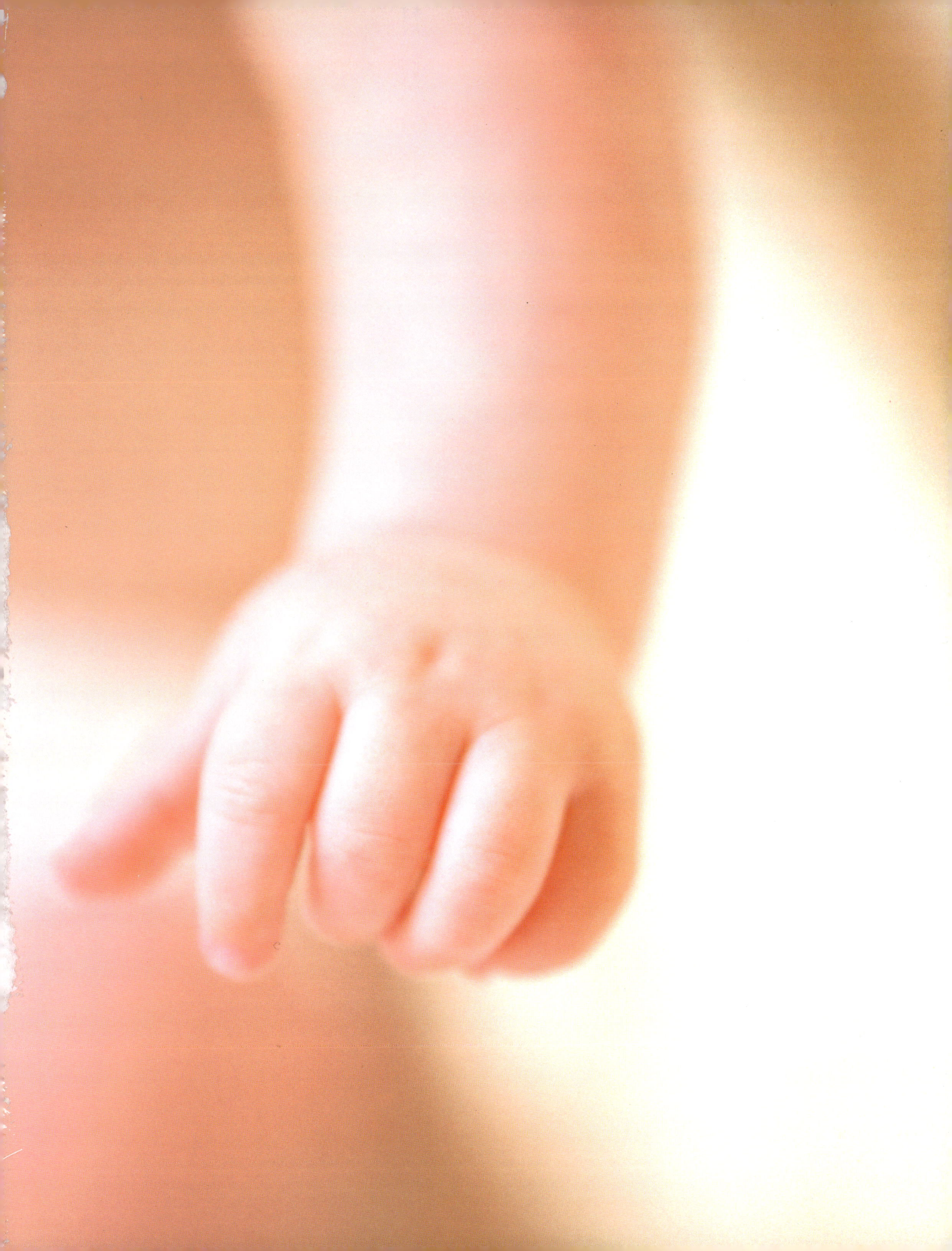

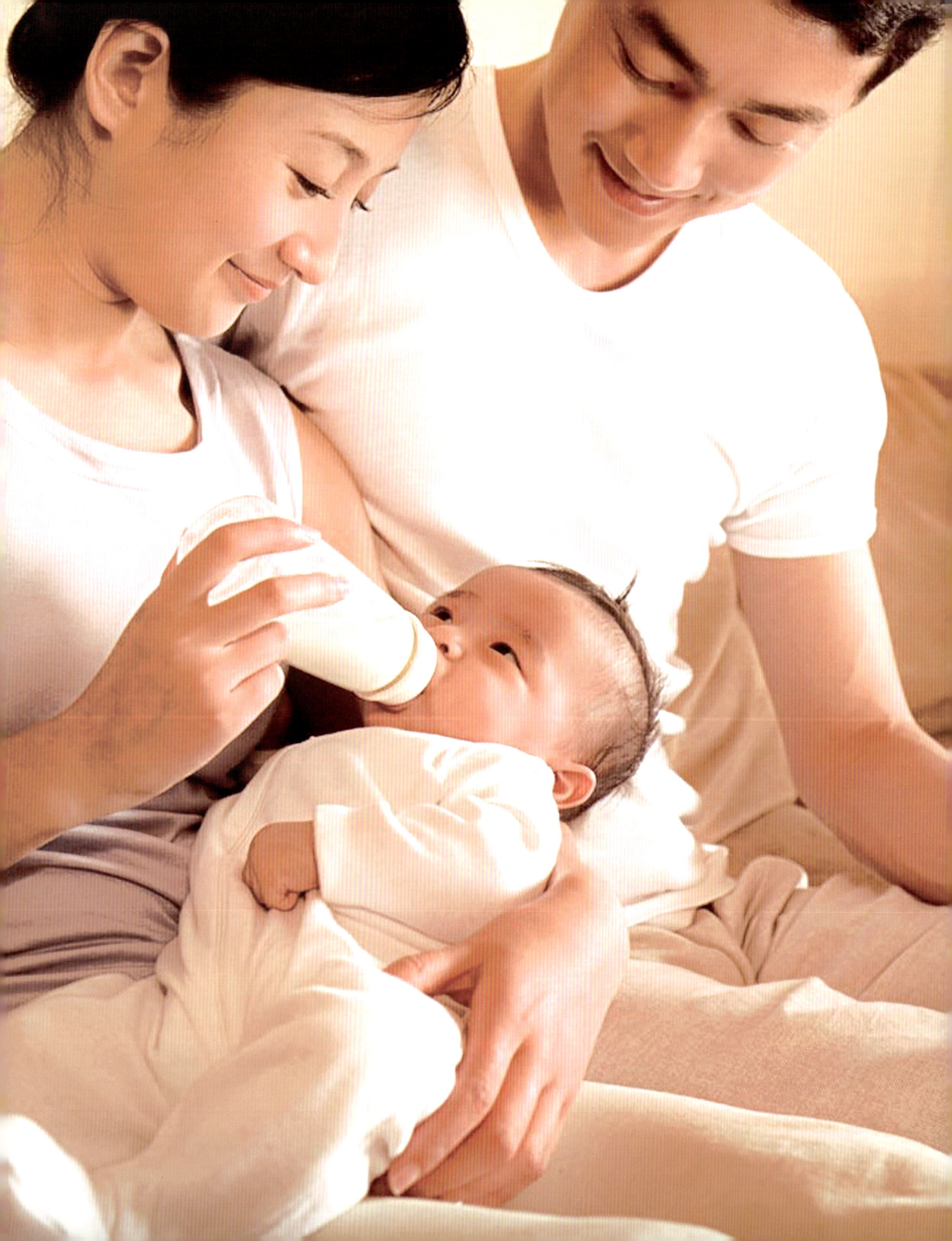

汉竹图书

汉竹·亲亲乐读系列

妈妈宝宝全书

MAMA BAOBAO QUANSHU

主　编

严仁英　中国围产保健之母
中国著名的妇产科、妇女保健专家
北京医科大学终身教授
北京大学妇儿保健中心主任
北大医院名誉院长

编委会

丁　辉　北京妇幼保健院副院长
张玉敏　北京妇幼保健院儿童保健科主任医师
杨海河　北京妇幼保健院儿童保健科副教授
刘　丽　北京妇幼保健院妇女保健及妇产科医学博士
杨惠娟　北京妇幼保健院妇产科医学博士

中国人口出版社

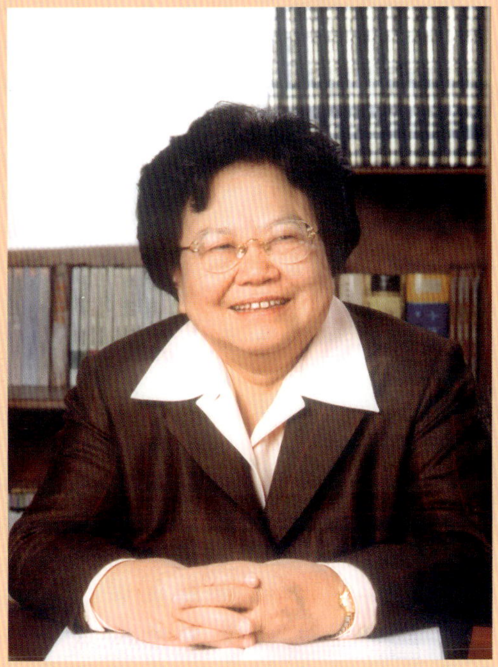

序

由我国著名妇产学、围产期保健专家严仁英担任主编的精品图书《妈妈宝宝全书》已由中国人口出版社出版。这本书全面、系统地介绍了孕前准备和孕期保健、分娩和产后护理、婴儿哺育和早期教育知识，为年轻父母普遍关心和可能遇到的问题答疑解惑，有很强的针对性。这是为提高我国出生人口素质所做的一件扎实的基础工作，体现了以人为本和促进人口素质全面发展的思想。我相信，这本书将会受到广大读者，尤其是即将成为父母的年轻人的欢迎。

当今世界科学技术发展日新月异，国际竞争日趋激烈，人力资源成为推动经济社会发展的战略性资源。我国是世界上第一人口数量大国，要转变为人才资源强国，必须大力提高人口素质，这就首先要提高出生人口素质。提高人口素质是一项艰巨的任务，应该引起全社会高度重视，采取切实有效的措施。

多年来，中国人口出版社出版了一批关于优生、优育、优教的优秀图书，并形成了自己的品牌特色。希望你们精心策划，出更多的精品，惠及广大读者，为中华民族的繁荣和发展做出新的贡献！

第九届全国人大常委会副委员长 彭珮云

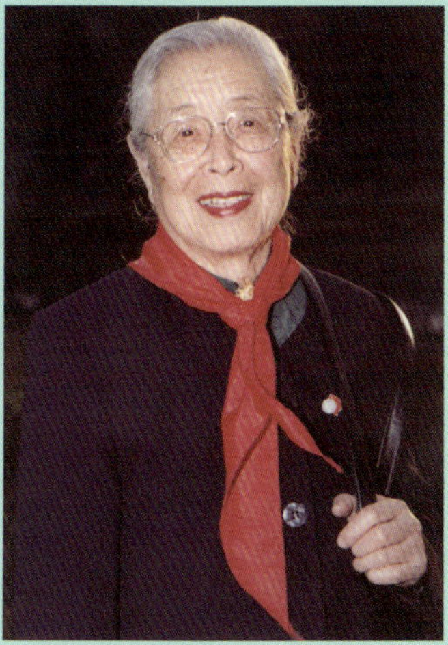

中国围产保健之母

严仁英

著名的妇产科、妇女保健专家
1940获得协和医学院博士学位
北京医科大学终身教授　北京大学妇儿保健中心主任
北大医院名誉院长
中国关心下一代工作委员会专家委员会主任委员
卫生部妇幼卫生专家咨询委员会主任委员
中国疾病控制中心名誉主任
世界卫生组织妇儿保健研究培训合作中心主任

当你准备怀孕、已经怀孕、初为父母时，是否希望自己是一个掌握正确孕育知识的全面手，而不是不知所措？当你面对书架上数百种图书，是否希望自己能慧眼识珠，而不是不知如何选择？其实掌握权都在你自己的手中。

《妈妈宝宝全书》是一本根据中国人体质和生活环境编写的，具有中国特色的，权威、科学、简单、实用的孕产、育儿指导书籍，是中国的新爸爸、新妈妈们的最好、最明智的选择！

本书以时间为线索，详细介绍了从准备受孕、十月怀胎，到宝宝3岁这段时间，年轻父母普遍关心的各种问题：孕期身体和心理的准备、胎儿生长变化、孕期检查、孕期不适调理、孕期营养与胎教、分娩进程及轻松应对分娩的方法；逐月介绍了婴幼儿喂养、日常护理、疾病预防、家庭安全与急救，以及如何提高宝宝大动作能力、精细动作能力、认知能力、语言能力、情绪与社会交往能力的具体方法。

我们为您提供了大量翔尽、操作性强的信息，在追求文字简练、内容丰富的同时，配有精美实用的图片。让年轻的爸爸妈妈们免繁冗阅读之苦，在视觉享受的同时获取了健康的孕育理念，并轻松地解决人生最幸福时光中碰到的种种问题。

就让《妈妈宝宝全书》带领着新手父母，穿越时间的隧道，完成从为人妻、为人夫到为人父母的转变，让我们的祝福陪伴着您，与宝宝一起学习，一起成长，愿我们的用心使更多的妈妈宝宝快乐、幸福！

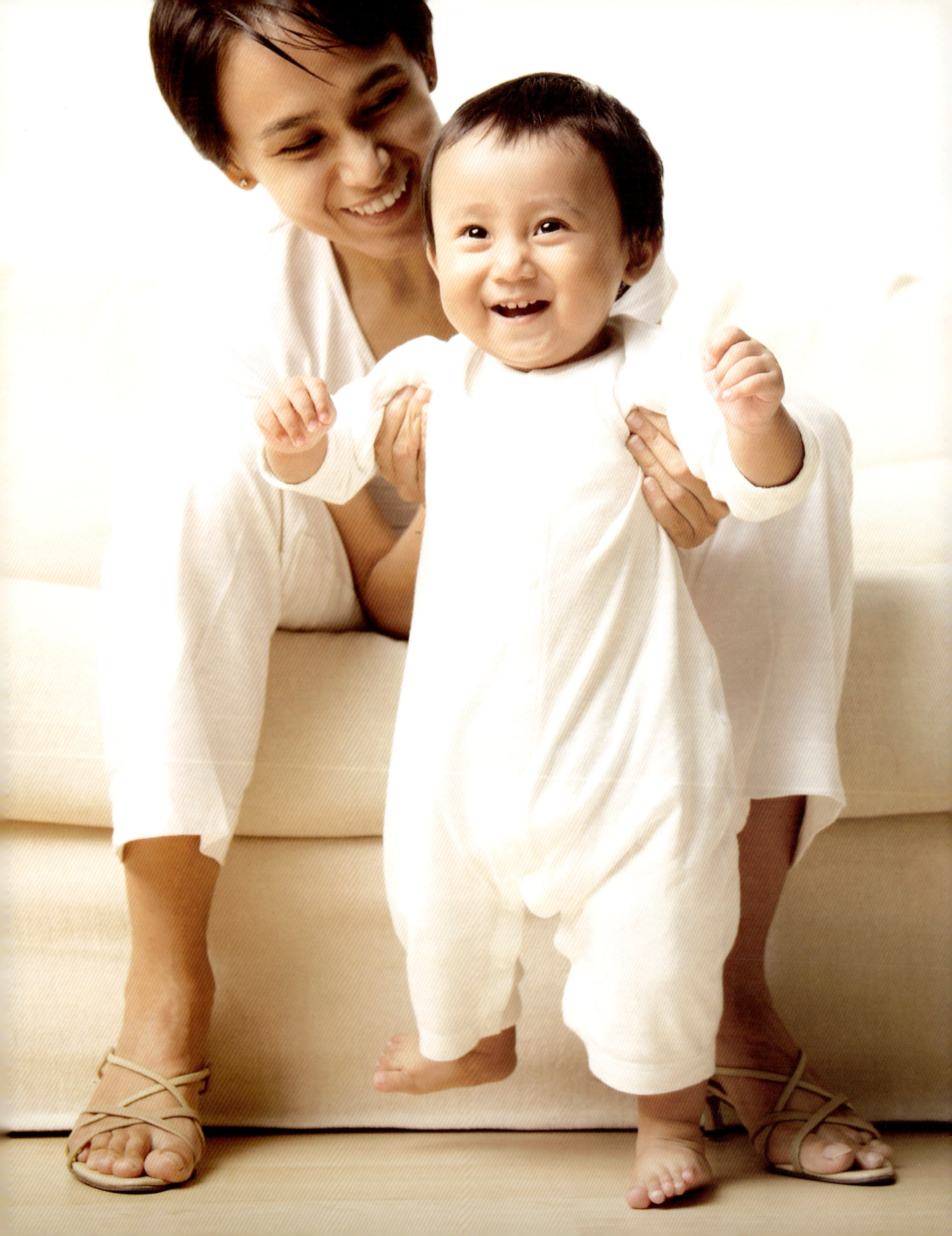

目录

Contents

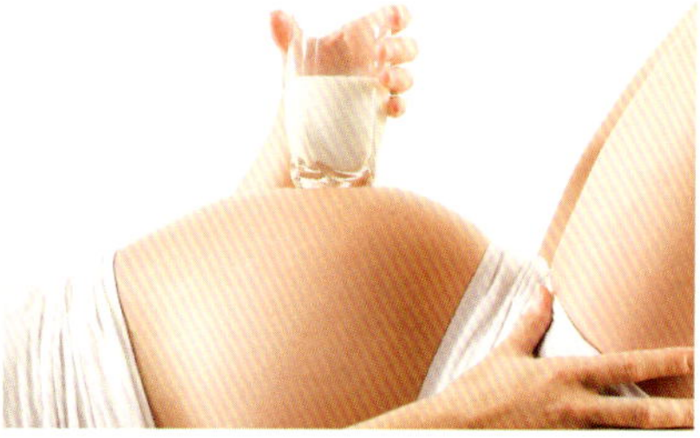

PART

2 婴幼儿喂养与护理 ······ 65

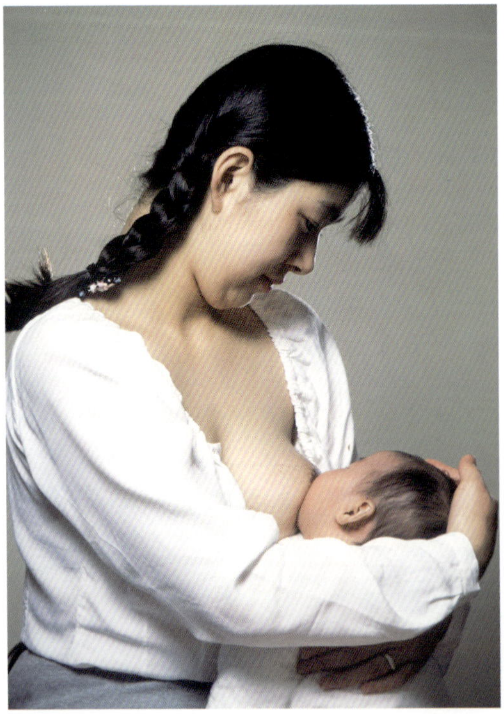

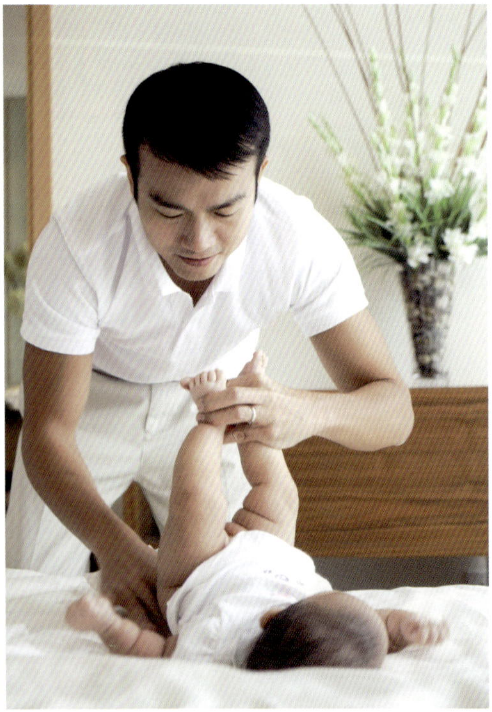

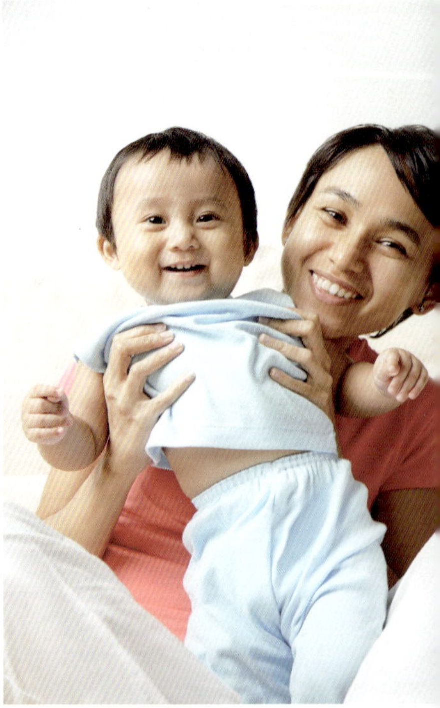

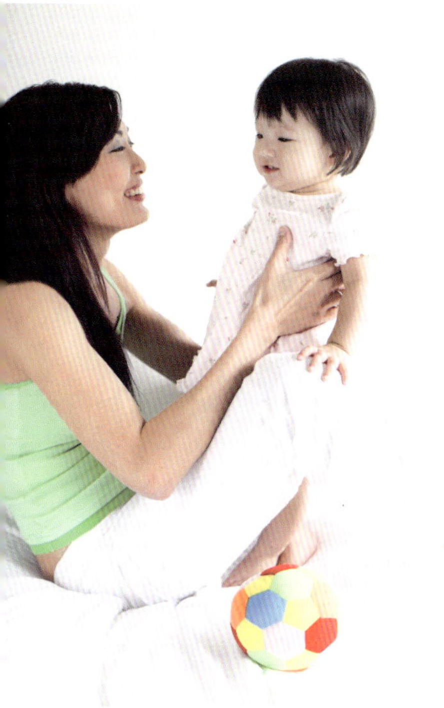

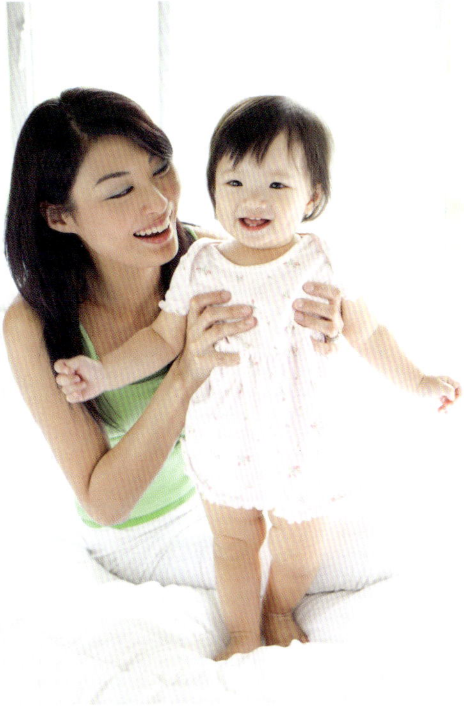

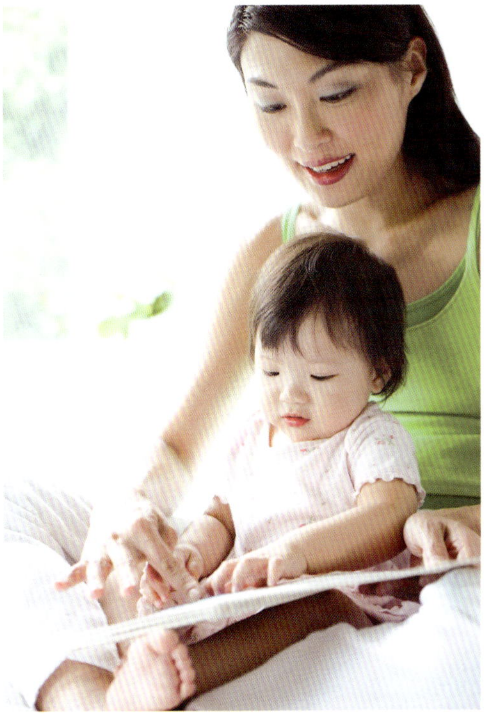

PART 3 宝宝的智能开发与情商培养 ······ 151

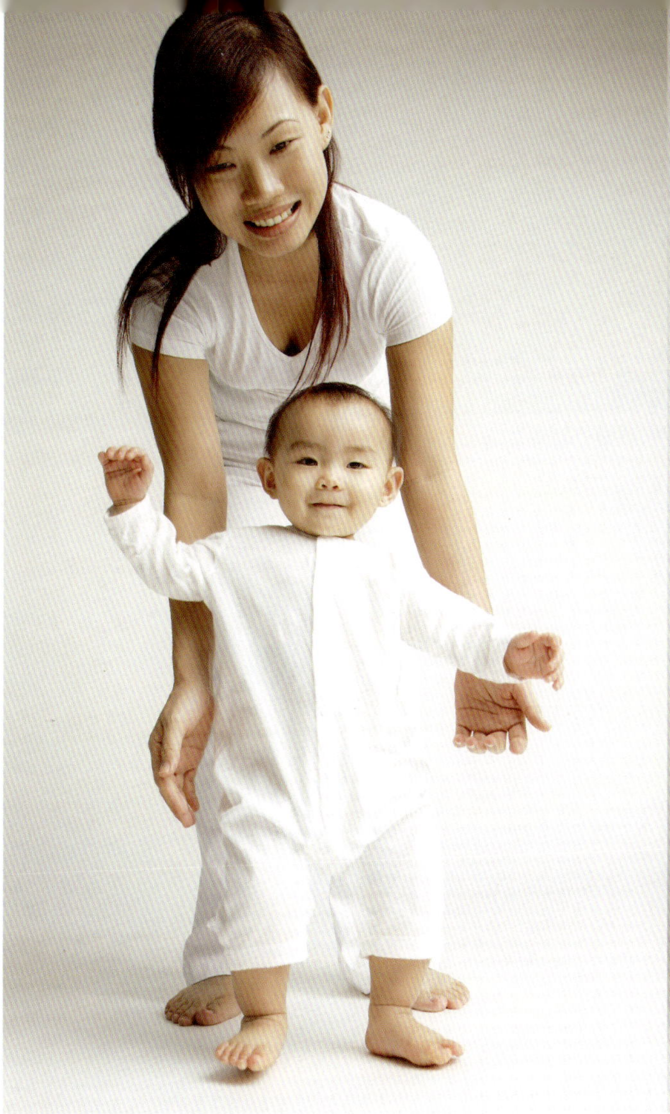

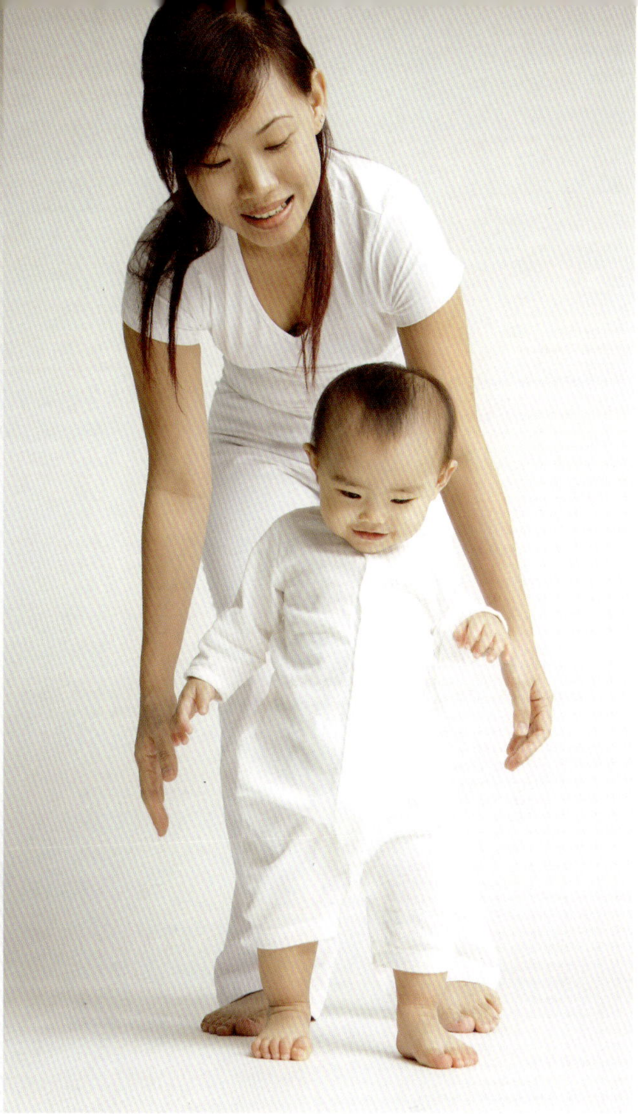

PART 4 宝宝健康与安全 225

附录 ······ 240

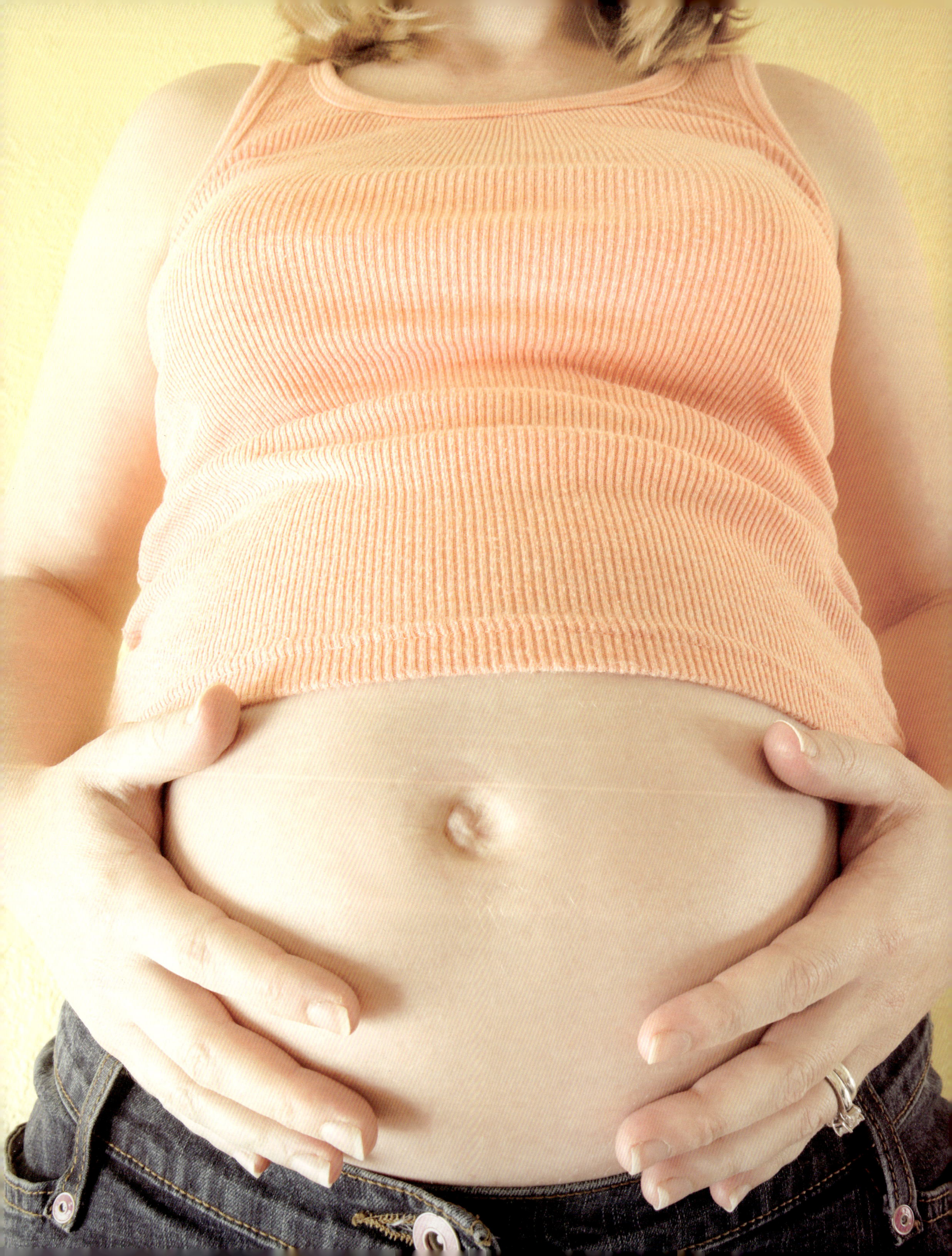

1 PART 妊娠与分娩

从现在开始，
您的身体和精神的健康状况，
以及生活习惯已经不单单是您个人的事情了，
当您开始准备迎接一个新生命降临前，
有许多事情需要仔细考虑和操作。
怀孕也许是不容易的，
不过，
它真的很美好。

为人父母的准备

现在，好多没有宝宝的夫妻还像个大孩子，决定做父母时会或多或少有些紧张，用半年、一年或更长的时间去为您和将来的宝宝做一些身体、心理以及财务计划实在是一项不错的选择。当您的紧张感渐渐退却时，"好孕"便悄然而至。

做了准爸准妈以后，您的生活习惯需要做一些改变

- 告别快餐食品。
- 多吃一些菌类和鱼类等高蛋白、低脂肪的食物。
- 自己动手榨一些蔬菜汁或者水果汁喝。
- 告别咖啡、可乐、浓茶，少吃巧克力。
- 多了解孕育知识。
- 每天坚持运动。
- 减少去电影院的次数，或不去电影院。
- 戒烟酒并远离吸烟人群。
- 改泡澡、蒸桑拿为淋浴。
- 保持居住环境安静无噪音。
- 严格遵循医嘱服药。可继续服用叶酸片和多种维生素片。
- 如家族有传染病史，要做相关体检。
- 保持情绪乐观。
- 保持和爱人的和谐关系。
- 坚持或培养自己的兴趣爱好，让生活更丰富。

"好孕"始自健康

怀上一个健康的宝宝是所有父母最大的心愿，而准爸爸和准妈妈的健康则是实现此心愿的必要条件。

准父母的"好孕"准备

准爸爸

准爸爸的最佳育龄是26~30岁，因为此时准爸爸精子的质量、密度、活动能力均达到高峰。据调查统计，男性生育年龄过大时，精子的基因突变率也相应增加。

准妈妈

准妈妈的最佳孕龄是24~29岁，此时准妈妈的身体条件和精力也都处在人生的最高峰。妈妈的卵子在她还是胎儿的时候就已经存在了，因此只要准妈妈、准爸爸的身体健康，未来宝宝的身体也会非常棒。

健康的生活方式和生活环境

宝宝健康与否和父母在受孕前的生活方式、生活环境有着密切关系。在这一点上，您切不可忽视。

- 与烟、酒说再见；暂离咖啡；忌过频热水浴；不要过多地骑车；运动量、运动的幅度也要适度。
- 执行健身计划；制定良好的作息时间；多掌握生育知识；多听音乐，特别是古典音乐。
- 暂离存在电磁辐射的工作；暂离高温作业、振动作业和噪音过大的工作；暂离化学、农药工作，远离污染环境。
- 不要急于入住新房；宠物暂时要隔离；房间保持清洁、通风。
- 保持相处的和谐；良好的沟通；保持性生活的愉悦；解除孕前焦虑；调节工作压力。

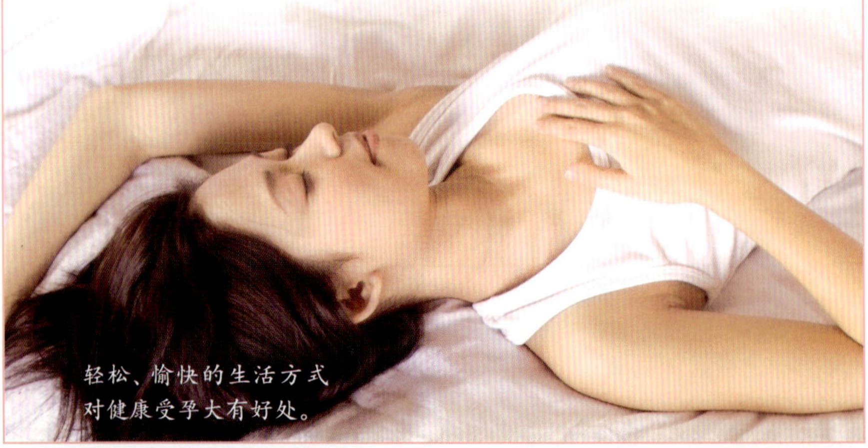

轻松、愉快的生活方式对健康受孕大有好处。

孕前检查不可少

自己在单位每年都进行体检，还用得着再重复做孕前检查吗？答案是肯定的。孕前检查像一道道安检，如果一切正常，您就可以放心地孕育小宝宝了。

孕前检查内容

检查项目	检查内容	检查目的	检查方法	检查对象	检查时间	检查费用
生殖系统	妇科TCT检查；通过白带常规筛查滴虫、霉菌、阴道炎症，以及淋病、梅毒等性传播性疾病	是否有妇科疾病，是否有妇科癌前病变，如患有性传播疾病，最好先彻底治疗，然后再怀孕，否则会有流产、早产等危险	普通的阴道分泌物检查及宫颈细胞学切片	所有育龄女性	孕前任何时间	60~150元
病毒、微生物检测	风疹、弓形虫、巨细胞病毒三项	一旦感染风疹病毒，特别是妊娠头3个月，会引起流产和胎宝宝畸形	静脉抽血	近期有感冒或养宠物者	孕前3个月	240元左右
肝功能	乙肝肝功	如果母亲是肝炎患者，怀孕后会造成胎宝宝早产等后果，肝炎病毒还可直接传播给宝宝	静脉抽血	育龄夫妇	孕前3个月	70元左右
尿常规	尿常规	有助于肾脏疾患的早期诊断，10个月的孕期对母亲的肾脏系统是一个巨大的考验，身体的代谢增加，会使肾脏的负担加重	查尿	育龄女性	孕前3个月	10元左右
口腔检查	如果牙齿没有其他问题，只需洁齿就可以了；如果牙齿损坏严重，就需要采取相应的治疗措施	如果孕期牙齿要是痛起来了，考虑到治疗用药对胎宝宝的影响，治疗很棘手，受苦的是孕妈妈和胎宝宝		育龄女性根据需要进行检查	孕前6个月	200~1000元
妇科内分泌	几项妇科特有的激素	月经不调等卵巢疾病的诊断	静脉抽血	月经不调、不孕的女性	孕前	300元左右
ABO溶血	包括血型和ABO溶血滴度	避免宝宝发生溶血症	静脉抽血	不明原因的流产史，或发生过溶血症患者	孕前3个月	25元左右
染色体异常	检查遗传性疾病	避免宝宝发生遗传性疾病	静脉抽血	有遗传病家族史的育龄夫妇	孕前3个月	110元左右

第1章

孕早期（1~3个月）

孕早期是指孕妈妈从末次月经的第一天算起的前3个月。这3个月是容易发生流产的危险期，我们的孕妈妈会有哪些变化？产生什么样的症状？生活中需要注意哪些方面？如何让小宝宝在肚子里安心住下去？

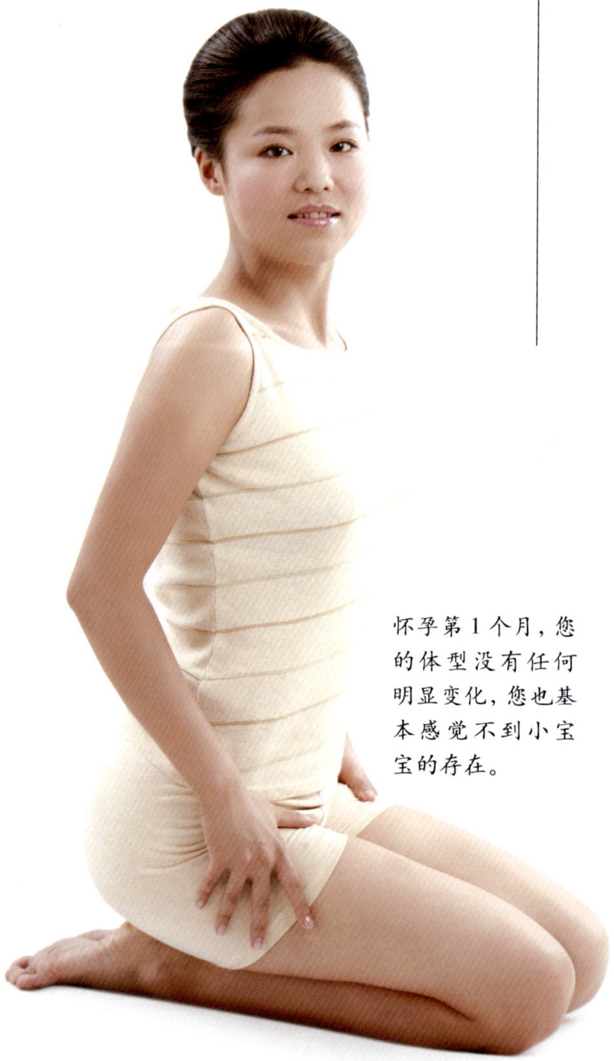

怀孕第1个月，您的体型没有任何明显变化，您也基本感觉不到小宝宝的存在。

第1个月（1~4周）

您可能浑然不知一个小生命的神奇之旅即将在体内悄悄地拉开帷幕。

生命的萌芽

孕妈妈的月经周期一般为28~30天，在妊娠第2周末精卵结合，卵子受精后约4天，已经分裂成细胞团的受精卵沿着输卵管到达子宫；这时的细胞团是一个实心的小球，外表象个小桑葚，也被称为桑葚球。

第3周，细胞团脱去外膜，开始分工。少数的细胞发育成胚胎，另外一些细胞形成胎盘和包住胎宝宝的羊膜。实心的小球也变成充满液体的囊状胚泡，为着床作准备；第4周，胚泡已牢固地植入子宫里；妊娠3~4周，胚泡植入子宫后，胎盘开始发育，此时被称为胎芽期。此时芽身长0.5~1厘米，状如小海马。

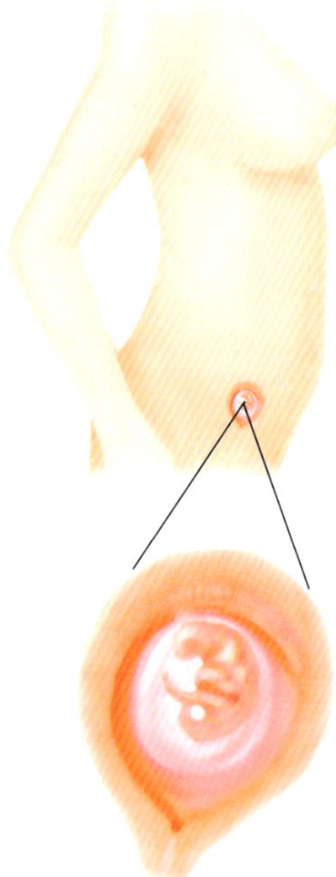

这时少数的细胞发育成胚胎，另外一些细胞形成胎盘和包住胎宝宝的羊膜。

怀孕的征兆

在妊娠的第1个月，大部分孕妈妈没有什么感觉，但随着时间推移，孕妈妈就会慢慢感到自己真的和以往不同了：

- 月经过期了还不来。
- 乳房增大，变软，或许有小小的刺痛。
- 不管白天晚上总是感觉疲劳，或者想睡觉。
- 口腔中可能会有一种不舒服的金属味道。
- 部分孕妈妈会出现恶心、呕吐现象。
- 阴道分泌物增加了。需要与阴道炎或宫颈炎等疾病区分。
- 对某些东西变得极为敏感，有特别厌恶或特别喜欢的情感。
- 情绪不稳定，喜、怒、哀、乐来得特别快，没有预兆。
- 随着子宫日益增大，会压迫膀胱，出现尿频现象。

确认妊娠和预产期

早孕妇女体内可产生一种特有的激素，因此可以通过血、尿的检查来测定是否怀孕。

尿妊娠试验在停经40天以后可以呈阳性，您可以在药店购买测早孕的试剂或试纸。通过测定尿液中一种叫做HCG的激素来确定是否怀孕。如果发生颜色变化即阳性，这表明您已经怀孕了。

在医院既可用试剂来确认妊娠，也可用验血的方法来确定是否怀孕。

当确定怀孕成功时，您就可以估算预产期。通常情况下，孕期从受孕那天算起，共持续约266天。由于很难精确地知道受孕的日期，通常从末次月经第一天开始算起。因此，估算的预产期应是您最后月经的第280天。

按最后月经日期

预产期日期推算：

月份＝最后月经月份+9（或-3）

日期＝最后月经日期+7

例如：最后月经日期为2008年5月13日，预产期应是2009年2月20日。

按引起妊娠的性交日期

从性交日期算起第266天，即预产期。

按初觉胎动日期

最后一次月经不清楚或月经不规律的人，上面的方法就不可靠，可以母体第一次感到胎动日子加22个星期（第一次分娩的产妇），或加24个星期（已有分娩经历的产妇）来推算。

第1次分娩的产妇一般在18个星期后会感到胎动，已有分娩经历的产妇一般在16周后会感胎动，但此法较不可靠。

请您记住，这只是估算出来的日期，只有很少的婴儿是在预测的日期出生的。如果您的经期不规律，预产期则很难估算。一般来说38~42周的时间都是正常的妊娠期。

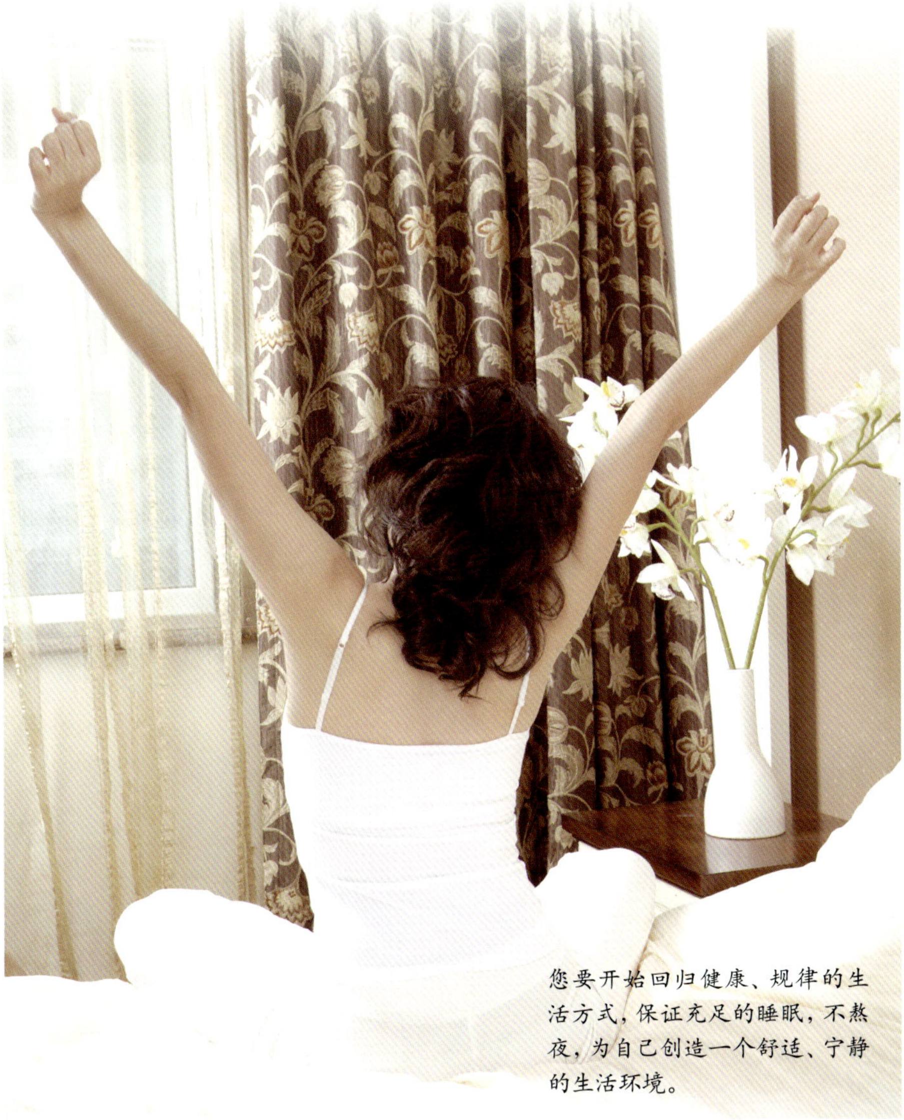

您要开始回归健康、规律的生活方式，保证充足的睡眠，不熬夜，为自己创造一个舒适、宁静的生活环境。

预防先兆流产

先兆流产的表现

先兆流产的主要表现为怀孕以后，阴道有少量出血，根据流血量和积聚在阴道内的时间的不同，颜色可为鲜红色、粉红色或深褐色。有时伴有轻微下腹痛，胎动有下坠感、腰酸腹胀。按照传统的说法，先兆流产的主要依据就是“见红”。

预防在先

孕早期，因为胎盘附着尚不牢固，应该注意劳逸结合，保持愉快的情绪。不要做过重的体力劳动，尤其是增加腹压的负重劳动，如提水、搬重物等。

做家务时避免危险性动作，如登高等。尽量避免持重、攀高、奔跑等，以免外伤。

生殖道炎症也是诱发流产的原因之一，保持外阴清洁尤为重要。如果发生阴道炎症，应立即治疗。

尽量远离可能有污染的环境。避免接触有害化学物质，如苯、砷、汞、放射线等；少去公共场所，预防疾病感染。一旦患病，及时诊治；减少和电脑、手机等辐射性物体的接触时间。

患有结核、贫血、肺炎、甲状腺疾病，以及体质欠佳的女性，容易发生先兆流产，所以在怀孕前应积极治疗原发病，待病愈后再考虑怀孕。

加强营养，维生素 E 有保胎作用，孕期可多吃富含维生素 E 的食物，如松子、核桃、花生、豆制品等。

对有流产史的孕妈妈，可于再次妊娠后，在医生指导下服用少量孕激素安胎，子宫颈口松弛的孕妈妈可在孕 14 周左右行子宫颈口结扎术，在预产期前去除结扎。

如何应对先兆流产

1. 卧床休息，减少活动，但并不是 24 小时都躺在床上不动，甚至连大小便都不敢下床，应解除不必要的顾虑，避免紧张的气氛，适当进行轻微活动。

2. 禁止性生活；尽量减少不必要的阴道检查，以免对子宫造成刺激。

3. 进食高营养、易消化的食物，以补充足够的营养。多吃新鲜蔬菜、多饮水，保持大便通畅。

4. 遇有阵发性下腹剧痛，伴出血增多，应保持冷静，立即到医院就诊。恐惧和焦虑只会使症状加重。

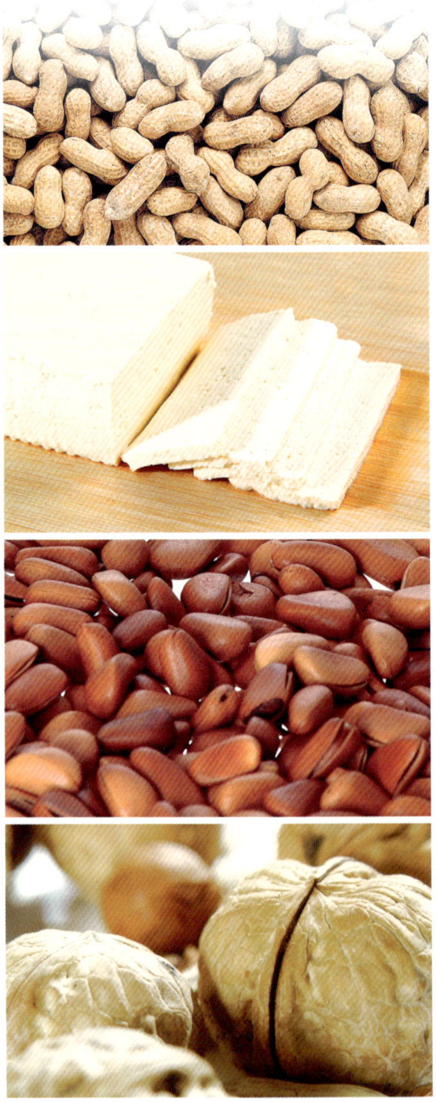

孕早期宜吃一些花生、豆制品、松子、核桃等富含维生素 E 的食物。

小贴士

引起先兆流产的原因很多，如果见到阴道流血，不区别情况就一味盲目保胎，这是不可取的。从优生的角度来讲，先兆流产也是一种优胜劣汰的自然淘汰过程。若没有明显的诱因，仅是因为过度疲劳、腹部外伤、腹部手术等引起的先兆流产，只要医生判断胚胎是健康的，就可以保胎；如果因为接触有害物质，如放射线、病毒等，胚胎发育异常约占60%，此时出现先兆流产，不要盲目保胎。如保胎无望，终止妊娠后需隔半年至1年后才可受孕。

孕妈妈需要养成的好习惯

勤刷牙

由于孕吐反应，孕妈妈需要勤刷牙，以避免牙齿遭呕吐残留物的腐蚀；另外，刚怀孕的孕妈妈喜欢吃酸的食物，而这些酸的食物最容易把牙齿弄坏了。

走路小心

怀孕最初的3个月，最容易流产，孕妈妈出行、上下楼、进出浴室时一定要当心，避免摔倒。

吃药遵医嘱

如果身体有什么异样、不适，最好去妇产科就诊，绝不可以自己随意用药。以前一直服用的药物，也需要在医生同意后才能继续服用。

不接触烟酒

不接触烟酒，不仅仅是指自己不吸烟、不喝酒，还包括平时不在有烟环境内久呆，被动吸烟也会对宝宝造成伤害。

提醒

上班的孕妈妈，在办公室或路上可能突然感到要吐，这难免使您狼狈不堪，需事先做好准备。平时随身携带毛巾和漱口用品，上下班时注意沿途的公用设施，计算去卫生间的最快路程。如果您还没有把怀孕的事告诉领导，那么要想好一个比较有说服力的理由。

妈咪经验谈：贝儿妈妈的孕首月须知

宝宝姓名：贝儿

怀孕心得：从第一个月开始重视你的孕程

因为孕首月是宝宝神经管、四肢、眼睛开始分化时期，此时一旦遇到有害物质，这些组织和器官的细胞就会停止发育而残缺不全，出现畸形或流产。所以，当初在怀孕的第一个月，我坚决做到下面几点：

- 不到剧院、舞厅、商店等人群集聚的地方，避免与患流感、风疹、传染性肝炎等患者接触。
- 尽量不用药。病毒和药物都可能影响宝宝的发育。
- 远离电磁污染，听音响、看电视时要保持一定的距离。尽量少用电脑、微波炉、手机等。
- 暖气刚停的时候，不睡电热毯，因为它会产生电磁场，对我和胎宝宝存在危害。
- 避免饮浓茶、浓咖啡及可乐型饮料，最理想的饮料是白开水。
- 洗衣用肥皂，不用洗衣粉；洗碗选用不含有害物质的洗洁精。
- 切生肉后一定洗手，炒菜、吃涮羊肉等时一定要把肉炒熟涮透，以防生肉中的弓形体原虫感染胎宝宝。
- 淘米、洗菜不要将手直接浸入冷水中，避免寒冷刺激诱发流产。没有热水器的家庭可准备几副胶皮手套。
- 从怀孕开始就培养良好的饮食习惯，不挑食、不偏食，保持营养平衡。

最重要的就是要在医生指导下继续补充叶酸，它将最大限度地防止新生儿体重过轻、早产、神经管发育缺陷等风险的发生。

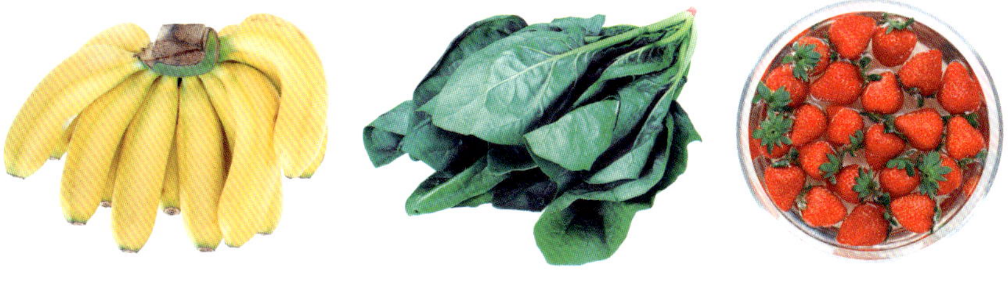

香蕉、菠菜和草莓中都含有丰富的叶酸，不妨多吃一点。

第2个月（5~8周）

也许医生的证实才让您完全相信自己真的要做妈妈了，其实您体内发生的变化则更是令人惊喜的。

孕妈妈的身体变化

从外表上，您此时还看不出任何变化，但您的身体在分泌大量的激素以建立胎宝宝生存所需的支持系统，您的乳房也开始为哺乳做准备。

您的一些变化

您的心率增加了——每分钟心跳大概增加10次左右。

您的乳房在变大，并比以往变得更敏感，会有刺痛、胀痛、胀满或对触摸较敏感的现象。

尿频，除了尿频外，您会发现每次排尿的时间，比平常要来得长一些。

口渴，怀孕时的尿频意味着您必须多喝水以防止脱水。

您的体重可能增加了0.9~1.4千克，其中只有很小一部分是胎宝宝的重量，剩余的是子宫的增重和正在形成的胎盘的重量。

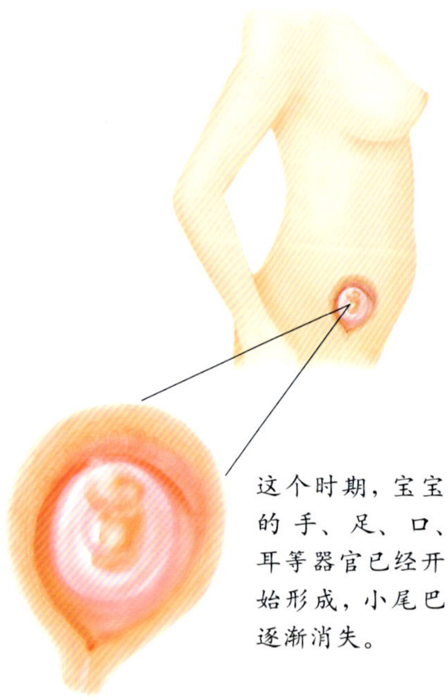

这个时期，宝宝的手、足、口、耳等器官已经开始形成，小尾巴逐渐消失。

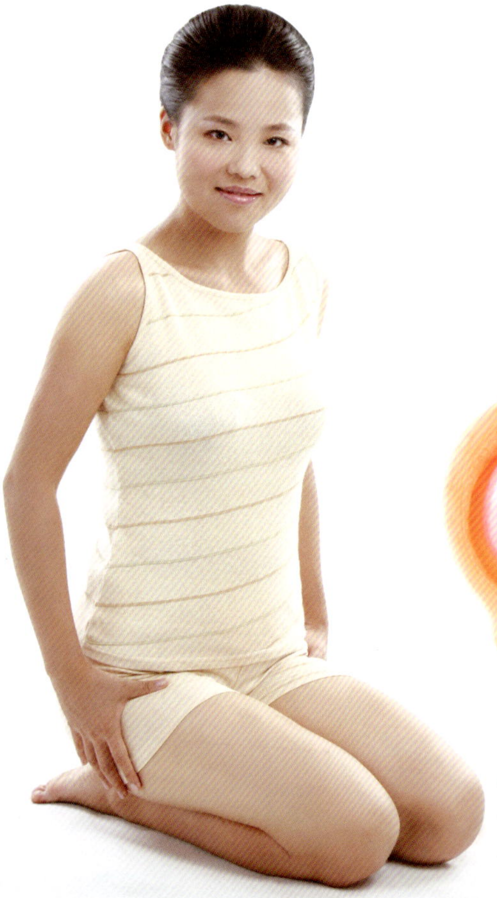

怀孕第2个月，您的体型还是没有明显变化，小腹可能略有凸起。

宝宝的成长

胎宝宝的样子

虽然胎宝宝在这个时候还很小，头和脸占身体的最大比例，像个小蝌蚪，所有的主要内脏器官均已开始发育，全身被一层薄薄的皮肤细胞所覆盖，但仍然是透明的。他差不多和一颗草莓一样大小，尽管您此时感觉不出来，但是他已经开始在您的子宫内移动了。

胎宝宝正忙着各器官的发育

在妊娠第2个月，胚芽发育成胚胎。胚胎有躯体和“尾”，能分辨出眼，以及手和足上的小嵴，这些小嵴就是今后的手指和脚趾。本月是胎宝宝绝大部分器官的分化和形成期，故又称胚胎器官形成期。在妊娠第5周时，胚胎的神经管逐渐形成。这些神经管今后会发育成脑和脊柱。

妊娠7周左右，胎宝宝身长2~3厘米，重约4克，已经长出了手和脚，眼睛、耳朵、嘴也大略可看出，脸部初步像人了。

在第8周，所有的细胞在忙着制造它们所负责的系统，因此，在您的身体深处，宝宝正热火朝天忙着发育呢，所以，您应该好好照顾自己了，这几周的疲倦感和不时的恶心也是因为这个小生命正在生长的原因。

提醒

这一时期最容易发生先兆流产和自然流产，应避免用力的动作。

孕妈妈的问题

您的情绪

怀孕的最初几周通常是情绪起伏变化最大的时期，尽管做妈妈是您很久以来的愿望，但未来的担忧加上体内激素的变化会让您觉得焦躁不安。

妊娠反应

大多的妊娠反应从妊娠4~7周开始，反应的时间、症状、程度因人而异。一般表现为恶心、食欲减退，空腹时要吐，头晕乏力，不能闻油烟或异味。怀孕3个月后这些反应会自然消失，因此也叫早孕反应。

您的担心

很多妈妈在怀孕初期会很担心宝宝的健康，会把自己的孕前生活与书本去对照，其实只要是健康、愉悦的父母都会孕育出健康的宝宝，因此不要自己平添很多困扰，放松是最好的良药。

孕妈妈能做到的

饮食起居

每天增加1小时睡眠时间，注意休息。保证充足的氧气，每天到绿地或林阴中散步1小时。在饮食上，应选择清淡可口和易消化的食物。此时，能吃多少就吃多少，不必太介意营养够不够的问题。

注意不要缺水，让体内的有毒物质能及时从尿中排出。随时在身边备一些健康的零食，比如各种新鲜的水果和干果，这样您全天都不会被饿着，对保持血糖水平及对付早孕反应不失为一个好主意。

精神状态

怀孕期间情绪的变化也会导致母体内一些内分泌激素的改变，这些激素的改变会对胎宝宝成长发育有影响，甚至导致胎宝宝缺氧，而且从胎教的角度来讲，经常的哭泣、吵架，比较悲观，对宝宝的心理状况或者是将来的性格形成都会有一定的影响。因此，怀孕期间保持精神愉快十分重要。一些调整情绪的建议如下：

跟“妇产科团队”做好朋友

- 情绪不好时，您最希望获得他人的帮助，要勇敢开口说出自己的需求，让家人参与进来，帮助自己。除了来自家庭力量的慰藉，还不妨多方面建立自己的求助资源，跟“妇产科团队”做好朋友，比如多和做妇产科医师的朋友交流沟通，相信一定可以解开许多疑惑，化解内心的忧虑。

写孕期日记

- 您也可试着在孕期坚持写怀孕日记，将产生负面情绪的原因、过程以及自己怎么用正面思考来回应等记录下来，这有助于理清各种负面情绪的来源，将自己带离负面情绪。

准爸爸协助

- 照顾好孕妈妈的衣食起居。注意孕妈妈的微小情绪反应，多和孕妈妈交流沟通，适时地给予精神鼓励，为她加油。

每天睡眠时间最好不要少于9个小时，充足的睡眠对宝宝的发育十分重要。

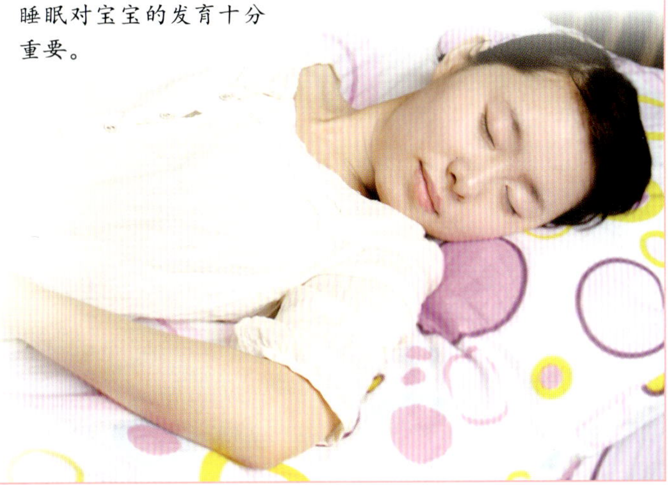

产前检查知多少

产检的时间安排

- 妊娠12~28周，每4周查1次。
- 妊娠28~36周，每2周查1次。
- 妊娠36周后，每周查1次，为分娩做准备。

在怀孕期间，您要密切关注自己的体重，将其控制在正常范围内，以保证宝宝的健康发育。

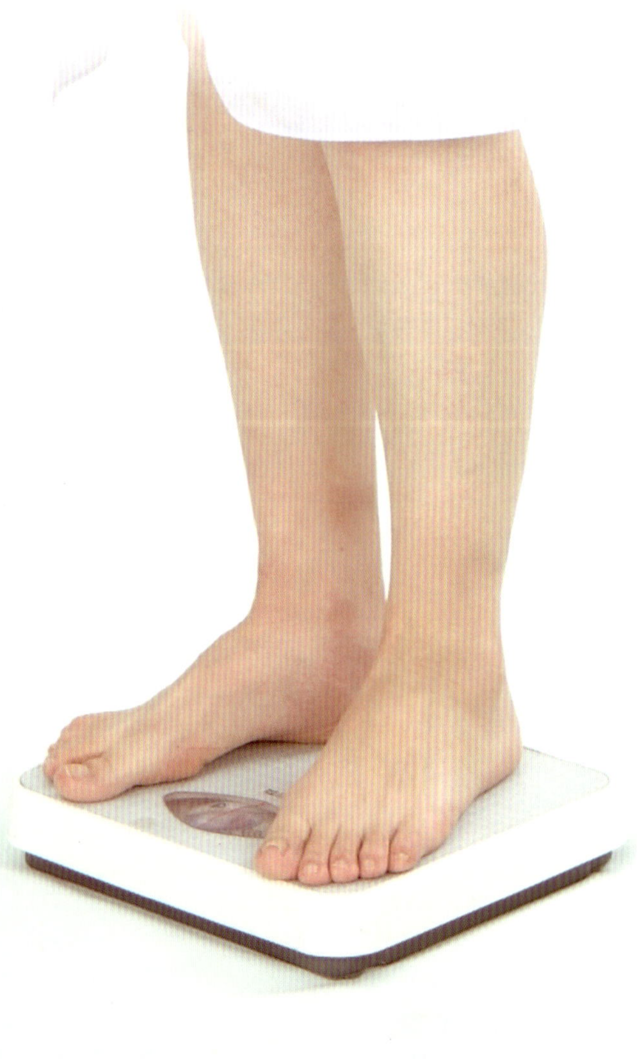

产检的项目和参考价格

做产检时，孕妈妈手里往往都拿着一大堆化验单，经常看得“一头雾水”，不知这些“天书”写的是什么，和怀孕有什么关系。现在就帮助您把它们排排队：

量身高

身高，在整个孕期中只测一次。医生将通过身高和体重的比例来估算您的体重是否过重或过轻，以及盆骨大小。

测体重

体重，每次孕期检查必测项目。通过准妈妈的体重可以间接检测胎宝宝的成长。如果准妈妈的体重增加过少，胎宝宝可能发育迟缓；如果准妈妈的体重增加过多，容易产生巨大儿。整个孕期体重增加约为12.5千克，在孕晚期平均每周增加0.5千克，当然，这只是个参考值，每个人会有不同的差异。

量血压

血压，每次孕期检查必测项目。血压高是先兆子痫的症状之一，它将影响胎宝宝的发育成长。标准值：不应超过130/90毫米汞柱，或与基础血压（怀孕前的血压）相比增加不超过30/15毫米汞柱。

询问病史

医生会详细询问孕妈妈以前得过哪些病，家属得过哪些病，怀孕半年内是否接触过有害物质等，还有月经史、婚姻史、生育史等。

听胎心音

怀孕第13周时，已经能听到胎心音。听到胎心音即可表明腹中的胎宝宝为活胎，医生听到胎心的跳动后才会开出一系列化验单。

正常范围：每分钟120~160次。

测量宫高、腹围

孕妈妈做产前检查时每次都要测量宫高及腹围，同时根据宫高画妊娠图曲线，以了解胎宝宝宫内发育情况，是否胎儿发育迟缓或巨大儿。

做化验

血常规检查

检查血色素，判断孕妈妈是否贫血。轻度贫血对孕妈妈及分娩的影响不大，重度贫血可引起早产、低体重儿等不良后果。所以，发现贫血应及时治疗。检查血型，以备生产时输血，孕妈妈了解自己的血型很重要。

血色素正常值：110g/L~150g/L。

参考价：20元

尿常规检查

检查尿液中是否有蛋白、糖及酮体，镜检红细胞和白细胞，尤其是蛋白的检测，可提示有无妊娠高血压等疾病的出现。

参考价：8元

肝功能、肾功能检查

检查孕妈妈有无肝炎、肾炎等疾病，怀孕时肝脏、肾脏的负担加重，如肝、肾功能不正常，怀孕会使原来的疾病“雪上加霜”。

肝功能正常值：谷丙转氨酶0~40U/L；谷酰转肽酶0~40U/L；总胆红素0.6~1.2mg/dl。

肾功能正常值：尿素氮8~21mg/dl；肌酐0.9mg/dl。

参考价：82元

检测艾滋病毒（HIV）抗体

检查孕妈妈是否感染了艾滋病，母婴传染是艾滋病的主要传播途径之一。

正常：阴性

参考价：42元（北京市HIV免费）

心电图

排除心脏疾病，以确认孕妈妈是否能承受分娩，如果心电图异常，可进一步进行超声心动的检查，必要时要去看心内科医生。

参考价：10~30元

检查乙肝五项

检查孕妈妈是否感染乙肝病毒。如果是大三阳就要转到传染病专科医院去生产。

正常：乙型肝炎表面抗原（HBSAg），阴性；乙型肝炎表面抗体（抗-HBS），阴性；乙型肝炎e抗原（HBeAg），阴性；乙型肝炎e抗体（HBe），阴性；乙型肝炎核心抗体（HBcAb），阴性。

参考价：57元

检查丙肝（HCV）病毒

检查孕妈妈是否感染丙型肝炎病毒，丙肝病毒也可通过胎盘传染给胎宝宝。

正常：阴性

参考价：92元

筛查唐氏儿

每位孕妈妈在14~20周时都要做唐氏儿筛查，这是一项染色体的检查。如出现可疑或阳性，应做羊水穿刺以确诊胎宝宝染色体是否正常。35岁以上的孕妈妈由于年龄大危险升高，做此项检查更有必要。

参考价：100元

查风疹病毒（RV）、弓形虫（TOX）、巨细胞病毒（CMV）、单纯疱疹病毒（HSV）

准妈妈在妊娠4个月以前如果感染以上病毒，都可能使胎宝宝发生严重的先天性畸形，甚至流产。更好的方法是在怀孕前进行此项检查，如果检查呈阳性，经治疗后再怀孕。

正常：均为阴性

参考价：297元

做彩超

彩超检查可以在18~24周时做第一次，它可以看到胎宝宝的头部、躯体及胎盘等完整的图像，能鉴定妊娠是否正常，是非为多胎、有无畸形等。还可听到胎心音，检测胎宝宝是否存活。

国家法律规定：禁止利用超声技术和其他技术手段进行胎儿性别鉴定，因此检查时医生是不会告诉你胎儿性别的。

参考价：120元

第3个月（9~12周）

您可能早就盼望着能进入这个阶段，这个月结束后，大多数孕妈妈的妊娠反应会逐渐消退，身体、心理也逐渐适应了怀孕的状态。

孕妈妈的身体变化

您现在可能感觉穿以前的衣服有些紧了，从外表上还是看不出您是一个孕妇，但是您的体内正发生着神奇的变化。

您的一些变化

胎盘已经接过了分泌支持胎宝宝发育的激素的任务，流产的危险大大降低了。

您的子宫现在像葡萄柚一样大小。

您的脸上可能会出现深色的斑块，通常被称为“黄褐斑”，也称为“蝴蝶斑”，在分娩之后会逐渐消失。

在您的腹部可能出现了一条与激素分泌有关的深色线条纹，即所谓的“黑线”，它将在您分娩后逐渐消失。

您的体重增加可能已经达到了孕期将要增加的总重量的10%（大约1.2千克），当然您的体重因恶心呕吐也可能有所减轻，或增加的重量少一些。

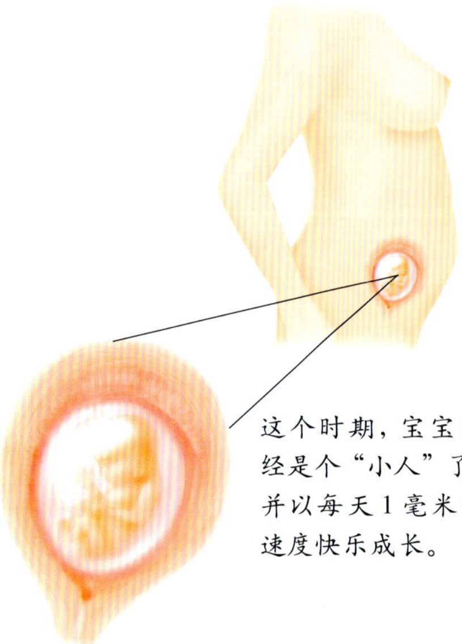

这个时期，宝宝已经是个“小人”了，并以每天1毫米的速度快乐成长。

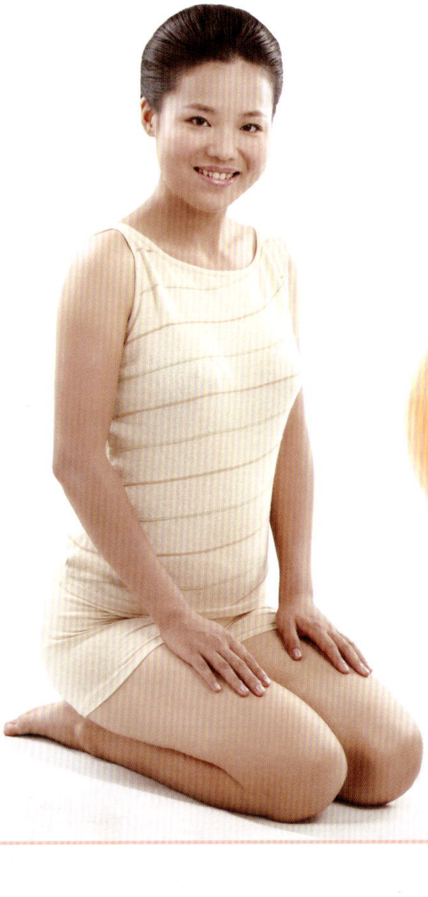

怀孕第3个月，您的小腹已经能看出来有凸起了。

宝宝的成长

胎宝宝的样子

在第12周，您的宝宝已经有了下颚、高高的额头和小小的鼻子。眼睑已发育并且紧闭着，并有了耳垂。手指和脚趾已清晰可见，还有微小的指甲。

正式进入胎儿期

到第10周，胚胎期结束，进入胎宝宝期。胎盘开始形成，脐带也逐渐长长。到第11周末，孕妇的子宫已有拳头那么大，如果按压子宫周围，能够感觉到它的存在。此时胎宝宝的所有内脏器官均已形成，并且大部分正在工作，因而大大减少了感染药物造成损害的可能。胎宝宝的身体每天长1毫米，到第3个月末时就有9毫米长了。

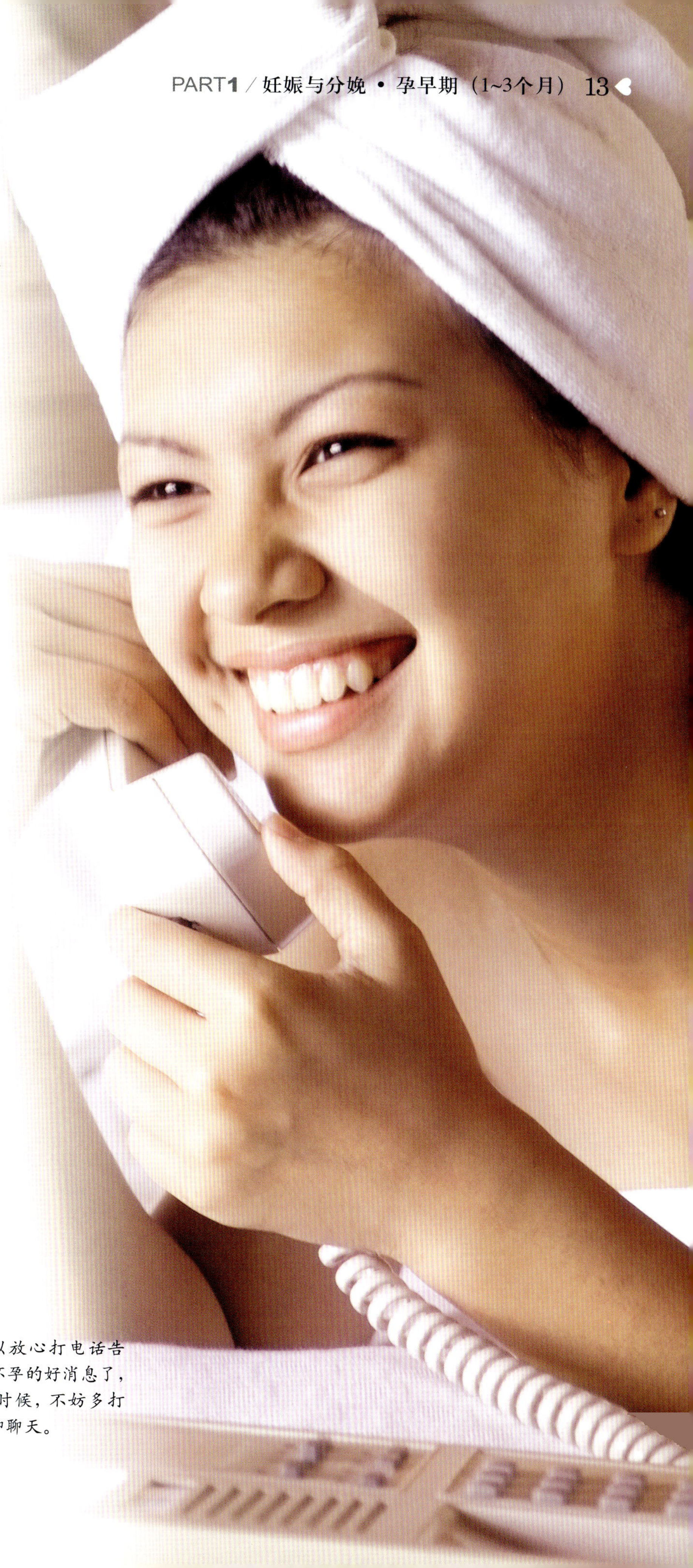

孕妈妈的问题

您的情绪

已经到了第12周，您的心情可能轻松了许多，因为流产的危险已经大大降低了。但是您可能又要为以后的筛查性检查苦恼了，别担心，在这里会告诉您整个孕期的检查程序和注意事项。

腰痛

一般而言，此时正常孕妇不会有腰痛的感觉，多为先兆流产征兆，应引起重视，及时治疗。

牙龈炎

在体内大量雌激素的影响下，从本月起，口腔出现一些变化，如牙龈充血、水肿等，触之极易出血，医学上称此为妊娠牙龈炎。孕妇要坚持早、晚认真刷牙、漱口，防止细菌在口腔内繁殖。

现在，您可以放心打电话告诉亲朋好友怀孕的好消息了，心情不好的时候，不妨多打电话跟她们聊聊天。

孕妈妈能做到的

少食多餐、营养均衡

处于孕早期的孕妈妈大多受妊娠反应困扰，但此时又是胎宝宝发育的关键期，营养摄入非常关键，这个时期孕妈妈的饮食营养需要注意一些什么问题呢？

- 首先您不用刻意吃什么，不吃什么，而是要根据自己的口味，能吃就吃，不想吃也不用勉强。
- 叶酸此时还是要补充。多吃些含叶酸的食物，菠菜、生菜、香蕉、草莓、橙子等都富含叶酸。
- 在孕前期，只要营养充足就可以，没必要进食过多。
- 脂肪对胎宝宝神经系统以及细胞膜的形成是必不可少的。您可以选择吃一些脂肪含量高的食物，如坚果等。
- 胎宝宝的成长发育需要从妈妈体内吸收大量的钙质，为了避免您自身缺钙，含钙高的奶类可以每天喝2杯，并且最好是全脂的奶制品。

购买胸罩需舒服

怀孕时，孕妈妈除了腹部会隆起之外，乳房同时也会慢慢有胀大的感觉，需要配戴合适的棉质胸罩，才会觉得比较舒适。

告知您的上级您已怀孕

告知您已经怀孕了，打算何时休产假。

告知您计划开始休产假的确切日期。产假是法律规定孕妈妈必须享受的假期，单位无权剥夺，另外您可以通过协商取得工作许可范围内的单位所规定的产假。

到指定社区医院办理围产保健手册

一般情况从这个月开始就应建立围产期保健档案，有些医院规定是从3个月开始，因医院的不同而异。

办理围产保健手册是为了您更好地做产前检查，使医生更好地了解您和胎宝宝的情况。

饮食防止便秘

由于孕妈妈体内的激素发生变化，黄体酮分泌增加，会使肠道的蠕动减慢，再加上为了胎宝宝的健康成长，又吃了许多富含营养的食品，活动量减少，所以孕妈妈是便秘的高发人群。

孕期便秘食疗五例

胡桃粥	胡核仁4个，粳米100克。将胡桃仁捣烂同粳米一起煮成粥。适用于体虚肠燥的孕期便秘患者食用。
芝麻粥	黑芝麻适量，淘洗干净晒干后炒热研碎。每次取30克，同粳米100克煮粥，适用于身体虚弱、头晕耳鸣的孕期便秘患者食用。
酥蜜粥	酥油30克、蜂蜜50克、粳米100克。先将粳米加水煮沸，然后加入酥油和蜂蜜，煮成稠粥。适用于阴虚劳损的孕期便秘患者食用。
柏子仁粥	柏子仁30克洗净去杂捣烂，加粳米100克煮粥，服时加入蜂蜜适量。适用于患有心悸、失眠的孕期便秘患者食用。

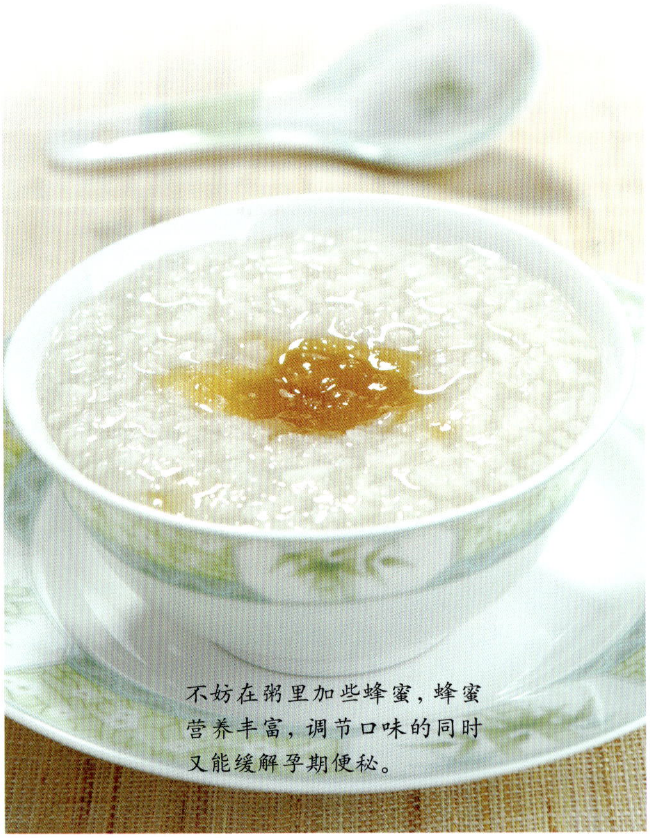

不妨在粥里加些蜂蜜，蜂蜜营养丰富，调节口味的同时又能缓解孕期便秘。

胎盘小介绍

到第 12 周时，您的胎盘已经发育成熟，可以负责起支持胎宝宝发育的各种重要工作了。这就是流产的可能性大大减少，疲倦和恶心也开始好转的原因。胎盘帮助妈妈和宝宝实现液体、营养物质和气体的交换，同时又保证妈妈的血液和宝宝的血液不混在一起。交换是在胎盘附着于子宫壁的地方实现的。

在最初的几个星期，胎盘比胎宝宝的发育速度要快很多，这样才能保证胎宝宝所需的营养物质的供应。从现在开始，胎盘为您的宝宝输送他需要的所有营养物质，直至他出生为止。届时，胎盘的重量约为新生儿体重的 1/6，它的大小和晚餐用的盘子差不多。分娩时，胎盘会在婴儿出生后被排出体外。

妈咪经验谈：边怀孕边工作好处多

宝宝姓名：妞妞

怀孕心得：千万不要把所有注意力都放在肚子上

有些妈妈为了保护胎宝宝，怀孕之初就请假了，我一直工作到临产前才休产假，觉得边怀孕边工作好处还是挺多的。

- 减少“致畸幻想”：工作可以分散精力，这样就不会老担心宝宝生下来是兔唇、斜颈或长六根手指了。特别是可以经常和同事聊聊天，看见别人可爱的宝宝，也会想着自己的宝宝一定非常可爱、聪明。
- 增大运动量：如果没有外出工作的动力，怀孕会让人变懒，就会导致体重激增和难产机会增加。另外，出来工作也使怀孕女性的接触范围扩大，你会发现，不论是原先争强好胜的同事，还是斤斤计较的客户，这一阶段，都很少对一位“大肚婆”吹毛求疵。众人态度的友善，将对孕妇保持乐观情绪十分有益。
- 汲取更多育儿经验：作为过来人的女同事，会提供相当多的育儿经验。
- 返岗恐惧小：随着竞争压力的递增，一旦放假松懈下来，就会对重返高强度的工作节奏心生畏惧。所以，只要允许，工作到预产期之前3~5天再休产假比较好，而且，生产一个月以后也应该尽快恢复对资讯的关注，多与上司、同事联络，关心行业动向……如此，返岗才成为一种期待，而非恐慌。

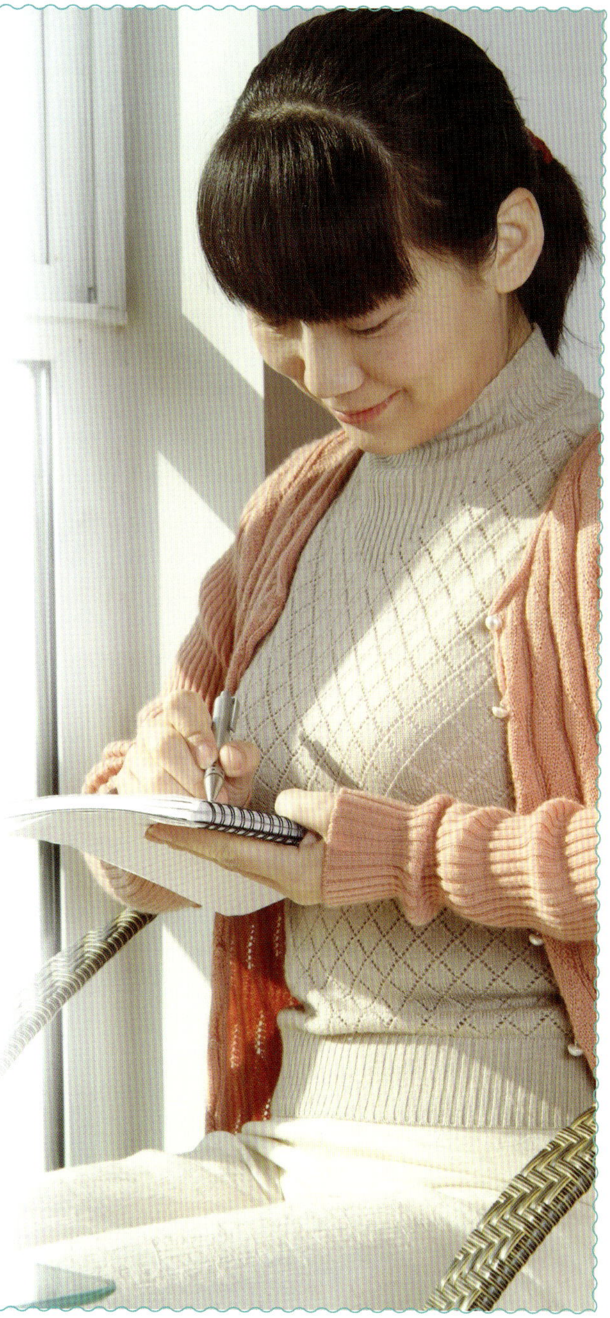

爱心专题：孕早期的胎教与准爸爸的学习

孕早期的胎教

很多孕妈妈以为胎教就是对胎宝宝进行教育，这是不正确的，因为胎宝宝在母亲腹中还不具备学习的能力。胎教其实是指我们用各种方法，刺激帮助胎宝宝身体脑皮层细胞的生长，因为脑细胞在胎宝宝期就完全形成，在其后的一生中，脑细胞只会减少死亡，再也不会增多，所以胎教则显得尤为重要。

孕早期——胎教的开始时期

我们都知道，早孕反应是正常的生理现象，怀孕3个月后会逐渐消失。而在怀孕的前3个月，孕妈妈的生理反应，如恶心、呕吐、乏力、食欲不振等，往往会影响孕妈妈的心情、情感与心理平衡，表现出烦躁、易怒或易激动、抱怨等情绪。

而此时恰恰是胎教的开始阶段，又是胚胎各器官分化的关键时期（胚胎于此阶段形成），孕妈妈的情绪可以通过内分泌的改变影响胎宝宝的发育，孕妈妈在怀孕早期的不愉快心情，往往会借助母子沟通的方式而影响胚胎。因此，怀孕早期保持健康而愉快的心情是这一时期胎教的关键。

胎教基本原则

胎教要从孕妈妈自我情绪调整和人为感官刺激两方面进行。从怀孕之日起每个孕妈妈已经自觉或不自觉地开始了胎教，这就是准父母特别是孕妈妈的情绪，对新生命的渴望，对饮食、起居的安排与调整。

如果孕妈妈对早孕反应过于敏感和紧张，非常不利于胚胎早期健康地形成，不利于胎宝宝的身心健康和发育。

胎教基本内容

• 营养胎教

良好充足的营养，可以促进胎儿的大脑发育，是开展胎教的物质基础。只有丰富、均衡、恰当的营养，才能适应孕妈妈在妊娠期各个阶段生理上的变化，也才能使母子健康。

总的要求是：要多吃营养丰富的食物，要多吃较易消化的食物，要多安排清淡、可口、不油腻的菜肴，以激起您的食欲。为了防止呕吐，可以在早晨起床后，先喝1杯白开水，再吃一些易消化的食物，稍躺一会儿再起床。

• 运动胎教

适时开展胎教体操，是有益于强健母子体质的，也是早期进行间接胎教的手段之一。锻炼方法是散步和做体操：

1．散步。

散步是孕早期最适宜的运动，最好选择在绿树成阴、花草茂盛的公园进行，这里空气清新，氧气浓度高，尘土和噪音都比较少，有利于呼吸新鲜空气。

散步以慢为主，每次在饭后30分钟，1次30分钟至1个小时。

2．做孕妇体操。

坐的练习：尽量坐有靠背的椅子，可以减轻上半身对盆腔的压力。坐之前，两脚并拢，左脚向后挪一点，然后轻轻地坐在椅垫的中部。坐稳后，再向后挪动臀部把后背靠在椅子上，深呼吸，使脊背伸展放松。

脚部运动：活动踝骨和脚尖的关节。由于胎宝宝的发育，孕妈妈体重日益增加，增加脚部的负担，因此，必须每日作脚部运动。

• 音乐胎教

在妊娠第2个月胎宝宝的听觉器官已经开始发育，而且神经系统也已初步形成，已具备了可以接受训练的最基本条件。因此从这时起可以放一些优美、柔和的乐曲。

每天放1~2次，每次放5~10分钟。不仅可以激发孕妈妈愉快的情绪，也可以对胎宝宝的听觉给以适应性的刺激作用，为进一步实施的音乐胎教和听觉胎教开个好头。

准爸爸守则

当妻子开始怀孕的时候，丈夫已经是通常意义上的爸爸了，不过前面加了个可爱的“准”字，作为准爸爸，在妻子的十月怀胎过程中，还真有好多事情需要精心去做。

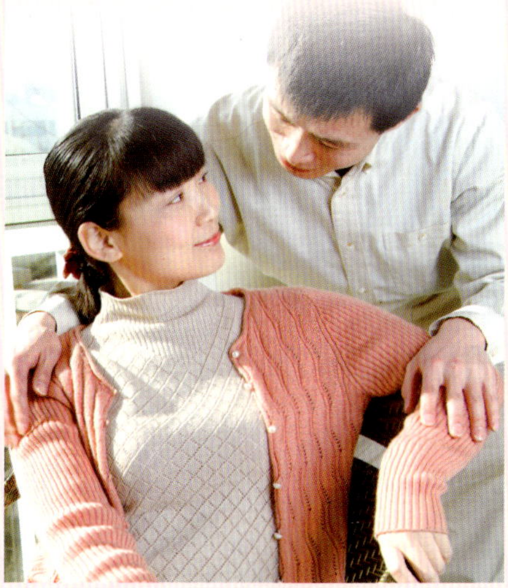

孕期第2个月准爸爸要做的

- 陪妻子到医院确认是否怀孕，并在医生的指导下，督促妻子每天按时按量服用叶酸。
- 戒烟，因为孕妈妈被动吸烟会对胎宝宝的成长造成不良影响。
- 带妻子买一双舒适防滑的平底鞋。
- 陪妻子散步，坚持做一些轻松的活动。
- 节制自己的性欲，前3个月避免进行性生活。
- 主动承担一些家务，减轻妻子的体力消耗，保证她有充分的休息和睡眠。
- 调整好自己的情绪，温柔体贴地对待妻子，安抚她不安的情绪。
- 把房间布置得干净温馨，可以添置妻子喜欢的物品和宝宝海报。
- 给妻子添置防辐射用品，叮嘱妻子远离家中的辐射源：微波炉、电脑、电热毯等。

孕期第3个月准爸爸要做的

- 妥善安排好妻子的饮食，帮助她培养良好的饮食习惯，摄入均衡营养，为宝宝的成长打好基础。用药前要咨询医师。
- 按时陪妻子到医院做孕期检查，了解孕期保健信息。
- 帮妻子规律作息，养成良好的生活习惯。
- 多给妻子鼓励和赞扬，帮助她树立面对以后孕期生活的信心。

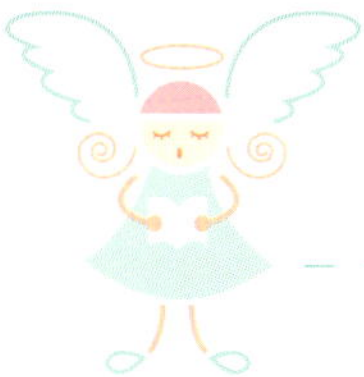

*孕妈妈的幸福：*有天使相伴的岁月

第2章

孕中期（4~7个月）

现在，您的早孕反应可能已经基本消失了，容易发生流产的危险期也基本结束，接下来的4个月您看起来更像个孕妇了，这时是孕期最安定、最美好的阶段，好好享受吧！

第4个月（13~16周）

在这个月里您或许会第一次感觉到腹中的宝宝在动，他的动作会让您越来越有当妈妈的感觉。

宝宝的成长

胎宝宝的样子

四肢已经形成了，眉毛和睫毛也正在生长，面部以及身体长出纤细的绒毛，称为胎毛。皮肤薄而透明，没有脂肪，能看到皮下的血管网。胎宝宝的性器官已足够成熟并用胸部做呼吸动作，能吸吮自己的拇指。此时，可用听诊器测出心音。

胎宝宝开始有表情了

这个月胎宝宝迅速生长，眼、耳、鼻已完全形成。胎盘也发育成熟，妈妈与宝宝已紧密连成一体。胎宝宝在羊水里乱踢乱踹，还会翻跟头，只是您还感觉不明显。他也在尝试各种表情，因为面部肌肉已经发育完全了，不过由于神经系统尚未发育成熟，还不能完全控制这些表情。

到胎宝宝满16周时，身长约18厘米，差不多有母亲的手掌那么大，体重约120克。胎宝宝泡在羊水里，就像宇航员在太空里一样轻飘。

孕妈妈的身体变化

从现在开始，您会觉得食欲旺盛，饭量迅猛增加，腹部也会迅速隆起，面部皮肤的颜色也可能会变暗，乳头和乳晕的颜色也可能变深。从外表上已经能看出您是一位孕妇了，可能已经受到别人的礼遇了。

您的一些变化

- 您的子宫需要相当于孕前5倍的供血量来支持胎宝宝的发育。
- 您的肾脏需要比以往多加工25%的血液。
- 您的心率加快，心脏的血液输出比孕前高出30%~50%。
- 随着胎宝宝的增长，您的食欲也会增加。
- 您的体重可能增加2.25 ~4.5千克。

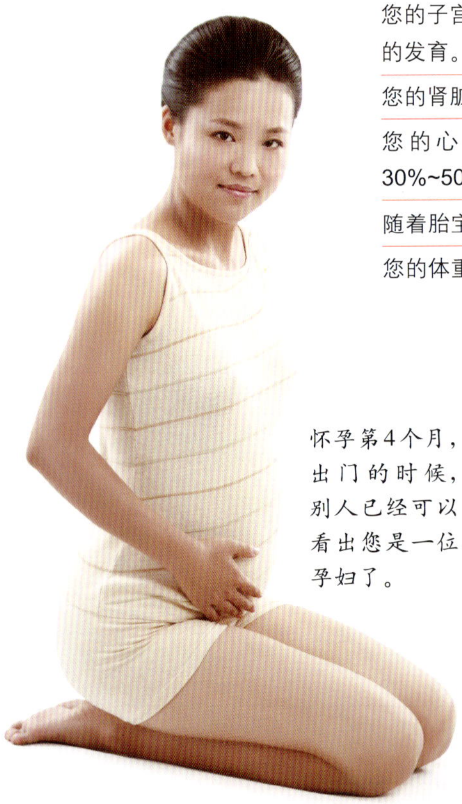

怀孕第4个月，出门的时候，别人已经可以看出您是一位孕妇了。

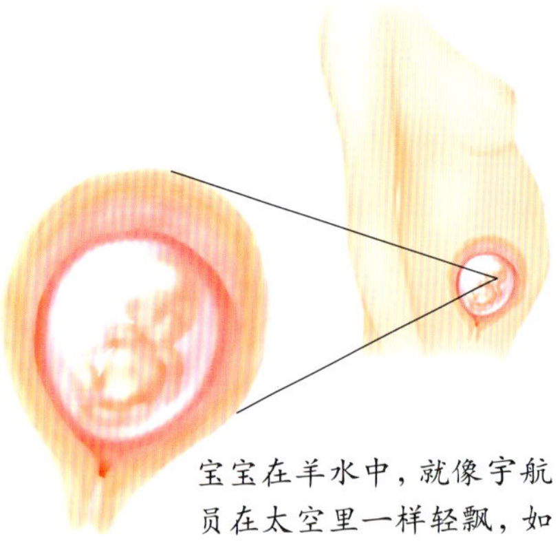

宝宝在羊水中，就像宇航员在太空里一样轻飘，如果您足够敏感，有时候已经能感觉到他在活动小胳膊小腿了。

孕妈妈的问题

身体增重莫太多

随着胎宝宝的生长发育，孕妈妈的体重会不断增加。孕妈妈所增加的体重包括胎宝宝和孕妈妈本身两个方面，控制体重增加主要是控制孕妈妈自身部分的增重。

在怀孕期间增重以10~15千克为宜。在此范围内增重，宝宝出生时体重可在2500~3400克，符合标准要求。孕前体重低于标准体重15%的女性，如果孕期增重少于9千克，分娩低体重儿的几率将升高50%。孕前体重超过标准体重20%的过重女性，孕期可增重8.1~9.1千克，这类女性孕期不需减重，可在分娩后注意合理膳食、适当运动，避免体重增加过多、过快。

控制体重可采取的措施有：适当锻炼身体，晚饭适当少吃，适当少吃主食，多吃蔬菜和水果。

孕妈妈能做到的

增加营养，保证食物的质量，使营养平衡

从各种食物中普遍吸收各种营养素。这个阶段对生成胎宝宝的血肉、骨骼起着重要作用的蛋白质、钙、铁等成分的需求量比平时大得多。维生素D有促进钙吸收的作用，因此每日的维生素D需要量要达到10毫克。

要多吃含钙的食物，少吃含盐多的食品

第4个月是宝宝长牙根的时期，要多吃含钙食物，如含钙比较丰富的牛奶和奶制品，以及小虾皮等食物，让宝宝在胎里就长上坚固的牙根。少吃含糖多的食物，糖易引起发胖；盐分的摄入量不要超过6克/天，吸收太多，会在后期引起浮肿和妊高征。

最好每天洗澡

洗澡时用温水淋浴，水温不宜过高，不要长时间用热水冲淋腹部，以减少对胚胎的不良影响。正确的做法是：水温控制在38℃以下，而且洗澡时间最多不超过20分钟。

预定产前辅导课

很多医院开设了为孕妈妈提供育儿指导的课程，往往受欢迎的课程总是很快就被报满了，所以如果您想上的话，请提前预定选定的班级，并确定好日期。

改穿孕妇装

衣服尤其内衣变紧是此时最明显的感觉，换上孕妇装会让您感觉舒服的同时更适合胎宝宝的发育。

孕妇装5大挑选法则

- 怀孕后，身体的急剧变化，使您不得不迫切想要找到那些最舒适合体，又时髦漂亮的孕妇装，掌握了以下5大法则，就会令您的孕妇装购买经历轻松愉快，事半功倍！

1 全棉是金

选择天然面料是购买孕妇装不变的金字原则，要保证接触孕妇皮肤的贴身部分一定为全棉质地。

2 为未来而合体

尽量选择合适自己的尺码，放远眼光，为即将迅速膨胀的未来体态准备足够的空间。

3 重视细节，强调实用

顾名思义，孕妇装就是在女性怀孕时穿的服装，可事实是，您买的那些孕妇时装还要穿到小宝宝出生以后呢，应该考虑到一些生完小宝宝后依然可以穿着的小细节，比如可伸缩的腰带，可脱卸的部分等等。

4 兼顾哺乳，以一顶二

最好选择那些具有哺乳功能的文胸、内衣及T恤，这将会给您的哺乳工作带来极大的方便。

5 拒绝地心引力，支持您自己

怀孕期间乳房的重量增加，如果不给予恰当的支持，日益增大的乳房就会下垂，乳房内的纤维组织被破坏后很难再恢复。所以，选择尺寸合适的文胸就尤为重要。

感冒：准妈妈不用怕

如果孕妈妈已经感冒，采用食疗方法是治疗感冒的良好选择，它可减少用药或不用药，并且没有不良反应。以下就是几个小食疗方：

• 鸡汤

可减轻感冒时鼻塞、流鼻涕等症状，而且对清除呼吸道病毒有较好的效果。经常喝鸡汤还可增强人体的自然抵抗能力，预防感冒的发生。可用嫩鸡1只，洗剖干净，加水煮，食用时在鸡汤内加进调味品（胡椒、生姜、葱花）。

• 萝卜和白菜

俗语说得好，“常喝萝卜白菜汤，胜似医生开药方”，在感冒初期服用，有较好的效果，平时多食更有好处。

萝卜白菜汤	白菜心250克、白萝卜60克，加水煎好后放红糖10~20克，吃菜饮汤。
菜根汤	白菜根3片，洗净切片，加大葱根7个，煎汤加白糖后趁热服用。
萝卜汤	白萝卜150克切片，加水900毫升，煎至600毫升，加白糖5克，趁热服1杯，半小时后再服用1杯。

• 姜

姜具有发汗解表、温中止呕、温肺止咳功效，可用于治疗风寒感冒、恶寒发热、头痛鼻塞。

橘皮姜片茶	橘皮、生姜各10克，加水煎，饮时加红糖10~20克。
姜蒜茶	大蒜、生姜各15克，切片加水1碗，煎至半碗，饮时加红糖10~20克。
姜糖饮	生姜片15克、葱白3段，加水50克，煮沸后加红糖。

• 粥

感冒后准妈妈的胃口较差，肠胃消化系统不好，此时应避免吃过于油腻的食物，不妨多吃一些味道清淡的粥水，可以促进吸收，好好调理一下肠胃。另外，有些药对肠胃的刺激也很大，喝粥也可以起到保护胃黏膜的作用。感冒时多喝粥，尤其是一些具有食疗作用、加了特殊食材的粥，有利于感冒的治疗。

葱白粥	粳米50克，葱白2~3根，切段，白糖适量，同煮成粥，热食。
橘皮水	鲜橘皮30克（干橘皮15克）加水3杯，煎成2杯，加白糖，趁热饮。
雪梨煲	雪梨洗净，连皮切碎，加冰糖，用砂煲或瓦煲隔水蒸。适用于风热咳嗽。
杭菊糖茶	杭白菊30克，白糖适量，加适量开水浸泡，代茶饮。

在采取食疗调理时，其要旨均在于多多喝水。多喝水，多排尿，身体新陈代谢所产生的废物就可以及时排出体外，使身体经常处于一种“干净”的状态，有助于抵抗感冒病毒的侵袭，少得感冒，即使感冒了也容易痊愈。在感冒初起咽喉痒痛时，可立即用浓盐水每隔10分钟漱口及咽喉1次，10余次即可见效。

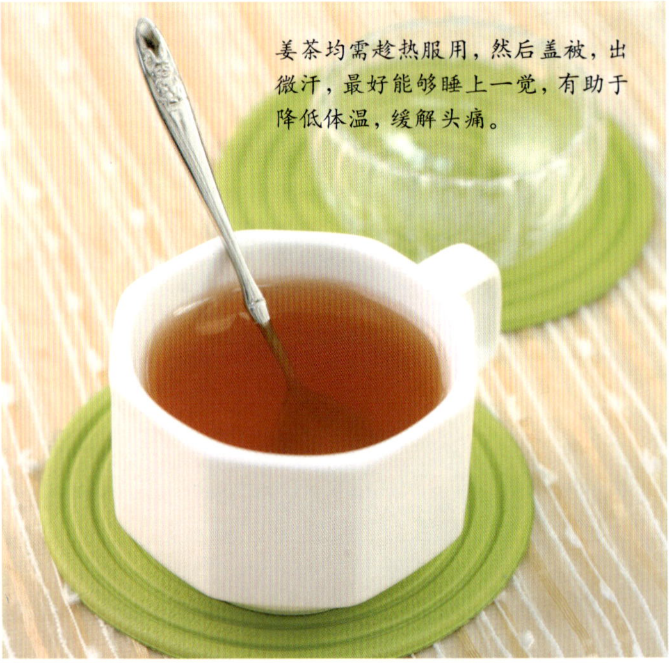

姜茶均需趁热服用，然后盖被，出微汗，最好能够睡上一觉，有助于降低体温，缓解头痛。

妈咪经验谈：一位准爸爸与医生准妈妈的对话

宝宝姓名：佳佳

怀孕心得：穿衣要选择舒适的面料

记得老婆怀孕大约三四个月时，一天晚饭后，她“命令”我和她一起整理衣柜。

我好奇地问：“大医生，干什么，不是这么快就准备孕妇装了？”

“当然，孕妇的衣服很重要，不光要宽松，还有很多讲究呢!”她眨眨眼说，“过来帮帮我，把纯棉、真丝质料的内衣拣出来放一边，化纤材料的内衣、贴身衣物全部要淘汰掉，不然平时活动时乳头摩擦衬里，乳腺导管被阻塞，将来哺乳不畅就麻烦了。”

我一边拣衣服一边说：“我姐怀孩子的时候，说她全身皮肤瘙痒，你没出现这种情况吧？”

老婆笑了：“哦，那可能是妊娠瘙痒症。要减轻瘙痒，身上穿的衣服适合与否很重要，粗糙的摩擦和静电都会刺激皮肤引起瘙痒，所以，减少瘙痒除了要注意清淡饮食，衣服的选择也很重要。”

她又接着发布“命令”，“把那些色彩鲜艳的衣服收起来，暂时不穿了，那些色彩漂亮的衣服都用化工原料染成的。孕妇血管通透性增加，对不良刺激的抵抗力下降，加上又有个小宝贝的胎宝宝，所以啊，还是小心为上策。”

谁让老婆是医生呢，我只有乖乖听命的份了。

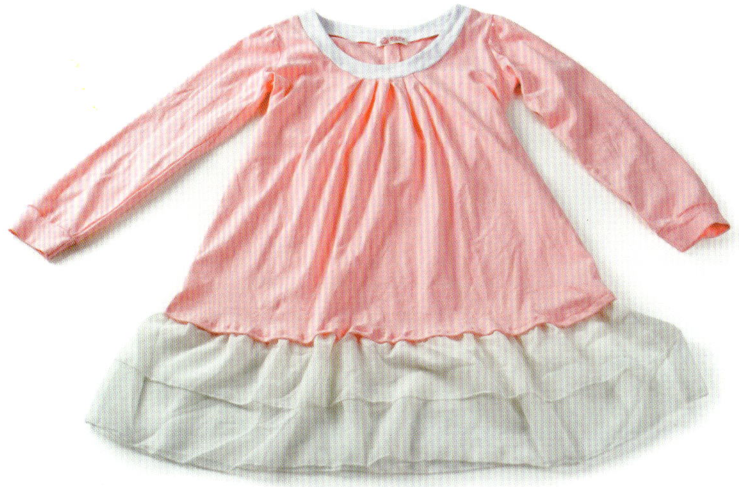

随着怀孕月份的增加，孕妈妈的体形改变，选择服装时最好以舒适、宽大、洁净为原则。

羊水小介绍

羊水，是指怀孕时子宫羊膜腔内的液体。在整个怀孕过程中，它是维持胎宝宝生命所不可缺少的重要成分。在孕早期，羊水主要来自胚胎的血浆成分；之后，随着胚胎的器官开始成熟发育，其他诸如胎宝宝的尿液、脐带、胎盘表面等等，也都成为了羊水的来源。

测量羊水量

羊水量的测量，是评估怀孕正常与否的重要指标。目前，医院大多是通过超音波来了解羊水量的状况，采取“羊水指数法”来确定羊水量是否正常。总和值在8~24厘米的范围之内属于正常状态，小于8为羊水过少，大于24则为羊水过多。

羊水过少

羊水过少一般发生在孕早期，是胎儿异常或孕妈妈潜存疾病的重要表现。即使当时胎儿没有异常的情形，等出生后，此类新生儿的周期性患病率和死亡率也比一般婴儿高。因此，当出现羊水过少现象时，应立即先找出病因。

羊水过多

正常羊水约为1000毫升，羊水过多在医学上是指分娩时子宫内羊水超过2000毫升。若羊水在数天内急剧增加超过正常量为急性羊水过多；若羊水逐渐增加超过正常量为慢性羊水过多。

由于产生羊水过多的原因尚不明了，故孕妇一旦发现腹部增大明显时，应立即去医院检查，以明确是否为羊水过多。目前医学上靠B超和羊水穿刺术等检查可以确定胎儿是否畸形及有何畸形，判断有无其他合并症，如双胎、妊高征等。若胎儿畸形，应尽早中止妊娠；若胎儿正常，可根据羊水量的多少，孕妇症状的轻重，予以适当限盐，口服利尿剂等方法治疗。

第5个月（17~20周）

您已经基本适应了孕期生活，您的外形也开始告诉大家您是一位孕妇，在接下来的日子里，您的腹部会继续隆起，宝宝也会更加活跃，您和宝宝在这段特殊的旅程中将建立一种微妙的情感。

孕妈妈的身体变化

在妊娠中期的几个月时间内，您会强烈感到身体处于极佳状态，精力充沛。您的皮肤和头发会有明显的改善。在这个月内，您体重预计每周增加0.5千克。

您的一些变化

皮肤色素沉着更为明显，分娩后会逐渐消失。

乳房此时急速增大。

乳房分泌初乳，用纸巾擦去溢出的初乳，但不要再去挤更多的出来。

您的子宫顶端或底部已达到脐部的位置，并会以每周1厘米的速度继续发育。

不断发育的胎宝宝的压力可能会使您的肚脐突出，并一直持续到分娩以后。

胎宝宝的重量可能有时会让您感觉到失去平衡。

可能会有妊娠纹的出现。但您不需太担心，妊娠纹是一种生理变化，局部会有轻度疼痒感，但不需要治疗，可以选择适当修复妊娠纹产品。

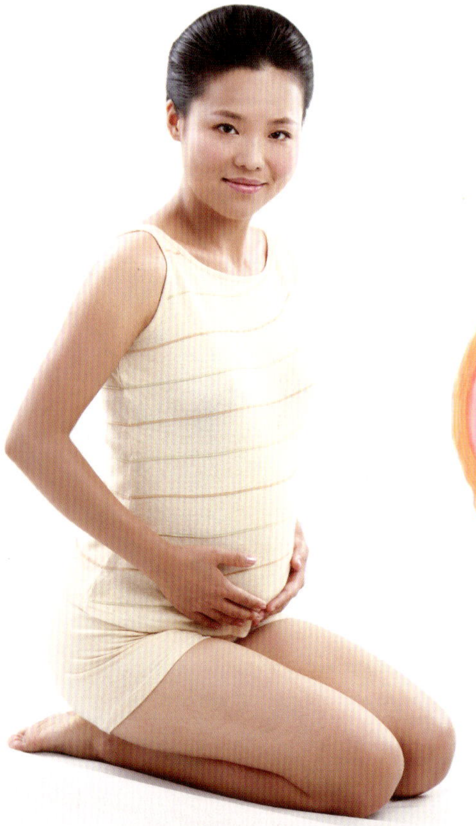

怀孕第5个月，您的小腹会继续增大，甚至走路都可能感觉到失去平衡。

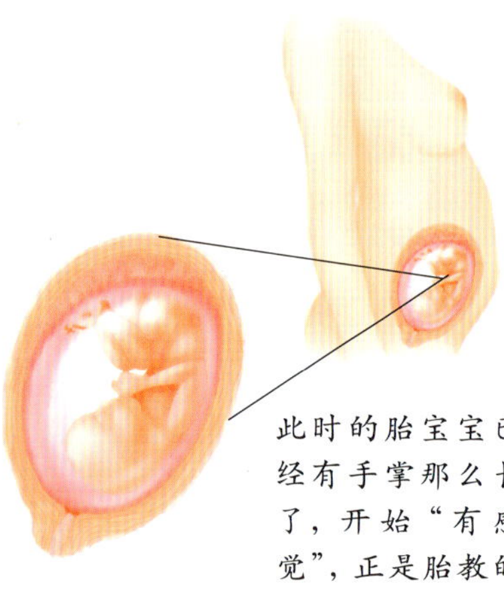

此时的胎宝宝已经有手掌那么长了，开始“有感觉”，正是胎教的最佳时机。

宝宝的成长

胎宝宝的样子

现在，宝宝从头到臀部大约有15厘米长，大概是他将来出生时从头到臀部身长的一半。不过，从现在开始，他的生长速度就要缓慢下来了，但会很平稳，体重还会慢慢增加，他的全身被一层柔软的细茸茸的胎毛覆盖，到出生前就会消失。

胎宝宝长头发了

此期间胎宝宝的运动神经和感觉神经已开始发育，出现肌肉的细微活动，上下肢发育良好。肝脏开始造血，胎宝宝的性器官已经足够成熟。全身开始长毛，头发、指甲长出来。牙齿也正在发育，神经系统开始分泌髓磷脂外壳，包在联系大脑和肌肉的神经外面，保证信息的传递。此时通过腹部抚摸他，会发现他有所感觉，并且可能给您回应。

胎宝宝的身长23~25厘米，体重有250~300克。

孕妈妈的问题

情绪

您可能会因为对宝宝的爱而担心他的生长，也许会对体型的改变感到沮丧，甚至因为宝宝使您身体承受这样的负担而抱怨，这些情绪都是正常的，都会随着分娩而消失。

憋闷

请您放松，如果需要的话请医生帮您验血检查有无贫血症。

鼻子堵塞和流鼻血

在两个鼻孔中涂一点凡士林油，缓解一下堵塞。流鼻血时，头部正常直立或稍向前倾，将流血一侧的鼻翼推向鼻梁，并保持5~10分钟，即可止血。

眩晕

发生眩晕的时候，请不要做剧烈的动作，尽可能安静休息，只要不过度劳累、睡眠充足、饮食平衡，即可预防发生。若感到眩晕时，应立即找安静场所，将头放低，等待恢复。

小腿痉挛

从这个时期开始，由于体重的增加，脚部的负荷变大，会出现小腿痉挛。另外，钙的不足也会引起腿肚痉挛，所以须多吃牛奶、鱼、海藻等含钙量高的食物。紧急处理的方法：可用手按压整个腿肚，或一手按住膝盖，一手拉扯脚趾头。

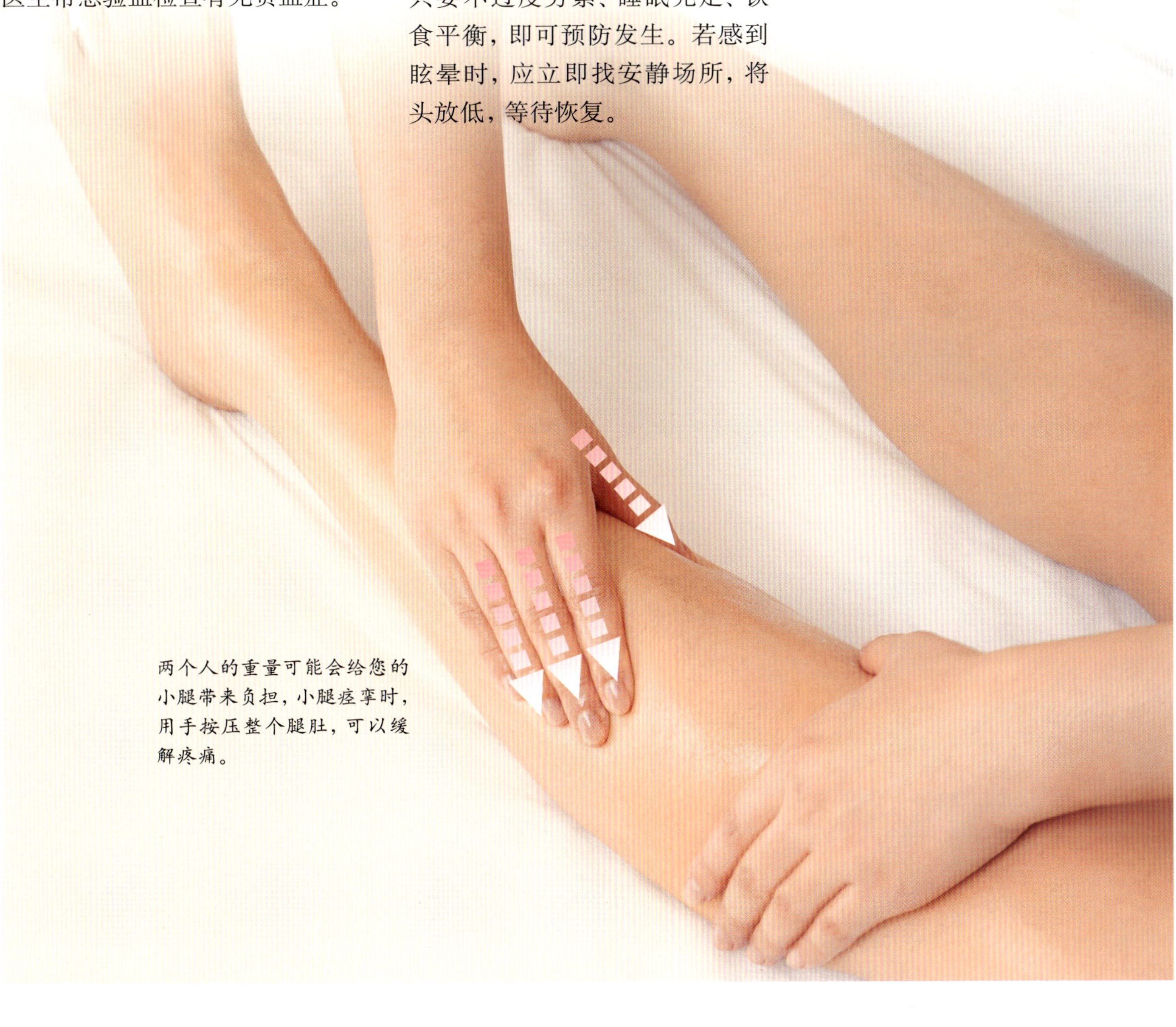

两个人的重量可能会给您的小腿带来负担，小腿痉挛时，用手按压整个腿肚，可以缓解疼痛。

孕妈妈能做到的

防止紫外线

怀孕后，乳头会渐渐变黑，腹部中央、外阴部等处都有色素沉淀，脸上的黑斑、雀斑更加明显，这是由于皮肤细胞中的黑色素沉淀所致。您要注意防止紫外线，平时出门做好防晒工作，并且多摄取维生素类食物。

呵护您的脚

双脚整个孕期都承载着您不断变化的体重，因此一定要保护好您的双脚：

- 尽可能抬起双脚。
- 不要站立过久，要记得休息。
- 做足部运动：收缩脚趾，然后脚踢出并将脚趾尽量张开。
- 腿部按摩：让丈夫用双手握着您疼痛的脚，然后用拇指在您的脚底按摩。
- 穿合适的鞋：选择较宽的平底鞋，鞋底要有防滑效果，最好穿没有鞋带的软皮皮鞋或帆布鞋。

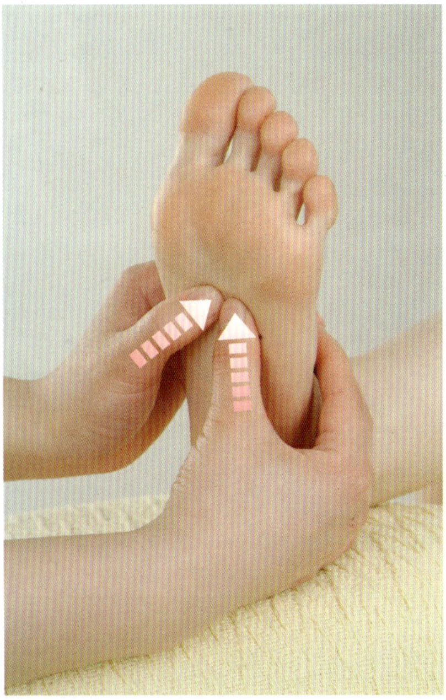

摄取足够的钙和纤维素

整个孕期您的饮食都是一部重头戏，搜捕钙、铁和膳食纤维含量高的食物会让您和宝宝都受益。孕妇宜吃的几种零食：红枣、板栗、花生、瓜子等。

超声波的检查

这个月里您要到产前检查门诊做B超，目的是检查胎宝宝的总体发育情况和主要器官的发育情况。

和胎宝宝一起旅行

只要没有什么特殊情况，带着宝宝一起领略大自然的风采吧。旅游中欣赏青山绿水，呼吸清新空气，会使您感觉愉悦、放松；而您所释放出的“快乐”激素通过胎盘传给宝宝，会让他也得到欣快感。

出发前准备

- 带好身份证、孕期保健卡和医疗保险卡，外出一定要有人陪同；按时做产前检查，如果出门时正赶上做孕期检查，就在当地医院检查，而不应等回来以后再补，这样便于随时了解健康情况。回到住地以后，再去指定医院复查，并告之以前的检查结果。

最佳旅游方式

- 最佳旅途应为短途，以避免过度疲劳；避开过热的旅游景点，而选择人少的旅游地区，比如自然风景区、度假村、海边都是很好的去处；了解旅游点的气候和天气，不要去蚊蝇多，卫生差或者传染病发病率高的地带；如有条件最好选择“双飞旅游”，可以保证有充分的时间用来休息。

最佳旅行装备

- 选择穿脱方便、宽松的运动衣裤，配上低跟运动鞋，而鞋底防滑、后跟约2厘米的布鞋既可减少脚的疲劳和浮肿，还可以防止跌跤。如果旅游点天气炎热，帽子、防晒油不可少；另外腹带、弹性强的袜子以及其他小物件也要准备好，比如床单、被罩、内衣、靠背、眼罩和耳塞等。

行住食玩有学问

行 不宜乘坐颠簸较大、时间较长的长途公共汽车，避免憋尿。

住 每天淋浴，但千万不要盆浴；使用自己的随身携带的床单、被罩，勤换内衣裤。

食 任何时候一定要保证充足的能量和营养。避免吃生冷、不干净的食物，以免造成消化不良、腹泻等突发状况。

玩 不要进行太疲劳或刺激性的运动，比如爬山、搭坐摩托车或快艇、过山车等。

舒服行车小贴士

坐车时将腰部稍微向前，将身体倚在座背上，也可以把靠背放在上背和臀部之间，这样能减轻腰背酸痛。每小时起身活动10分钟，做做伸展活动，有助于孕妇血液循环，防止胎宝宝受压缺氧。如果您是乘坐私家车做长途旅行，最好每2个小时下车活动几分钟。

Q 我总是担心我的宝宝不健康怎么办？

A 胎宝宝的异常几率是很小的，多数的异常状态发生在妊娠最初的几周内，并且以流产而告终。到了3个月以后，胎宝宝完全成形，很少再会出现问题。检查一下您的生活方式，如果没有损害胎宝宝的事，您只要继续减少会产生危害的可能性就好了。

Q 超声波扫描会对胎宝宝造成损害吗？

A 扫描检查作为孕期的常规检查已经有十多年的历史了，它的安全性是毋庸置疑的，一般来讲，医生们认为超声波可以安全有效地检查胎宝宝异常的状况。当然，经过了这种检查也不能完全保证胎宝宝没有任何问题，一旦发现疑点您就要做更多的检查。

妈咪经验谈：5款补钙增纤美食

宝宝姓名：爱爱

怀孕心得：不可忽视食物中的钙

怀孕了当然要吃得好一些，可是又怕吃多了身材不好恢复。我怀孕的时候从一个营养师朋友那里抄来了几道菜的做法，能补钙又不会长胖，且又美味。

	材料	做法
清蒸鲈鱼	鲈鱼1条（500~600克），熟火腿30克，笋30克，香菇、香菜少许，姜片、葱丝、盐、料酒、酱油各适量。	将鲈鱼去除内脏，洗净，擦干水分放入蒸盘中。将火腿及笋切片，码在鱼身上；泡发香菇，去蒂，切片，码在鱼身及周围处。将姜片、葱丝放入鱼盘中，再倒入盐、酱油、料酒；香菜洗净，切段备用。大火烧开蒸锅中的水，放入鱼盘，大火蒸8~10分钟，鱼熟后立即取出，饰以香菜段即可。
鱼头豆腐汤	鱼头1个，豆腐500克，姜、枸杞子、黄酒、盐各适量。	鱼头一切为二，洗净，用加了黄酒的盐开水烫2分钟，捞出洗净。豆腐切块。将鱼头、豆腐放入汤锅内，并加入足量的水大火烧开。放入姜片、2勺黄酒、一小把枸杞子，用小火炖煮1个半小时即可。起锅前加入盐调味。
孜然鱿鱼	鲜鱿鱼1只，白醋、料酒、孜然、葱、姜各适量，蒜茸、辣酱各少许。	鱿鱼洗净后切片，放入热水中焯一下，马上捞出来。锅中倒入适量油，放入葱、姜爆锅，放入鱿鱼炒，放一点点的白醋和料酒、孜然，再放入蒜蓉、辣酱，煸炒两下就可以起锅了。
山药五彩虾仁	山药500克，虾仁250克，豌豆荚2汤匙，红萝卜半条，盐1/2茶匙，酒2茶匙，胡椒粉1/4茶匙，淀粉适量，糖、醋、香油少许。	山药、红萝卜去皮，浸入盐水中片刻。沥干、切块，入滚水中氽烫再泡水备用。虾仁洗净，用调料腌20分钟。虾仁泡油捞起。最后把山药、红萝卜、虾仁起油锅，爆香同炒片刻，加入淀粉，等汤汁稍干，放入豌豆荚，再淋上香油即可。
小米蒸排骨	猪排500克，小米150克，菜子油、料酒、冰糖、甜酱、豆瓣酱、盐、大葱、老姜、香油各适量。	排骨洗净，斩段。豆瓣剁细，姜切米，葱切花，小米淘洗干净后用水浸泡待用。排骨加豆瓣、甜酱、冰糖、料酒、盐、姜、菜子油拌匀，装入蒸碗内，然后在排骨上面装上小米，上蒸锅用大火蒸熟，取出扣入圆盘内，撒上葱花。锅置大火上，放入香油烧至七成热起锅淋在葱花上即成。

第6个月（21~24周）

通常情况下，这个月是妊娠期中最好的月份，您看起来很健康，自我感觉很愉悦、满足，而且您的体重在这个月会增加得很快，您已经很明显就是一位孕妇了，当妈妈的感觉也越来越强烈了。

孕妈妈的身体变化

在这个阶段，不认识您的人也能一眼看出您怀孕了，在这个月和下个月您的体重会突然增加，这是很正常的，失去了良好的身材，穿上不加束缚的衣服会更加舒服，如果您还没有换上孕妇装，就马上换上吧！

您的一些变化

您的子宫顶端已经到达了肚脐上方。

当胎宝宝活动时，您也许隔着腹部可以感觉出它的小腿或小脚。

您的乳房由于激素的变化感觉十分柔软，这是为以后哺乳做准备。

您可能经常感到潮热，所以出汗可能很多，而您的身体也在吸收水分，这使您的大腿和上身在增重。

您的体重可能按每周增加0.5千克的比率继续增加。

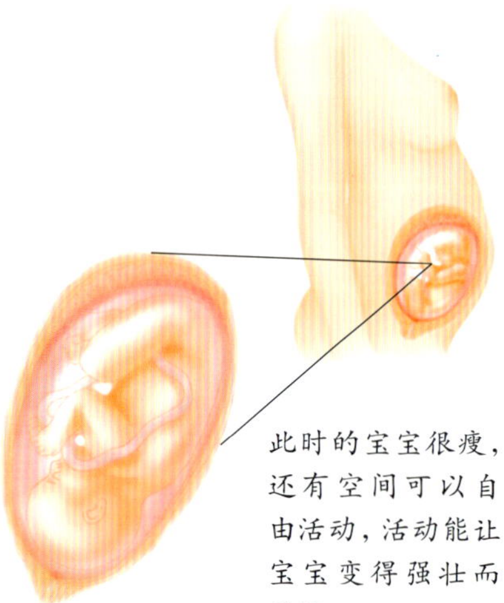

此时的宝宝很瘦，还有空间可以自由活动，活动能让宝宝变得强壮而灵活。

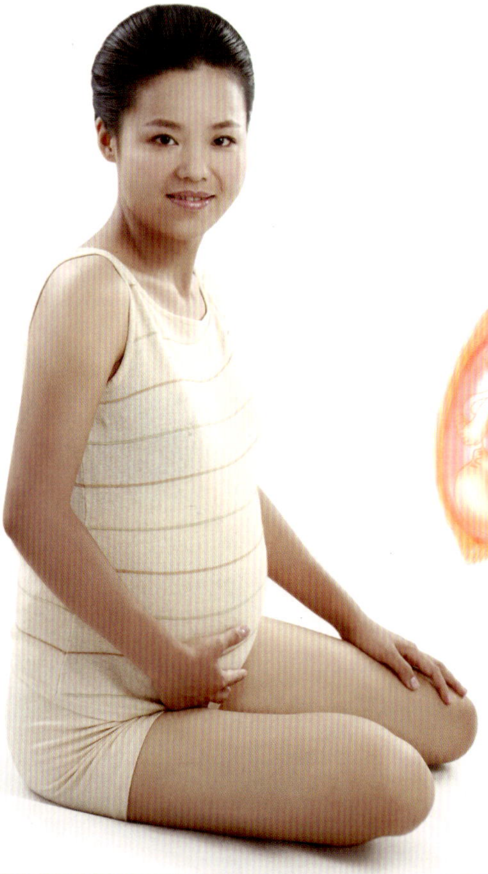

怀孕第6个月，您已经可以摸着肚皮感觉到宝宝的小腿和小脚了。

宝宝的成长

胎宝宝的样子

尽管此时的胎宝宝没有皮下脂肪，很瘦很瘦，但他其实已经很结实了，已逐步形成为有意识的、对感觉有反应的人了，他的外貌和举止已像出生时的婴儿了，从头顶到臀部身长约为20厘米，体重约为625克。

此时，他还能在您的体内自由活动，空间还足够让他伸展，活动可以让他变得强壮而灵活。

胎宝宝大部分的器官已经发育完全并开始工作了。

主要的器官都在工作，只有肺要到出生后才能发挥作用。胎宝宝的肺部仍然充满羊水，但肺泡已经开始形成。

胎宝宝的大脑和神经系统在迅速地发育，控制有意识的思维的细胞正在形成，因此现在他对周围的环境和子宫外这个世界的响动有了更强的感知。

在他的皮肤上，汗腺正在形成；现在他已经会咳嗽和打嗝了；胎毛（一层茸茸的体毛）的颜色变暗，胎毛下的皮肤颜色泛红，不再像以前是透明的。

胎盘供给胎宝宝足够的营养，温暖的羊膜液给胎宝宝足够的保护。羊膜液每4小时更换1次，它调节胎宝宝的体温、对抗感染、抵御突然的撞击。

视力

胎宝宝的眼睑仍紧闭着，但到 24 周快要结束的时候，您的小宝宝一定已经睁开过眼睛了，到 28周时就不再紧闭了。

听力

胎宝宝能够听到您的声音，如果他是睡着的话，大声的音乐会把他吵醒。他会以他的活动回应某些他喜欢的音乐，突然的喧闹声也会使他惊跳。

面部表情

他会皱眉，会眯眼，会撅起小嘴，还会张开或闭上小嘴巴。

吸吮、吞咽及呼吸

他仍然时常咽下羊水，然后作为尿液排出。他仍用胸部做呼吸运动，为在子宫外生活而练习。

味觉

他的味觉正在形成，不过，到 28 周时，胎宝宝才会对甜、酸以及苦味有反应。

活动

胎宝宝会做踢脚和挥拳等小动作，有时甚至会翻筋斗，还能够做抓握动作。

睡眠形式

胎宝宝随意睡眠和醒来，当您正想睡觉时，他却动得可能更多。

孕妈妈的问题

尿路感染

在孕期更容易发生尿路感染，为防止发生这种症状，请您一定要每天多喝水，至少8~10杯。水可以稀释尿液，冲洗尿道系统，降低感染发生的可能性。

消化不良

怀孕后，体内黄体酮的含量增加，由于黄体酮会使消化系统工作滞缓，食物在胃中停留的时间过长，您会觉得很不舒服。此时的消化不良，一般不需要药物治疗，只要通过合理的调配饮食，避免过量饮食，少食多餐，都可得到不同程度的改善。保持适当的活动也是必不可少的，每天散散步，做一些力所能及的家务和工作，不仅能促进消化，也有利于胎宝宝的生长发育。

眼睛干涩

眼睛感觉发干在孕期过半的阶段很常见。您可能会发现眼睛缺乏水分，对光很敏感，若佩戴隐形眼镜，感觉会更强烈。向医生咨询一下，请他推荐一种增加眼睛湿度的方法，别忘了告诉他您怀孕了。

浮肿

怀孕时经常有身体浮肿的情形，这是由于体重增加造成体内水分也增加，其中多数为脚部浮肿，这是因为受到子宫压迫，下半身血液循环不良造成的。此时可坐下将腿伸直，或把脚部垫高。浮肿和妊高征有密切的关系。若早上起床有浮肿情形，并且一周内体重增加 500 克以上时，请到医院检查。

预防妊高征

妊高征即妊娠高血压综合征，是妊娠 20 周以后所特有的疾病。其突出表现是高血压、蛋白尿、浮肿，严重者可发展到抽搐、昏迷、心肾功能受损，甚至引起母婴死亡。因此，坚持定期产前检查，关注妊高征的种种迹象很有必要。

孕妈妈要特别重视，尤其是怀孕前及妊娠早期有高血压、蛋白尿或水肿等症状，或有糖尿病、慢性肾炎等疾病的孕妈妈更须特别注重产前检查。一般来说，从怀孕 4 个月开始就应每月做一次检查，一旦出现轻度妊高征症状，就应及时给予药物治疗，大多数人都能很快恢复；从怀孕 7 个月起，需要每 2 周检查一次；最后一个月则应每周检查一次。

假如出现妊高征的早期征兆没能及时控制，或者有头痛、视物模糊等症状，怀疑是先兆子痫时，必须马上住院治疗，尽量减少对母婴的损害。

孕妈妈能做到的

劳逸结合

如果您还是一位上班族孕妈妈，创造一个舒适的工作环境很有必要。另外，一天当中您还要多喝些水，并适当地不时伸伸胳膊，踢踢腿，或者在房间里走一走。如果您是一位一心在家待产的孕妈妈，要养成定时运动或散步的好习惯。

乳房护理

选择合适的孕妇胸罩，给乳房提供良好的支撑。妊娠五六个月后经常清洗乳头可使乳头皮肤坚韧，喂奶时不易破裂。可用植物油或矿物油涂敷乳头，使乳头表面的积垢和痂皮变软，再用热水洗净。注意不要用肥皂水清洗乳头，这样会使乳头表面的天然润滑物被洗掉，而导致乳头干裂。

饮食消水肿

- 摄取高蛋白：每天一定要保证食入畜肉、禽肉、鱼、虾、蛋、奶等动物类食物及豆类食物，这类食物含有丰富的优质蛋白质。贫血的孕妇每周还要注意进食2~3次动物肝脏以补充铁。
- 多吃蔬菜水果：蔬菜和水果中含有人体必需的多种维生素和微量元素，它们可以提高机体抵抗力，加强新陈代谢，还具有解毒利尿等作用。孕妇每天不应忘记进食蔬菜和水果。
- 不要吃过咸的食物：水肿时要吃清淡的食物，不要吃过咸的食物，尤其是咸菜，以防止水肿加重。
- 控制水分的摄入：水肿较严重的孕妇应尽量少饮水。

小贴士

几种治疗妊娠浮肿的食疗方：
方一：鲤鱼片100克，加入麦片粥内烫熟，加盐、鸡精、葱、姜末各少许。
方二：赤小豆30克，与麦片30克同煮成粥，加糖1匙。
方三：冬瓜250克，煎汤，日服2次。

胎教

实验证明，妊娠六个月的胎宝宝已具备了记忆、听力和学习的能力，可以开始进行音乐胎教。此时孕妈妈应保证充足的睡眠，适当的活动及良好的营养补充，白天尽可能多些时间把双脚抬高。最关键的是保持愉快的心情。

找个最舒服的睡姿

假如持续增加的体积让您睡得不舒服，可以尝试以下这种被证实过让母体最能充分休息同时对胎宝宝最安全的睡姿：

侧躺左边，用至少5个枕头来垫着身体，其中2个枕头放在头下方、2个支撑着上面的右腿、另外一枕头塞进后背和床垫之间（有时候如果在下腹及床垫之间，再塞进一个小枕头也会感觉很舒服）。

如果侧躺会觉得不平衡，可以轻轻地转动身体，使腹部朝下，然后向前移动右腿，直到不会再压到下面的左腿，并且让下腹挨近床垫。

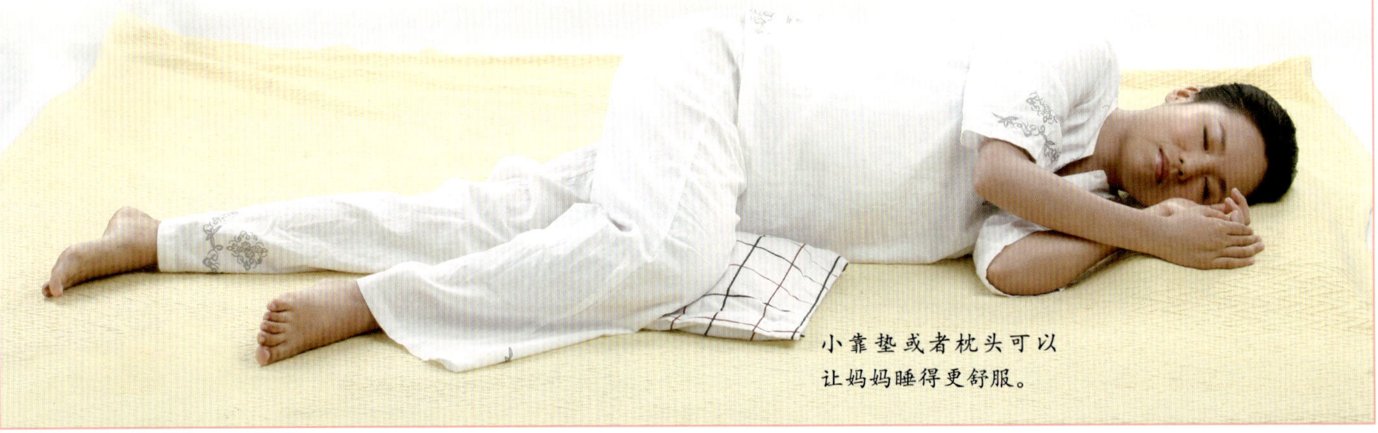

小靠垫或者枕头可以让妈妈睡得更舒服。

妈咪经验谈：孕期关键营养和馋嘴手册

宝宝姓名：辰辰

怀孕心得：营养美味，两手抓两手硬

生长在四川的辰辰妈妈，是个美食小专家，即使在孕期，她的食物也是既营养又美味，看看她的美食营养攻略：

	原料	做法	功效
芹菜炒猪肝	猪肝200克，芹菜300克（或菠菜200克），酱油25克，白糖20克，黄酒10克，湿淀粉30克。	将猪肝去筋膜，切片，用淀粉、黄酒和精盐同猪肝片搅匀，备用；芹菜打去菜叶，用清水洗净，切段。将油锅用大火烧热，倒入冷猪油，烧至六成热，投入猪肝，将其搅散，待变色后，倒入漏勺沥油。锅中留油少许，继续大火，投入芹菜煸炒，待熟前加入酱油、白糖、精盐，用湿淀粉勾芡，再倒入猪肝，翻炒几下，在锅边淋上少许香醋，即可出锅装盘。	猪肝每100克含铁25毫克，芹菜每100克含铁8.2毫克。食用1份芹菜炒猪肝可摄取74毫克的铁质。
鲤鱼补血汤	黑豆200克，生姜2片，红枣10粒，鲤鱼1条，陈皮一小块，胡椒粉适量。	鲤鱼去鳞、鳃、鳍、内脏清洗乾净，加少量油在锅中，略煎至金黄色；将黑豆清洗干净，放入锅中，不用放油，炒至豆衣裂开，备用；红枣去核，生姜去皮，陈皮洗干净，备用。水煮滚，先放入黑豆、红枣、陈皮、生姜大火煮10分钟，再转小火煮1个半小时，最后放入鲤鱼，煮30分钟撒胡椒粉即可。	滋阴补血、益肝肾、明目安神、健脾补气、利尿消肿。

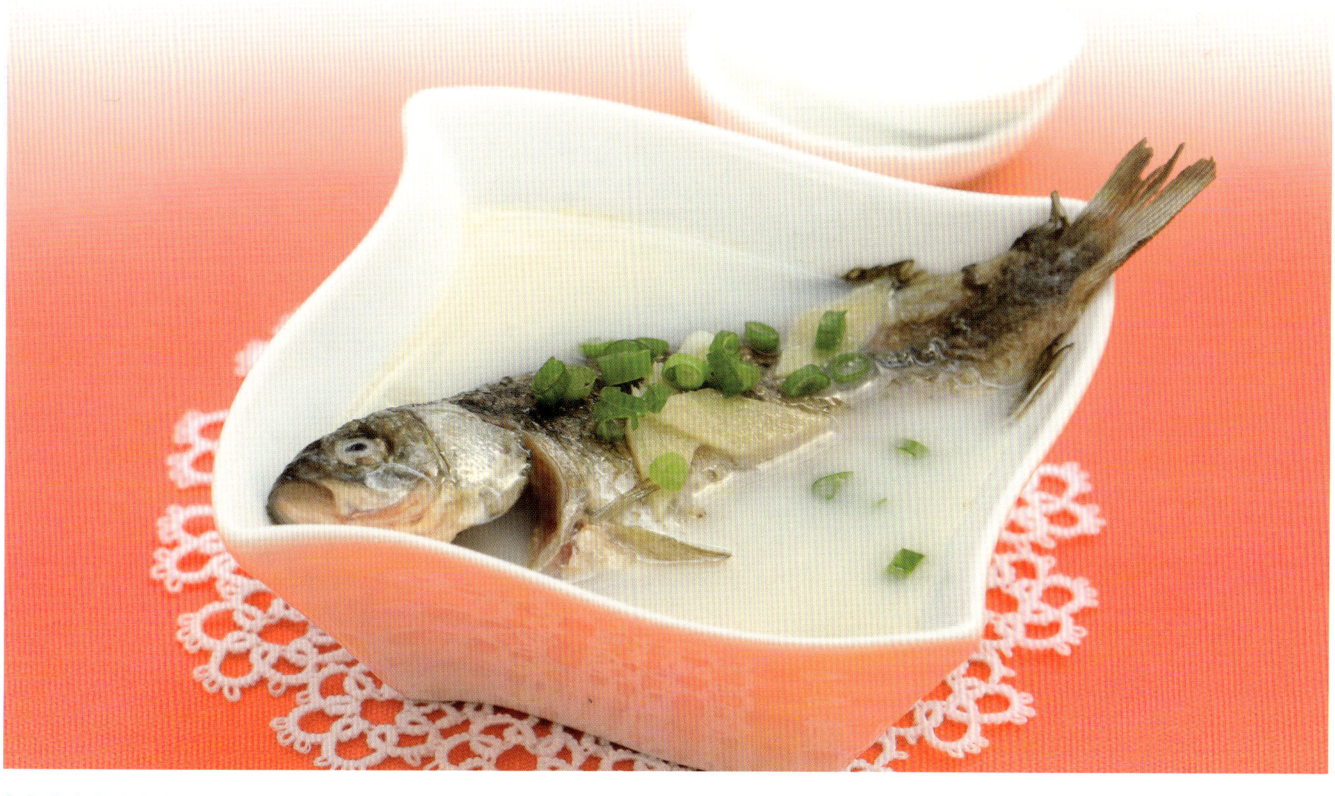

第7个月（25~28周）

不知不觉您的孕中期就会在这个月里画上一个句号，下个月您将进入笨重的孕晚期，所以此时的您可以开始准备一些产后用品，也可以买一些婴儿用品，为自己添加两件孕妇服也是不错的主意。

孕妈妈的身体变化

很多孕妈妈每天要花些时间在镜子前照来照去，欣赏自己隆起的腹部，而且现在您的乳房也比以往要大得多，您可以为自己有美丽的乳沟而骄傲了。

您的一些变化

您的乳头可能会开始分泌初乳，也有一些女性是宝宝出生后才分泌的。

您的乳房静脉可能更为明显。

当您用力时，可能会感到呼吸困难，这是由于子宫对肺和横膈膜的向上的压力造成的。

您的体重增加迅速，且主要增加在臀部、大腿及腹部。

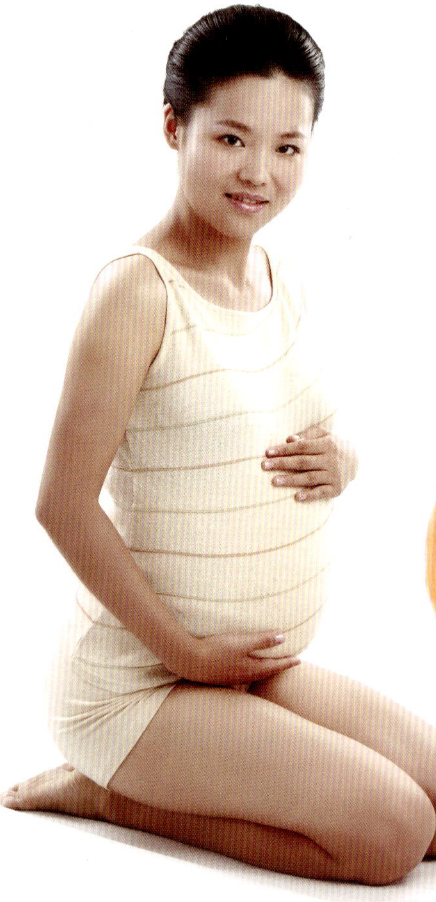

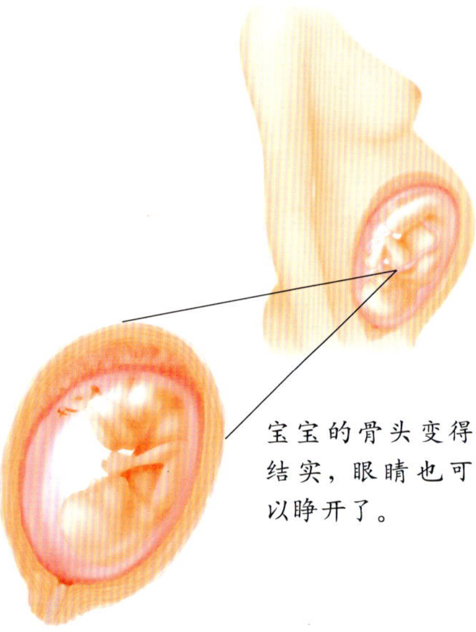

宝宝的骨头变得结实，眼睛也可以睁开了。

怀孕第7个月，除了继续增大的腹部，您的大腿和臀部也会开始变胖。

宝宝的成长

胎宝宝的样子

胎宝宝的头现在已经基本和身体成比例了，而且现在他的样子和出生时很接近。皮下脂肪开始生长，也不断变得丰满起来，身上已经覆盖了一层婴儿皮脂层。这层皮脂层可以保护胎宝宝一直浸泡在羊水里的皮肤。

此时，他从头顶到臀部身长约为25厘米，体重约为1.1千克。新的脂肪积累使他看上去更像个小婴儿。他仍然能够轻易地变换位置，并且在这个阶段会很活跃。

胎宝宝睁开眼睛了

他的骨头开始硬化，眼睛可以睁开了，能很清楚地听见声音，头发也可能在满头生长。

他的皮肤还是有很多皱纹，但是脂肪在皮肤下持续地积累，使他看上去不再那么瘦了，而且腹部更饱满也更圆了。

您的宝宝有时会打嗝，有时会咳嗽，您也许还能感觉得到。

他有比出生后还要敏感的味觉，他有发育成熟的触觉，对刺激有反应，包括疼痛、光和声音。

胎宝宝的大脑以很快的速度发育，神经系统也在发育，因此信息能从大脑传递到身体各个部分。

孕妈妈的问题

孕期的梦

几乎所有的孕妈妈都有着焦虑和担心，而这种焦虑和担心在睡梦中的释放是很常见的事情。尤其在怀孕的晚期，逼真的梦境更是常见，以下是最常见的几种表现焦虑的梦境：

宝宝出生后发现他有残疾或是畸形，这种忧虑每个孕妇在每个阶段都曾经有过。

在您毫无准备的情况下宝宝出生了，绝望中您想让他再回到您的肚子里去。其实，您是在担心分娩前没有准备好。

您分娩了，但是宝宝不见了或是宝宝没能存活下来。这并不预示有不好的事情发生，它只表明您对分娩和即将为人父母有着正常的担忧。

腿脚抽筋

这是经常发生的，尤其是在夜间。把腿伸直，弯曲脚踝，然后按摩您的小腿。

痔疮

痔疮在孕妇中发病率高达66%，早期症状是大便外表带有血迹，或便后肛门滴血，严重时血液可喷射而出。同时，还会引起头昏、气短、乏力、精神不佳等贫血症状，它常令孕妇很烦恼。可采取以下方法减少烦恼：

1．防止或积极治疗便秘，保持排便通畅，减轻直肠静脉丛的淤血情况。养成每天早上定时排便的习惯，如先喝一杯凉开水再吃早餐，以促进排便；有排便感时不要忍着，如果大便干结难以排出，可以喝些蜂蜜，但不能使用番泻叶、大黄等泻药，以防引发流产。

2．少吃辛辣刺激性食物，多吃含纤维素的蔬菜、水果和粗粮，并注意少量多次饮水。

3．形成痔疮后要多卧床休息，不要久坐、久站，适当出去散步，做力所能及的运动。

4．每天用温热的1:5000的高锰酸钾溶液进行热水坐浴，也可用温水或野艾煎水熏洗肛门，外涂痔疮膏。

5．经常做提肛运动减轻淤血，使痔疮自愈。方法是将肛门括约肌往上提，同时吸气内收肚脐；然后放松肛门括约肌，呼气，一切复原。如此反复，每次做15~30次，每天早晚各做一次。早上最好在起床前躺着做，这样易促使便意产生。

尿频、尿失禁

孕期尿频是因为膀胱受到子宫的压迫，这是不可避免的妊娠现象，所以不要因为怕尿频而少喝水或憋尿。

当怀孕7个月以后，尿失禁的状况也会经常发生，对付尿失禁的最好的办法是及时排掉小便，尽量控制每天摄入的盐分。经常进行骨盆底肌肉的锻炼；另外要多喝水，多吃水果、高纤食物，注意防止便秘；避免提重物。注意保持个人卫生，经常更换内裤和护垫。如果排尿时有疼痛或尿混浊，要及时找医生检查。

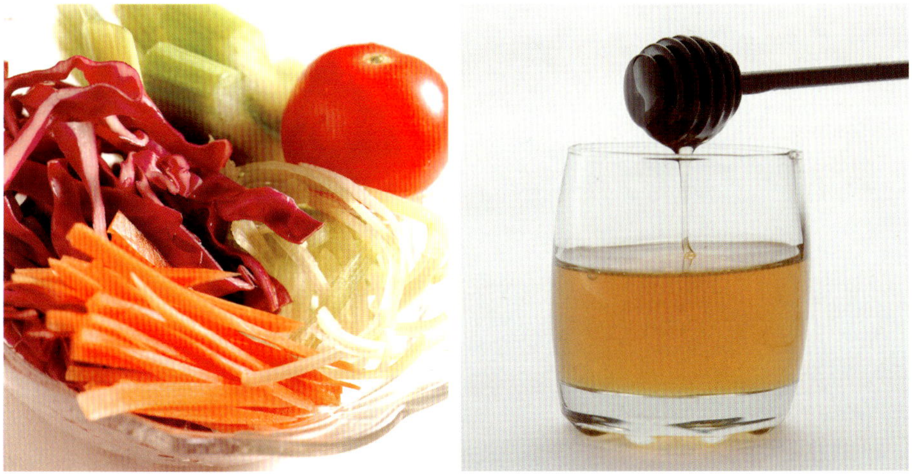

孕期多吃些含纤维素的蔬果，多喝水，可防治痔疮。

孕妈妈能做到的

乳房护理

如果准妈妈有乳头内陷的情况，在怀孕7个月后每天必须做这样的动作：一只手的手指压紧乳晕两侧，另一只手将乳头轻轻向外提。也可以在乳头两侧和上下轻轻推动，将乳头挤出。

保护好您的背部

您的背部所承受的压力也越来越大，站立时一定要站直，以免当您的肚子越来越大时背部向一侧倾斜。背痛时，通常只需要让疲劳的肌肉休息一下，疼痛就会减轻。

保证充足的睡眠

睡眠中孕妈妈的脑下垂体会不断产生促进胎宝宝生长的激素。

睡觉的时候，左右侧交替睡，也可以短时间的平躺。两腿之间夹个枕头，让脚部抬高，缓解水肿。侧睡的时候，肚子下面还可以垫个薄枕头或者衣服，让下坠的肚子有所承托。总之，什么姿势舒服就摆什么姿势，晚上没睡好，白天就多小睡几次，以保证充足的睡眠。

保证食物营养的摄取

孕妈妈注意维生素、铁、钙、钠、镁、铜、锌等营养素的摄入，进食足量的蔬菜水果，少吃或不吃难消化或易胀气的食物，如油炸的糯米糕、土豆等，以免引起腹胀。多吃冬瓜、萝卜等可以利尿、消水肿的蔬菜。

要学会腹式呼吸

背后靠一个小靠垫，把膝盖伸直，全身放松，把手轻轻放在肚子上。然后开始做腹式呼吸，用鼻子吸气，直到肚子膨胀起来；吐气时，把嘴缩小，慢慢地、有力地坚持到最后，将身体内的空气全部吐出注意吐气的时候要比吸气的时候用力，慢慢地吐。每天做3次以上。

这种方法可以将充足的氧气输送给胎宝宝。

摘掉您的首饰

大多的孕妈妈在怀孕7个月左右时会出现不同程度的手脚肿胀、腿部浮肿，所以您一定要在此之前摘掉首饰，特别是戒指。

练习孕期瑜伽

坚持练习孕期瑜伽，这项运动会对您的顺利分娩起到很大的帮助，而且关于分娩阶段姿势的讨论及放松的技巧都非常实用。

避免拿重东西、向高处伸手、突然站起来等动作。

产前检查

从28周起至36周，您应每两周去产前门诊检查一次。

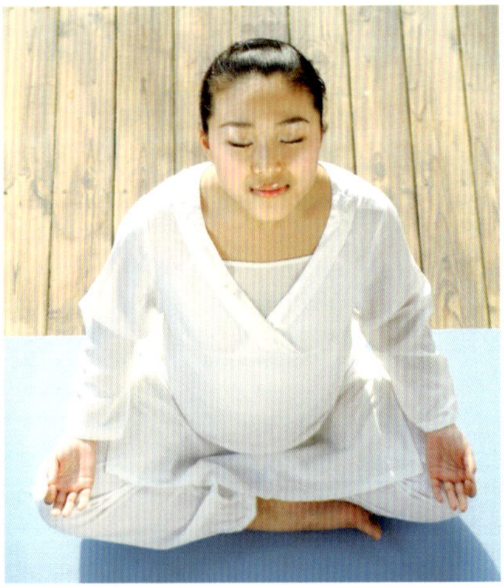

坚持练习孕期瑜伽，会对顺利分娩起到很大的帮助。

孕产小贴士

骨盆底肌肉运动

此项运动主要锻炼骨盆底肌肉，以训练尿道括约肌及尿道周围肌肉，达到治疗尿失禁的功效。

动作要点：仰卧，两膝弯曲，双脚平放。好像要中止排尿那样地用力收紧肌肉，然后停顿，再用力缩紧，直到再也使不出更大力气为止，此状态维持片刻，然后逐渐放开。

重复10次，每日至少练习3~4次，才能取得良好的效果。

Q 孕期做瑜伽有危险吗？

A 孕早期应该避免进行过于危险的动作，身体健康的孕妈妈在度过3个月孕早期以后可以进行安全的瑜伽练习。做孕产瑜伽有如下帮助：

1．让孕妈妈学会放松或控制腹部的肌肉，帮助扩张骨盆，减少生产过程的痛楚和不适，有助于缩短产程。

2．瑜伽呼吸法令孕妈妈放松紧张的情绪，提高注意力，减少产前的焦虑和紧张，令分娩进程更顺利、安全。

3．瑜伽给予胎宝宝适当、温和的刺激和按摩，增加其对外界的反应，令胎宝宝更加灵活、健康。

妈咪经验谈：好孕瑜伽心得

宝宝姓名：晨晨

怀孕心得：瑜伽让我心情怡然平静地度过孕期，还使我在安静的时间里倾听宝宝，和宝宝贴得更近

过了孕早期，我开始练瑜伽，只因我坚信瑜伽会打造好“孕”气。练习瑜伽后，我变得有精神了，孕晚期身体也很灵活，浮肿的问题也不很严重。现在我的宝宝不仅健康、活泼，而且他还会不经意间做出一些瑜伽的动作，听到以前练瑜伽的音乐竟会闭眼做出冥想的状态。下面分享几种我喜欢的瑜伽动作。

山式

这个姿势包括了瑜伽坐姿的大多数效果。此外，山式还有助于养护神经，稳定情绪；同时扩张胸部，保健乳房，并消除双肩僵硬。

1.选择自己认为舒服的瑜伽坐姿坐好。十指相交，接着将双手伸展高举过头。

2.将你的下巴向内收，使其尽量靠在胸骨上。将掌心转向上方，把两臂尽量向高处伸展，深长而平稳地呼吸。保持这个姿势30秒钟。背部伸直。然后交换两腿的位置，重做这个练习4~6次。

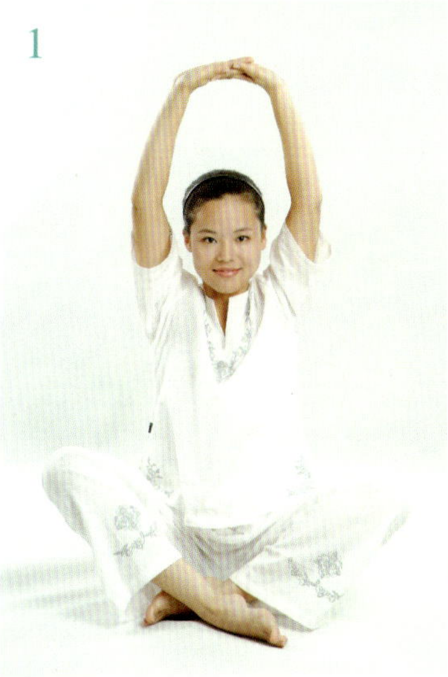
1

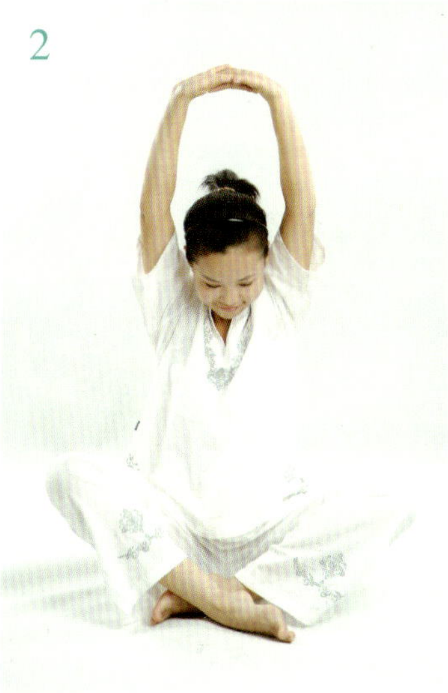
2

婴儿式

这个练习可以帮助准妈妈伸展髋部和骨盆部位，放松神经，帮助生产。

1.仰卧在柔软的垫子上，双膝弯曲，注意不要压迫腹部。

2.双脚上举，双手握住两脚外侧边缘，膝盖靠近腋窝。尾椎骨要贴紧地面，大腿外扩，不要挤压腹部。保持这个姿势，以感觉舒适为限度，然后双脚放回地面，双膝弯曲。反复做4~6次。

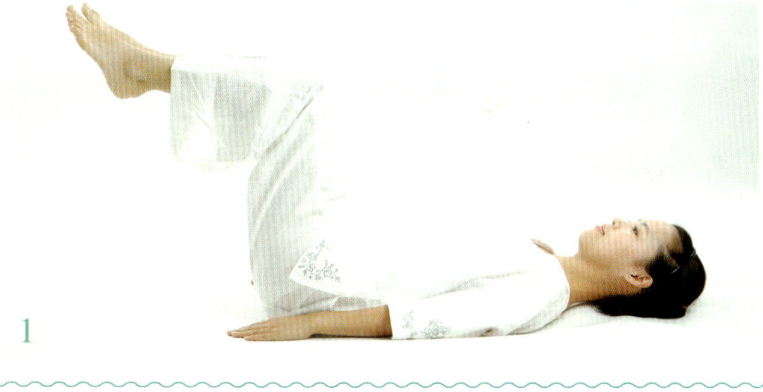
1

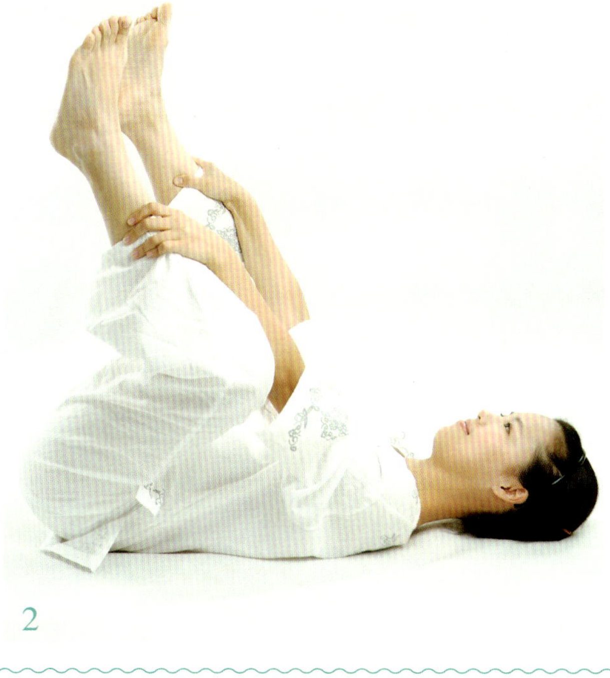
2

爱心专题：孕中期的胎教与准爸爸的学习

孕中期的胎教

一般来说，从怀孕的第4个月起，孕妈妈就可以对胎宝宝循序渐进地进行胎教了。怀孕满4个月后，胎宝宝就开始能够听到子宫以外的声音了。5个月后，胎宝宝的记忆力开始起作用，他能够记得妈妈的声音。

跟宝宝说话

常常跟胎宝宝说话，是一种很好的胎教方式，它不仅可以加强母子之间的交流，也能够让孕妈妈更加关注腹中的宝宝，随时调整自己的情绪。

注意：声音要轻柔，宝宝虽然听不懂您说话的内容，却能够识别音调和语气，他以此来判断您的情绪和心情。

抚摸腹部

胎宝宝在腹中可通过触觉来接受外部的信息，所以孕妈妈如果能够经常抚摸腹部，并在这个过程中，配以语言交流，则可以让胎宝宝感到愉快舒服，并有一种安全感，从而使他的情绪得到安抚。

准爸妈用手在孕妈妈的肚子上轻轻抚摸，等到宝宝活动时，准爸妈应及时主动迎接并轻轻加大抚摸力度，使宝宝感到有人在同他“握手”。抚摸时准爸妈可以轻声讨论一些愉快的话题，也可以跟宝宝说话。

音乐胎教

音乐胎教包括收听音乐和自己唱歌两种方式。这种方式有助于宝宝的情绪培养，也有利于宝宝的智力发育。音乐胎教通常在怀孕22周后可以施行。一般超市中都有专门的胎教音乐CD出售，孕妈妈只要从中挑选出自己喜欢的就可以了。

孕妈妈自己哼唱歌曲，可以在任何时候进行，这种方法不仅能让宝宝心身愉快，还可以让孕妈妈拥有良好的心情。

一些适合孕妈妈和胎宝宝听的乐曲：

西方古典：巴赫《G小调奏鸣曲》，莫扎特《长笛四重奏》舒伯特《小夜曲》，贝多芬钢琴奏鸣曲《月光》第一乐章。

中国古典：古琴曲《流水》、《梅花三弄》，筝曲《高山流水》、《渔舟唱晚》、《出水莲》，琵琶曲《月儿高》、《春江花月夜》，二胡曲《二泉映月》、《听松》。

胎教时间

在一天中，相对来说，有3个时间段进行胎教比较合适，即早晨起床后、晚饭前和临睡前。胎教的时间不宜过长，每次5~10分钟，一开始可以更短一些，2分钟即可。

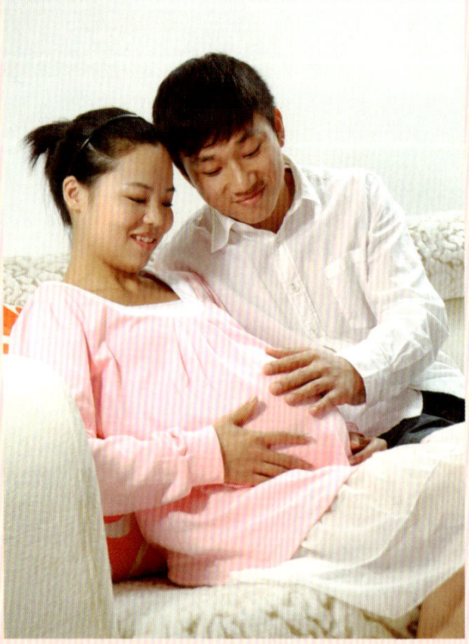

抚摸的动作不宜过重，以免引起宝宝的不适和反感。如果宝宝对此反应强烈，采用蹬腿或翻动来抗议的话，应该立即停止抚摸。如果宝宝只是轻轻蠕动，那么抚摸可以继续进行。

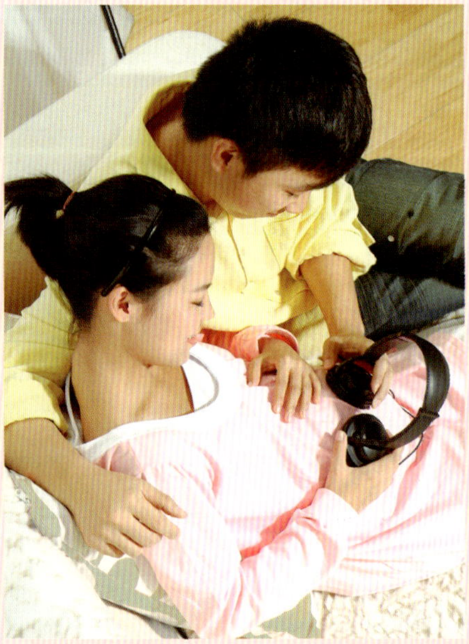

胎教音乐不宜选择节奏过于强烈的音乐，节奏应尽量舒缓。如果妈妈自己哼唱歌曲的话，声音也不宜过响，以免过度疲劳，或引起宝宝不安。

准爸爸守则

第4个月

每天早晨陪妻子到四周的公园或者绿地广场散步，呼吸新鲜空气，督促妻子多晒太阳。

和妻子一起阅读指导书籍，找些轻松的节目共同参与，丰富妻子生活的情趣。

督促妻子远离电磁污染，听音响、看电视时要保持一定的距离。

挑选舒适的平跟鞋和漂亮的孕妇装送给妻子当礼物，让她感受您对她的爱。

第5个月

和妻子一起胎教，每天跟胎宝宝说话，“抚摩”宝宝，给宝宝听胎教音乐。

协助妻子做好孕期的自我监护：称体重、数胎动。

假如妻子身体情况允许，准爸爸可以安排一次短期的旅行，减缓妻子的忧虑和不适。

第6个月

学会倾听和赞美，多听妻子的倾诉，经常赞美她，告诉她您喜欢她怀孕的样子，怀孕的女人是最漂亮的。

对妻子保持良好的情绪，不要惹妻子生气。

可以着手陪妻子一起计划婴儿房的布置，一起挑选婴儿用品，让妻子感受到丈夫共同参与的欣慰。

第7个月

陪妻子参加产前培训课程，了解有关分娩的正确知识。

与妻子商量决定分娩的医院。

多与妻子谈心、交流彼此的感觉，帮妻子克服心理上的恐慌和无助。

帮妻子按摩，揉揉后背、肩，按摩腿和脚，减轻她的不适。

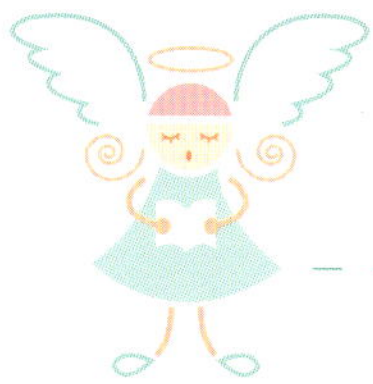

*孕妈妈的幸福：*有天使相伴的岁月

第3章

孕晚期（8~10个月）

从这个月开始您要经历孕期的最后3个月，不得不承认隆起的腹部给您带来了很多不便，但一想到宝宝很快就和您见面了，还是难以抑制幸福的感觉。

第8个月（29~32周）

在接下来的几周里，您会体会到不断增长的体重给您带来的不便，您也需要更加在意肚里的胎宝宝。

宝宝的成长

胎宝宝的样子

到第32周为止，宝宝的面部已经发育完全，而且小脸蛋已经饱满多了，皱纹也少了很多。宝宝以前泛红的皮肤现在已经呈正常肉色，而且不像以前那么透明了。他的胳膊和腿现在已成比例，大多数时间他的腿都蜷向胸部。这是他在您的子宫里最舒服的姿势，因为他的活动空间已经不像早先那样大了。

他很可能以头朝下的姿势待在您的子宫里，如果是这样他会一直保持这样，直到出生为止。如果您的胎宝宝头朝上，不要担心，他有可能在最重要的那天来临之前转过来。他的体重约为1.8千克，从头顶到臀部身长约为30厘米。

胎宝宝长得好快

从现在起，他的生长速度可能是惊人的，他的体积可能在接下来的1个月或6周内增加一倍，所以在本月，他的活动达到高峰，也就请您做好心理准备迎接很多个不眠之夜吧，之后他的活动就要减少了，因为他生长得如此迅速，空间马上会变得越来越挤。

他被约750毫升的羊水包围着，随着他的生长，在接下来的几周羊水会逐渐减少。

孕妈妈的身体变化

到了孕晚期，从早上起床到晚上睡觉，您的生活都要受到影响，不过您还是要根据身体的需要，一切遵循慢慢来的原则。

您的一些变化

随着胎宝宝的不断长大，会压迫您的内脏器官，使您出现气喘、尿频。您也许会发现，每当跑步、咳嗽、打喷嚏或大声说笑时会有轻微的漏尿。

您原来向里凹的肚脐看起来变平了，甚至还会凸出来，分娩后会恢复正常。

您的髋骨关节现在在为分娩做准备进行扩张，所以您会感到这个部位不舒服。

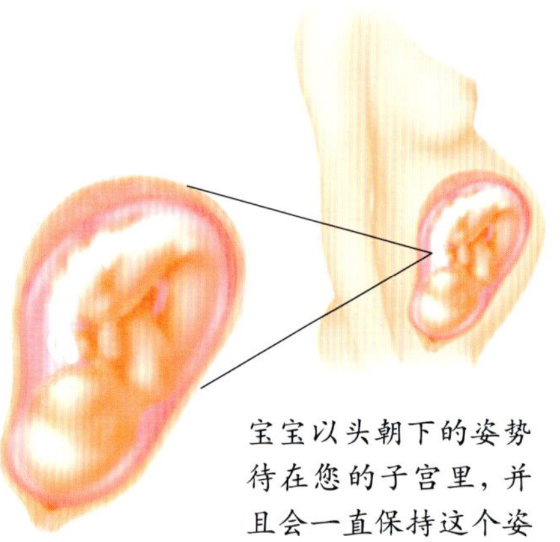

宝宝以头朝下的姿势待在您的子宫里，并且会一直保持这个姿势直到出生。

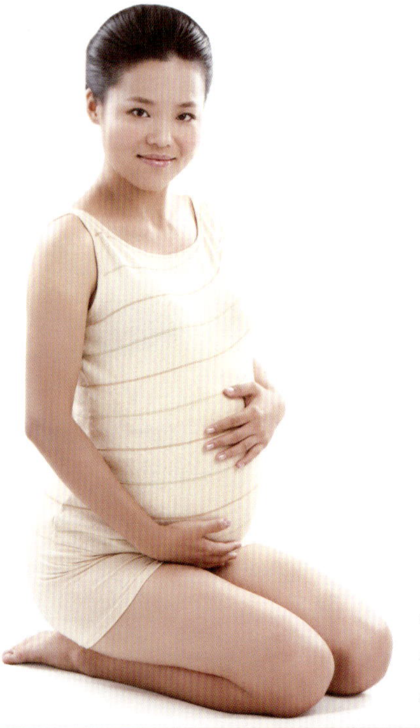

怀孕第8个月，您的髋骨可能会觉得不舒服，这是您的身体在为宝宝降生而做准备。

怀孕晚期是孕妈妈和宝宝最需要关心的时期，疲倦和宫缩疼痛都折磨着孕妈妈，准爸爸一定要经常陪在孕妈妈身边，帮她分担痛苦，一起等待宝宝的降临。

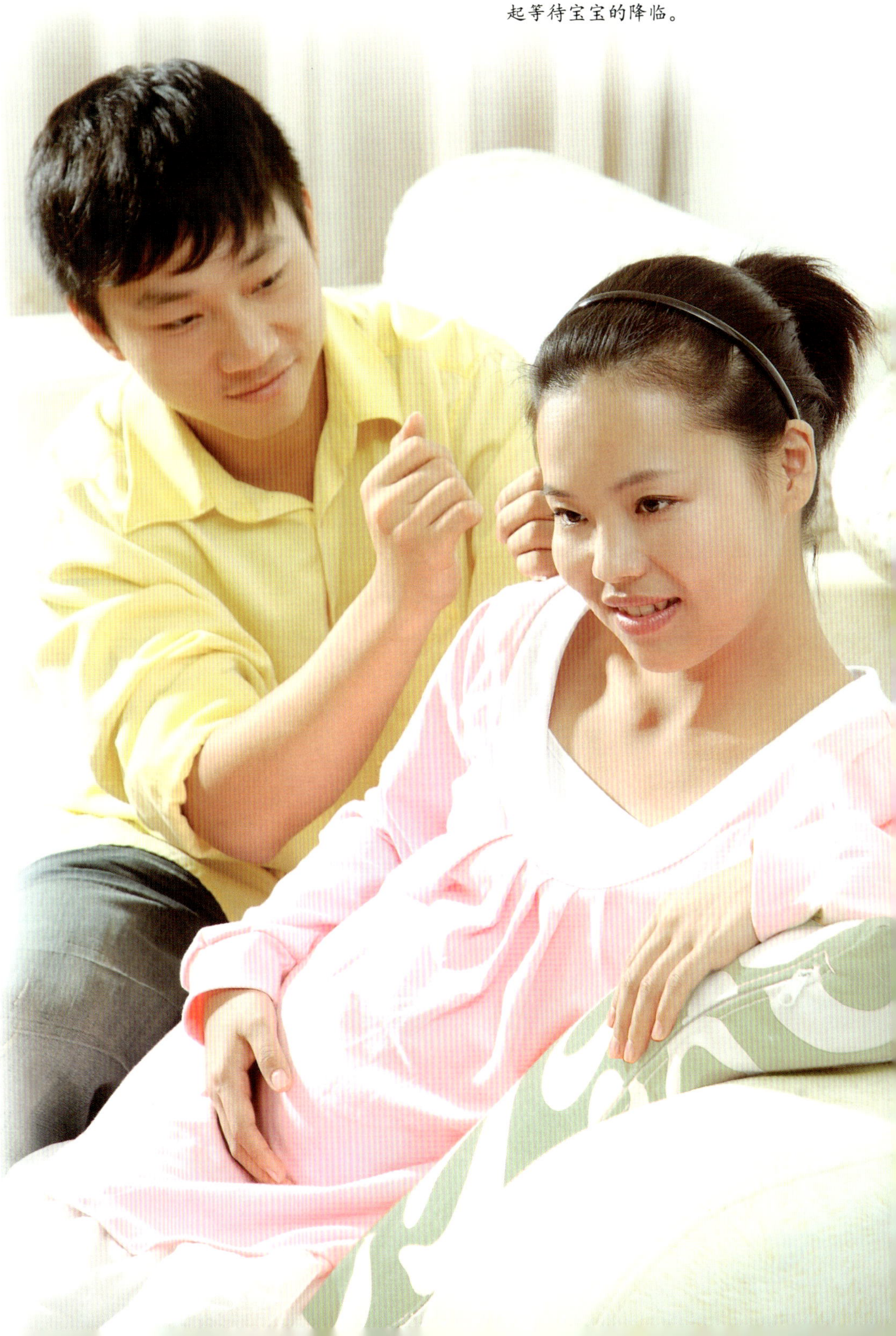

孕妈妈的问题

疲倦

由于身体的额外需要，您可能开始觉得疲惫。这时您只要有时间就尽可能休息，如有可能每天把脚垫高1~2个小时。

希克斯宫缩

在怀孕的最后3个月期间，有时子宫会出现间歇性收缩的现象，医学称其为“布拉克斯·希克斯征”，这种宫缩有时来得比较强烈，很多时候孕妈妈会误认为已经临产。

但这种宫缩不规律，持续时间短且不恒定，两次疼痛间隔时间长且不规律，子宫收缩的强度不会增强，常在夜间出现而在清晨时刻消失。

而真正的分娩宫缩发生得很规律，并且收缩逐渐增强、逐渐频繁，所以应该还是能够区别的。偶然发生几次宫缩，然后又消逝，孕妇可以照常活动，不用担心。

孕妈妈能做到的

注意起床姿势

隆起的腹部一定让您感到很多的不方便，哪怕是躺下、起来这样的动作都需要在意，不能再像从前那样一骨碌爬起来。起床时，如果原来是仰卧的睡姿，应该先将身体转向一侧，弯曲双腿的同时，转动肩部和臀部，再慢慢移向床边，用双手撑在床上，双腿滑下床下，坐在床沿上，稍坐片刻以后再慢慢起身。

练习呼吸

分娩能否顺利进行，很大程度需要孕妈妈懂得用力、休息、呼吸这三方面的方法，所以孕妈妈应该从这几方面进行训练。

腹式深呼吸

- 适用于孕妇在分娩开始，感到有子宫收缩及阵痛出现时进行，可以减轻子宫收缩带来的疼痛。具体方法是：孕妇把肩膀自然放平，仰卧，脚弯着也没关系，把手轻轻地放在肚子上，不断地进行深呼吸。先把气全部呼出，然后慢慢地吸气，使肚子膨胀起来；气吸足后，再屏住气，放松全身，最后慢慢地将所有的气全部呼出。

胸式呼吸

- 同腹式呼吸有着同样的作用，但要注意：吸气时，左右胸部要鼓起来，胸骨也向上突出；气吸足够后，胸部下缩，呼出气。

浅呼吸

- 像分娩时那样平躺着，嘴唇微微张开，进行吸气和呼气间隔相等的轻而浅的呼吸，此法用于解除腹部紧张。

短促呼吸

- 像分娩那样，双手握在一起，集中体力连续做几次短促呼吸，为的是集中腹部力量，使胎儿的头慢慢娩出。

肌肉松弛法

肘和膝关节用力弯曲，接着伸直放松，这是利用肌肉紧张感的差异进行放松肌肉的练习。

分娩辅助动作，应当坚持每天用一点时间来练习。如果已经被医生认为有早产可能的孕妇就绝对不能练习分娩的辅助动作了。

做好应对疼痛的心理准备

每个人对疼痛的感受程度都不一样，您可能只有模糊的感觉，别人却已经很痛了。因此，在进产房之前，做好应对疼痛的心里准备还是很有必要的。不管您准备得有多充分，还是不能完全掌握这次分娩的情况，一般来说，准备得越好、信息越丰富，您就越不怕，分娩过程也就越不痛。

原因一：孤独感作祟

- 解决方法：在分娩过程中孕妈妈会非常希望有人陪伴在身边，从精神上给予支持，这样会减轻疼痛感。现在，越来越多的医院允许准爸爸进产房陪产了，您可以选择这样的医院分娩。

原因二：过于疲劳

- 解决方法：在疼痛的间隙孕妈妈应该抓紧时间休息，或者吃一点流质食物，补充体力，借以应付下一次宫缩时的疼痛。

原因三：心情紧张或急噪

- 解决方法：孕妈妈在宫缩间歇期间要注意精神放松，在宫缩时注意吸气（深呼吸）。最好在怀孕的时候参加孕妈妈培训班，学习并掌握分娩呼吸训练法。

原因四：怕痛

- 解决方法：孕妈妈在疼痛来临时应尽量分散注意力，不要总是想着宫缩会如何疼痛，要多想想即将出生的小宝宝。

原因五：对分娩的无知

- 解决方法：孕妈妈在分娩前应多阅读一些这方面的书籍，多向别人了解一下这方面的经验，参加分娩学习班等。

小贴士

药物以外的止痛办法：

• 心情放松，深呼吸。

• 让准爸爸按摩或使劲挤压后背部。

• 频繁变换体位。

• 后背部放个冰袋。

• 口中吸或含上冰块。

• 看电视、玩游戏、听音乐等分散注意力。

• 当宫缩越来越频，越来越痛时，放慢呼吸或做深呼吸，间歇期间注意休息。

妈咪经验谈：孕晚期也能一觉到天亮

宝宝姓名：果果

怀孕心得：将失眠战胜到底

我知道对于孕妈妈而言，良好的睡眠质量非常重要。医生建议我每天晚上10点前就睡觉，睡足8~9个小时，尤其是晚上11点到次日凌晨4点这段时间内，一定要保证最佳的睡眠质量。养成有规律的睡眠习惯，晚上在同一时间睡眠，早晨在同一时间起床。

但是这样的睡眠对于我来说，是一件可望而不可及的事。自从怀孕6个月以后，肚子越来越大，想翻身都不那么容易，习惯于仰睡现在却不敢，腰酸、背痛，有时候腿还抽筋，宝宝的运动也会影响睡眠，真没办法。后来，怀孕8个月时遇见了一位孩子妈妈，她告诉我一些可以促进睡眠的好方法，我照着试试还真有效。

正确的睡姿

- 仰卧时增大的子宫会压迫腹部主动脉，影响对子宫的供血和发育，所以尽量不要仰卧，最好采取侧卧位睡眠，对孕妈妈、胎宝宝都比较有利，可以左右侧卧位交替。

舒适的卧具

- 对于孕妈妈来说，过于柔软的床垫如席梦思床并不合适。棕床垫或硬板床上铺9厘米厚的棉垫为宜，并注意松软，高低适宜。

临睡前应注意的问题

- 尿频严重会影响睡眠质量，临睡前不要喝过多的水或汤。
- 避免进食高糖食物，避免高盐食物。咖啡因和酒精都会干扰睡眠。
- 鲜牛奶营养丰富，利于安眠，但注意要在睡前2小时喝。
- 睡前吃适量的点心，能防止半夜饿醒。
- 适量的运动可以缓解一些失眠症状，但切记至少要在睡前3小时结束运动。

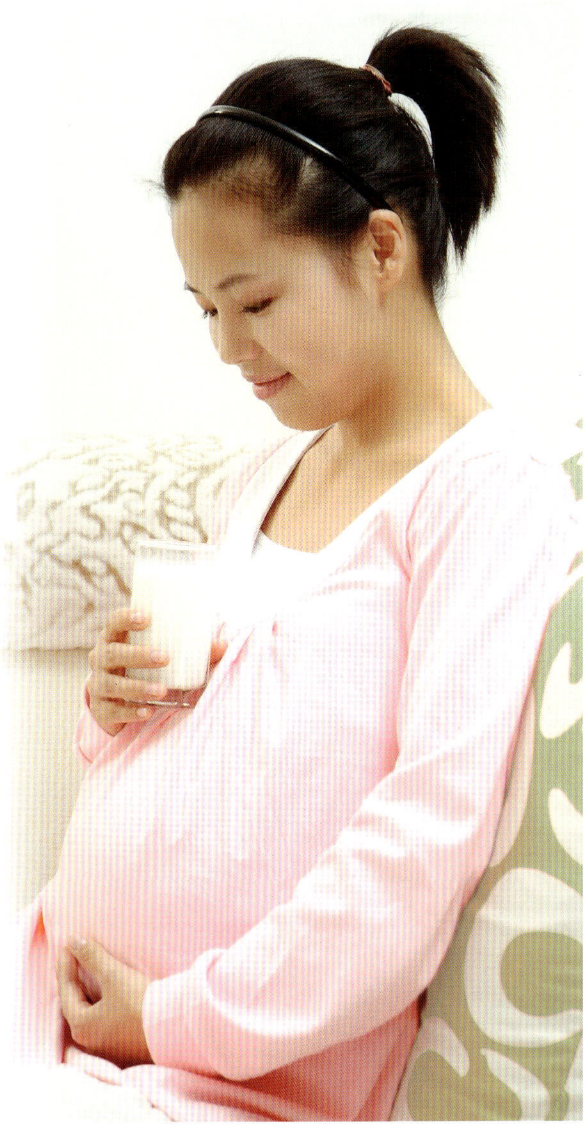

晚上喝杯鲜牛奶，既能丰富营养，还有利于安眠，一举两得。

失眠小提示

如果孕期持续失眠，要多方面找原因。属于精神方面的原因，可以通过减少不必要的顾虑来保持良好的心境，如听轻松舒缓的音乐，看愉悦身心的风光片等，或者请心理医生运用心理疗法来解决。

属于身体方面的原因，一定要及时请医生诊治，以免延误病情。

第9个月（33~36周）

在这个月里您一定感觉自己怀孕太久了，迫不及待地想见到宝宝，您开始想像分娩的过程，并为分娩做着无限的准备，不要忘记，此时您仍然需要尽可能地休息和放松。

孕妈妈的身体变化

腹部隆起的程度已经让您走起路来像缓慢摇摆的鸭子，以致所有的身体机能和日常生活都受到影响，不过大多数的孕妈妈会因为想到宝宝的即将来临而不太在意不舒适的感受了。所以，只要条件允许，垫高您的双脚，尽情享受和胎宝宝同为一体的孕期这最后几周吧。

您的一些变化

从这时开始，您到了怀孕过程中最为烦恼的时候，子宫继续增长，宫底高达28~30厘米，升到心口窝了，心脏被挤得不能像以往那样自由地活动，使您常感到喘不过气来，心跳变得激烈。

胃被子宫挤得消化液分泌减少，食欲开始减退。

由于膀胱也受压迫，尿频更加明显。

因睡眠不好及胎宝宝的重量，您很容易感觉疲乏。

身体更为沉重，行动笨拙，一不留意便会引起腰外伤，使腰椎间盘突出等。

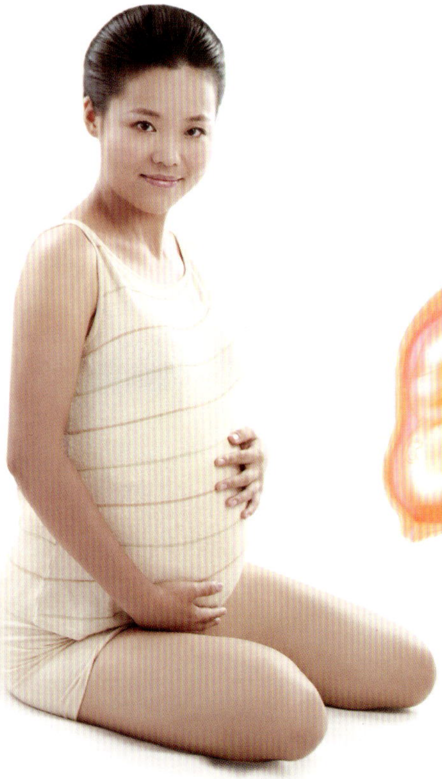

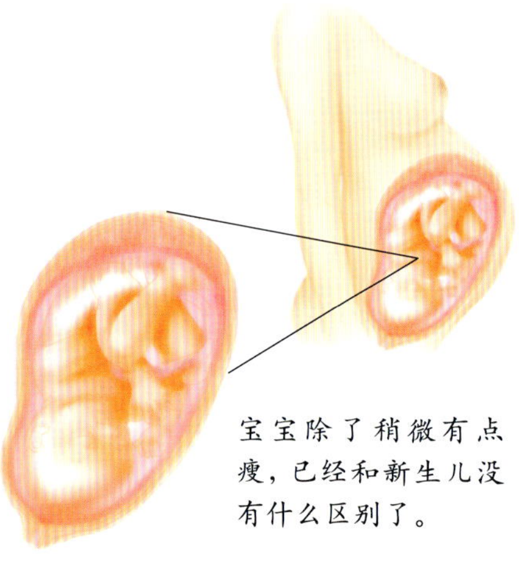

宝宝除了稍微有点瘦，已经和新生儿没有什么区别了。

怀孕第9个月，您的身体变得更加沉重，活动时候最好有人陪伴。

宝宝的成长

胎宝宝的样子

和发育完全的婴儿比起来，胎宝宝现在还显得有点瘦，除此之外，他和您看到的任何新生儿已经没有差别。头上已经长了头发，大概有5厘米长。皮肤开始变得光滑，脸也不再那么皱皱巴巴的了。

他的眼睛能够频繁的张开闭上，能够通过您的腹部感觉到光的变化。胎毛正在消失。胎毛和胎脂在婴儿出生前会脱落到羊水中，然后随羊水被胎宝宝吞入，形成他第一次排便排出的固体物质，被称为胎粪。他到第36周时，从头顶到臀部身长约为32厘米，体重约为2.5千克。

胎宝宝的肺、肝、肾开始工作了

此时，胎宝宝的肺、肝脏和肾脏已经基本发育完全，并开始练习吸气和呼气了，而且很可能会有少量的羊水被吸进肺部；肝脏也开始处理一些废物。胎盘已经发育成熟，从胎盘供应给胎宝宝的营养达到最高值，胎盘的表皮正在开始变薄，羊水也正在变少。只是胎宝宝的中枢神经系统仍有待成熟，反射逐渐完善，不过这个阶段出生的婴儿基本都能存活，存活率大约99%。

孕妈妈的问题

静脉曲张

妊娠末期，孕妈妈的小腿、脚背及外阴部，常可见到蚯蚓般的条状物，呈现出青色，而且形状突出，于腿上蜿蜒而行，这就是静脉曲张。

日渐增大的子宫压迫大血管，使下半身血液回流受阻，淤积在下半身的静脉中，导致静脉发生扩张。它使孕妈妈感到发胀、酸痛、麻木和乏力；有时血液积聚成球状，血管壁非常薄，极易破裂，一旦破裂将会血流如注，对于孕妈妈和胎儿都非常危险。因此，一定要在生活中多加防护：

1．在刚有静脉曲张时，不要长久站立和久坐不动，宜经常变换体位休息。如果久坐最好经常活动脚部，每次蹲厕不要时间太长，条件允许时把双腿抬起。外阴静脉曲张时适当卧床取左侧卧位休息。

2．每天起床后，趁静脉曲张和下肢水肿较轻时穿上高弹力的尼龙袜，或在小腿上缠上弹力绷带，外阴部可用弹力月经带，到晚上取下，内衣不要过紧地勒在腹部。这样即可减轻静脉曲张的症状，还可避免磕碰等外伤造成的出血及感染。

3．睡眠时用枕头垫高双腿以促进静脉血回流，避免用过冷或过热的水洗澡，与人体温度相同的水最为适宜。

4．防止便秘，如果有慢性咳嗽应彻底治愈，少吃高脂食物、甜食及糖。

5．外阴静脉曲张时应及时就医，外阴静脉曲张的同时常伴有阴道和子宫颈的静脉曲张，若不采取措施，临产时胎儿的头经过时，可能发生静脉破裂出血。

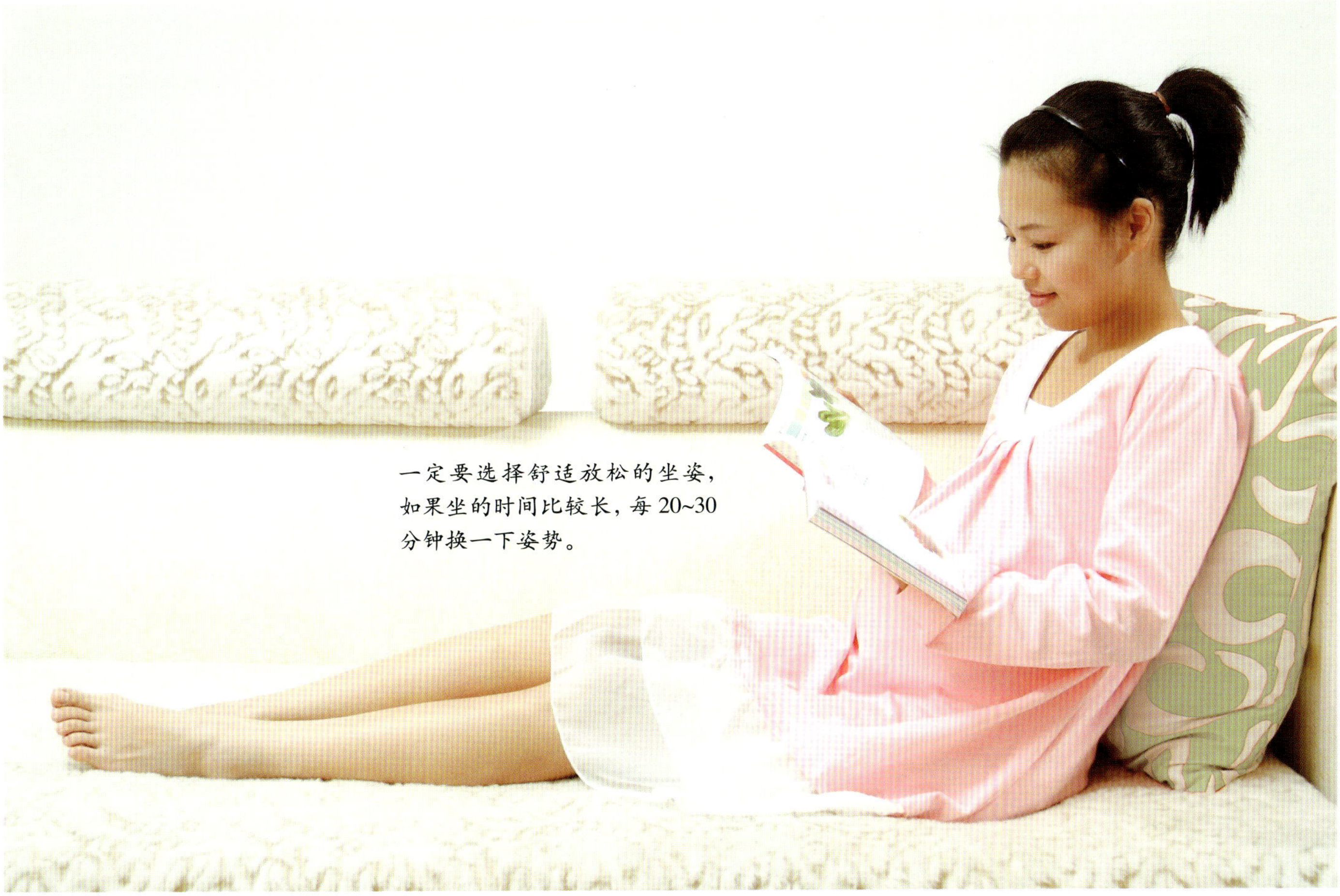

一定要选择舒适放松的坐姿，如果坐的时间比较长，每20~30分钟换一下姿势。

孕妈妈能做到的

休息

把脚垫高是减少疲惫的有效方法，休息时做些清闲的事：慢慢地做松弛训练、听听柔和的音乐、看看书或杂志、或者为宝宝编织小毛衣等。

产检

从第 36 周起您应每周做一次产前检查。

理发

在孕期满 36 周之前，您最好选个时间剪理一个清爽、喜欢的发型，因为在下个月您可能随时会在某一时刻被推进产房。

哺乳的准备

购买哺乳胸罩。宝宝出生后，如果您计划母乳喂养，至少需要两个前面开口的哺乳胸罩。尺码很重要，务必要合适。

详尽的分娩计划

初次分娩的产妇，对于分娩没有任何经验，在这个过程中会一头雾水，不知所措。提前与家人、医生等一起制定一份分娩计划，将会帮助自己顺利度过分娩关。

选择分娩的环境

- 在分娩计划中，您可按自己的喜好表达希望在什么环境下分娩，比如是否播放音乐、观看电视，或希望光线明亮点还是暗一些，总之尽量让自己放松舒服。

选择陪伴人员

- 陪伴在分娩中起着非常大的促进作用。一个值得信赖的人在身边可以消除害怕和紧张，给您精神上的鼓励。

和宝宝有关的问题

- 以往剪断脐带这个光荣的任务都由医生来代劳，但现在也可提出自己剪的要求。
- 有人担心这样会不安全，现在家属剪断脐带是绝对安全的，有严密的操作程序来保证整个过程安全进行。
- 安全剪断脐带注意事项：

1. 进分娩室前一定要按照指导，穿手术衣、戴手套、帽子和口罩，避免产妇和宝宝感染细菌。
2. 断脐带前，由医生先用两把止血钳钳夹脐带后，家属按照医生指导指定位置剪断脐带。
3. 剪完后根据护士指示把剪刀放在指定的位置上。
4. 医生还要进行专业处理，消毒断端，避免感染。

了解关于剖宫产的一些具体事宜

- 分娩过程中不确定因素很多，虽然您希望能自然分娩，但有时出现合并症或其他高危情况，可能需要选择剖宫产。这时，您最好听从医生的处理，以免引起不良结局。
- 关于剖宫产的时间安排，除非是紧急手术，手术时间有一定的自由度。您可以自己决定，也可听从医生的安排，或是先试产，如果不行再手术，可向医生表达自己的意愿。
- 有关麻醉事宜，您可选择全身麻醉或局部麻醉，以及对术后镇痛有什么要求，也可提出请医生讲解麻醉相关知识的要求等。

缓解产痛的呼吸法

- 浅呼吸：呼吸丰满而短促，嘴唇微微开启，通过喉部把气吸入。浅呼吸约 10 次之后需做 1 次深呼吸，之后再做 10 次，当子宫收缩达到高点时可采用浅呼吸。
- 浅表呼吸：在阵痛频繁时，最容易和最有用的方法就是进行浅表呼吸，类似于喘气。为了防止换气过度，可在喘息10~15次后屏住呼吸，默数5下。
- 深呼吸：吸气时你会感到肺最下部充满空气，肋廓下部向外和向上扩张，随之而来的是缓慢而深沉地将气呼出。这会产生一种镇静效果，在子宫收缩开始和结束时做深呼吸是最理想的。

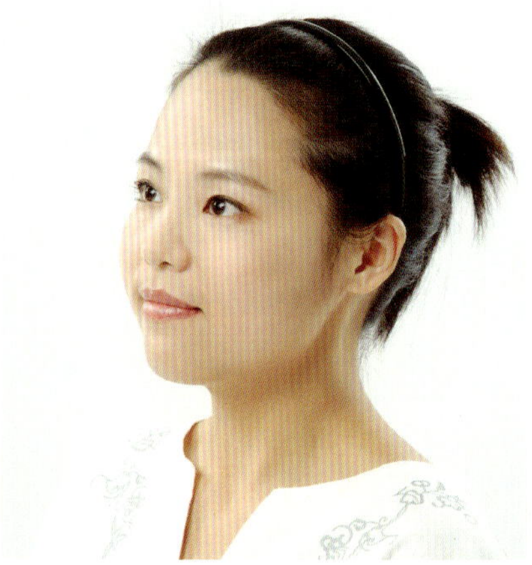

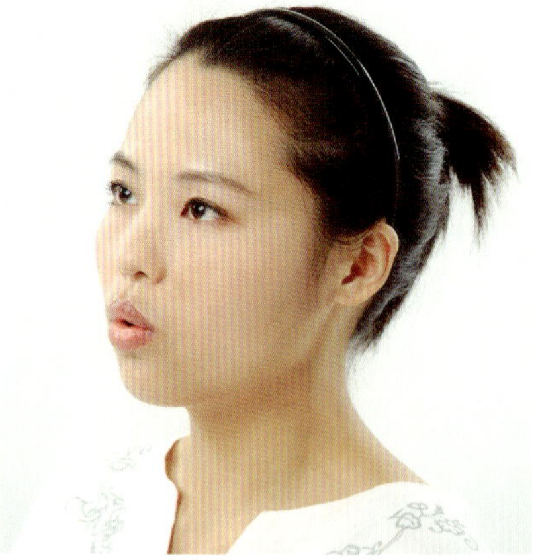

妈咪经验谈：分娩前容易被忽略的事情

宝宝姓名：志浩

怀孕心得：你真的准备好了吗

生宝宝前，我从老人、同事、朋友们那里打听了好多要做的准备工作，因为准备越充分，越周密，就越有利于分娩。请看看下面的准备工作，您是否做好了。

分娩前容易被忽视的准备工作

- 应该什么时候给医生打电话。
- 医生和护士下班后如何能找到他们。
- 是先给医生打电话还是直接去医院。
- 家离医院有多远。
- 乘什么交通工具去医院。
- 是否有人时刻守护在孕妈妈身边。
- 在上下班时间交通拥挤时，从家大约需多长时间到达医院。
- 最好预先演练一下去医院的路程和时间。
- 寻找一条备用的路，以便当第一条路堵塞时能有另外一条路供选择，尽快到达医院。
- 是否将家里的事情安排好，请人帮助料理家务。
- 工作的事情是否安排好了，应该让上司和同事知道你的预产期。

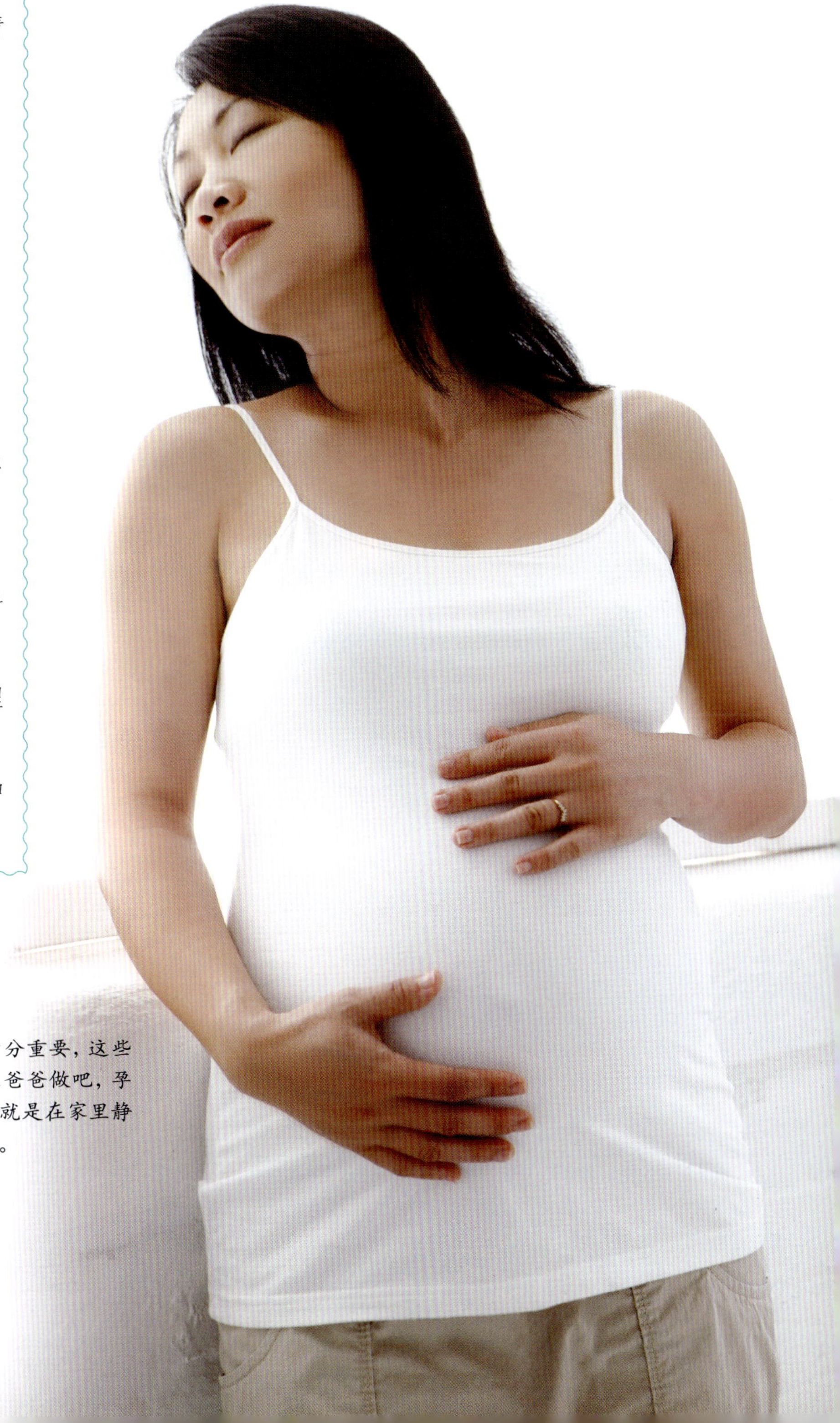

临产的准备工作十分重要，这些工作还是都交给准爸爸做吧，孕妈妈最重要的事情就是在家里静静等候宝宝的降生。

第10个月（37~40周）

几个月前您还觉得生产是遥远漫长的等待，在接下来的 2 周您随时会有生产的症状出现，通常 38~40 周生产都是正常的，如果已经到了预产期还没有出现生产的表征，也不要着急，耐心等待，通常情况下医生会到42周时才建议引产。即便如此，也不用着急，利用这段时间好好享受您和准爸爸的二人世界，宝宝出生后您会发现夫妇二人独处的机会几乎很少。

孕妈妈的身体变化

过去的36周里，胎宝宝从一小簇细胞变化成为您腹中饱满的小宝宝，腹部的膨大导致您迫切地想把他生出来，好在已经临近产期，您一定感到兴奋和宽慰。

您的一些变化

- 您做每一个动作都很吃力。
- 您会感到下腹有沉重感。
- 您的子宫颈为准备分娩而变软。
- 大约从37周开始，您的体重增加开始变缓或停止，在最后的几周内，还可能要减轻。
- 胎宝宝的重量可能导致漏尿的发生，坚持骨盆底锻炼，直到分娩，并且分娩后持续锻炼。

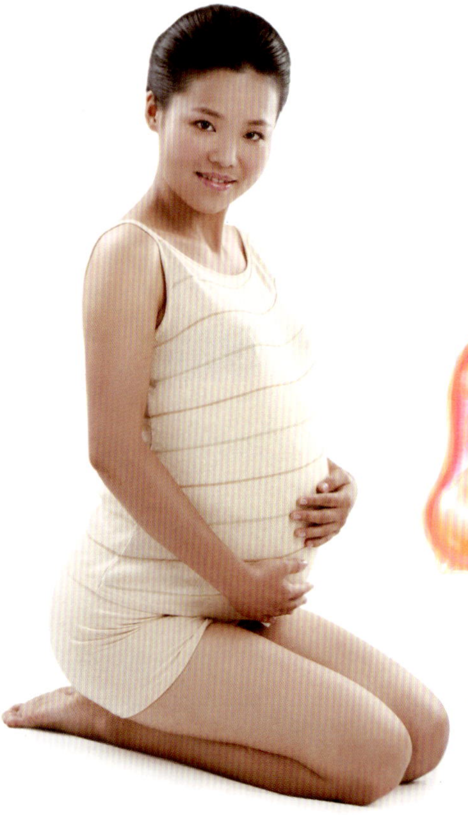

临产的这个月，您的体重不再增加，甚至可能稍有减轻。

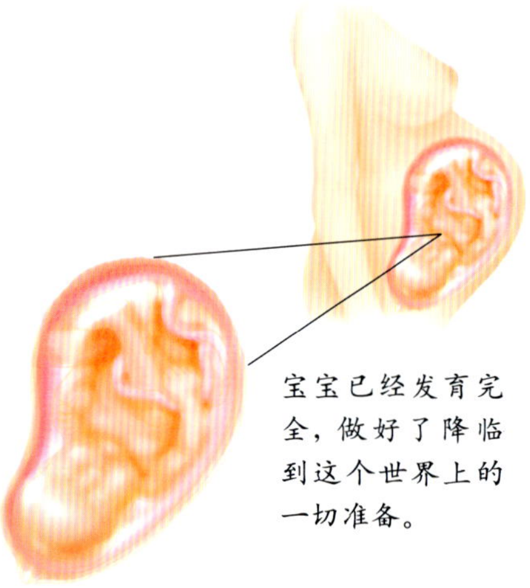

宝宝已经发育完全，做好了降临到这个世界上的一切准备。

宝宝的成长

胎宝宝的样子

胎宝宝现在看上去可能要圆润得多了，在最近的几周，脂肪已在他的皮下积累起来，他的皱纹也因此少多了。虽然在两肩、上肢及下肢部位仍有少量胎毛，但大部分已经消失。胎宝宝的皮肤表面可能覆盖有胎脂，或者只在皮肤褶皱处存有极少量。

胎宝宝的发育

到第 40 周为止，您的宝宝全身各项机能都已经完全正常运转了，发育迟缓的肺和神经系统也正常工作了。

胎宝宝的大脑还需要继续发育。

免疫系统也尚未完全成熟。在怀孕期间，宝宝通过胎盘获取他所需的抗体，在他出生后，母乳会提供给他天然的保护屏障，在人生的最初几年，宝宝的免疫系统会慢慢成熟。

包裹神经系统的骨髓也有待成熟，大约在宝宝 2 岁左右的时候才能发育完全。到第 40 周，胎宝宝从头顶到臀部长约 36 厘米，身体全长约50厘米，体重约为3.4千克。

孕妈妈的问题

临产征兆

• 见红

流出带血的颈管黏液分泌物，叫做“产兆”或“见红”，这是由于胎儿位置下降，包着胎儿的卵膜从子宫剥落，流出的血液渗在颈管黏液中。见红后也不是马上得住院，但离住院的时间不远了，应再核对一下准备工作做好了没有。

• 宫缩

如果感到有规则的子宫收缩，就是真正分娩开始的信号。最初，宫缩间隔1小时或30分钟；不久间隔就缩短，而子宫收缩的时间延长，收缩和疼痛也更厉害了；如果宫缩的时间间隔达到每10分钟1次，就要到医院联系住院。宫缩开始后，要看着表，记录间隔时间和持续时间。

• 破膜

在正常情况下，包着胎儿的膜是在子宫口开到胎儿的头部可以通过的程度时破裂的，但偶尔也有在子宫口全开以前或在宫缩开始前就破膜的。

如果破膜了，不管有无宫缩，也别管是深夜还是凌晨，应马上去医院。还要立刻做应急处置，垫上干净的脱脂棉，尽量抬高臀部，安静地用车送往医院，严禁洗澡。

除了破膜以外，腹痛剧烈，有月经样出血时，可怀疑是胎盘早期剥离或前置胎盘，应立即去医院。这些分娩开始的先兆，出现的顺序不是一定的，不管是哪个，只要出现一个先兆，就应去医院。

分娩时间推后

分娩不一定在预产期那天，在预产期前后两周内分娩都是正常的，因此即使推迟了一周左右，也没有什么，不必为此心神不宁。特别是初产妇，比预产期晚分娩的人很多，不要烦躁不安，要接受医生、助产士的诊断和指导。

判断真假宫缩

分娩前的宫缩（假性宫缩），是真正分娩前连续多天的宫缩，发生频繁，没有剧疼，不规律，间隔时间也长。从怀孕28周开始，腹部会时常出现假宫缩。如果孕妇长时间用同一个姿势站或坐，会感到腹部一阵阵地变硬，这就是假宫缩。

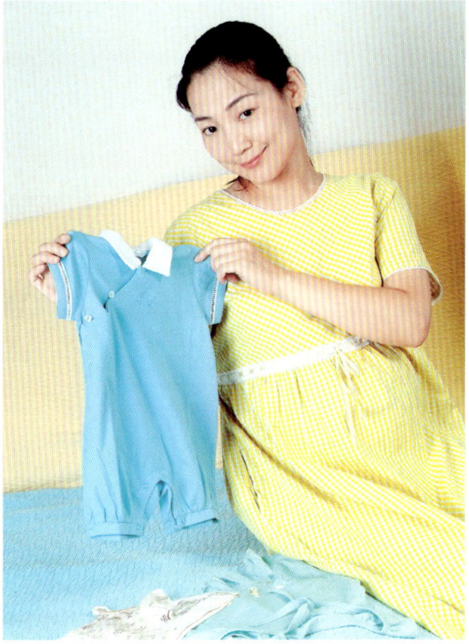

现在您就可以开始为即将出世的小宝宝准备衣服了！

临产的主要标志是规律的子宫收缩，子宫口开大的速度与宫缩的强弱有很大的关系。如果出现规律的并且逐渐增强的子宫收缩，持续30秒或以上，间歇5~6分钟，上腹部较前舒服，进食量明显增多，呼吸较前轻快，少量阴道流血，这就是分娩前的先兆。

小贴士

宝宝是怎么生出来的？

宝宝的出生可以说是天然的原理，巧妙的配合，是母体和胎儿共同努力而生出来的。分娩有三大要素：产道（胎儿的通道）、子宫收缩（把胎儿推出来的力量）、胎儿，这三要素如能很好地协同作用，就能平安地生出宝宝。宝宝过大、骨盆过小或者子宫收缩无力等，只要其中一个有问题，就得施行剖宫产手术。虽然如此，但由于大自然的巧妙安排，大多数在分娩时，这三要素都配合得很好，只要孕妈妈在子宫收缩时巧妙地用劲，分娩就会顺利进行。

孕妈妈能做到的

放松

没有比放松，保持愉悦的心情更好的助产方式，温习分娩计划，检查产前准备的物品，确保每一项安排都是您满意的，准备得越充分，您就越自信，您的焦虑、紧张就越少，心情就越放松。

产前检查

现在您每周都要进行产前检查，如果有什么问题，还要更加频繁。这可是保证您和宝宝的重要安全措施，切不可忽视。

注意个人卫生

宫缩间隔一缩短，就要赶快洗澡，清洁身体，准备住院。但如有破膜或较多出血时，不可洗澡。不要化妆和涂口红，指甲油也应去掉，为了能及时发现问题和采取措施，嘴唇和指甲的颜色是观察的重要目标。

为宝宝和自己购物

根据产前准备表检查您和宝宝的物品，如有遗忘之处尽早补齐，随后的几天里您都有可能被送到医院待产。

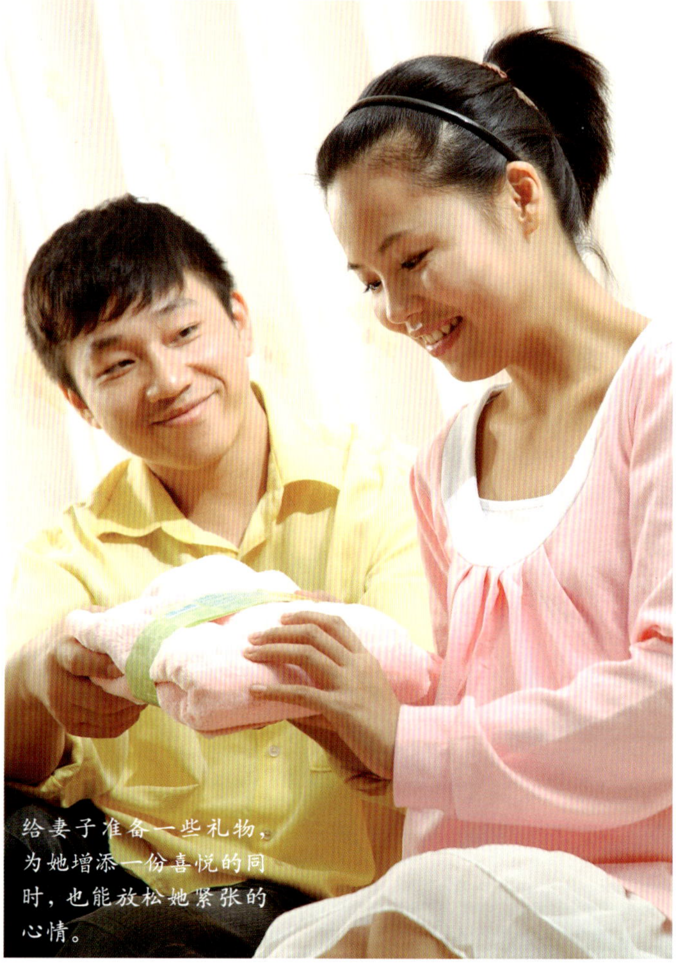
给妻子准备一些礼物，为她增添一份喜悦的同时，也能放松她紧张的心情。

产前准备一览表

孕妈妈必备	宝宝必备	准爸爸必备
睡衣睡裤，最好是前面开口以便分娩	宝宝被褥1~2套	换洗的衣服
换洗的内衣内裤	睡袍2件	洗漱的用具
加长的卫生巾2~3包	小方巾、小毛巾各2条	足够的通讯费用
洗漱用具，牙刷、牙膏、洗发水、沐浴露、面霜等	婴儿的黑白读卡，出生后的7天是宝宝对黑白色最为敏感时期	照相机或摄像机（使用摄像机可能需要先征得医生的同意）
红糖、鸡蛋、巧克力以备生产时补充体力	婴儿沐浴露、爽身粉、按摩油、润肤油各1瓶	用于擦手和脸的湿纸巾
塑料洗衣袋	婴儿的奶粉、奶瓶	饮料和点心
吸收力强的毛巾	婴儿的尿布	亲朋好友的电话号码
出院时穿的衣服和帽子	纯棉宝宝和尚衫4件	手机
哺乳胸罩和胸垫	洗漱盆2个	现金和信用卡
厚袜子和拖鞋	天然海绵1块	拖鞋

妈咪经验谈：准爸爸陪产5大必修功课

宝宝姓名：简简
怀孕心得：有备而战

在怀孕8个月时，我们参加了产前辅导课程的培训，生育指导老师指点各位准爸爸们该如何帮助他们即将临产的妻子。这让我在分娩过程中，受益匪浅。下面我就介绍几条给大家分享吧。

熟悉环境

• 在分娩前后，大多数孕妈妈都希望自己处在一个舒适的环境下：光线柔和，室温适宜，环境清静，有亲人陪伴……去医院时，老公帮我带了一些我喜欢的衣服、小摆设，让我在医院里，也能感觉到家的温馨。在临产前，他和我一起去了解病房、产房的环境，还和我的医生进行了沟通。

放松自己

• 第一次迎接新生命，任何人都会感到紧张，虽然老公只能旁观，但他的紧张、忧虑我都能看到。所以我经常跟他一起看这方面的书，让他了解足够多的有关生育方面的知识，让他自己先放松，才能帮助我。

给予妻子积极的心理暗示

• 虽然做了许多准备，生宝宝前，我还是把分娩过程想象得非常可怕，特别是对别人分娩时出现的各种状况比较敏感。老公就经常把同事宝宝的可爱情形讲给我，还跟我说以后我们的宝宝一定比他们更可爱、更聪明。经常这么聊着，我的恐惧竟然没有开始那么严重了。

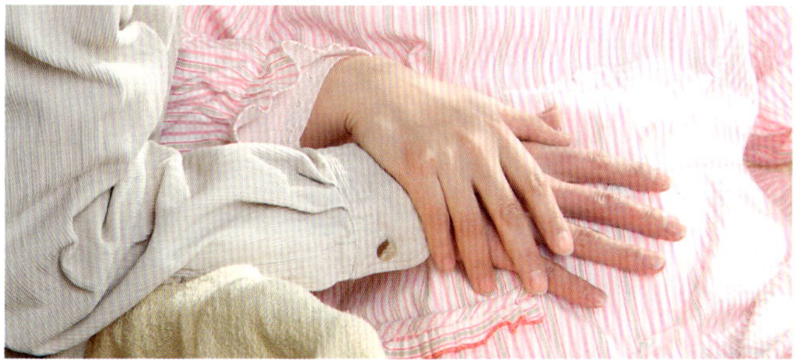

一边给妻子讲些有趣的话题分散她的注意，一边轻轻帮她按摩。您无微不至的关怀和体贴，会让妻子觉得，一切痛苦都变得可以忍受了。

妻子宫缩疼痛时

• 每个孕妈妈都要经历宫缩，宫缩时会感觉到疼。在宫缩刚开始时，老公会拿一些枕头、靠背过来，确保我的肘、腿、下腰、脖子都有地方支撑，然后就帮我按摩、揉腰，虽然宫缩仍然很痛，可是在老公的体贴中，竟然变得可以忍受了。

孕末，细心对待孕妈妈的不适

• 焦虑：在孕期的最后几天里，孕妈妈的情绪会不稳定，由期待而变成焦急和紧张，事实上，老公也非常紧张。我们就会试着享受二人世界，去公园逛一逛、外出就餐或是散步来放松自己。
• 呼吸困难：这再正常不过了，特别是在用力的时候。宝宝此时已经“足够大”，所以，大部分家务都是老公来做，他每天还陪着我一起散步和做骨盆底锻炼，经常给我按摩双脚和脚踝。
• 不耐烦：这种情绪经常出现，老公这时就非常有耐心，总是劝我不要太在意预产期，也不要总是认为宝宝出生“晚”，事实上很多宝宝都是在预产期之后出生的，特别是第一胎，更是这样。充分利用这段时间，好好地休息，为分娩做好体力上的准备。

小贴士

准爸爸要记得提醒妻子，在临产时，她需要大量喝水，注意排尿，适当走动，不要让她一直平躺着。如果她觉得不舒服，洗个澡也许有所帮助，适当的冷敷、热敷也可起到一定作用。

爱心专题：孕晚期的胎教与准爸爸的学习

孕晚期的胎教

怀孕晚期，孕妈妈常常动作笨拙、行动不便。许多人因此而放弃孕晚期的胎教训练，这样不仅影响前期训练对胎宝宝产生的效果，而且还会影响孕妈妈的身体健康与生产准备。

因此，孕晚期最好不要轻易放弃自己的运动和对胎宝宝的胎教训练。适当的运动可以给胎宝宝躯体和前庭感觉系统自然的刺激，可以促进胎宝宝的运动平衡功能发展。为了巩固胎宝宝在孕早期、孕中期对各种刺激已形成的条件反射，孕晚期更应坚持各项胎教内容。

和宝宝聊天

准爸爸要每天在固定的时间继续同胎宝宝聊天、讲话，这时胎宝宝一定会给您莫大的惊喜。千万不要忽视父爱的力量。

孕妈妈依然用充满愉悦和爱的口吻给胎宝宝讲天气、花草、树木及身边发生的事，或许，您在宝宝出生后的成长中会发现他受益于此。

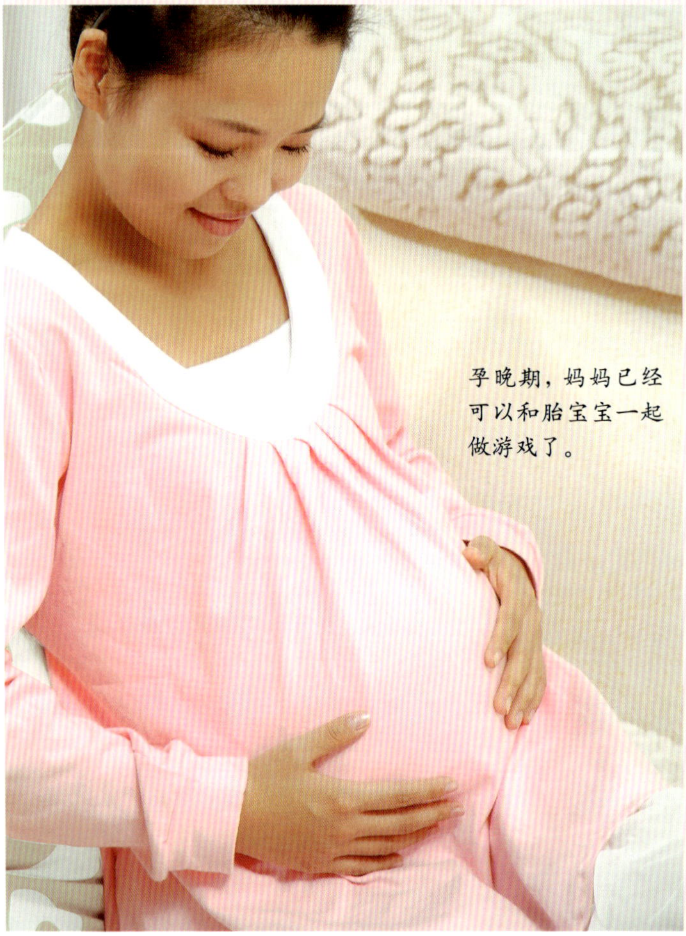

孕晚期，妈妈已经可以和胎宝宝一起做游戏了。

继续听胎教音乐

孕妈妈在工作之余，不妨经常哼唱一些自己喜爱的歌曲，把自己愉快的信息通过歌声传递给胎宝宝，使胎宝宝分享喜悦的心情。

与胎宝宝的亲情互动

胎宝宝七八个月时，胎动最明显。孕妈妈不妨常与胎宝宝一起做做胎教游戏：

一只手压住腹部的一边，另一只手压住另一边，轻轻挤压，感觉胎宝宝的反应，这样做几次后，胎宝宝可能会将手或脚移向妈妈的手。

随着音乐的节奏轻轻在肚子上打拍子，通常重复几次后，胎宝宝会有反射动作。以二、三拍的节奏轻拍腹部，拍过几次后，您拍两下，胎宝宝会在拍的地方回踢两下，若轻拍三下，胎宝宝可能会回踢三下。如果感觉胎宝宝不喜欢，就不要进行，玩的时间不要太长。

光敏感训练

此阶段，胎宝宝各器官、系统发育逐渐成熟，对外界的各种刺激反应更为积极，例如：当光源经孕妇腹壁照射胎宝宝头部时，胎头可转向光照方向，并出现胎心率的改变，定时、定量的光照刺激是这个时期的胎教内容之一。

胎教的方法很多，从始至终坚持胎教不是件容易的事情。但有理由相信，所有计划要宝宝的夫妇，都会为了自己的孩子付出爱、耐心与时间，别人能做到的事情，您也一定能做到。

准爸爸守则

第8个月

宽容对待妻子的抱怨和牢骚。

保证妻子的睡眠与休息时间，并鼓励她做适当的活动。

节制性生活，为避免引起早产，后期应该禁止房事。

转移妻子的不安和焦虑，与她一起为宝宝起名字，探讨未来宝宝的可爱模样，调动妻子的母爱情绪。

第9个月

每天陪妻子散步、爬楼梯，为分娩做预备。

与妻子一起学习有关分娩、产后护理及新生儿的知识，做好科学育儿的预备。

提前为妻子预备好分娩的必需用品。

送妻子一些礼物，给妻子增添喜悦，增强她的信心。

第10个月

陪妻子做最后几次产检，了解一下病房、产房的环境，联系医生。

为妻子的分娩与宝宝的顺利出生做好预备，确认分娩时的联系方式和交通工具的安排。

多给妻子鼓励和勇气，放松妻子的紧张情绪。

为妻子做好出院预备：布置好清洁舒适的房间，检查宝宝的用品是否齐全，备足一切生活用品及营养品等。

*孕妈妈的幸福：*有天使相伴的岁月

第4章 分娩与产后恢复

您就要和日夜期盼的宝宝见面了，您就要抱起朝思暮想的小 baby 了，放松您的心情，心里想着您的宝宝，您会发现，分娩的过程是另一种幸福。

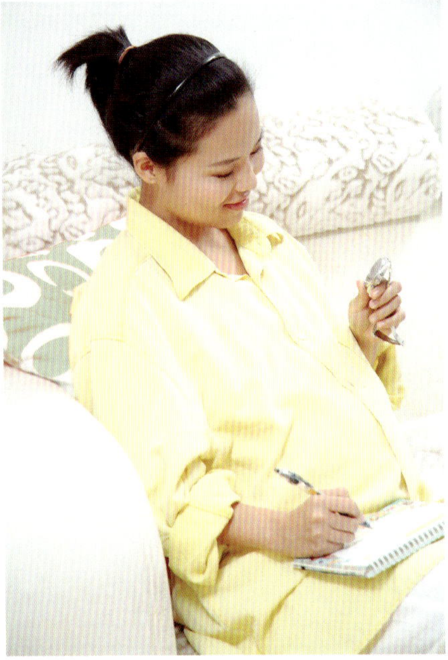

孕晚期，尤其是最后一个月，记录下您身体的每一点异常变化非常重要，可能成为顺利生产的重要依据。

了解分娩

就像机会总是垂青有准备的人一样，您也会因为对分娩的熟知而少一份恐惧，多一份自信的力量。了解这一过程，做一位勇敢的魅力妈妈。

临产与早产

很多夫妇都担心自己不能辨识出分娩的早期迹象，结果匆忙地赶到医院，却发现离临产还有好几个小时呢。所以了解临产的迹象很重要。

临产迹象

1．想收拾房间的冲动，想要在宝宝出生之前把房间的每一个角落都好好整理一遍。

2．胎宝宝的活动减少。这是由于您子宫中的空余空间减少了，在分娩之前，胎宝宝似乎要变得安静一些。

3．您可能有轻微的腹泻现象，这是胎宝宝在清理他的肠道，以免给分娩造成障碍。

4．您在上厕所时可能发现内裤上有血迹，这是正常的，但如果血量多得需要垫护垫时，请及时和医生沟通。

5．更多的时候，羊膜破裂是液体一滴滴地流出来。在破水 24~48 小时内出生较好，因为没有羊水的保护，胎宝宝有感染病菌的危险。

早产迹象

如果孕妇在妊娠满 28 周到不满孕 37 周间分娩，就称为早产，而您的宝宝就属于早产儿。

在 34~37 周之间出生的早产儿一般情况下都很健康。但如果您在 34 周前就已经出现早产临产症状，医生可能会阻滞产程几天，以便给宝宝应用皮质激素，来帮助宝宝的肺部和其他器官加快发育，这样可以增加宝宝出生后的生存机会。

科学提示

出现以下任何症状，要立即到医院就诊：

- 阴道分泌物增多，或分泌物性状发生改变。
- 出现阴道流血或点滴出血。
- 腹部疼痛，类似月经期样的痛，或者1小时内宫缩超过4次。
- 盆底部位有逐渐增加的压迫感（您的宝宝向下压迫的感觉）。
- 腰背部疼痛，特别是在您以前没有腰背部疼痛史的情况下。

动身去医院

一旦您确定进入待产阶段，就要决定什么时候去医院了。第一次分娩的产妇分娩的过程可能要持续 12 个小时或更长，在家里度过分娩过程的前几个小时会让产妇在环境上和心理上感觉更舒服些。以下几项指标可以帮您判断什么时候动身去医院：

如果您的宫缩间隙增加或减少 5 分钟。

如果您觉得需要帮助度过宫缩的疼痛。

如果您的羊水破裂或有出血现象。

如果您的疑问让您很担心，请与医生取得联系，仔细描述您的症状，获取建议。

待产小贴士

宫缩的计时

测定1小时以内子宫收缩的次数，并记录每次宫缩开始和结束的时间。宫缩应逐渐增强和更为频繁，如果每次宫缩至少持续40秒，则可确定即将分娩。

第一产程

从有规律的子宫收缩开始至宫颈口完全扩张达 10 厘米，能使胎头娩出为止，这一过程对初产妇来说需要4~24小时。

如何缓解宫缩痛

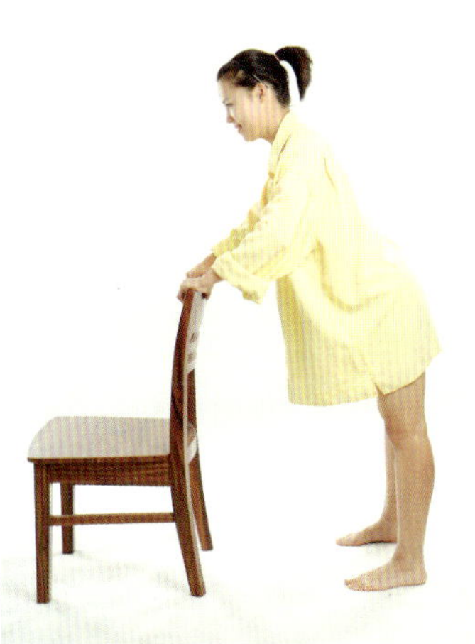

俯撑在椅背、床沿或墙壁上。

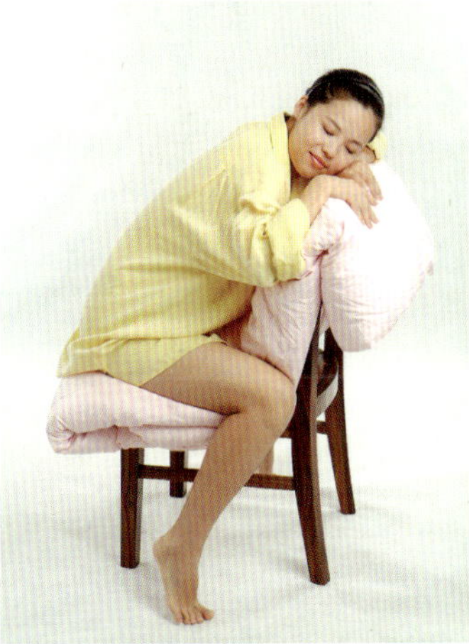

把坐垫放在椅背上方，面对椅背坐下。

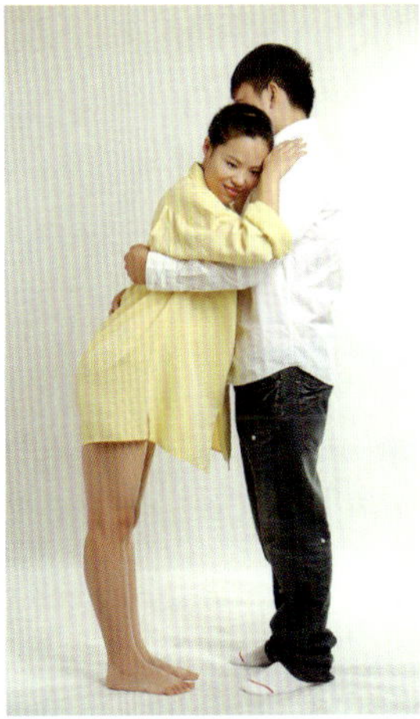

宫缩时您可以俯依在丈夫的身上，这样他能够按摩您的背部或抚摩您的两肩。

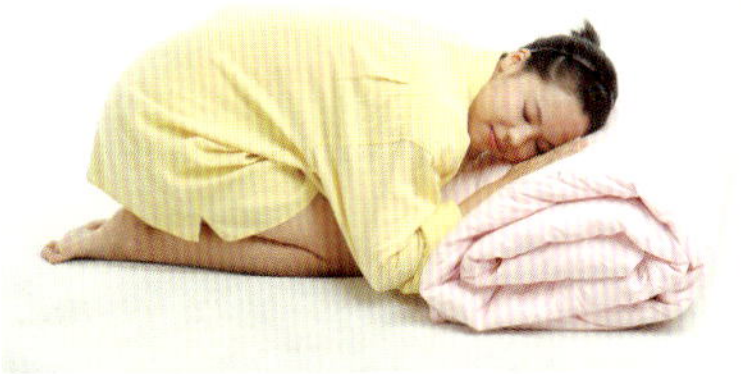

双手和两膝着地，趴在地上或床垫上，来回倾斜您的骨盆。背部不要拱起。身体放松，重心前移，把头放在两臂上休息。

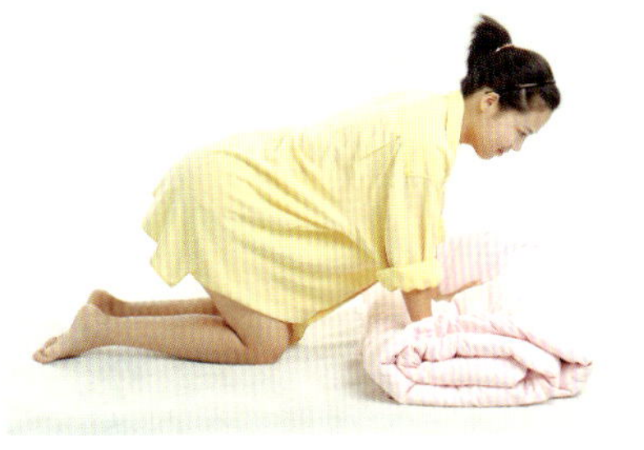

两腿分开跪下，身体放松朝前倾靠在软垫上，尽量做到背部保持平直。

分娩小贴士

第一产程的配合

1. 消除恐惧，保持乐观。
2. 按时进食，补充体力。
3. 勤排尿。
4. 胎膜未破，可在待产室内行走。

第二产程

从子宫颈口完全扩张到胎宝宝娩出为止，这一过程初产妇需要半个小时到两个小时的时间。

您的兴奋

在第一产程和第二产程之间，可能会有10~20分钟的暂停时间，这是您休息的最佳时机，您要充分利用这段时间，为推出宝宝做好最后的准备，信心百倍地迎接分娩的高峰的来临。

宝宝的头露出后因为您首先能摸到他，并且不久以后又能拥抱他，这是十分令人兴奋的。分娩后您可能有明显的轻松感，然而，面对和您共处一体10个月的宝宝，您也可能觉得惊奇，流出欢乐的泪水，或者有一种极为亲切的感受。

您应该知道的

- 胎头移动到接近阴道口，直到最后能看到外阴和肛门部位由于胎头压迫骨盆底而显得膨出。不久就会看见胎头，胎头随着每次宫缩向前移动，当宫缩消失时，可能又会稍向后滑进少许。如出现这种情况不要泄气，这完全是正常的。
- 当胎头的顶部可以看见时，助产士将告诉您不要太用力，因为如果胎头娩出太快，您会阴（阴道口至肛门之间的部位）处的皮肤可能会撕裂，所以要放松，用几秒钟的时间喘喘气。如有严重撕裂的危险，或者胎宝宝处于危难时，您将要接受会阴切开术。当胎头扩张阴道口时，您会有刺痛感，随之而来的是麻木感，这是因为阴道组织扩张得很薄时，阻滞了神经的传导所造成的。
- 头部娩出时，婴儿的面部朝下。助产士可能要检查一下脐带，以确保婴儿的颈部没有被脐带缠住（当婴儿身体娩出时，脐带常会套住头部）。然后，婴儿头部转向一侧，使得头与两肩保持在一条线上。助产士清洁婴儿的两眼、鼻以及口腔，如果需要，要把婴儿上呼道中的液体吸出。
- 在跟着的下面2次宫缩期间，婴儿的身体就会滑出母体。通常助产士会将自己的手放在婴儿的腋窝下将他扶出并放在您的腹部，这时婴儿还连着脐带。起初婴儿看起来有点发青，皮肤上被覆盖着胎脂并有血液的条纹，会哭。如果婴儿的呼吸正常，可以即刻抱住，并搂在怀中。此外，助产士会再次清洁婴儿的呼吸道，如果有必要还会给予氧气。

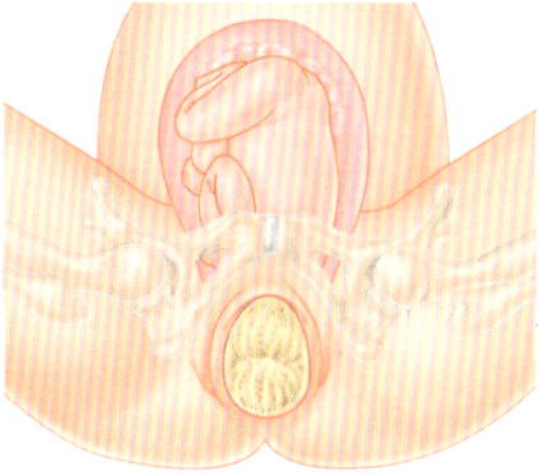

随着宫缩，胎儿的头部将停留在您的阴道口。

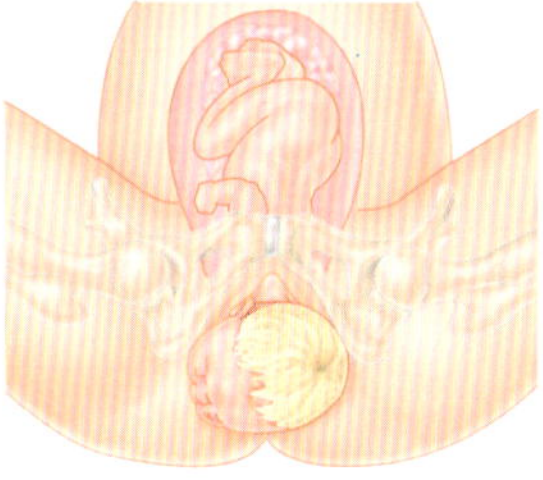

胎儿的头部娩出，脸部朝下。

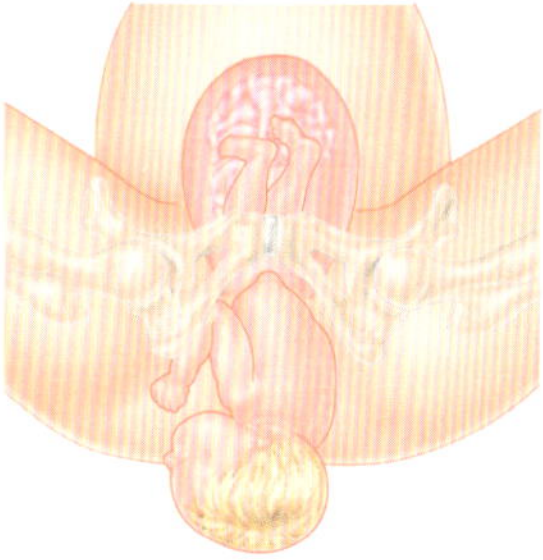

再经过两三次宫缩，胎儿的肩膀娩出，继续用力推压，他的腿和臀部也将被娩出。

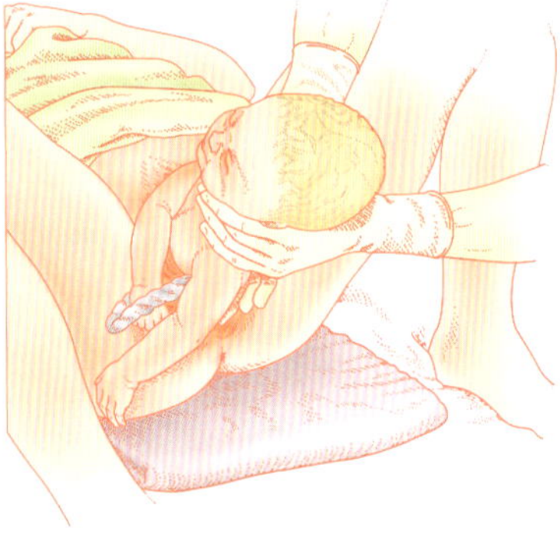

当胎儿的身体娩出时，医生会轻轻托住胎儿的头部。

分娩小贴士

第二产程的配合

1. 调整呼吸，切莫呼喊，大喊大叫只会消耗体力，使产程延长。
2. 正确用力，要在宫缩时用力。
3. 自我鼓励。

第三产程

第三产程指胎宝宝出生到胎盘排出阴道这个阶段，需要 5~15 分钟。此时胎宝宝已经娩出，宫缩会暂停一会儿又重新开始，胎盘因子宫收缩会从子宫壁剥落移向子宫口，孕妈妈再次用力，胎盘就会顺利娩出。

医生的帮助

在分娩时，或者刚刚分娩后，医生或助产士可能会在您的大腿处注射麦角新碱。本药有加强子宫收缩的作用，胎盘几乎即刻就会娩出。如果等待胎盘自然排出，您就可能失去更多的血并且有出血的危险。为了胎盘的娩出，助产士的一只手放在您腹部上面，另一只手轻轻地拉脐带以助胎盘与子宫脱离。

您所能做的

您现在要做的就是好好地享受宝宝诞生的喜悦。抱他、抚摸他，这个小宝贝可是您辛苦孕育许久才诞生的。把宝宝放在您的腹部与您肌肤相亲，您的体温还可以帮宝宝取暖。您还可以把宝宝抱到胸前鼓励他吸吮。宝宝吸吮您的乳头会帮助您释放出催产素，这种激素会自然帮助子宫收缩，有利于胎盘的排出以及止血。

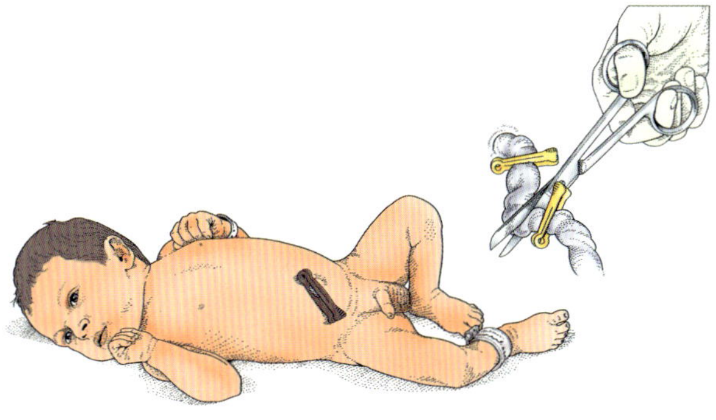

宝宝出生后，医生会立即或等到脐带停止搏动后剪断脐带。

分娩小贴士

要鼓励自己再忍耐一会儿，配合医生完成胎盘娩出，如分娩造成了阴部撕裂，还要等待医生缝合。

妈咪经验谈：幸福的焦虑

宝宝姓名：嘟嘟

怀孕心得：不要自己吓自己

那会儿，我都过预产期4天了，宝宝还没有任何动静，天天盼着肚子疼，可是一点反应都没有，我的心就跟15个吊桶打水一样——七上八下，盼着宝宝早点有动静报到。

那几天我天天在煎熬中度过，有人说多运动能促进早产，我从预产期到那天就坚持每天爬至少6趟6楼，早晚各步行3公里，可是一点反应都没有，除了宝宝在肚子里踢我，宫缩没有，肚子也不疼，偶尔几个小时宝宝不踢我了，我就很恐惧，经常半夜醒来一摸肚子不怎么动了就害怕，老觉得肚子又小了，人家都说临产前食欲很旺盛的，我却下降了。

后来才知道，其实只有很少的宝宝会在预产期之日出生，大多的宝宝都会选择多在妈妈的肚子里舒服地躺几天，通常在38~42周生产都是正常的。

现在想起当时的焦虑还觉得好笑，早知道这些知识可免受多少心理压力啊！

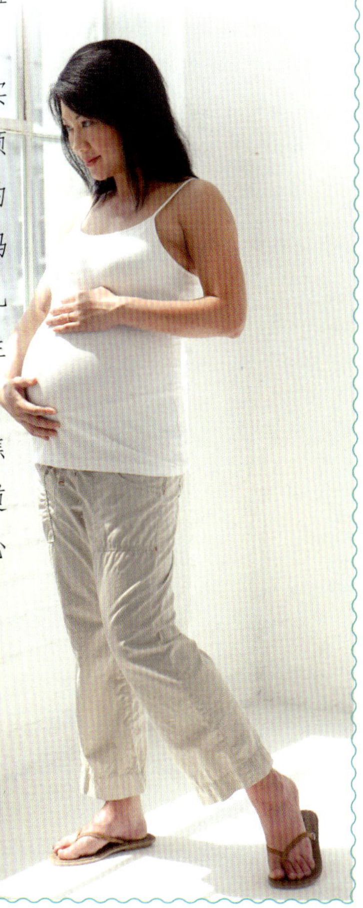

有助分娩的产科手术

很多的妈妈都不愿去了解产科手术，不愿它发生在自己的身上。实际上，了解它，正确地认识它，也是减少产前焦虑的一种科学有效的方式。

辅助分娩

胎宝宝臀位或早产，分娩期间出现危险的征象，或您的推力不够，这时候需要用产钳或真空吸引杯采取辅助分娩。

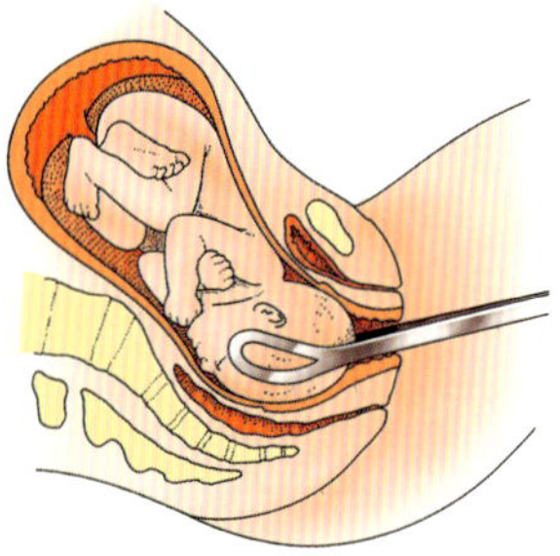

产钳分娩
医生把产钳的两个夹适当地分别放在胎宝宝头部的两侧，并且轻轻地往外拉使头部娩出。

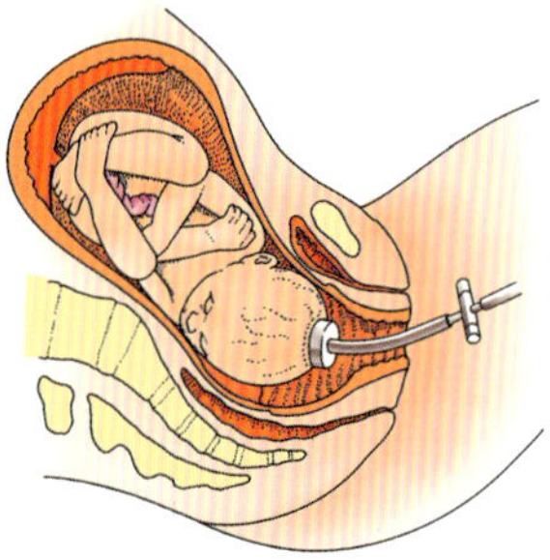

真空吸引杯分娩
将一个连接真空泵的吸杯放进阴道并紧贴于胎头。当您用力逼时，胎宝宝受到吸杯的吸引逐渐地通过产道而被拉出。

外阴切开术

因为阴道口周围的皮肤扩展得还不够或其他原因，辅助分娩不能起到良好效果，通常会采用外阴切开术。

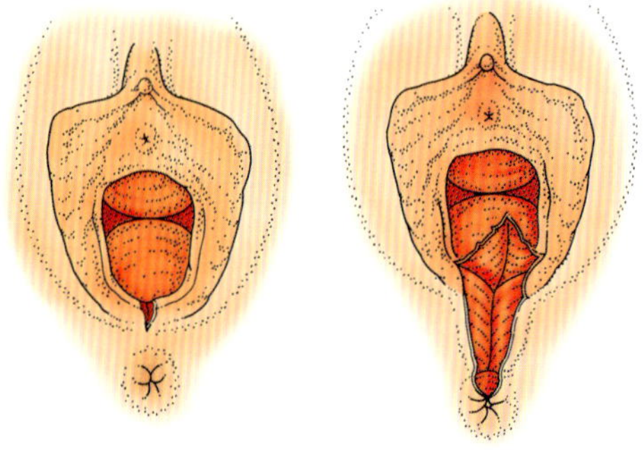

外阴切开术是在会阴处作一小切口以使阴道口增宽，从而防止会阴的撕裂。

引产

引产是用人工的方法开始分娩。分娩过程若是进行得缓慢，有一些方法可以加速分娩。

通常以下情况会采取引产：已超过预产期 2 周以上，并且胎宝宝表现有危险的征象或胎盘开始剥离，或您患有高血压或其他疾病，以致使您或胎宝宝处于危险之中。

剖宫产

采用剖宫产即婴儿从腹腔娩出。如果是计划好的剖宫产手术，您会在硬膜外麻醉下接受手术，全部过程您都保持清醒，产后能即刻抱住自己的宝宝。如果在分娩中告知您需要手术这也是可能的，但有时需要全身麻醉。

通常以下几种情况可能需要采用剖宫产：头盆不称、引产失败、子宫先兆破裂、高龄产妇、软产道异常、初产臀位（产妇年龄超过 35 岁）、子宫收缩无力，经处理无效使产程延长、胎位异常、产前出血、胎宝宝窘迫、剖宫产史、脐带脱落等。

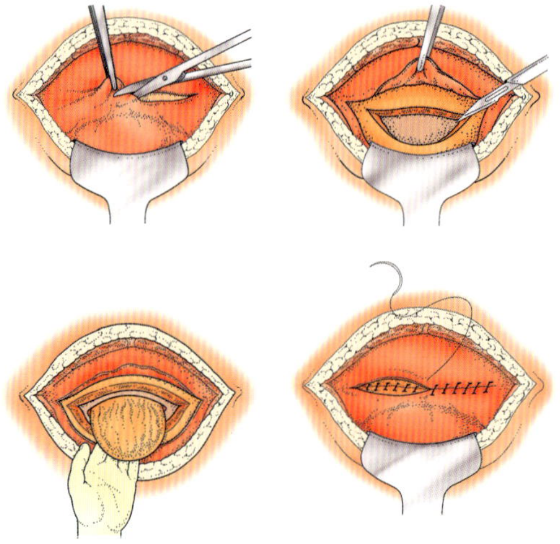

随着产妇高龄化，剖宫产的比例比以前高了很多，妈妈们不必为此过分担心，剖宫产的技术非常成熟，危险性很小。

产后最初的24小时

分娩以后医生会为您收拾整洁，如外阴有裂口，需要做局部缝合。助产士将给宝宝称体重及测量，还会很快将婴儿的身体检查一遍，分娩后不久就要把脐带夹住并剪断。

当妈妈的感觉

终于把小宝宝抱在怀里了，他那一张一合的小嘴仿佛在向您表示感谢，感谢您把他带到这个世界，妈妈的感觉便油然而生，不用人提示您就会有哺育欲望，您可以试着将乳头放进他的口中并放置片刻，不要立即抽出。此时虽然没有任何乳汁，但新生儿的吸吮欲望却极强，并且从吸吮中您也感受到莫大的安慰。

亲亲宝宝

新生儿看起来可能和您所期待的有很大不同，也比想象中小了很多，尽管如此您还是从第一眼看见他就会发现自己爱上了这个小家伙，有一种想亲吻他的渴望。当然，他此时是如此娇嫩，亲吻一定要轻柔且在额头上。

新生儿阿普伽评分

在产后的60秒内，助产士对新生儿的呼吸、心率、皮肤的颜色、活动以及对刺激的反应能力等进行评价，并且给他0~10之间的一个阿普伽新生儿评分。大多数的新生儿的得分在7~10。5分钟之后再测1次，所以即使第1次的得分较低，第2次的得分应有所提高。

妈妈休息

看到宝宝安静地躺在您的身边，身体的轻松和心灵的幸福很容易让您感到疲倦。此时的宝宝很少哭闹，更多的时间他在感受这个世界、适应这个世界，如果不是饿了或者尿湿的时候他通常会很安静地睡着，所以一定要尽可能地休息，让您身边的探视少一些，让您的睡眠多一些。

宝宝要离开几分钟

在出生后宝宝要接受检查，所以当天离开您几分钟时您不要有所担心，医生会为宝宝进行从头到脚的全身检查，以确定无任何异常。

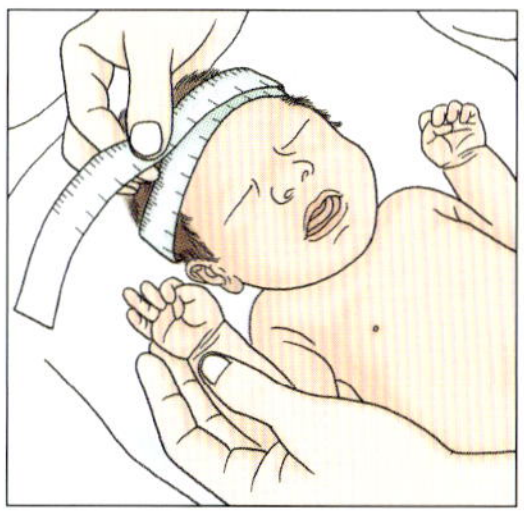

测量宝宝的头围，并查看任何异常情况。还检查囟门，并且用手指触摸口腔顶部（即腭部），以证实腭部完整，无腭裂。

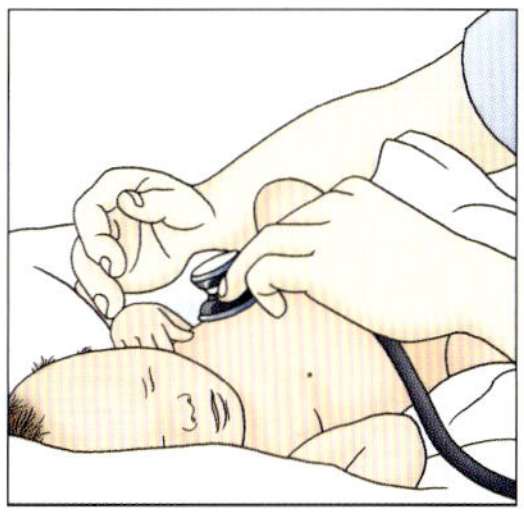

用听诊器听宝宝的心脏和肺部以查明这些器官是否正常。在新生儿中心脏杂音是常见的，这并不表示心脏有缺陷。

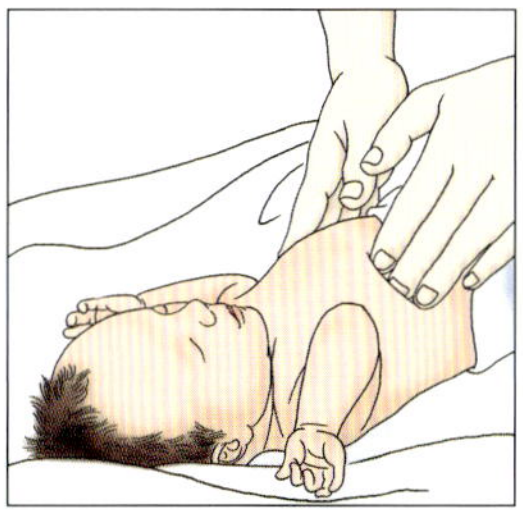

把手放在宝宝的肚子上触摸，检查腹部各器官是否正常。还会把手放在腹股沟处，以触诊宝宝的脉搏。

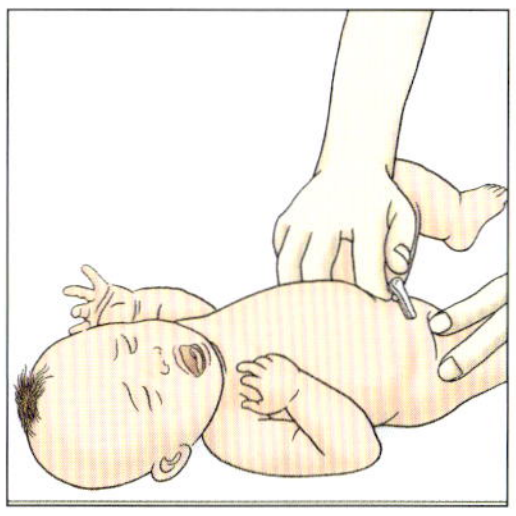

检查生殖器有无异常。如果是男婴，医生将查看两侧睾丸是否已下降到阴囊。

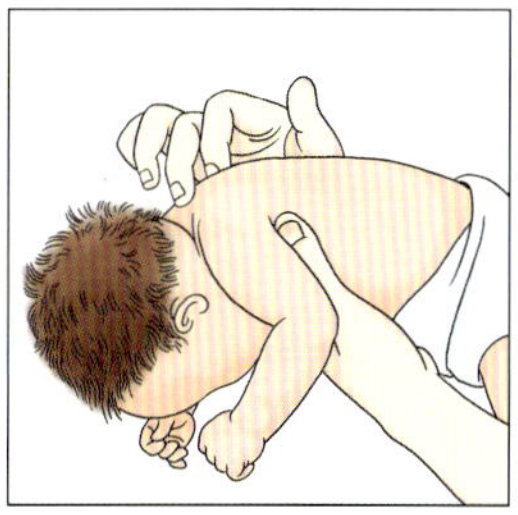

拇指在宝宝的背部由上至下顺序触压，以确定所有的脊椎骨都沿着脊柱排列在适当的位置。

产后恢复——坐月子

中国家庭大多很在乎月子里的调养和休息。也许您对传统的月子习俗不能完全接受，事实上，“中西结合”的月子可以让您同时拥有健康和美丽。

月子环境

坐月子舒适的环境可以使您精神愉悦，心情快乐，有利于身体恢复和哺乳。

清洁卫生：室内的物品摆放要整齐，保持环境卫生，清洁的环境才会有愉悦的心情。如果满床的尿布，满室的奶味，相信谁在里面呆一个月都会忧郁。

居室的空气要清新：坐月子的房间要定时通风，通风时，您可以和宝宝换个房间，不要吹到对流风，以防受风感冒。

保持安静：您在坐月子时，居室的空间有限，很多朋友进来，会影响您和宝宝的休息，还会带来很多病菌，您和宝宝的抵抗力此时都不强，容易感染疾病。所以，委婉地告诉您的朋友，满月后再来看宝宝。

科学“坐月子”

在产后6周内，除了乳房与体重外，您的身体其他系统都可以恢复到产前状态；此时的您汗多、尿多，应保持身体清洁，勤洗、勤换衣服；胎盘内分泌所产生的大量雌、孕激素突然下降，垂体分泌生乳素等供乳汁分泌，开始哺乳。

- 夏季可以开空调，室温24℃ ~26℃，保持室内空气流通。妈妈可以经常用干毛巾或温热水擦身，勤换棉质内衣，换内衣时要避免吹到冷风。
- 冬季室内温度在18℃ ~22℃之间，相对湿度在50%~60%比较适合。您还需经常洗澡换衣，浴室内应先加温，最好淋浴而不应盆浴；并且定时开窗通风。
- 您在产后第2天就可以下床活动，有助于腹部肌肉的恢复，既利于伤口愈合又可帮助恢复体型。但也不宜过度活动、劳累，否则会引起子宫脱垂、腰背酸痛等不良后果。
- 定时刷牙洗头，刷牙时要用温水，牙刷也不要太硬，感觉到牙齿有些松动，要看看是否缺钙；洗头后要自然风干，不能马上睡觉。
- 每天最好能保持10小时的睡眠，侧卧位利于子宫复原。
- 产后阴道排出的分泌物称为恶露，产后4~6个星期干净，您要时刻注意恶露的颜色和时间。
- 产后生殖器恢复需要8周，所以您最好在2个月后再开始性生活。
- 产后6~8周，要去分娩的医院做复查，复查的内容包括测体重、血压，检查乳汁分泌情况，盆腔检查，血、尿常规化验等。

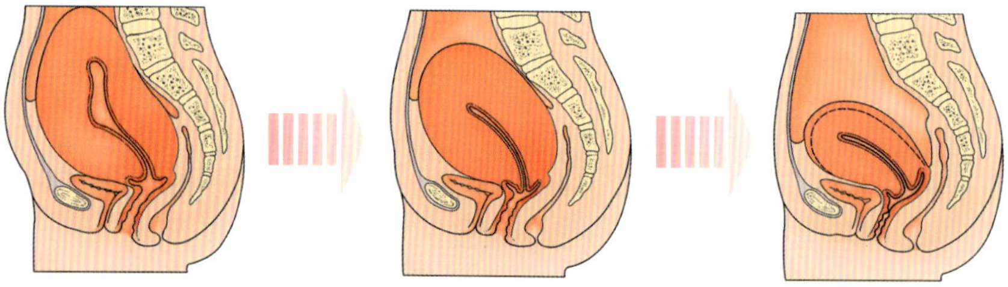

产后您的子宫壁会慢慢变薄，恢复到怀孕前的状态。

月子膳食

产后的营养同产前一样，十分重要，而且因为特殊的生理现象，比产前还有更严格的要求。“大补”的观点很危险，而且药补不如食补。

您刚进行了一场重体力劳动，消耗不少体力；照顾宝宝又费精力。为了供应足够的高质量乳汁，您需要更全面的营养补充，如蛋白质、脂肪、各类维生素矿物质等。

产后第一周：开胃为主

此时您会感觉身体虚弱、胃口较差，因为您的肠胃功能还没有复原，进食油腻的“补食”只会影响恢复。此时可以吃些清淡的食物，如鱼、鸡、时鲜蔬菜、柚子、苹果、橘子等。

这周进补不是主要目的，而是要易于消化、吸收以利于胃肠的恢复。

比如鱼汤、排骨汤、鸡汤、菠萝鸡片、茄汁肉末等，主食可以吃些馒头、龙须面、米饭等。

您要注意的是，如果自己摄入油脂过多会使宝宝发生腹泻。

产后第二周：催奶进行时

此时宝宝的饭量大增，您是否会觉得自己奶水不够了？如果宝宝尿量、体重增长都很正常，两顿奶之间很安静，就说明母乳是充足的。否则，就需要赶快催来奶水了。

您要注意的是，催奶不应该只考虑量，质也非常重要。

如第一周所说鲫鱼汤、猪蹄汤、排骨汤都是公认很有效的催奶汤。加入通草、黄芪等中药后效果会更好。

您要注意的是，不能仅喝汤不吃肉，也不能煲的时间过长。

产后第三周：补血为要

这时，您的伤口基本愈合了。可以开始多吃一些补血食物，调理气血。苹果、梨、香蕉能减轻便秘又富含矿物质，动物内脏富含多种维生素，是很不错的补益美食。

比如麻油猪心、大枣猪蹄花生汤、鱼香猪肝等，也可以加入少许枸杞子、山药等。

产后第四周：恢复体力

无论是需要哺乳的妈妈，还是不需要哺乳的妈妈，产后第4周的进补都不要掉以轻心，本周可是恢复产后健康的关键时期。

身体各个器官逐渐恢复到产前的状态，都正常而良好的“工作”着，它们需要在此时有更多的营养来帮助运转，尽快提升元气。胡萝卜牛蒡排骨汤、栗子黄鳝煲、桂圆红枣汤、鸡蛋玉米羹都是很好的补气食谱。

在整个孕期，您要养成每日喝牛奶的习惯，多吃新鲜蔬菜水果。吃得好，才有好奶水；吃得好，体重才不会失去平衡；吃得好，才能保证月子里的美丽。

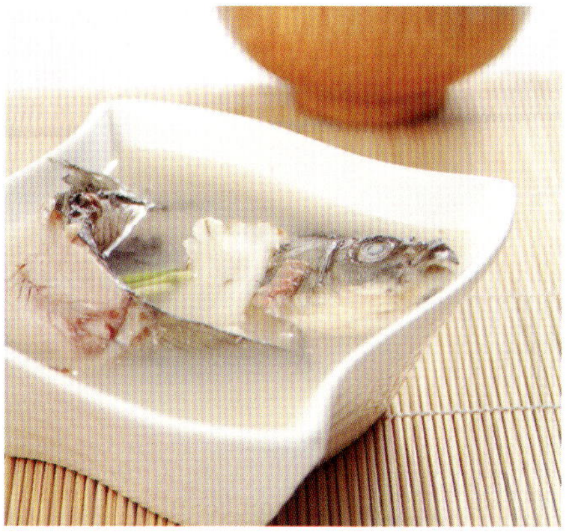

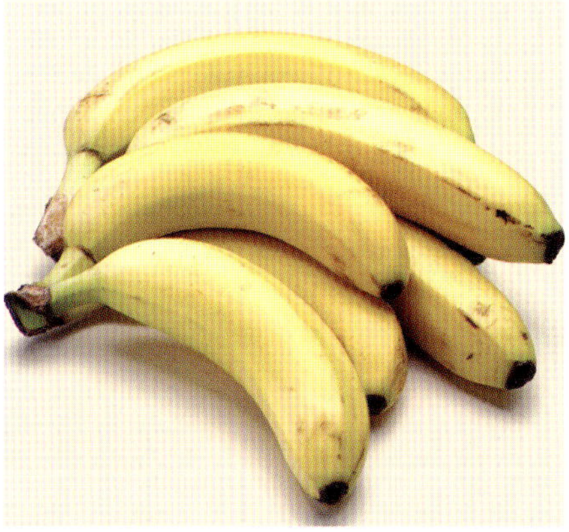

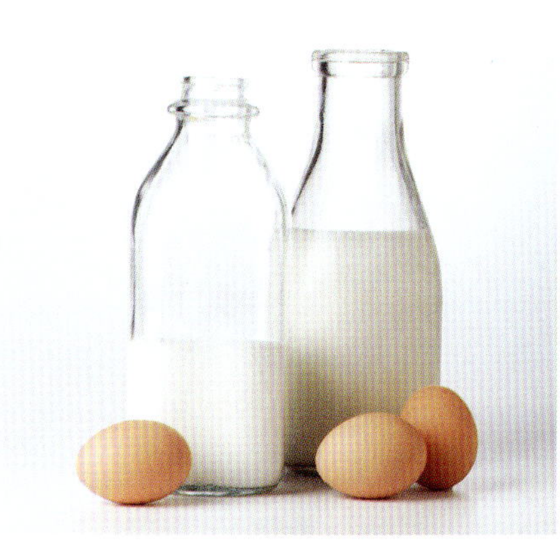

月子瑜伽

产后第3天：腹式呼吸

1．平躺床上，双脚放松，左右微微打开，双手置于腹部丹田，做深呼吸。

2．吸气，腹部凸出，气下丹田。

3．呼气，腹部凹进；吸、呼来回做数次。还原，放松，调息。

①

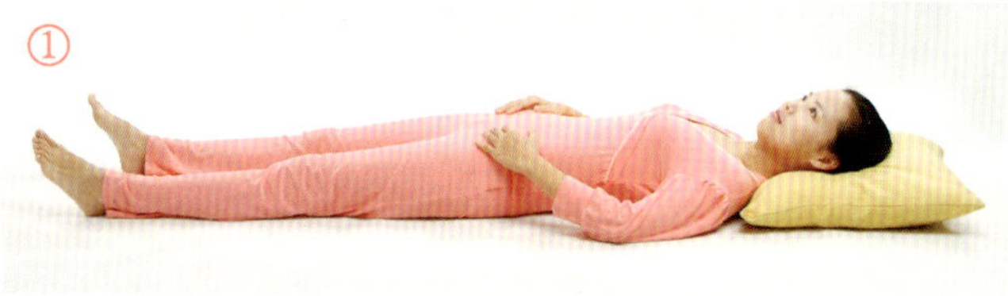

②

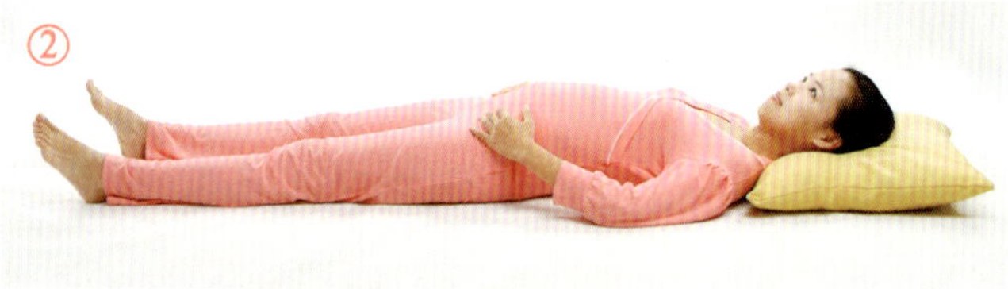

③

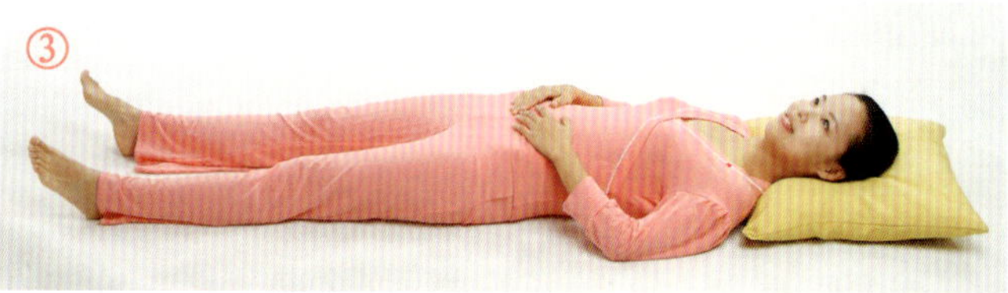

产后第15天：屈腿旋转式

1．仰卧，屈膝，双手放在体侧。

2．双腿抬起，大腿和地面成90° 角，用髋关节的力量让两腿在胸前画圆圈，头部和身体其余部分都保持平贴在床上；在旋转时两腿放松，并旋转到自己能承受的最大程度。

做8~10次后再做反方向的旋转运动。坚持做2~3组。

出了月子后就可以做一些比较复杂的瑜伽动作，促使身体恢复。

①

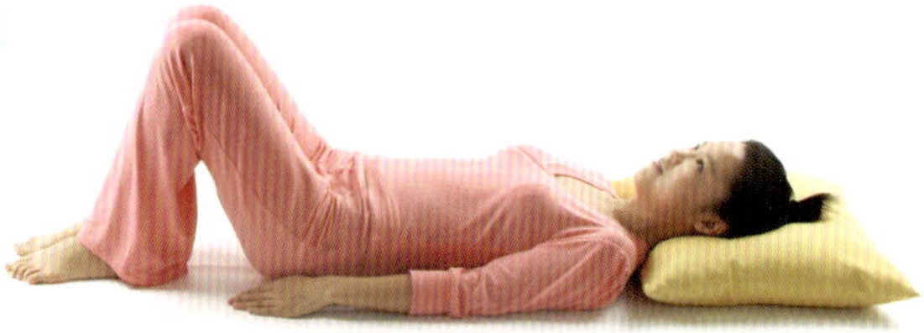

②

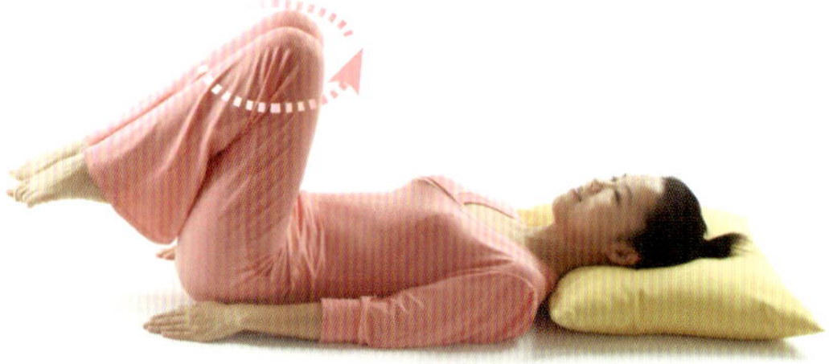

产后第5天：脸部按摩

1．两手摩擦数次，产生热感。除拇指外的其余四指在嘴角旁，掌心相对。

2．用指腹轻柔地沿脸颊上下做10次按摩。手指移到上方时呼气，下降时吸气。

3．用食指、中指、无名指按压眼尾部位。呼气时强压6秒，放开时吸气，反复做几次。

①

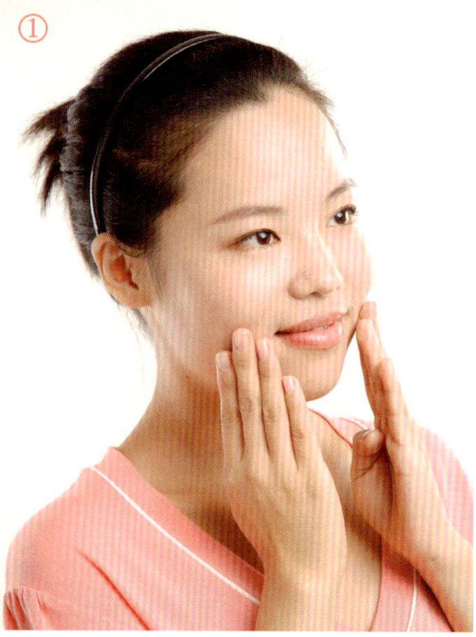

②

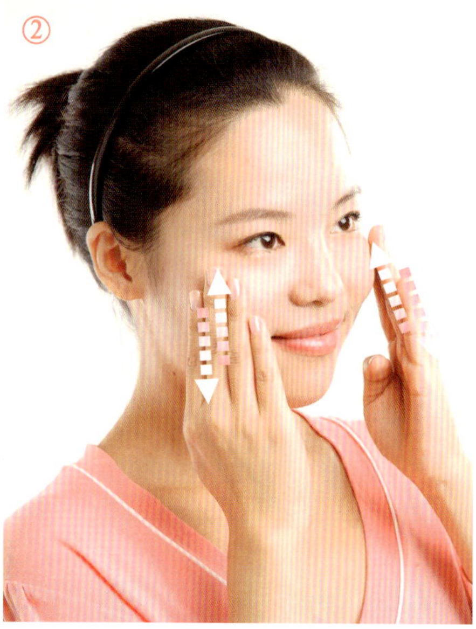

③

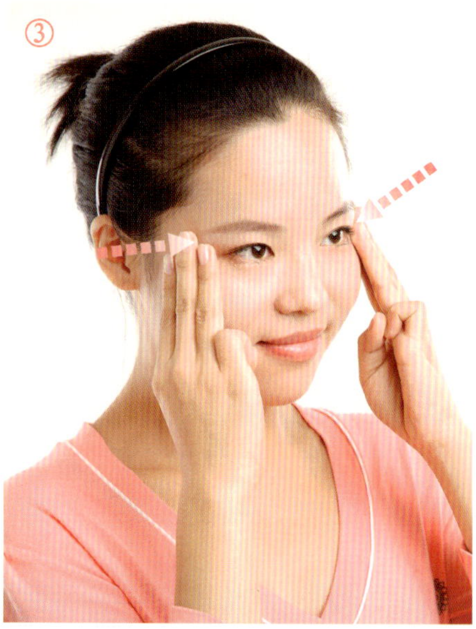

月子护理

乳房的日常保健

排空乳房：哺乳时，妈妈应尽量将乳汁排空，每次哺乳时若宝宝不能完全将乳汁吸完，就要用吸奶器将乳汁吸出，避免乳汁淤积，以免引起细菌感染而致急性乳腺炎。

交换哺喂：哺乳时，左右两侧乳房交替喂奶，避免引起乳房不对称。

卫生保健：哺乳期内要注意乳房的卫生保健，避免因积乳、外伤、宝宝咬破乳头等引起乳房的急性炎症。

配戴胸罩：哺乳期内，应佩带柔软的棉布乳罩，防止乳房下垂。

乳房锻炼：妈妈最好每天能用温水洗浴乳房 1~2 次；每天坚持做胸前肌肉的运动，如俯卧撑、扩胸等，防止乳房下垂。

心情愉快：哺乳期妈妈还应保持良好的精神状态，心情愉快，避免各种精神刺激及不良情绪的影响，使乳汁分泌及排泄不畅。

哺乳期细节防衰老

• 脱发时注意休息

妈妈产后精力和体力都需要好好休养，过度用脑，会影响血液循环，从而造成脱发。

• 补钙防腰酸腿疼

哺乳妈妈要保证摄入充足的钙，以满足两个人的生理需要。否则，可能造成腰酸腿痛，还可能因为奶水中的钙量不足影响宝宝的生长发育。在自身钙量不足的情况下哺乳，还可能使哺乳妈妈体内的钙量消耗过多，造成骨质疏松等问题。

• 身体僵硬要多运动

早晨早点起来，做做操，可以让身体更加灵活，缓解僵硬感。

• 睡眠防困倦

刚出生的宝宝夜间经常醒来，妈妈的睡眠也大受影响。所以，宝宝睡，妈妈睡；或者宝宝有人照看时，也不防“偷”时间睡一小会儿。睡眠可以保证妈妈的身体健康，也可以保证奶水充足。

• 皮肤松驰补胶质

哺乳期间，体内营养消耗较大，妈妈不注意营养补充，脸色就会变得很难看。就要多吃些如猪蹄、骨头汤等含胶质的食物，补充肌肤所需要的胶原蛋白的同时还有下奶的作用。

• 防衰老的饮食

牛奶、菜花、橙汁、蔬菜沙拉、花生酱、红薯、深海鱼、酸奶、西红柿等食物，除能提供丰富营养的同时，还能预防疾病，可让妈妈看起来神采奕奕，里子、面子都兼顾。

妈咪经验谈：产后抑郁

宝宝姓名：品品

怀孕心得：学会自我缓解压抑

生完孩子后，我经常会觉得疲劳和力不从心，还伴随着莫名的沮丧、伤心、愤怒，就怀疑自己是不是得了产后抑郁症。

后来一位做心理工作的朋友告诉我，产后抑郁症是一种情感强烈、持续时间长的心理障碍。疲劳、沮丧、愤怒、伤心充其量只能说是哺乳期综合征，并不是抑郁症。他还给我提了几点建议缓解这种情况。

- 甜食：吃些甜食有助于缓解忧虑、沮丧等不良情绪。
- 心静：不要老钻牛角尖，拿自己和别的妈妈去比。静下心，把自己的忧虑、压力罗列出来，分析原因，学会换位思考。
- 日记：如果养成每天记日记的习惯，把哺乳期的幸福、烦恼都记下来就会发现，事情每天都在发生变化，一时的烦恼算不了什么。
- 音乐：和宝宝一起听音乐是一种非常好的解忧方式。
- 瑜伽：做些简单的瑜伽动作，特别是冥想，对情绪调整很有效果。

幸福的N次方——多胞胎

如果您幸运地怀上了双胞胎，一定会让全家人幸福得合不拢嘴，但是您一定要知道怀上双胞胎的孕妈妈要付出更多的辛苦和努力，才能顺利生产出可爱的双胞胎宝宝。

多胎妊娠及成因

双胞胎多半长得很像，因为那通常是同卵性双胞胎，另外，还有一种异卵性双胞胎，虽是双胞胎小孩，长相未必酷似。

所谓同卵性双胞胎，是指一个受精卵在发育初期分裂成两个胚胎，这是一种偶然现象。同卵性双胞胎因为是由一个受精卵分裂而成，所以胎宝宝出生后面貌非常相像。这种同卵性双胞胎比较容易发生先天性畸形或连体婴之类的问题，原因是在由单卵分裂的过程中出现异常，所以这类孕妈妈一定要依照医生指示做好产前检查，随时掌握胎宝宝成长的状态。

异卵性双胞胎的原因有很多，遗传因素、种族因素、产妇的年龄因素（较大者较多）、生产次数（较多者）皆相关。

如何知道我怀了双胞胎

如果您怀上了双胞胎，在怀孕 6~7 周时通过 B 超检查即可发现两个胎囊，孕 10 周后即可见到两个胎头及心脏搏动。孕 12 周以后用多普勒胎心仪可听到两个频率不同的胎心音。双胎妊娠最后确诊仍需要 B 超检查。以下线索有助于诊断双胎妊娠：

- 家族史中如有双胎史，可提供双胎妊娠的线索。
- 应用过克罗米芬或垂体促性腺激素则为重要的线索。
- 孕早期以后，通过多普勒超声仪测得两个胎心音。
- 通过临床精确测量，得出宫高异常有助于诊断双胎妊娠。
- 在孕晚期通过腹部触诊还可诊断。

双胎妊娠小贴士

在确诊为双胎后，您就可以根据医生的指导在日历上标出醒目的需定期进行产前检查的标志，提醒您一定按时进行产前检查。

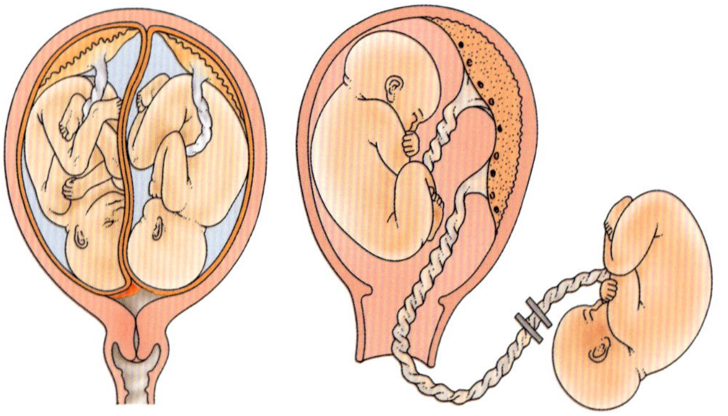

一个受精卵在发育初期分裂成两个胚胎，是同卵双胎；而两个受精卵各有自己的一套胎盘，相互间没有什么联系，则叫做异卵双胎。

双胎妊娠需谨慎

尽管怀上了双胞胎会令人非常高兴，但您一定要有足够的信心和勇气来迎接这两个小生命的降临。双胎妊娠属于高危妊娠，无论对妈妈还是对胎宝宝都有一定的危险性。

怀双胞胎时，孕妈妈的生理负担较大，容易发生早产或妊高征等疾病；生产时也容易发生胎位不正、胎宝宝缺氧、脐带脱垂等问题；婴儿出生后的照顾更是十分辛苦（双胞胎即使没有早产，体重多半也比平均新生儿轻）。

- 10周后子宫增大明显，24周后尤为迅速。可能会使您呼吸困难。
- 胃部受压，食欲不振，胃脘胀满不适。
- 胀大的腹部向下压迫盆腔及下腔静脉，导致下肢浮肿、静脉曲张、痔疮等发生。
- 孕妇负重过大，体态明显变化，易引起体位性腰酸背痛。
- 容易发生贫血、妊高征、早破水、流产及早产等。
- 对胎宝宝来说，容易发生双胎输血及早产、流产、胎宝宝大小不一、低体重等并发症。

多胎的保健及胎教

双胎妊娠为高危妊娠，孕妈妈肚子里同时孕育了两个小生命，要注意做好自我保健和定期监护，了解胎宝宝的生长状态，加强营养、注意休息。要重点预防流产，预防或推迟早产。

预防贫血

双胎妊娠合并贫血的发生率在50% 左右。包括缺铁性贫血和巨幼红细胞性贫血，以缺铁性贫血常见，而巨幼红细胞贫血与缺乏叶酸有关。故双胎妊娠者在健康饮食的基础上还要常规补充叶酸和铁剂。铁剂的补充建议为 60~100 毫克 / 天，必要时，还应在医生的指导下补充叶酸。

预防胎宝宝生长受限

双胎妊娠在孕 28 周以后胎宝宝营养相对不足。您可以卧床休息并加强营养：额外口服营养素如孕妇奶粉，必要时可以静脉点滴氨基酸等。此外，预防妊高征等影响胎盘功能的疾病也有利于胎宝宝的生长，增加胎宝宝体重。

胎宝宝健康监测

对子宫内多个胎宝宝的监测并不容易，细心的您也许常常能感觉到是哪个胎宝宝在动。这一点非常重要，特别是在孕晚期，您可以通过观察胎动及时发现某一胎宝宝的异常，有可能避免危险的发生。对双胎妊娠进行胎心电子监测发现，如果双胎之一是醒着或睡眠，则另一胎宝宝也是同样的行为。而 B 超检查是及时发现异常的最有效的方法。

双胎胎教

双胎胎教的胎教方法与单胎妊娠基本相同。

但在胎教过程中可利用特有的母婴传递，分别对两个宝宝进行语言沟通和情感、运动的胎教。鼓励胎动少的宝宝运动等。

即使双胞胎宝宝外表看起来几乎完全一样，但是还是两个独立的宝宝，要根据表现不同进行交流。

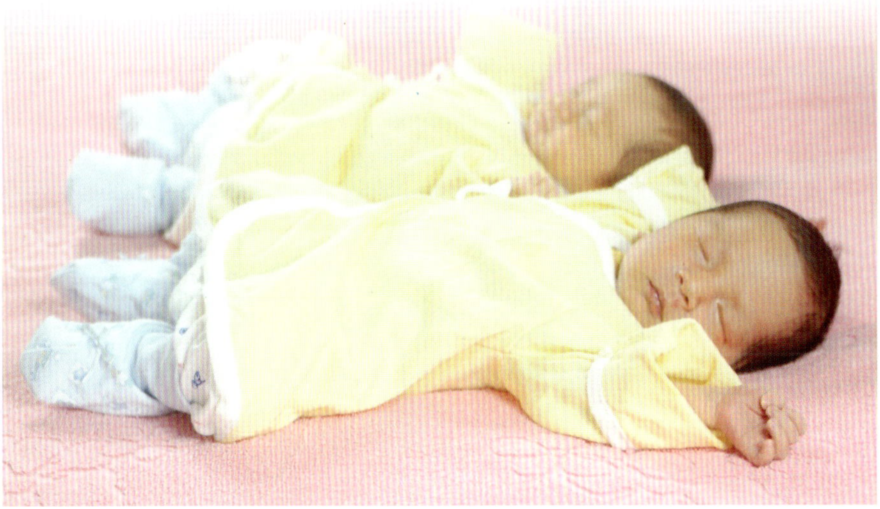

分娩方式的选择

怀双胞胎的孕妈妈不用担心，剖宫产不是唯一的分娩方式。如果第一个胎宝宝不是臀位，可选择自然分娩。当然双胎分娩常伴有许多并发症，包括子宫收缩不良、胎位异常、脐带脱垂、胎盘早剥、产后出血等，因此，您有必要到条件较好的大医院分娩，同时需要医生制定特殊而谨慎的处理方案。

双胞胎小贴士

双胎妊娠不管是从孕期还是产后开始计算，母婴的花费都明显高于单胎妊娠，此外，还要考虑可能出现的早产及与早产有关的并发疾病的费用，宝宝哺育及教育的花费也是不小的费用，您准备好了吗？

爱心专题：哺乳妈妈的营养餐

在新妈妈的诸多问题当中，最让人焦虑的问题就是奶水不够怎么办？下面介绍几种催奶食谱：

	原料	做法	功效
鲫鱼豆腐汤	豆腐250克，鲫鱼2条（400~600克）。	将鲫鱼去磷及内脏后，洗净。豆腐切块。鲫鱼和豆腐一起煮，至汤成乳白色即可食用。	豆腐中含有大量的钙、不饱和脂肪酸和优质的大豆蛋白，配上鲫鱼，有极好的补钙、催奶作用。此外，还可以调补妈妈此时的食欲不振、消化不良。
莴苣粥	莴苣30克，猪瘦肉30克，粳米50克。	莴苣切丝，猪瘦肉切末，米淘洗干净；将莴苣丝、猪肉末及粳米放入锅内，加水约400毫升，放火上煮；煮至米烂汁黏稠时，放入精盐及麻油，稍煮片刻后即可食用。	莴苣粥可以益气养血、养五脏，促进妈妈身体复原，也能催乳。
猪蹄茭白汤	猪蹄250克，茭白100克，生姜2片，料酒、大葱、食盐各适量。	猪蹄用开水烫后刮去浮皮，拔去毛，洗净，放锅内，加清水、料酒、生姜片及大葱，大火煮沸，撇去浮沫，再改用小火炖至猪蹄酥烂，最后投入茭白片煮5分钟，加入食盐。	猪蹄是一种物美价廉的补益食品，茭白不仅味美，营养也非常丰富，含有蛋白质、脂肪、碳水化合物、钙、磷、铁及维生素B_1、维生素B_2、维生素C和尼克酸等营养成分。对哺乳妈妈有防渴、利便、促进乳房发育、增加乳汁分泌的作用。
醪糟蒸鸡蛋	醪糟250克，鸡蛋1个，桂花、白糖各适量。	醪糟放在碗中，打入鸡蛋，隔水蒸20分钟左右；从蒸锅中取出，加入适量桂花和白糖即可食用。	鸡蛋中含有人体必需的18种氨基酸，而且配比恰当，吸收率达95%。鸡蛋配醪糟是一道传统的民间增乳食品，营养口感都很好，但有活血作用，最好在恶露干净、伤口愈合好后吃，以免刺激子宫，引起出血。
鲜鲫鱼汤	鲫鱼1条，盐、姜片各少许。	鲫鱼洗净，去鳃及内脏，用开水烫过。沙锅加水烧开，放入鱼、姜片及盐少许，小火煮15~20分钟，至鱼熟即可。	鲫鱼含丰富蛋白质、脂肪、铁、钙、维生素A、B族维生素和烟酸等营养成分，并且有益气健脾、清热解毒、滋养开胃的作用。对哺乳妈妈来说，鲫鱼汤热量低，可以帮助促进乳汁分泌，是常用的下乳食品。
木瓜烧带鱼	新鲜带鱼350克，生木瓜400克，葱段、姜片、醋、精盐、酱油、黄酒各适量。	将带鱼去鳃、内脏，洗净，切成3厘米长的段；生木瓜洗净，削去瓜皮，除去瓜核，切成3厘米长、2厘米厚的块。沙锅置火上，加入适量清水、带鱼、木瓜块、葱段、姜片、醋、精盐、酱油、黄酒烧至熟。	木瓜是“天然消化酶”，木瓜中的酶相似于人体所分泌的胃蛋白酶和胰蛋白酶，能消化蛋类、牛奶、肉类及其他营养成分，同时有助于哺乳妈妈乳汁分泌。带鱼含有多种营养成分，可以缓解脾胃虚弱、消化不良。这款菜清香、味美，除了能帮助产后的妈妈增加乳汁分泌外，还可以帮助消化，有助于营养的充分吸收。

	原料	做法	功效
桂圆红枣汤	红枣10个，桂圆50克。	红枣洗净，去掉枣核，枣肉备用。桂圆剥去壳，桂圆肉备用。将桂圆、红枣放入锅内，加入清水煮沸。转小火再煮30分钟即可。	红枣对促进血液循环，畅通乳腺很有帮助，它与桂圆共用具有极佳的补血养气效果。
椰汁西米露	西米150克，椰汁250克。	西米用温水泡15分钟。锅内放入清水，煮沸后倒入泡好的西米，转小火慢煮。要用勺子不停搅拌西米，这样才不容易粘锅，等西米煮到透明状，西米心中也只有一个小白点时即可倒出。把煮好的西米过凉水，这时候的西米就像一粒粒小珍珠似的，非常漂亮。将椰汁和西米放入锅内，再次煮沸即可。	椰汁富含大量植物蛋白以及17种人体所需的氨基酸和锌、钙、铁等微量元素，其所含的维生素E能保持细胞的再生活力，丰富的锌可促进细胞的新陈代谢。宝宝缺锌会使生长发育速度变缓，母乳喂养是预防小儿缺锌最简单的办法。

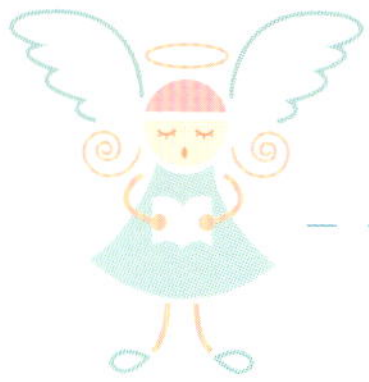

*孕妈妈的幸福：*有天使相伴的岁月

献给祖母与外婆的礼物

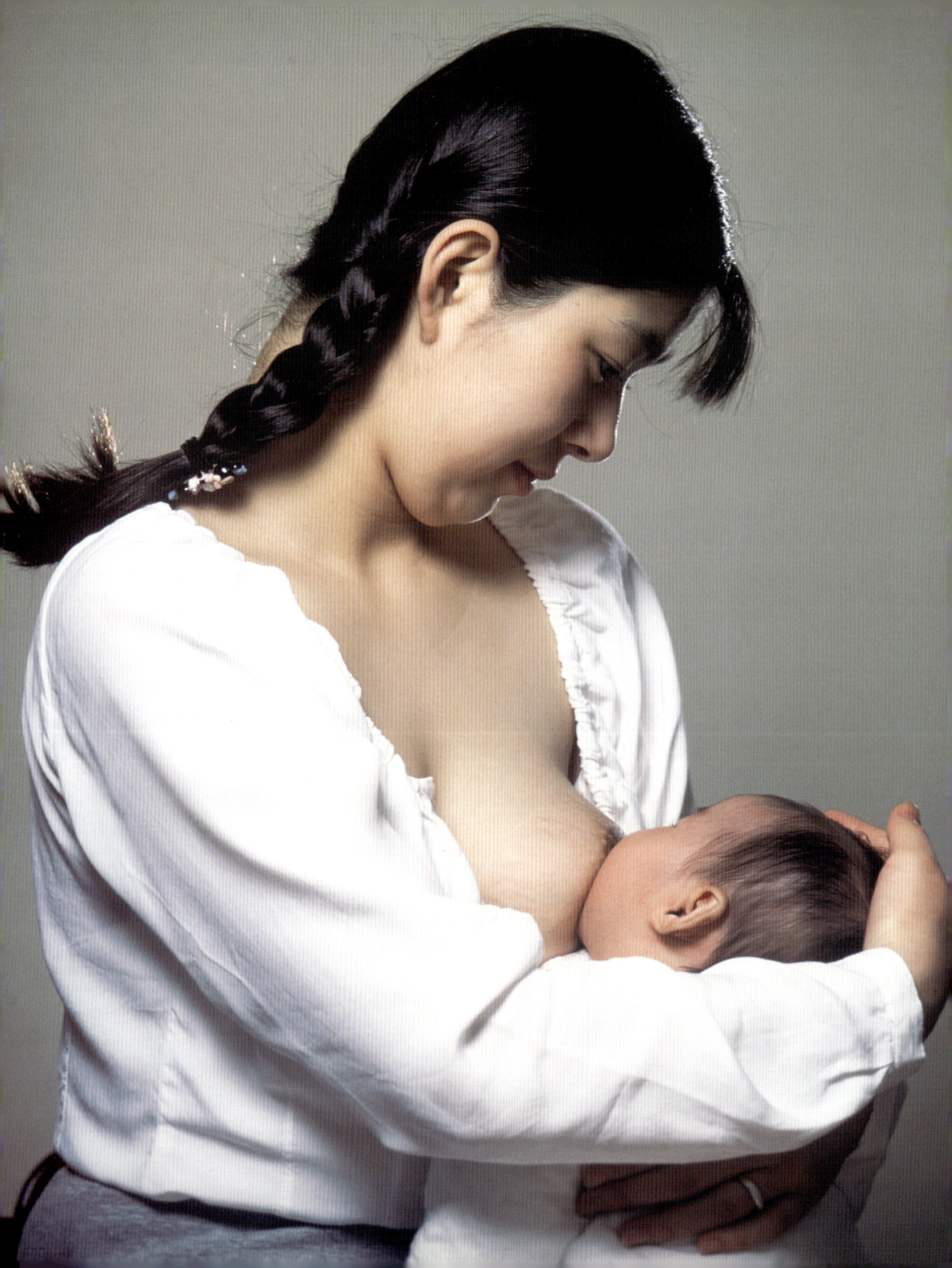

2

PART

婴幼儿喂养与护理

盼望已久的时刻已经来临，
小宝宝终于躺在您的怀里了。
您的喜悦和感动都被他的表情、动作所牵动。
然而在感受激动和幸福的同时，
作为新手妈妈的您是否又夹杂着不安的情绪呢？
您是否已经手忙脚乱，
不知道如何去应付这个爱哭的小家伙，
更不知道如何去照顾和护理他？

第5章

0~1岁的宝宝

尽管在孕期尤其是孕晚期，您热切地渴望见到已与您相伴了280天却未曾谋面的小家伙，但当您拥他入怀时，会发现新的体验和感觉交织成一种混乱。尽管您依然沉浸在初为人母的喜悦之中，您仍会发现，怎样给宝宝喂食，怎样给宝宝穿衣服等等关于宝宝的一切问题都在等待您和您的先生去学习。

宝宝的生长标准

男

出生时的体重 ________ 千克

（正常范围3.39±0.45千克）

出生时的身长 ________ 厘米

（正常范围50.8±2.0厘米）

出生时的头围 ________ 厘米

（正常范围34.5±2.8厘米）

女

出生时的体重 ________ 千克

（正常范围3.28±0.35千克）

出生时的身长 ________ 厘米

（正常范围49.8±1.8厘米）

出生时的头围 ________ 厘米

（正常范围33.4±1.4 厘米）

新生儿（诞生~28天）

刚刚出生的宝宝皮肤红红的、凉凉的，头发湿润地贴在头皮上，四肢好像害怕一样蜷曲着，小手握得紧紧的，哭声响亮。从诞生的那一刻起到出生后的28天，这个小生命已不再叫做胎宝宝，而叫做新生儿了。

新生儿的喂养方法

母乳喂养

• 母乳是新生儿最完美的食物和免疫药物

母乳中含有最适合新生宝宝的蛋白质和脂肪，且比例最为恰当；母乳蛋白质中，乳蛋白和酪蛋白的比例最适合新生儿和早产儿的需要，保证氨基酸完全代谢，不至积累过多新生儿代谢不了的有害物质苯丙氨酸和酪氨酸。

母乳中，半胱氨酸和氨基牛磺酸的成分都较高，有利于新生儿的脑生长，促进智力发育。母乳中不饱和脂肪酸含量较高，且易吸收，钙磷比例适宜，糖类以乳糖为主，有利于钙质的吸收。

母乳能增强新生儿的抗病能力和呼吸道的抵抗力。母乳中溶菌素高，巨噬细胞多，可以直接杀灭新生儿肠道内的有害菌。母乳中的乳糖有助于乳酸杆菌、双歧杆菌等肠道益生菌生长；乳铁蛋白含量也多，能够有效地抑制大肠杆菌的生长和活性，保护肠黏膜，使黏膜免受细菌的侵害，增强胃肠道的抵抗力。

母乳喂养好处多

母受益	有利于子宫快速复原
	有利于产后快速减肥
	有利于增进母子感情
	有利于防止乳腺癌
子受益	初乳免疫优势凸现
	有利于提高宝宝的智商
	宝宝更漂亮
	安全无菌、温度适宜，而且经济方便
	向“小胖墩”说再见
	减少宝宝患病几率
	有利于消化系统的发育

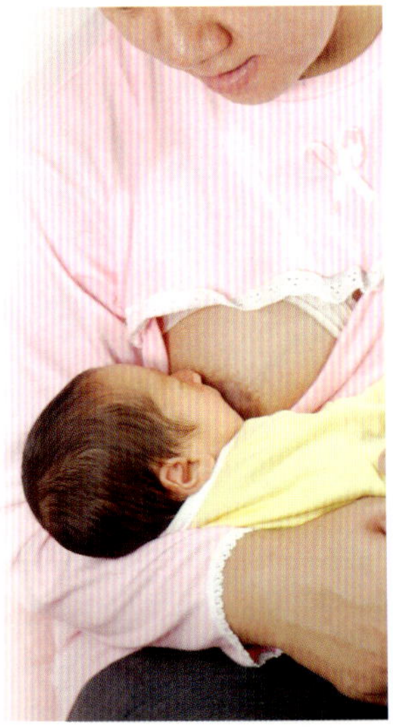

• 珍贵的初乳

初乳一般指产后两天内所分泌的乳汁，初乳呈黄色，略稀薄，量也少，但抗感染的免疫球蛋白含量很高，对多种细菌、病毒具有抵抗作用。所以，现在提倡产后24小时内就让宝宝早吸吮，以便能得到珍贵的初乳。

早吸吮是指宝宝刚一出生立即抱在妈妈怀里吸吮
早吸吮，有助于母乳喂养的成功。
早吸吮，进行早期母子皮肤接触，有利于新生儿智力发展。
早吸吮，早哺乳，可防止新生儿低血糖，降低脑缺氧发生率。
早吸吮，可刺激子宫，加快子宫收缩，防止产后出血。

• 正确的喂养方法

给宝宝喂奶，可采取搂抱、斜抱、夹抱三种姿势。让宝宝先吸一侧乳房，吸空后再换另一侧。

混合喂养

虽然母乳是最好的营养品，可有的时候宝宝却不能吃母乳，这种情况下科学的喂配方奶，一样可以让您的宝宝健康成长。

• 混合喂养率正在增加

现代妈妈大多是上班族，生活节奏快，精神压力大，工作任务重，生育年龄偏大，乳量偏少，难以满足宝宝的需求，混合喂养成了更多妈妈的选择。

• 混合喂养难题

难题一：混合喂养容易造成新生儿消化功能紊乱。

难题二：混合喂养不容易掌握乳量，母乳到底缺多少？每次配奶配多少？都难以掌握。

• 混合喂养的最佳方法

方法一：混合喂养要充分利用有限的母乳，尽量多喂母乳。母乳是越吸越多。如果妈妈认为母乳不足或是其他因素不能哺乳，而减少喂母乳的次数，会使母乳越来越少。母乳喂养次数要均匀分开，不要很长时间都不喂母乳。

方法二：夜间妈妈比较累，尤其是后半夜，起床给宝宝冲奶粉很麻烦，最好用母乳喂养。夜间妈妈休息，乳汁分泌量相对增多，孩子需要量又相对减少，母乳可能会满足孩子的需要。但如果母乳量太少，孩子吃不饱，就会缩短吃奶间隔，影响母子休息，这时就要以配方奶为主了。

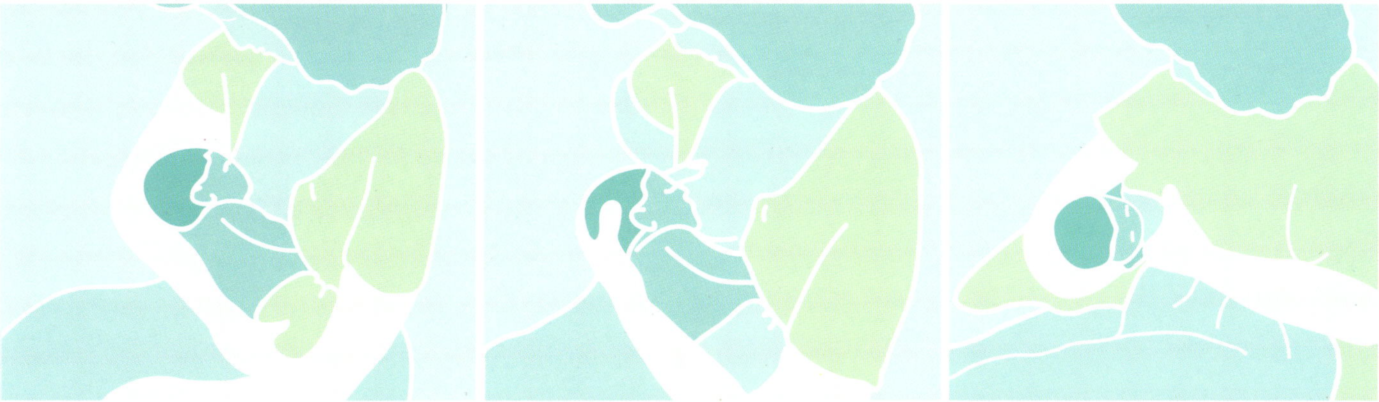

1. 搂抱：轻松且常用的姿势。这个姿势可让妈妈看到并控制宝宝的头部。

2. 斜抱：在搂抱的基础上，在宝宝头下方垫上东西，有助于宝宝含住乳头。这个姿势适合于早产儿、吮吸能力弱和含乳头有困难的小宝宝。

3. 夹抱：将宝宝夹抱在腋下，大腿部位略抬高，以承托宝宝的身体，然后将乳头放入宝宝口中。这个姿势尤其适用于乳房较大和乳头内陷的妈妈。

注意：宝宝的嘴唇包住乳头和乳晕，其鼻子和面颊接触乳房。宝宝的嘴唇在外面（或外翻），不是向内收回。

人工喂养

不得不进行人工喂养时，调配奶粉的浓度是很重要的问题。

刚出生的宝宝，消化功能弱，不能消化浓度较高的奶粉，应该先给浓度低一些的。也就是不能喂全奶，应该先喂1/3奶。3天后喂1/2奶，一周后才能喂全奶。

全奶的配制方法：一平均勺奶粉加4勺的水（同样大小的勺），奶粉恰好溶解成全奶。

1/2奶的配制方法：一平均勺奶粉加8勺水。

1/3奶的配制方法：一平均勺奶粉加12勺水。

要即配即喝，不宜储存。

• 选购配方奶

适合的就是好的

只有适合宝宝的奶粉才是好奶粉。奶粉的价格再高，包装再精美，都比不上宝宝吃得健康好。适合宝宝的奶粉，首先是食后无便秘、无腹泻，体重和身高等指标正常增长，宝宝睡得香，食欲也正常。再就是宝宝无口气，眼屎少，无皮疹。

越接近母乳成分的越好

目前市场上配方奶粉大都接近于母乳成分，只是在个别成分和数量上有所不同。母乳中的蛋白质有27%是α-乳清蛋白，它有助于婴儿睡眠，促进大脑发育。所以要首选α-乳清蛋白含量较接近母乳的配方奶粉。

按宝宝的健康需要选择

早产儿消化系统的发育较差，可选早产儿奶粉，待体重发育至正常（大于2500克）才可更换成婴儿配方奶粉；对缺乏乳糖酶、患有慢性腹泻、有哮喘和皮肤疾病的宝宝，可选择脱敏奶粉，又称为黄豆配方奶粉；急性或长期慢性腹泻、短肠症的宝宝，可用水解蛋白配方奶粉；缺铁的宝宝，可补充高铁奶粉。

喂养中的几个问题

宝宝如何传递饱、饿信息？

宝宝饿了	宝宝饱了
饥饿性哭闹	漫不经心地吃奶
用小嘴找奶头	吸吮力减弱
找到奶头急不可待、满意地吸吮	听到声音放下奶头，寻找声源
吃得非常认真，很难被打扰	用舌头抵出奶头，给也不吃

提示：新生儿睡眠时间较长，如果一次睡眠时间超过了四五个小时，一定要叫醒宝宝吃奶。如果宝宝睡眠时间很短，也不必一醒就喂。

• 喂奶的间隔

新生儿胃容量很小，能量储存能力也比较弱，需要不断补充营养。新生儿吃奶次数较多，夜间也不会休息。因此喂奶的间隔，白天和晚上差不多是一样的，随着日龄的增大，宝宝夜间吃奶的次数就会逐渐减少，慢慢的养成白天吃奶，晚上不吃奶的习惯。

• 夜间喂奶应避免的危险

妈妈在夜间给宝宝喂奶时最重要的是考虑到宝宝的安全：

1. 夜间光线暗，不易发现孩子面色憋紫，也不易发现孩子是否溢奶。

2. 妈妈困倦，母乳喂养容易忽视乳房是否堵住了孩子的鼻子，发生呼吸道堵塞。

• 宝宝打嗝

新生的宝宝打嗝是一种极为常见的现象，是由于小儿神经系统发育不完善而致。当新生儿受轻微刺激，如冷空气吸入、进食太快等，就会发生膈肌突然收缩，从而迅速吸气，声带收紧，声门突然关闭，而发出“嗝”声。

随着婴幼儿的成长，神经系统发育逐渐完善，打嗝现象也会逐渐减少。因此，家长不必为宝宝打嗝而惊恐。每次喂奶之后竖抱起宝宝轻轻拍背部，会减少打嗝的发生率，也可在打嗝时给新生儿喝些温开水。

免疫接种

新生儿出生后24小时内，要接种乙肝疫苗、卡介苗，如果母亲是乙肝病毒携带者，还要在出生后立即注射高效价乙肝免疫球蛋白。

宝宝的问题

臀红

臀红是新生儿护理中最常见的问题。新生儿尿便次数多，臀部长时间受尿液浸泡，便后清洗不及时，尿布透气性能差，这些都会造成并加重臀红。臀红会造成局部皮肤破损，细菌侵入皮下，引起肛周脓肿，排便困难。预防臀红的办法是，大便后及时用清水冲洗臀部；使用透气性能好的尿布；掌握宝宝排便规律，及时更换尿布。一旦发生臀红，每次为宝宝冲洗臀部后，用鞣酸软膏涂抹，不要使用爽身粉。

妈咪经验谈：Cry，Cry，如何停止哭鼻子大赛

宝宝姓名：承承

育儿心得：照顾小婴儿别急躁、别慌乱，他的哭泣一定是有原因的

宝宝哭泣时，妈妈先不要慌，看看他是不是饿了；是不是该给他换尿布了；是不是他感到受冷落了；是不是环境吵闹惊吓到他了。

通常情况，新生的宝宝只要满足他的生理需求和情感需求，大多会停止哭泣，但如果以上几点都排除，小宝宝仍在哭，我这里有两个密招可以一试：

- 把新生儿的两只小手放在他的胸腹部，爸爸妈妈握着宝宝的手，轻轻地摇晃，宝宝会停止哭闹，安静下来。
- 用左手掌腕部托住宝宝颈背部，五指托住宝宝头枕部，右手掌腕部托住宝宝臀与大腿交界部位，五指分开托住臀部，宝宝膝盖以下贴在妈妈上腹部，与宝宝面面相对，轻轻哼唱摇篮曲，宝宝会停止哭闹，安静下来。

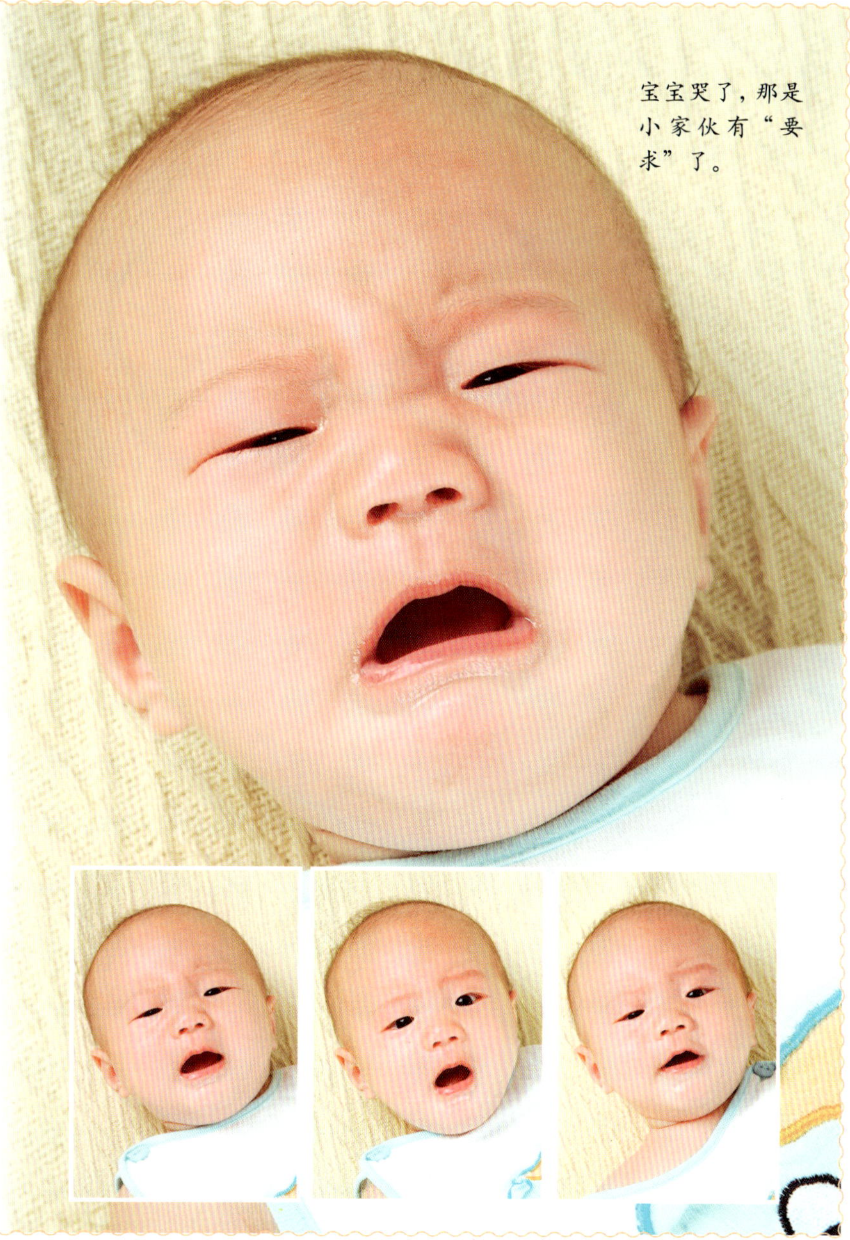

宝宝哭了，那是小家伙有“要求”了。

爱心专题：新生儿的护理

很多新手父母感觉他们的新生宝宝像个小面团，很头疼为小宝宝穿脱衣服、洗澡、换尿布等生活上的照料，其实除了让亲友或月嫂代劳之外，新手爸妈可以尝试着慢慢去做，掌握了动作要领，您会发现并不像相像中那么难，并会从中感受到很多做父母的骄傲和释放母爱的满足。

宝宝的基础护理

口腔护理

喝完奶后，您最好让新生宝宝喝口水，以冲净口中残留的奶液，不宜擦拭。

鼻腔护理

新生儿鼻内分泌物会堵塞鼻孔影响呼吸，可用棉签或小毛巾蘸水后湿润鼻腔，再轻压鼻根部，然后用棉签将分泌物取出。

呵护宝宝的皮肤

宝宝的皮肤非常娇嫩，毛孔还未发挥功能，容易发生干燥、发炎、瘙痒及长疹子等问题。

干燥：保持室内的温度和湿度适宜。

疹子：新生儿大多会长一些疹子，通常情况下会自行好转，但臀部若生尿布疹，请立刻涂抹一层薄薄的隔离油。

护理宝宝的脐带

在出生的5~7天后，宝宝的脐带将可能脱落，这时候您可以：

1. 每天用脱脂棉和酒精为宝宝脐部清洗、消毒。

2. 不要让尿布的前端盖住脐部，保持脐部透气、干燥。

3. 不要拽拉宝宝的脐带，成熟后它会自动脱落。

4. 发现宝宝的脐部有黏液渗出或发红，请及时就医。

为宝宝洗澡

勤洗澡可以避免细菌侵入，保证皮肤健康，还能促进全身血液循环，有利于新陈代谢。

宝宝皮肤与水的全面接触，可改善皮肤的触觉能力和对温度、压力的感知能力，增强宝宝的环境适应能力。

• 物品的准备

婴儿澡盆。
大浴巾1块，小毛巾2块（一块洗脸、一块洗臀部）。
婴儿专用的洗发液、沐浴露、润肤露、护臀膏、爽身粉，夏季还要准备痱子粉。
水温计1只。
换洗衣服、尿布、75%酒精、消毒棉签。

• 为宝宝脱衣服

将准备好的大浴巾平铺在床上，将宝宝抱至浴巾上，让宝宝的脖子与浴巾的上沿一齐，方便包裹时为宝宝洗头。

将宝宝上半身托起约成30°角，快速将身上的衣服脱掉，左手慢慢将宝宝放平，用浴巾裹紧宝宝。

• 为宝宝洗脸、洗头发

将一个专用洗脸的小毛巾蘸湿，用其两个小角分别清洗宝宝的眼睛，从眼角内侧向外轻轻擦拭；用小毛巾的一面清洗鼻子及口周、脸部；小毛巾的另外两角分别清洗两个耳朵、耳廓及耳后。

把宝宝的头抱在您一只手上，并用拇指、中指从耳后向前压住耳廓盖住双耳孔，防止洗澡水流入耳内。把他的背部靠在您的前臂上，腿藏在您的肘部。用另一只手轻轻地将水捧淋到他头上。

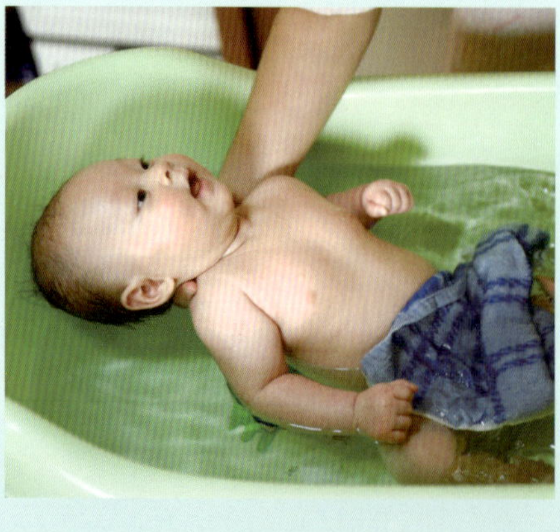

• 把宝宝放入澡盆

在您的膝上解开他的浴巾，然后把他放入澡盆：您的一只前臂扶住他的头颈部，同时用手紧紧抓住他外侧的肩膀与上臂；把您的另一手放在他的臀部下面及大腿处。

当您用手轻轻往他身上泼水时，一直对他笑，与他说话；如果他看起来很紧张，泼水要慢慢来。轻轻搓一搓他的颈部、腋下、腹股沟及膝盖后的腿窝处。

• 抱出澡盆擦干宝宝

对于新生儿，在水中3~5分钟已足够。您用泼水的手轻轻放到他臀部下面，把他抱出来。他的身体很滑，要抱紧他。把他抱在浴巾上，迅速地包裹好，搂抱他。之后再把他放在操作台上，打开浴巾，擦干所有皮肤皱褶处。将爽身粉撒在您手上，两手搓一搓，轻轻抹在婴儿的皮肤皱褶处，如颈部、腋下、腹股沟等处。

洗澡小贴士

春秋季最好每天洗1次。

夏季因天气炎热，每天可洗2次以上。

寒冷的冬季如室温允许，最好每天洗1次；若无条件2~3天洗1次亦可。每天用温水擦浴。

每次洗澡的时间宜在两次哺乳之间，避免宝宝喂奶前过度饥饿及奶后洗澡发生溢奶。对于睡眠不太好的宝宝可在晚上睡觉前洗，会使宝宝睡眠安稳。

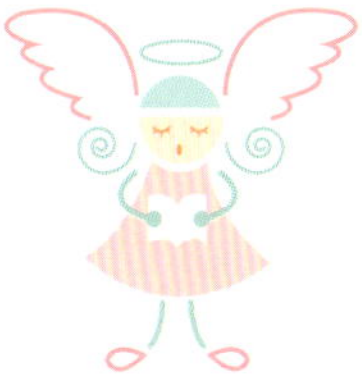

宝宝小档案

姓　　名：

性　　别：

出生日期：

乳　　名：

取名寓意：

宝宝的小手印和小脚印

宝宝出生的第1~2个月

宝宝的生长标准

男

满月时的体重 ______ 千克

（正常范围4.22±0.50 千克）

满月时的身长 ______ 厘米

（正常范围54.4±2.2 厘米）

满月时的头围 ______ 厘米

（正常范围36.8±1.1 厘米）

女

满月时的体重 ______ 千克

（正常范围3.96±0.24 千克）

满月时的身长 ______ 厘米

（正常范围53.8±2.3 厘米）

满月时的头围 ______ 厘米

（正常范围36.1±1.2 厘米）

男

第2个月的体重 ______ 千克

（正常范围5.54±0.70 千克）

第2个月的身长 ______ 厘米

（正常范围57.9±2.2 厘米）

第2个月的头围 ______ 厘米

（正常范围39.2±1.1 厘米）

女

第2个月的体重 ______ 千克

（正常范围5.17±0.49 千克）

第2个月的身长 ______ 厘米

（正常范围57.6±2.2 厘米）

第2个月的头围 ______ 厘米

（正常范围38.1±1.2 厘米）

宝宝的喂养

满月起，婴儿进入一个快速生长的时期，对各种营养的需求也迅速增加。生长发育所需的热量占总热量的25%~30%，每天热量供给约为每千克体重95千卡。只要允许，继续母乳喂养。

一日食谱

主食	母乳或母乳 + 配方奶，每3小时1次。 凌晨：3:00　早晨：6:00　上午：9:00、12:00 下午：15:00、18:00　晚间：21:00、24:00
辅助食物	母乳喂养的宝宝不需添加食物，若人工喂养，可以适量添加温开水、菜水、果水，白天两次喂奶中间加辅助食物，每次30毫升。

每天1次给宝宝适量喂食维生素AD滴剂（含维生素D400IU）。

喂养小贴士

用配方奶粉喂养宝宝时，切忌过浓或过稀。过浓可能引起宝宝腹泻、肠炎；过稀就会造成营养不良。忌食污染变质和开罐后存放时间过长的配方奶粉。配制过程要注意卫生，奶瓶也要及时消毒。

宝宝的护理

宝宝的衣着

宝宝要穿浅色、柔软、纯棉、宽松的衣服，以避免摩擦宝宝的皮肤，便于穿、脱。

给宝宝穿衣服动作要轻柔，注意检查袜子里面有没有易勾住宝宝脚趾的线头。

满月后的宝宝活动增加，不要给他盖得太多，以避免限制四肢的活动。

还要注意控制室内的温度和湿度，此时最适合宝宝的温度为夏季28℃、冬季22℃，适宜的湿度为40%~50%。

怎么抱宝宝

抱新生宝宝两种正确的方法是：手托法和腕抱法。

手托法是用左手托住宝宝的背、颈、头，右手托住他的小屁股和腰。这一方法比较多用于把宝宝从床上抱起和放下。

腕抱法是将宝宝的头放在左臂弯里，肘部护着宝宝的头，左腕和左手护背和腰部，右小臂从宝宝身上伸过护着宝宝的腿部，右手托着宝宝的屁股和腰部。这一方法是比较常用的姿势。

婴儿抚触

皮肤是人体接受外界刺激最主要的感受器官，是神经系统的外在感受器。因此，早期抚触就是在婴儿脑发育的关键期给脑细胞和神经系统以适宜的刺激，这样有助于促进婴儿神经系统发育。

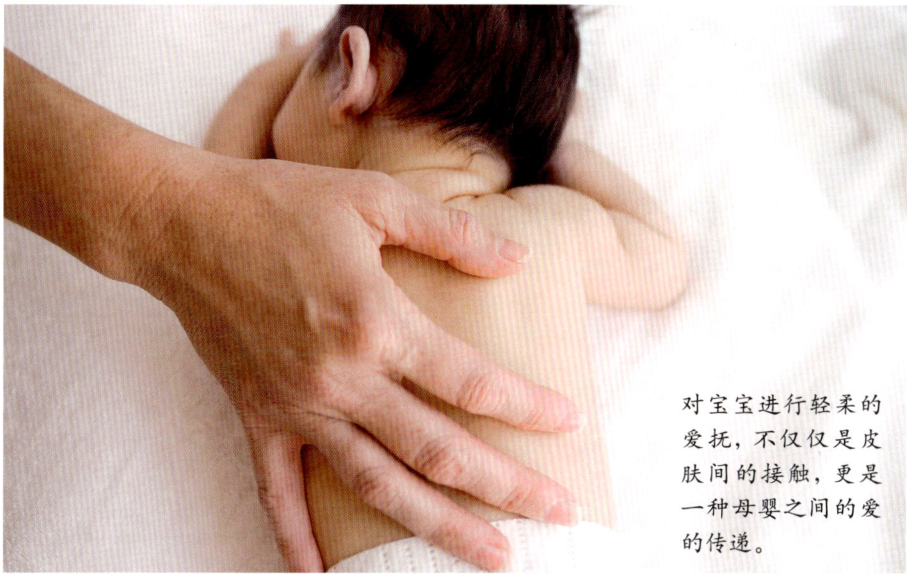

对宝宝进行轻柔的爱抚，不仅仅是皮肤间的接触，更是一种母婴之间的爱的传递。

• 准备

室温保持在22℃ ~26℃。

妈妈应该去掉戴在手上的手表、戒指和手链等，以免抚触时划伤宝宝的皮肤。

准备好干毛巾、给宝宝换洗的衣服和尿布，抚触后及时擦干宝宝的身体，换好衣服和尿布。

抚触前，妈妈应先用热水洗净双手，擦干。在手心倒入一些按摩油摩擦双手，以温暖手心，增加润滑度。

抚触小贴士

在抚触过程中可以放一些旋律优美的音乐，妈妈也可以边抚触边和宝宝说话，用温柔的目光和宝宝交流。在宝宝洗澡后和穿衣服过程中都可以为宝宝做抚触，抚触时间可以从每次 2~3 分钟逐渐延长至 10 分钟左右。

• 抚触从头开始

先从宝宝头面部开始，从宝宝额前中央向两侧推，然后两拇指从下颌部中央向两侧滑动，让宝宝的唇形成微笑状。在宝宝出牙期间，抚触口腔周围能使宝宝感到很舒服。

妈妈两手从宝宝前额发际抚向脑后，最后两中指分别停在脑后，就像在给宝宝洗头一样。几次之后，宝宝就会感到很舒服而配合，并会期待妈妈为他做抚触。

• 胸、腹部抚触

妈妈用双手从宝宝的胸部外下方向对侧上方交叉推进，在胸部划个大的交叉。

妈妈用手以宝宝的肚脐为中心，顺时针做腹部按摩。双手交替进行。

• 四肢按摩

小胳膊和小腿从上到下呈螺旋式按摩，妈妈用拇指从手心（脚心）向手指（脚趾）推进。

• 背部抚触

背部按摩可以放在最后做，让宝宝采取俯卧姿势，以脊柱为中分线，妈妈的双手与宝宝脊柱成直角，向相反方向移动，由背部上方到臀部，再到肩膀，重复多次。

宝宝的大小便

大小便是天生的非条件生理反射，新生儿排尿次数多无规律性。随着宝宝的一天天长大，大小便次数减少，量增加。在满月前后即可把大小便，这样可使宝宝的胃肠活动具有规律性，膀胱储存功能及括约肌收缩功能明显增强。

在母乳充足的情况下，宝宝每天的小便应在 6 次以上。正常新生儿在出生后2~3 天内，排泄墨绿色大便，即胎便，3~4 天以后就应逐渐变为正常新生儿的黄色便。

纯母乳喂养的宝宝大便是金黄色、稀糊糊的软便，每天5~6次。配方奶喂养的宝宝大便呈浅黄色，每天 1~2 次。如果宝宝出现异常大便，如水样便、蛋花样便、脓血便、柏油便等，则表示宝宝生病了，应及时治疗。

如果宝宝小便颜色发黄，要留心宝宝是否平时喝水少或上火。

宝宝的问题

溢乳

宝宝溢乳即“吐奶”，是新生儿常见的现象。新生的宝宝可能是仅在嘴角流出一点奶液，随着年龄增长，溢出的奶量可能增加。所以，每次喂奶后都要竖立着给宝宝拍嗝，让宝宝把吸入的空气排出来。由于宝宝颈部支撑力不足，拍嗝时要让宝宝的头靠在自己肩上。持续竖立抱10~15分钟，喂奶后不要立即给宝宝换尿布，都会减少宝宝吐奶的发生。

腹泻

腹泻是宝宝常见的疾病。宝宝消化功能不成熟，发育又快，所需的热量和营养物质多，一旦喂养不当，就容易发生腹泻。

腹泻的原因

- 进食量过多或次数过多，加重了胃肠道的负担。
- 添加辅食过急或食物品种过多，使食物不能完全被消化。
- 喂养不定时，胃肠道不能形成定时分泌消化液的条件反射，致使宝宝消化功能降低。
- 由于食物或用具污染，使宝宝吃进带病原体的食物，引起胃肠道感染，宝宝患消化道以外的病（如感冒、肺炎等），也可能因消化功能紊乱而导致腹泻。
- 环境温度过低和过高时，宝宝也可能出现腹泻。

您可以做到的

- 不要禁食：吃母乳的宝宝要继续哺喂，吃奶粉的宝宝每次奶量可以减少1/3，奶中稍多加些水。
- 尽早发现脱水：当宝宝腹泻严重，伴有呕吐、发烧、口渴、口唇发干、尿少或无尿、眼窝下陷，宝宝在短期内“消瘦”，皮肤“发蔫”，哭而无泪，这说明已经引起脱水了，应及时将宝宝送到医院去治疗。
- 不要滥用抗生素：许多轻型腹泻不用抗生素等消炎药治疗就可以自愈，有些腹泻服用抗生素是没有效果的，所以必须在医生指导下治疗。

喂奶时尽可能让宝宝头朝上，这种姿势可以避免宝宝吐奶。

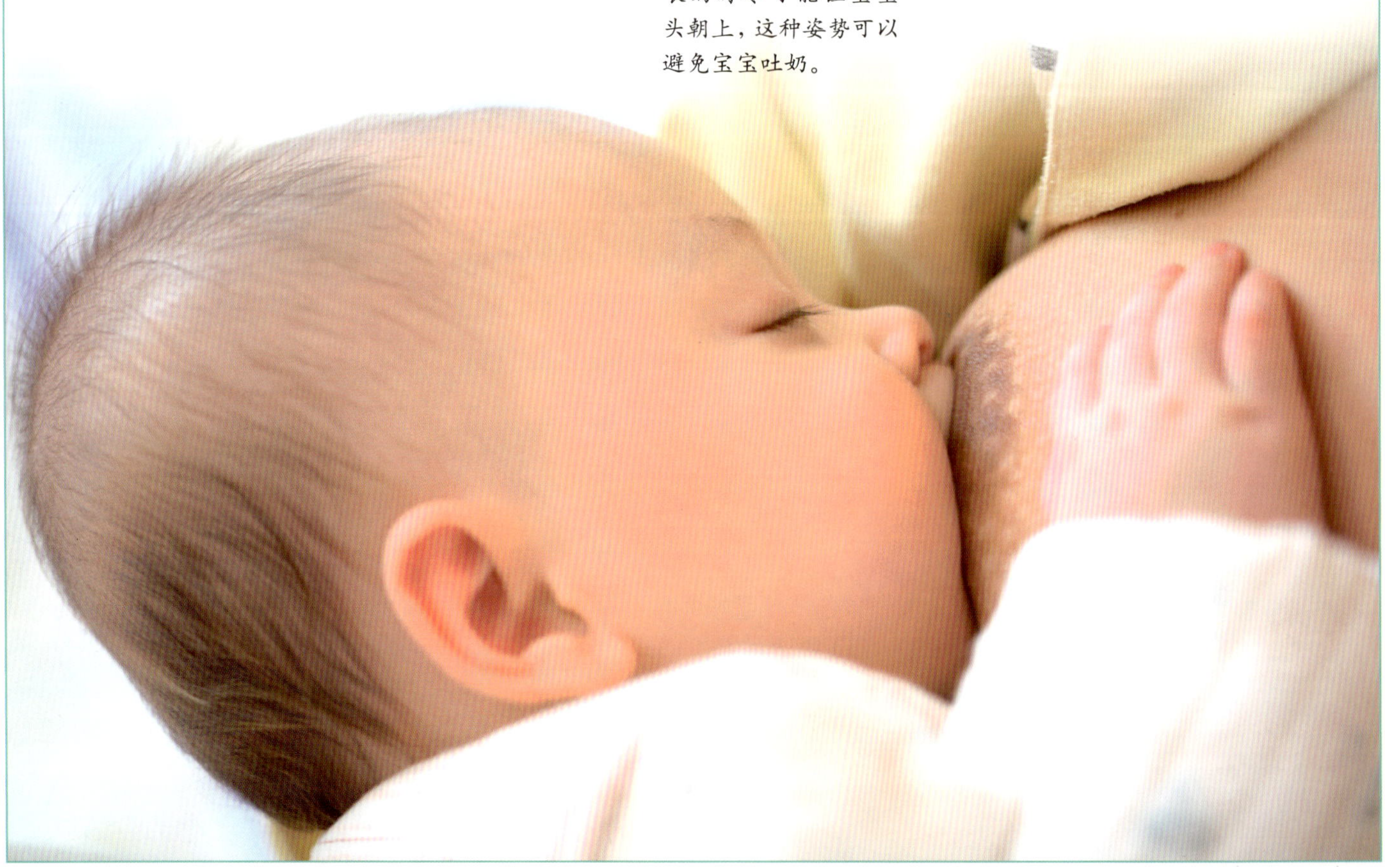

宝宝的免疫接种

服食小儿脊髓灰质炎糖丸

为了预防脊髓灰质炎（俗称小儿麻痹症），在小婴儿2两个月时要服脊髓灰质炎糖丸疫苗第1丸，满3个月时服第2丸，满4个月时服第3丸。待小儿1岁6个月和4岁时各加强一次，即完成了全程免疫。

服用时禁用热水送服，以免疫苗失去活性；服糖丸后2小时内不能吃热食，喝热水；服糖丸前2小时和后4小时最好暂停母乳，可以选择配方奶代替。

宝宝服糖丸后的反应很轻，只有很少数宝宝出现发热、呕吐、皮疹等轻微反应。个别小婴儿服后1~2天内可能出现腹泻，一般每日不超过5次，均不需要特殊处理。

Q 产后42天检查重要吗？

A 产后检查包括很多项目，除了检验血常规、尿常规和全身体检外，还要进行全面的妇科、产科检查。

剖宫产的妈妈更要注意，一旦缝合口愈合不好，就会出现感染。另外，如果新妈妈出现产后合并症，如患有肝病、心脏病、肾炎等，应该到内科检查；怀孕期间已有妊娠高血压综合征的妈妈，还需要检查血和尿是否异常、血压是否仍在继续升高，防止转为慢性高血压。

顺产的妈妈尤其容易忽视产后检查。实际上，产后彻底检查不但能及时发现产妇的多种疾病，还能避免对宝宝的健康造成不良影响，尤其对妊娠期间有并发症的新妈妈。

妈咪经验谈：挑尿布、选衣服有绝招

宝宝姓名：雪儿

育儿心得：贵的≠好的，适合宝宝最重要

宝宝的皮肤稚嫩易受伤，所以我在给他选衣服尿布时非常小心，当然不是越贵越好，而是要让宝宝穿着舒适，不发生皮肤问题。

尿布的选择

- 尿布的选择甚至比衣服的选择要重要。
- 我会选用柔软、吸水性强、耐洗的棉织品，旧布更好。
- 尿布不宜太厚或过长，以免长时间夹在腿间造成下肢变形。如果尿布太长，尿湿时易污染脐部。
- 尿布必须及时清洗，用开水烫，在阳光下晒干备用。有条件的可选用一次性尿布、尿垫等。夜里或带宝贝外出的时候使用纸尿裤，白天居家有人照顾时可以使用布尿布。

选择衣物

- 衣物以选用质地柔软、吸湿、透气性好、浅色的棉织品为宜，也可用旧的棉布衫改做。但不能用毛、化纤织物等对皮肤有刺激的布料做内衣。
- 宝宝的衣服要宽松，既易于穿脱，也有利于宝宝的活动。衣服上不要使用扣子、拉链，以防擦伤或脱落时误入口中发生意外，可用带子系扣。

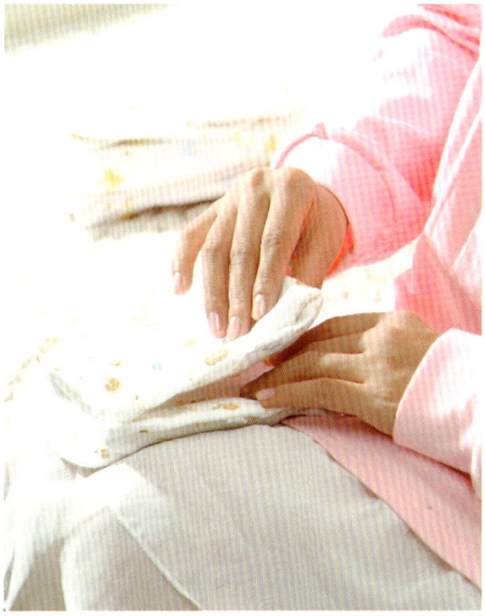

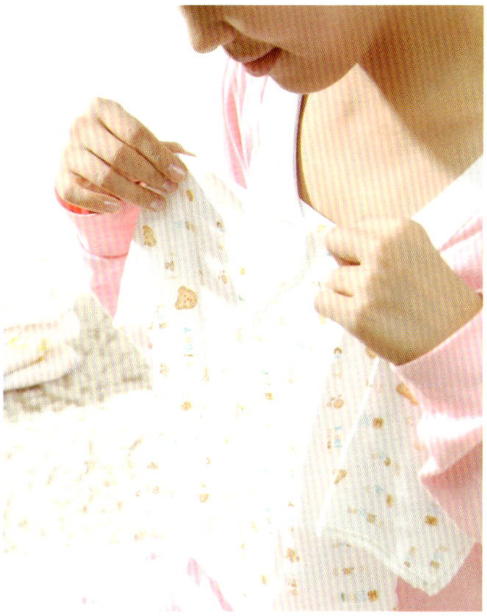

宝宝的衣服要选择浅色、宽松、柔软透气的纯棉织品。

宝宝出生的第2~3个月

宝宝的生长标准

男

第3个月时的体重 ______ 千克

（正常范围6.65±0.70千克）

第3个月时的身长 ______ 厘米

（正常范围61.6±2.2 厘米）

第3个月时的头围 ______ 厘米

（正常范围41.2±1.1 厘米）

女

第3个月时的体重 ______ 千克

（正常范围6.12±0.50千克）

第3个月时的身长 ______ 厘米

（正常范围59.9±2.0 厘米）

第3个月时的头围 ______ 厘米

（正常范围39.4±1.2 厘米）

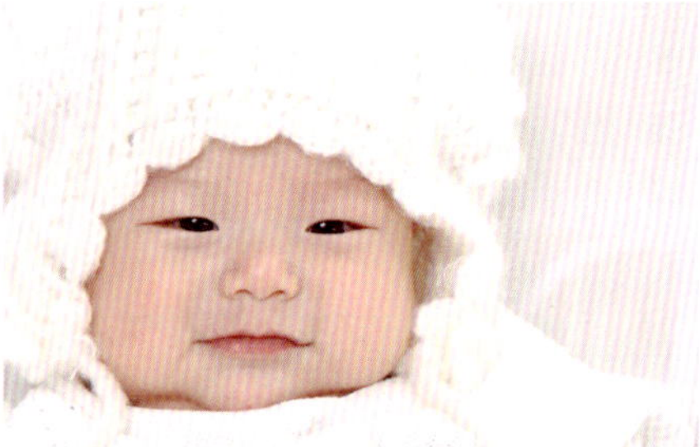

Q 能在宝宝的菜水中加点盐？

A 3个月以内的宝宝吃咸食会增加肾脏负担。这个时期的“盐”主要来自母乳和牛奶中的电解质，因此宝宝吃的菜水中不应该放盐。

宝宝的喂养

这个阶段提倡继续母乳喂养。如果母乳确实不能满足宝宝的需要，不足的部分可进行混合喂养；如果根本没有母乳或无法进行母乳喂养，可以实行人工喂养。从母乳改换到配方奶后，应当密切观察宝宝的生长、食欲和大小便等情况。

一日食谱

主食	母乳或母乳＋配方奶，每3小时1次。 夜间减少1次，每次喂量根据小儿需要，尽量喂母乳，不够穿插喂几次配方奶。 上午：6:00、9:00、12:00　下午：15:00、18:00 晚间：21:00、24:00
辅助食物	人工喂养可加温开水、菜水、果水、米汤等，上午和下午2次喂奶中间各加用1次辅助食物，每次50毫升。

每天1次继续给宝宝喂食维生素AD滴剂（含维生素D400IU）。

补充钙剂和维生素D

婴幼儿时期是人体生长发育最迅速的时期，尤其是骨骼增长很快，补充钙剂和维生素D预防佝偻病的发生就尤为重要。

纯母乳喂养的婴儿在3个月前是不需要补充钙剂的，母乳中所含的钙完全可以满足4个月内宝宝的需要。但是，母乳中含维生素D量极少，所以出生后2周开始补充维生素D（鱼肝油），尤其是寒冷季节或晒不着太阳的地区出生的宝宝更应注意。

哺乳妈妈要多吃些含钙多的食物，如海带、虾皮、豆制品、芝麻酱等。牛奶中钙的含量也是很高的，可以每天坚持喝500克牛奶，多晒太阳以利于钙的吸收。

人工喂养的宝宝，应在出生后2周开始补充维生素D和钙剂。

补钙小贴士

不跟牛奶一起用。补充钙剂时不应加入牛奶中服用，因为钙在牛奶中易形成不吸收的钙盐沉淀。

与适量维生素D一起用。钙剂的补充必须有维生素D的参与，才易吸收。半岁以内宝宝维生素D的补充每日不能超过800国际单位，否则长期过量补充会发生中毒反应。

在医生的指导下服用。父母不要自行加维生素D的用量，特别是当宝宝出现佝偻病时，需要根据病的轻重程度决定维生素D的治疗用量和服用方法。

增加日光浴促进钙的吸收。

宝宝的护理

“蜡烛包”VS 婴儿睡袋

打“蜡烛包”是过去老人包裹婴儿的一种方法，通常将宝宝的的四肢捆直绑紧，认为这样有利于保暖和看护，还能防止罗圈腿。其实，这种方法是不科学的，它大大妨碍了宝宝的活动，尤其是手足的活动，不利于宝宝的发展。

一方面，“蜡烛包”的保暖作用不及穿衣服；另一方面，罗圈腿是佝偻病的一种表现，与缺乏维生素 D 有关，扎“蜡烛包”不但不能预防发生罗圈腿，还影响了宝宝肺部的通气量。

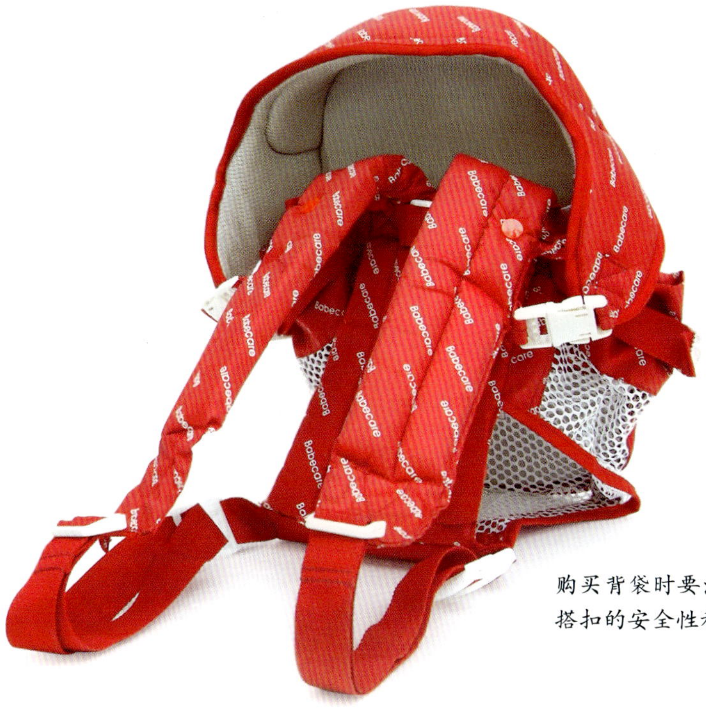

购买背袋时要注意内衬材料和搭扣的安全性和环保性。

宝宝生殖系统的护理

给男婴洗臀部时，首先要清洗包皮处，轻轻把包皮向上翻起，暴露龟头，用清水冲一冲，把积存在包皮内的尿酸盐结晶清理干净。男婴常有鞘膜积液，通常 1 岁前会自行吸收。

女婴因尿道与阴道紧密相邻，又都是开放的，如果不注意卫生，容易患尿道口炎和阴道炎。清洗时一定要用流动的水，从上向下冲洗，这是预防尿道和阴道炎的关键。给女婴擦肛门时，一定要从前向后擦，不能从后向前擦，否则容易使肛门口的大肠杆菌污染尿道和阴道口而引起发炎。

方便的背袋

有时，妈妈需要做家务或外出的同时照顾好自己的宝宝，此时婴儿背袋就可以派上大用场，而且让宝宝紧紧贴着妈妈，感受着妈妈的体温，他会感到安心自在。

• 选购要点

婴儿背袋一般包括前抱式（面向妈妈和背向妈妈）、横抱式和使用头部保护带式等多种功能，可以根据婴儿的大小、体重来选择。

购买背袋时还要注意内衬材料和搭扣的安全性和环保性。最好带着宝宝去试一试，再决定购买。

大部分背袋的肩带可调节长短，还有背袋底部有缝制拉链，可依宝宝体型大小作调整。

夏季使用的背袋要选择底部设计成网状布，通风性良好，配备了置物口袋的。

给 6 个月以内宝宝使用，最好选择有枕头和婴儿颈部保护带的产品，可以保护新生宝宝颈部，睡着时不会倾斜而伤及颈部。

• 使用要点

婴儿背袋除了要让妈妈使用方便外，同时也要让宝宝感觉舒适。对于 2 个月以内的宝宝，由于颈部肌肉尚未发育成熟，暂勿使用坐姿背袋，可以横抱。6 个月以上的宝宝对外界的好奇心和探索精神都大大增强，所以应该让他面朝外坐在背袋里，使宝宝的视野变得开阔。如果宝宝体重较大，要注意背袋的承重能力。

宝宝也可以游泳

“宝宝游泳”是12个月内宝宝在特定的水质、水温和宝宝专用游泳圈保护下，由经过专门培训的人员操作和看护，进行的自主活动和水中抚触（游泳操）。

在家里也可以给宝宝进行游泳训练。可以用有一定深度（大于60厘米）的浴缸、浴桶作为泳池，让宝宝练习游泳。要提醒您，宝宝在成人浴缸中游泳时，一定要注意安全，成人浴缸缸壁过滑，型号过大，容易出现溺水的险情。

在家里游泳时室温在28℃左右，水温在38℃左右，特别是3个月以内的宝宝。如果室温、水温达不到要求，会让宝宝受凉。

游泳练习每天1次，每次一般15分钟左右，以宝宝在水中游得快乐而又不疲劳为原则。

在宝宝游泳的整个过程中，周边的环境会对宝宝的大脑形成一个完整的刺激，可以在宝宝游泳的环境里，装饰色彩鲜艳的橡皮玩具，放些儿歌让宝宝身心得到放松。

科学提示：游泳的新生儿必须是正常足月的宝宝，出生后其健康综合评分不得少于8分，否则不宜游泳。出生后至少6个小时，最好是一天后，在医生指导下开始游泳。

宝宝游泳到底有哪些好处呢？

- 促进宝宝全身血液循环。
- 增加宝宝肺活量，促进其胸廓发育。
- 刺激宝宝大脑神经发育。
- 加强宝宝骨骼系统的灵活性与柔韧性。
- 促进宝宝良好睡眠。
- 提高宝宝肌体免疫力和抗寒能力。
- 有助于宝宝形成健康快乐的情绪。
- 新生儿游泳还可以使胎便早排出，生理性黄疸提前消退。

宝宝的问题

便秘

这个时期一般2~3天排1次大便都是正常的，超过3天就有便秘的可能。原因有几种，可能是钙粉或者配方奶粉造成的，也可能是奶量过少。

可以适当给宝宝喂白水或者菜水；寻找适合宝宝的配方奶，有些奶粉会造成宝宝便秘。建议购买品牌、来源好的奶粉。

奶癣

80%的宝宝都会有奶癣。不用担心，一般奶癣在4个月左右会消退，晚的1岁左右会退。需要注意的是任何奶癣药膏都有激素的成分，除非奶癣严重到影响宝宝睡眠才适当使用。如果严重到全身都是，建议就医。

红屁股

这个时期建议每天不要过多地擦洗宝宝的屁股，这样会擦掉本来的油脂，造成宝宝红屁股、烂屁股。可以使用含有润肤成分的湿纸巾擦拭。水洗时不要用任何洗洁用品，洗完后赶紧用布吸干。

皮肤糜烂

宝宝皮肤细嫩，颈部、腋下，还有大腿根部、腋窝等皮肤皱褶处湿热通风差，相贴的皮肤表面相互摩擦，造成局部出现充血性红斑，以后表皮糜烂，甚至出现渗液或化脓，有臭味，但糜烂面往往不再扩大至暴露外的皮肤。宝宝常因此哭闹不安，吃奶不香。

清洁护理

注意宝宝皮肤皱褶处的清洁护理。每天洗澡时，将皮肤褶缝扒开，清洗干净，特别是对肥胖、皮肤褶缝深的宝宝，更应注意护理，清洗后用柔软的干毛巾将水分吸干。只要保持通风、干燥，很快会痊愈。

爽身粉

- 在清洁皮肤后，可以扑些婴儿专用的爽身粉。注意爽身粉不宜扑得过多，否则易遇湿结块，更刺激皮肤，而且扑粉过多易使宝宝吸收过多，有损健康。

找医生

- 一旦情况比较严重，尽快找医生处理。

宝宝的免疫接种

在宝宝满3个月时，要接种两种疫苗：

1. 服用脊髓灰质炎糖丸第二丸，方法和注意事项与服用第一丸时相同。

2. 注射百白破疫苗第一针。

百白破疫苗又称三联疫苗，可以预防白喉、百日咳、破伤风3种病。宝宝在满3个月时，应注射第一针，满4个月时注射第二针，满5个月时注射第三针，此三针为基础免疫。待1岁6个月至2岁之间再加强一次，等宝宝上小学后只需注射白破二联疫苗了。

接种反应：宝宝注射疫苗后，可能会出现低热。一般在注射后数小时开始发热，多在48小时内恢复正常。发热期间可有倦怠、烦躁不安等表现，给宝宝多喝水，让其多休息即可，无需特殊处理。但如果高热或发热时间太长，则要去医院检查是否患有其他疾病。

接种24小时后注射局部可能会出现红肿、疼痛、发痒，几天后会自动消退，无需特殊处理。

注意

接种疫苗后24小时内不要给宝宝洗澡。

妈咪经验谈：出门晒太阳

宝宝姓名：彤彤

育儿心得：阳光下的活力宝贝

现在大部分育儿书上都建议让宝宝多晒太阳，除了能补充钙外，还有很多其他的好处呢。

给宝宝带来热量，可以促进血液循环和新陈代谢。

- 杀菌和增强抵抗力。
- 有利于宝宝头发生长。
- 预防佝偻病，帮助夜啼宝宝安睡。
- 多晒太阳，远离流感。

晒太阳除了对宝宝的身体大有好处之外，还可以让宝宝产生积极、稳定的情绪，吃得好，睡得好；满足宝宝手脚想自由活动的欲望，有利于宝宝心理健康的发展。

比如，夏季抱宝宝到室外阴凉处，冬季抱宝宝到室外避风处活动。开始10分钟左右，以后逐渐延长。当宝宝基本适应室内外环境温度差异后，就可以开始晒太阳了。冬季一般在中午11~12点；春、秋季节一般在10~11点；夏季一般在9~10点。晒太阳时间长短应由少到多，随宝宝年龄大小而定，要循序渐进，可由十几分钟逐渐增加至1~2小时为宜。或每次15~30分钟，每天数次。

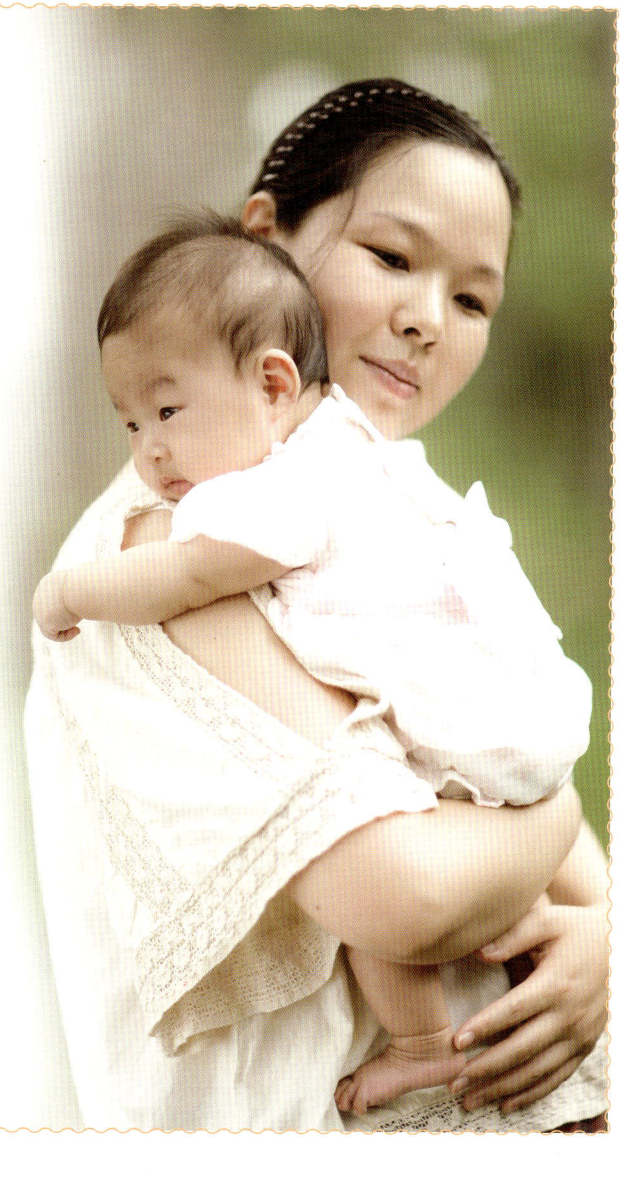

爱心专题：宝宝体操

小婴儿的被动体操

宝宝在出生后 2 个月就可以开始体操锻炼，它能使宝宝各个部分的肌肉和骨骼的动作增强，能加强血液循环及呼吸功能，促进婴儿的体格和智力发育。

准备活动：宝宝仰卧，妈妈两手轻轻从上而下按摩宝宝全身，以亲切和蔼的态度与宝宝说话，并进行目光的交流，如“小宝宝做操了”等，引导他做好准备，调动起情绪，全身肌肉放松。

1 扩胸运动

预备姿势：妈妈双手握宝宝的手腕，大拇指放在宝宝手心，使宝宝握拳，两臂置于宝宝体侧。

动作：将宝宝两臂左右侧平举，拳心向上，手背贴床；将宝宝两臂胸前交叉并轻压胸部；还原成预备姿势。

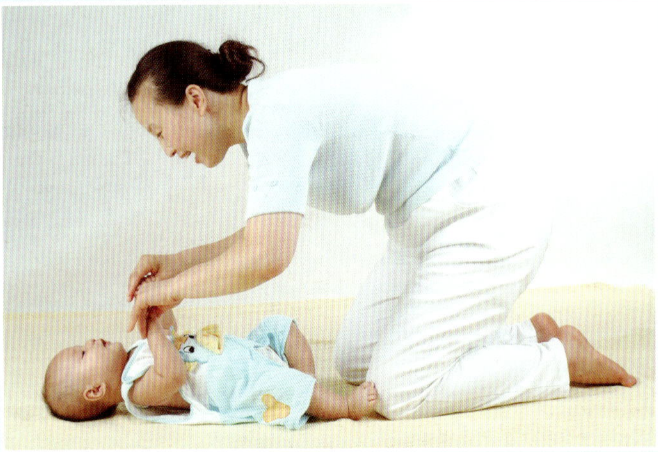

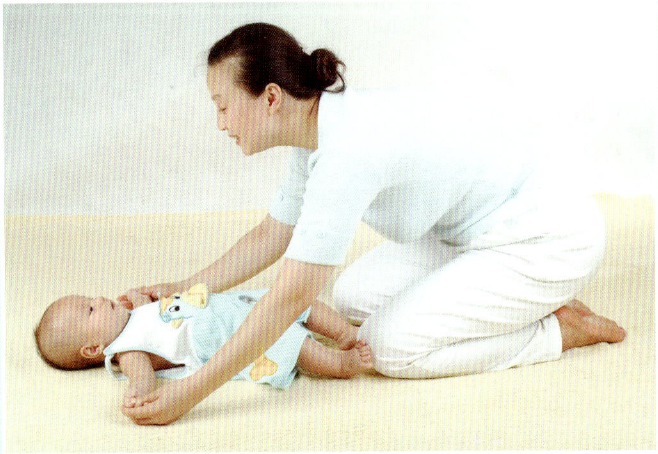

2 伸展运动

预备姿势：同第一节。

动作：拉宝宝两臂胸前平举，拳心相对；轻拉宝宝两臂经胸前斜上举，手背贴床；还原成预备姿势。

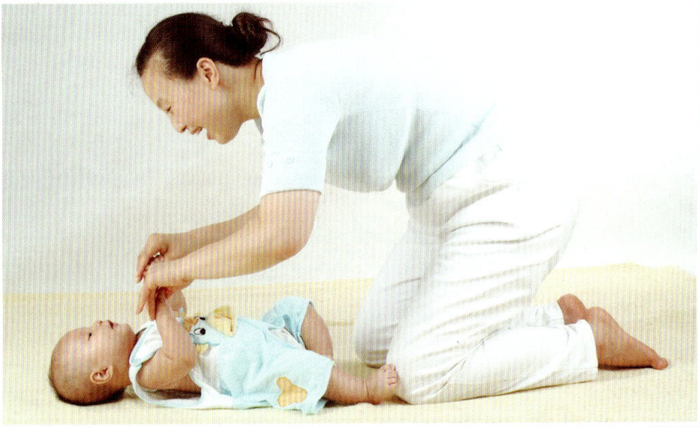

3 屈腿运动

预备姿势：宝宝仰卧，妈妈两手握住宝宝脚腕，使宝宝两腿伸直。

动作：将宝宝两腿同时屈至腹部；还原成预备姿势。

注意事项：宝宝两腿屈至腹部时，可稍用力，使腿对腹部稍有挤压，有助于肠胃蠕动，屈腿和伸腿时都不要用力过大，以免损伤关节和韧带。

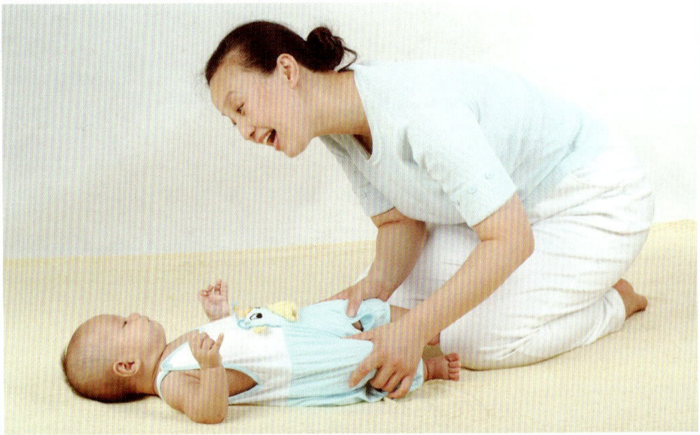

4 举腿运动

预备姿势：宝宝仰卧，两腿自然伸直，妈妈两手轻握宝宝膝部，拇指在下，四指轻压膝部。

动作：将宝宝两腿向前方举起与腹部成直角；还原成预备姿势。

注意事项：两腿上举时，宝宝臀部不要离开床，妈妈手劲要轻柔。

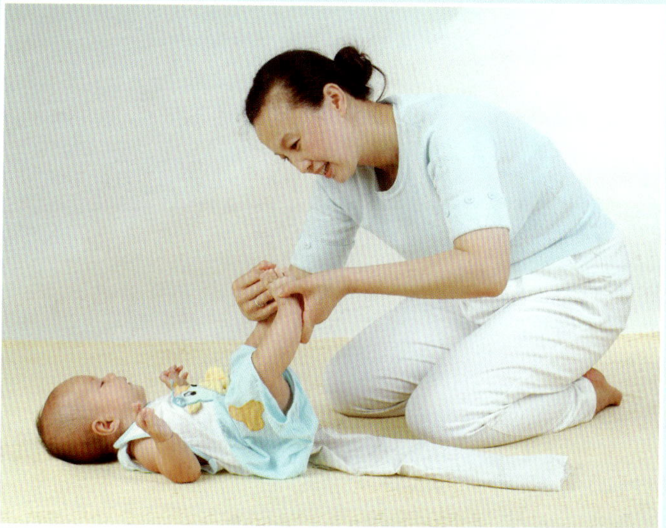

5 整理运动

扶着宝宝的前臂轻轻抖动，再扶宝宝小腿抖动，或让宝宝仰卧在床上自由活动1~2分钟，使肌肉及精神逐渐放松。

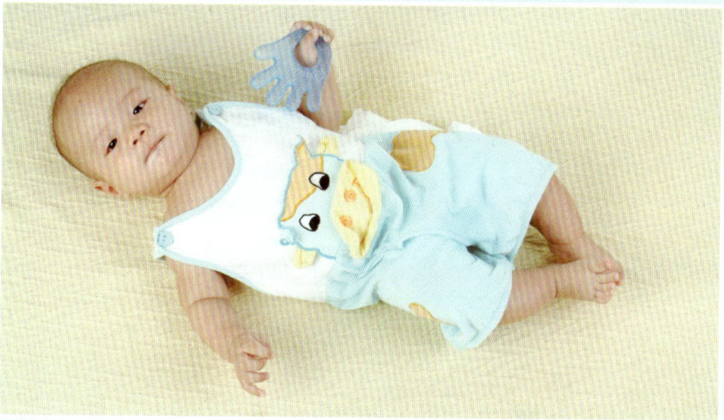

提示：最好在两次喂奶之间，宝宝清醒时，给宝宝做四肢被动体操。将宝宝放在铺好垫子的硬板床上，保持室内空气新鲜，双手轻轻握住宝宝的手或脚，随着音乐节拍做四肢运动，使宝宝感到舒适，愉快。如果宝宝紧张烦躁，可暂缓做操，改为皮肤按摩，使他适应。

宝宝成长寄语

爸爸、妈妈篇

祖父母、外祖父母篇

宝宝出生的第3~4个月

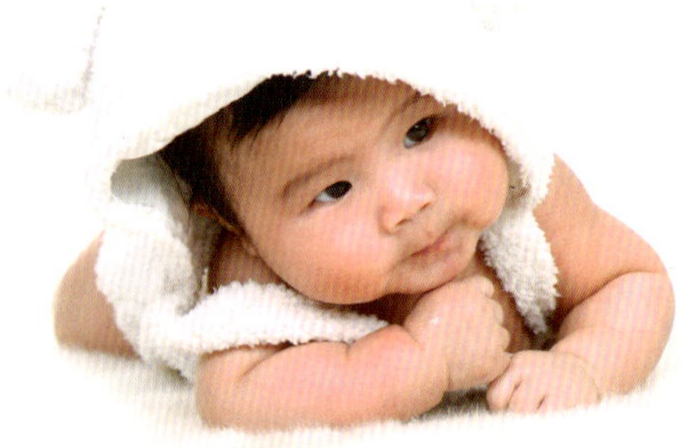

宝宝的生长标准

男

第4个月时的体重 ______ 千克
（正常范围7.43±0.89千克）

第4个月时的身长 ______ 厘米
（正常范围64.6±2.4 厘米）

第四个月时的头围 ______ 厘米
（正常范围42.2±1.0 厘米）

女

第4个月时的体重 ______ 千克
（正常范围6.91±0.64千克）

第4个月时的身长 ______ 厘米
（正常范围62.6±2.0 厘米）

第4个月时的头围 ______ 厘米
（正常范围40.8±1.2 厘米）

宝宝的喂养

此阶段继续提倡母乳喂养，上班的妈妈可以携带消毒奶瓶到单位，定时将乳汁挤出并冷藏储存起来，供第二天白天宝宝享用，晚上仍可亲自哺乳。每天应坚持母乳喂养3次以上，不足部分给宝宝添加配方奶，逐渐添加辅食。

一日食谱

主食	母乳或母乳＋配方奶。每次喂100~180毫升。 上午：6:00、10:00　下午14:00、18:00 晚间：22:00　凌晨：2:00
辅助食物	菜水、果水。

每天1次给宝宝喂食适量维生素AD滴剂，并保证饮用适量白开水或菜水、果水。

辅食添加原则

辅食添加的原则是由稀到稠，由少到多，由细到粗，由一种到多种。根据宝宝的消化情况而定。每加一种新的食品，都要观察宝宝的消化情况，如果出现呕吐、腹泻或便秘，就要立即停止添加这种食物，调整一周后再添加。

辅食添加的内容和顺序

2~3个月	菜水、果水（汁）、米汤。
4~5个月	米粉、蛋黄、菜泥、鱼泥、果泥。
6~8个月	蛋黄、稠粥、烂面、鱼泥、肝泥、肉泥、豆腐、饼干和馒头。
9~12个月	鸡蛋、软饭、饺子、馄饨、豆制品、碎肉碎菜。

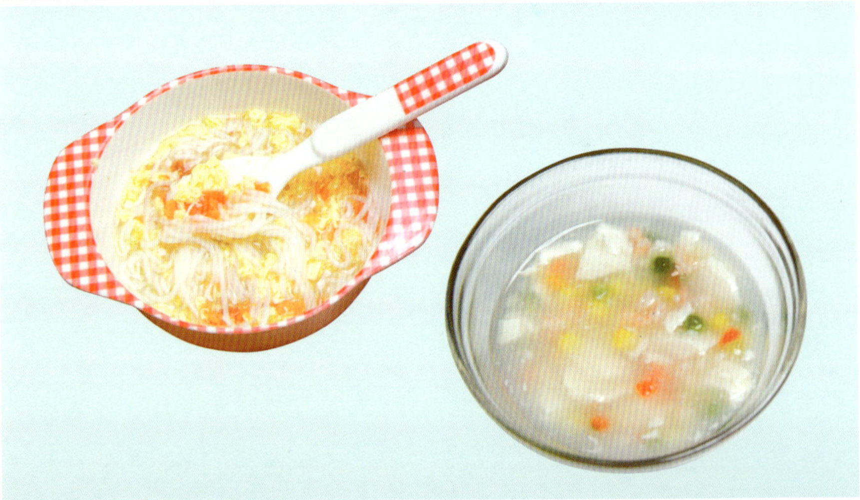

宝宝的护理

宝宝的护肤用品

为了呵护宝宝幼嫩的肌肤，您还应该给宝宝准备一些护肤用品。比如润肤霜、护臀霜、爽身粉、爽身乳液、沐浴用品以及治疗湿疹的祛疹膏等产品。

购买护肤品的注意事项

• 质量要好

要购买主要由牛奶蛋白、天然植物油或植物提取液制成的护肤品，温和滋润，能有效保护宝宝肌肤，还有预防湿疹、尿布疹、痱子和蚊虫叮咬的作用的产品。

• 需要时再买

宝宝沐浴用品要现用现买，买时注意使用期限。如果不是非常需要，不要购买促销或套装产品，以免造成浪费。

使用护肤品的注意事项

• 3个月以内的宝宝

可以不用洗浴清洁用品，而只用清水洗澡。洗头发时也不用洗发水。

• 周岁以内的宝宝

可以不用面部润肤用品，最好选择没有香味的护肤用品。夏季注意选择外出的时间（早晨10点以前，下午4点以后到户外活动），并注意遮阳，最好不用防晒露。

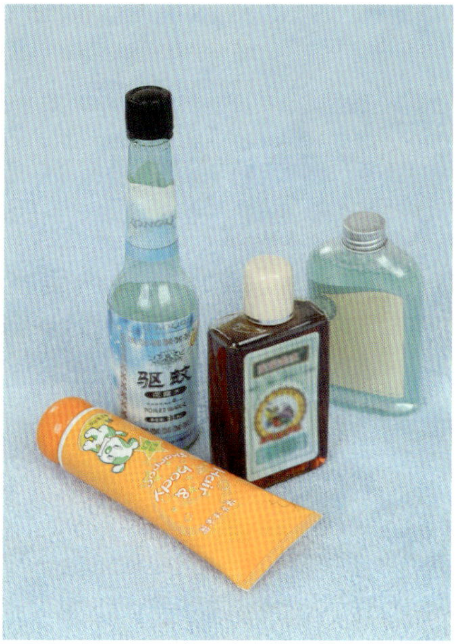

• 防蚊水

夏季外出前涂防蚊水，如果是南方蚊虫较多的地方，宝宝睡觉时，最好使用蚊帐。

• 按摩油

如果经常给宝宝做按摩或抚触，那么按摩油就很必要了。按摩油要选择天然纯正的植物油，植物油分子小，利于皮肤快速吸收，不易堵塞毛孔；还要选择物理性压榨萃取的，比高温萃取的保留有更多的养分。

• 如果过敏

如果发现宝宝使用上述产品后有过敏反应，应马上停止使用，严重的应马上就诊。

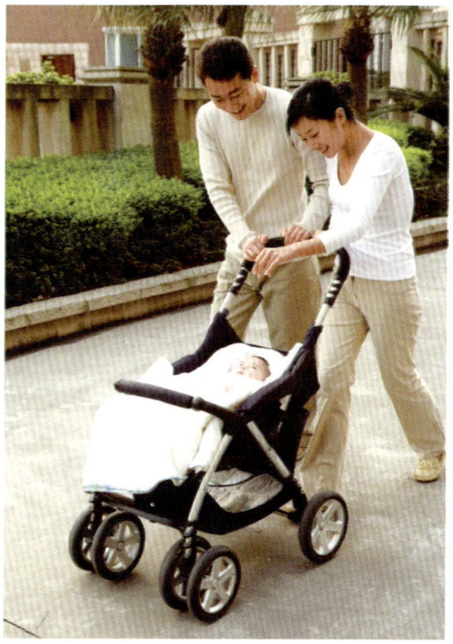

有益的户外活动

户外活动可以让宝宝与阳光有亲密接触，呼吸新鲜空气，增强呼吸道的预防能力，还可以让宝宝接触大自然中的景物，刺激宝宝的视觉、听觉、嗅觉能力，锻炼宝宝的体能。

只要天气状况允许，应该积极带宝宝到户外活动，一天至少要保证30分钟的户外活动。

提示

户外活动要注意安全，要远离宠物，因为宠物总是喜欢攻击小宝宝。也不要把宝宝带到马路上，过往的汽车排出的尾气含有较高的铅，宝宝在小推车里，距离地面一米以下，是废气浓度高的地带，宝宝则成了吸尘器。不要只顾和妈妈们交流喂养心得而忽视了儿童车里的宝宝。

宝宝的问题

流口水

刚出生的宝宝，由于中枢神经系统和唾液腺的功能尚未发育成熟，因此唾液很少。至3个月时唾液分泌渐增，而个别宝宝分泌能力较强，会流口水。

至六七个月时，宝宝乳牙萌出，刺激三叉神经也会增加口水分泌，加上小儿口腔容量小，不会吞咽、调节口腔内的口水，于是积储后会自然流出。唾液分泌也受神经支配，宝宝也可能因脑发育尚未完善，对唾液分泌的抑制能力及吞咽功能稍差，致使常流口水。到了2~3岁自然就停止了。

Q 如何为流口水的宝宝选择围嘴？

A 市场上围嘴产品有背心式的，也有罩衫式的，有些颈部可以调节大小，适合宝宝跨月龄使用。

选用纯棉材料，透气、柔软、舒适、吸水性好的围嘴。

低月龄的宝宝更适合使用围嘴，穿脱和换洗都很方便。

系带式的围嘴不要系得太紧。

不要把围嘴当作手帕来使用，抹口水、眼泪、鼻涕最好仍用手帕。

围嘴应保持整洁和干燥，这样宝宝才会感到舒服，乐于使用。

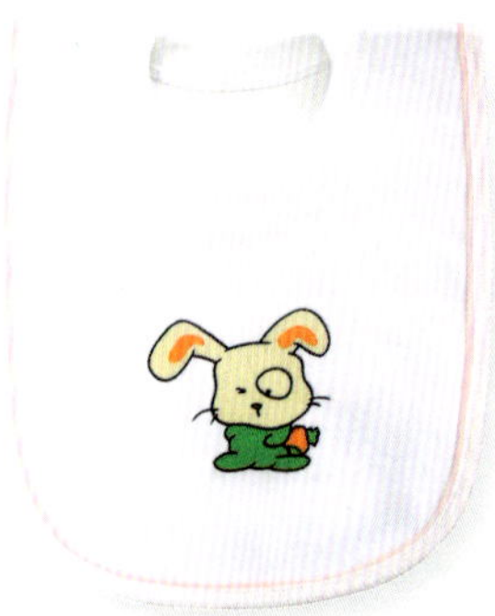

啃手指

这个月的宝宝不但会吸吮小拳头，还会吸吮拇指、啃小手、啃玩具。这是宝定发育过程中的正常现象，是宝宝发育过程中应长的本领，不要把这认为是不良习惯加以限制，也不要认为是宝宝没有吃饱，或由于宝宝缺乏爸爸妈妈的关照，感到孤独才去吸吮手指啃玩具。

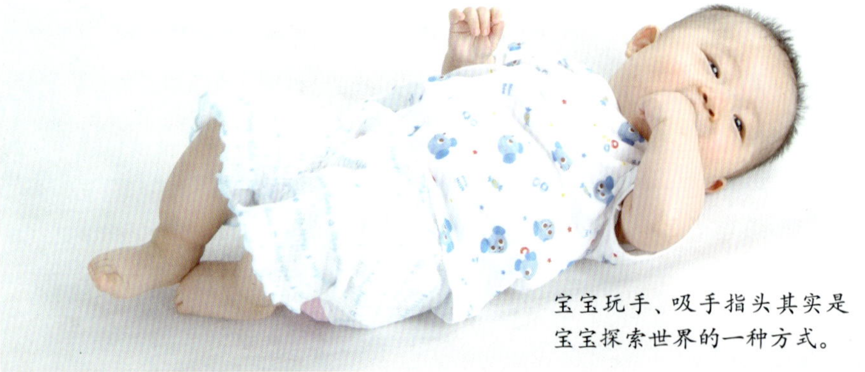

宝宝玩手、吸手指头其实是宝宝探索世界的一种方式。

宝宝过夏天

空调

● 宝宝的体温调节中枢发育尚不完善，空调如果用得不好，会使宝宝体温下降，感冒或腹泻都有可能出现。

1．安装位置。

宝宝要安置在离空调远一些的地方。空调千万不能直接对着宝宝，也不要固定朝一个方向吹。

2．使用适当。

开空调的时间不要太长，风速不要太大，制冷的温度也不能太低，室温降到28℃左右。

3．不宜时机。

在宝宝吃饭、睡觉、大小便、换衣服时，尤其注意不宜直接吹空调。

凉席

● 炎热的夏天，人们都喜欢睡在凉席上，既舒适又凉爽，可宝宝能用吗？如果天气太热，宝宝也可以睡凉席，但如果使用不当，会使宝宝着凉感冒或腹泻。

1．要选择草席。

草席质地松软，吸水性好，又不像竹席那样太凉，选择时注意要光滑无刺。

2．铺上棉布床单。

宝宝不能直接睡在凉席上，要在席子上铺上棉布床单。

3．注意卫生。

使用前一定要用开水擦洗凉席，然后在阳光下曝晒，以防宝宝皮肤过敏。凉席尿湿后要及时清洗，保持干燥。

宝宝的免疫接种

满4个月的宝宝要接种两种疫苗：
服用脊髓灰质炎糖丸第三丸。
注射百白破疫苗第二针。

妈咪经验谈：睡得甜蜜蜜

宝宝姓名：笨笨
育儿心得：睡得甜，长得壮

宝宝晚上睡不安的原因很多，往往与睡眠条件不好引起不适或身体有病有关，如饥饿、盖得太多、尿布湿了或尿裤太紧等；也有可能是缺钙的表现。日常生活的变化，如出门、睡不定时、搬新屋、有新的保姆和陌生人来，白天睡得太多也可影响晚上的睡眠。

此外宝宝的内在因素对睡眠也有影响：大脑神经发育尚未成熟。宝宝生理上尚未建立固定的作息时间表。婴儿至少要等5个月后，才有可能睡整夜，妈妈才可以不用晚上起来喂奶。宝宝生物时钟日夜规律的调整，要倚赖宝宝生理成熟度的配合。

聪明的妈妈会排除干扰宝宝睡眠的不利因素后陪伴着小宝宝慢慢长大。

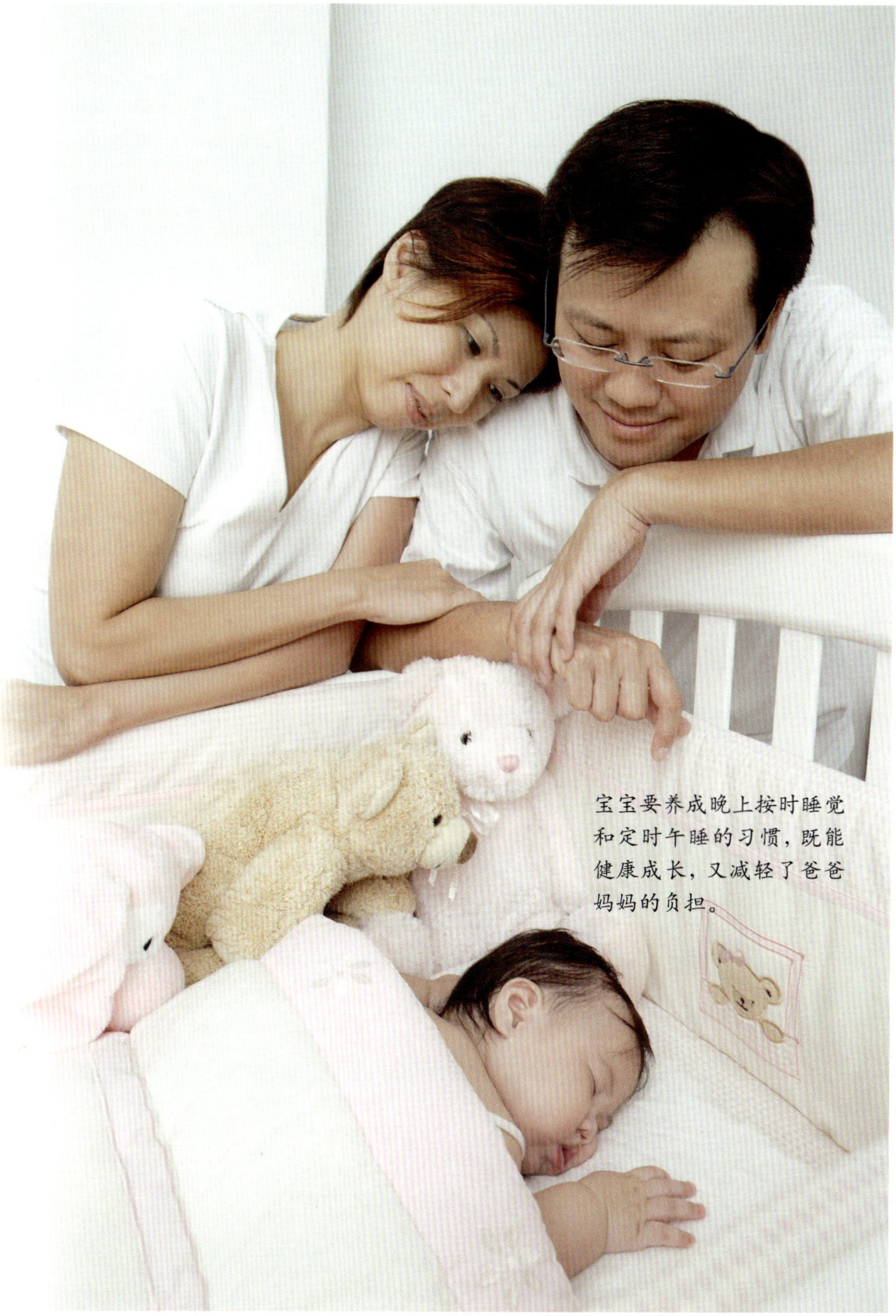

宝宝要养成晚上按时睡觉和定时午睡的习惯，既能健康成长，又减轻了爸爸妈妈的负担。

宝宝出生的第4~5个月

宝宝的成长标准

男

第5个月时的体重 ______ 千克

（正常范围8.00±0.93千克）

第五个月时的身长 ______ 厘米

（正常范围66.9±2.2 厘米）

第5个月时的头围 ______ 厘米

（正常范围43.0±1.3 厘米）

女

第5个月时的体重 ______ 千克

（正常范围7.58±0.75千克）

第5个月时的身长 ______ 厘米

（正常范围65.0±1.8 厘米）

第5个月时的头围 ______ 厘米

（正常范围41.8±1.2 厘米）

宝宝的喂养

随着宝宝的增长，对营养素需求增加，而营养素的不足却日益明显，甚至会影响宝宝的正常发育，如缺铁性贫血和佝偻病的发生。所以，为补充这些营养的不足，必须给宝宝添加辅食，而这个月就可以让宝宝慢慢尝试着奶类外的食物了，但仍要继续母乳喂养。

一日食谱

主食	母乳或母乳＋配方奶，每次喂150~200毫升。 上午：6:00、12:00　下午：15:00、19:00　晚间：23:00
辅助食物	蛋黄、菜泥、果泥等，上午9:00，下午17:00，各类辅食调剂食用，每次30~50克。

每天1次给宝宝喂食适量维生素AD滴剂，并保证饮用适量白开水。

添加辅食

4个月后宝宝可以尝试慢慢添加辅食了，最先添加的辅食应是蛋黄。添加蛋黄的方法如下：将鸡蛋煮熟、剥壳，取出蛋黄，研磨成粉。开始时每天喂一只蛋黄的1/8，以后逐渐增加到1/4、1/2，直至整个蛋黄。蛋黄粉可用开水调和，在两次喂奶中间给宝宝吃，也可直接调入米粉。6个月左右可改食蛋黄粥，9个月时可试着给宝宝吃蒸蛋（包括蛋清）了。

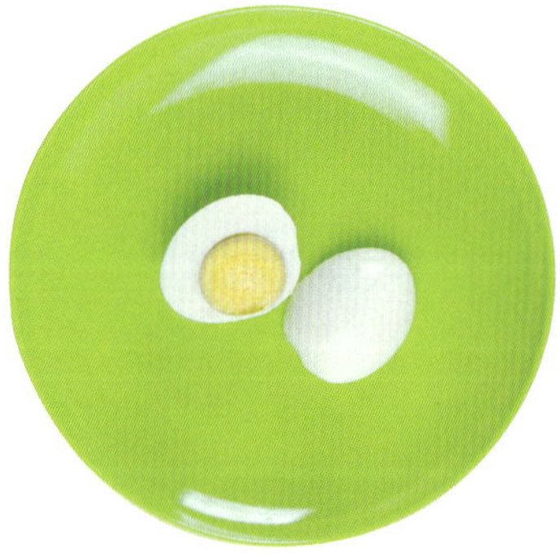

蛋黄是您给宝宝添加的第一种辅食。

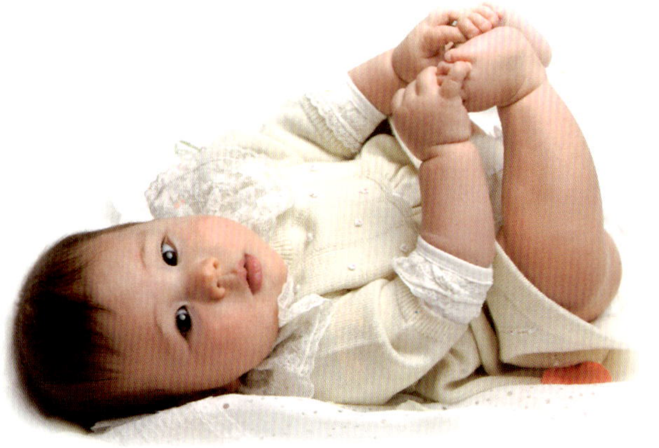

科学提示

1岁以内的宝宝最好不要喝蜂蜜水

不要给1岁以内的宝宝喝蜂蜜，这是因为蜂蜜中可能存在着肉毒杆菌芽胞，成人抵抗力强，食用蜂蜜后肉毒杆菌芽胞不会在体内繁殖，发育成肉毒杆菌并产生肉毒毒素，不会发病；但宝宝抵抗力差，食用后易引起食物中毒。肉毒杆菌中毒的宝宝可出现迟缓性瘫痪、哭声微弱、吸奶无力、呼吸困难。

宝宝的护理

给宝宝理发

如果您有一个男孩，理发器的利用率还是很高的，可以买一个；如果是女孩，只是偶尔用一次可以向朋友借用也可以图方便自已买一个。

• 选购一个理发器

最好选购专为宝宝设计的安全理发器，设计了储屑盒，可以收纳头发屑。

带有静音设计的理发器方便在宝宝熟睡时使用。

配有陶瓷刀头的理发器可以修剪细软头发，而且使用更安全。

• 给宝宝理发的注意事项

除非特殊需要，不要给3个月以内的宝宝理发。

使用前详细阅读说明书，特别是安全方面的注意事项，注意使用安全。用后收好，不要给宝宝当玩具。

妈妈在给低龄宝宝理发时，最好有他人帮助，如果宝宝哭闹，最好不要强迫他，等他安静下来或者睡着了再理。

宝宝理发没有特别的时间规定，可根据头发生长速度及性别不同，1~2个月理1次发。

给宝宝剪指甲

宝宝手指细小，指甲薄且柔软，但是指（趾）甲生长迅速，需要经常修剪。如果妈妈担心成人用指甲剪会伤害宝宝，可以选用婴儿指甲钳。

• 指甲钳选购要点

可以选购在头部设计了放大镜的，方便妈妈看清宝宝细小的指甲。

在手柄上设计手指圈位的，防止滑脱。

在指甲钳外加有一个塑料套子的，安全挡板可限制宝宝手指过度伸进指甲钳里，避免弄伤小手指。

• 剪指甲时要注意

使用后及时收好指甲钳，不要让宝宝单独使用。

宝宝的指甲生长快速，所以必须每周修剪一次，以防宝宝抓伤自己。

宝宝的手指和脚趾都很小，有的还胖乎乎的，所以，妈妈剪时需要特别小心，最好在宝宝熟睡时进行。

开始给宝宝剪指甲时，妈妈一定要用手轻轻把宝宝指甲与指甲下面的肉分开，以免剪到宝宝的肉。妈妈的手指跟着移动，这样不容易碰到宝宝的手指。

剪后不要像大人一样用剪刀磨宝宝的指甲。

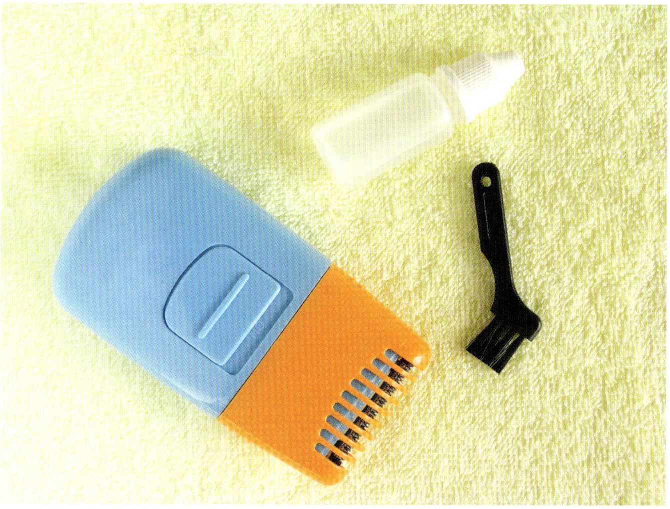

带有静音设计的理发器，方便您给熟睡的宝宝理发。

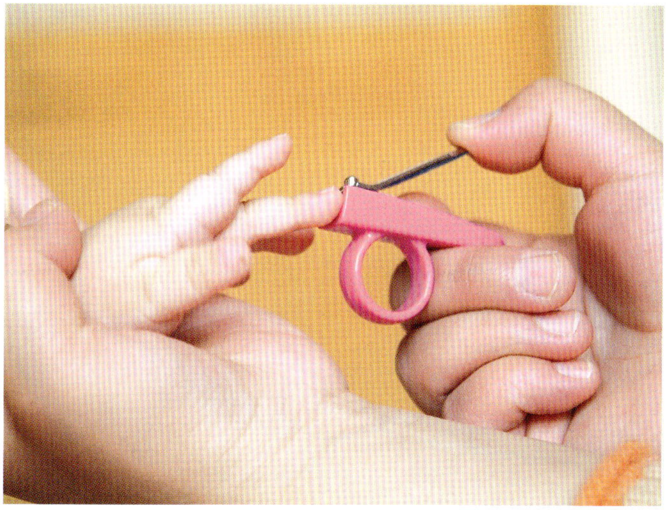

剪指甲时应按宝宝的指甲或手指的形状来剪，不用剪的太短，和手指端平齐就可以了。

宝宝的问题

添加辅食困难

添加辅食困难的宝宝并不少见。

有的宝宝，除了母乳什么也不吃，妈妈为了添加辅食费尽心机，甚至不吃辅食就不给宝宝奶吃。遇到这样的情况，您可以适当给宝宝添加含铁丰富的辅食，不必添加其他辅食了。可能仅仅是因为妈妈的奶水充足，他才不愿吃辅食，也许到了下个月，宝宝就会很痛快地吃辅食了。

这个阶段的宝宝没有因为一直不吃辅食而断不了母乳的情况。吃辅食只是时间的问题，妈妈不要因添加辅食困难而烦恼，总有一天宝宝会很高兴地吃辅食的。添加辅食晚了些时日，宝宝也不见得就营养不良。如果奶水不能满足宝宝生长发育需要了，宝宝自己会吃母乳之外的食物。

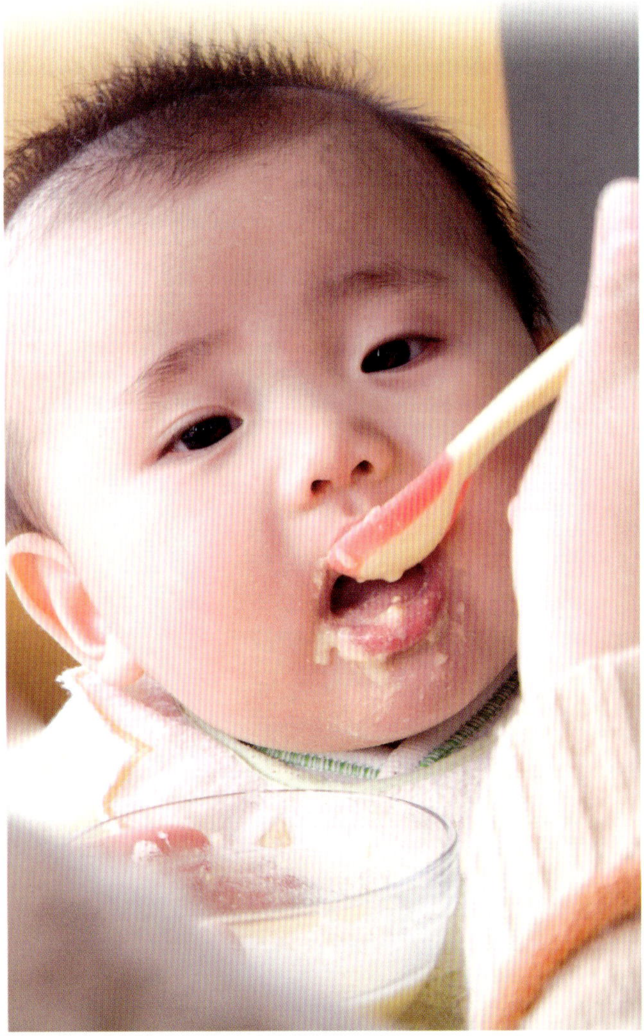

不要将辅食添加到宝宝的奶瓶中，用汤匙喂宝宝可锻炼嘴和舌的协调能力。

爸妈可以试着用小勺喂食，但不要强迫宝宝吃。小勺比奶头硬，勉强让宝宝食用，会碰痛宝宝，形成条件反射，宝宝对所有送到嘴边的食物都会发生怀疑，拒绝食用，甚至一看到大人拿着杯碗勺就摇头，用小手推开。此时若硬喂，他就会大哭大闹，影响了这一餐正常的喂食。正确的方法是，在宝宝饥饿时，先从少量、每天只喂一次，让他逐渐适应碗勺喂的方式。这样试喂两三天，宝宝适应了，就可以喂他一餐的全量，还可以变换辅食的种类花样。

人工喂养与混合喂养的宝宝，添加辅食比较容易。

宝宝窒息的紧急处理

误吸

- 给宝宝喂奶、喂药或溢乳误吸时，如果宝宝突然出现呛咳、气急、面色青紫、烦躁不安等情况，应立即把宝宝倒提起来，轻拍背部，使其呕吐、咳嗽，将气管内异物排出。

胸外按摩

- 因襁褓包得太紧发生窒息，应立即摸脉搏是否有搏动，或将耳朵贴在宝宝胸部是否有心搏音。如果未听到心音或心音很弱很慢，则应立即进行口对口呼吸。
- 具体做法是：将宝宝放于硬板床上，用左手托起宝宝颈后，使宝宝头15°向后倾，口张开，右手置于宝宝两侧乳头连线的中间，然后开始心肺复苏。用上下口唇将宝宝的口鼻全部含住，以每3秒1次的速度吹气，以每分钟120~140次的速度按压胸部，按下的深度为1.5~2.0厘米。如果呼吸心跳恢复，应把宝宝转向侧卧位的恢复姿势，保持呼吸道通畅，防止胃内误吸入气管，并迅速送往医院做进一步处理。

宝宝的免疫接种

满5个月的宝宝要注射百白破疫苗第三次。

妈咪经验谈：让宝宝和痱子说 bye-bye

宝宝姓名：恪恪

育儿心得：妙招洗澡 + 巧用空调 = 不生痱子

我家宝宝去年夏天的时候就是5个月，我都有给他开空调，我觉得效果非常好，最起码宝宝没有感冒、没有生痱子，大人和宝宝都很健康。

我在朋友中作过小小的调查，多数人都想不到使用空调的除湿功能。其实，空调的除湿功能还真适合宝宝，使用除湿功能，降温不会过低，空气经除湿后比较舒适，特别是在潮湿闷热的晚上或睡觉的时候使用。

我会先用制冷功能，等宝宝熟睡后换成除湿功能，既不用担心宝宝受热，也不用担心宝宝着凉。不要给宝宝穿得太多，以宝宝的手脚凉快为标准。宝宝出汗了就要马上给他擦干净。

热的时候就把空调打开，28℃就行，在空调房里，给宝宝穿薄的长衣裤，晚上也一样。

开空调当然要换气，我总是充分利用相对凉爽的一早一晚给室内“大换气”，平时则“小换气”。“大换气”时，不要舍不得屋里的冷气变热，开空调费电。新鲜的空气换来的是宝宝的健康。打开窗户，再开电扇，让空气畅畅快快地对流15分钟。“小换气”则是一天数次，时间比较短。

早晚洗澡时在水里放点花露水，洗完后再给宝宝全身擦热痱粉。条件允许的话，很热的时候中午也给宝宝洗个澡，这个方法简单有效，保证不长痱子，还能预防蚊虫叮咬。

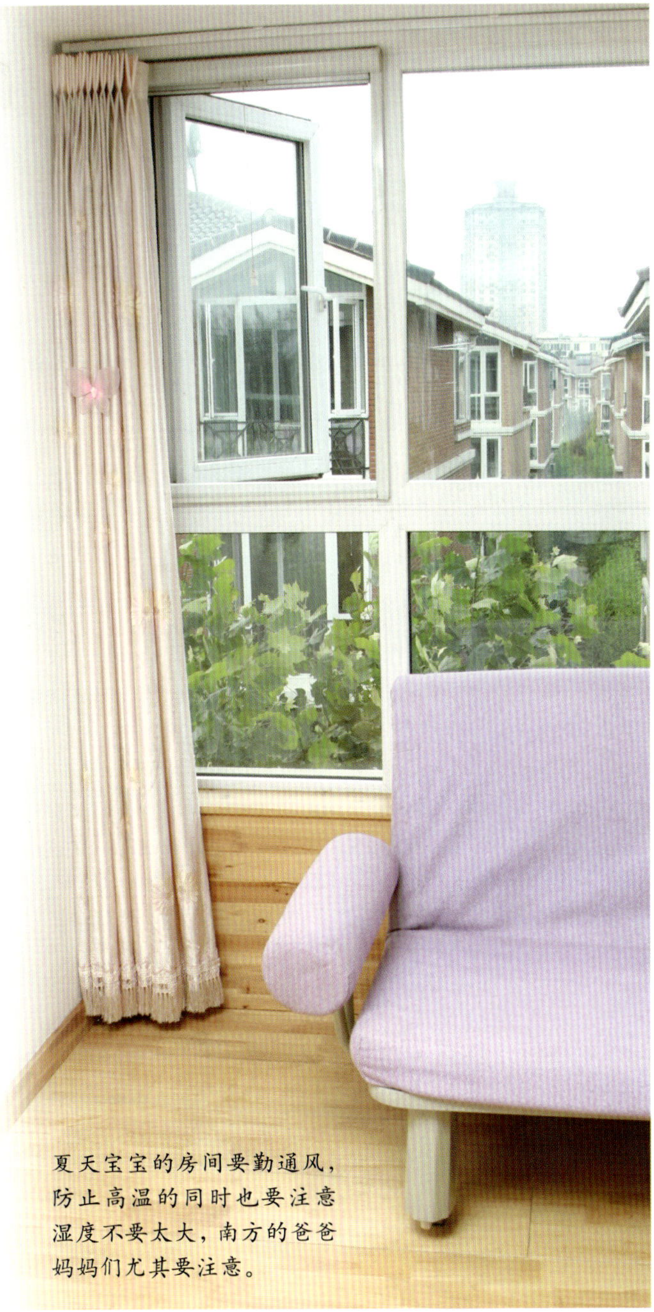

夏天宝宝的房间要勤通风，防止高温的同时也要注意湿度不要太大，南方的爸爸妈妈们尤其要注意。

爱心专题：宝宝的营养和呵护同样重要

妈妈巧手做辅食

宝宝长到5个月以后，开始对乳汁以外的食物感兴趣了，即使5个月以前完全采用母乳喂养的宝宝，到了这个时候也会开始想吃母乳以外的食物了。比如：宝宝看到成人吃饭时会伸手去抓或嘴唇动、流口水，这时就可以考虑给宝宝添加一些辅食，为将来的断奶做准备了。

妈妈亲手做的，就是最好的

市场上有许多成品婴儿辅食，卫生、方便，可省去许多制作的麻烦。但最好还是妈妈自己动手给宝宝制作食品，这不仅经济实惠，还有利于保持食物的新鲜度，确保没有任何添加剂。

卫生安全是首要

一定要选用新鲜、天然的原料。最好现做现吃，不要把制作好的食品存放过久。

有皮的水果和蔬菜，应去皮后再加工制作；切忌用已破损或糜烂的水果及蔬菜（哪怕已经剜除了溃烂面）制作辅食。

烹饪时一定要煮熟煮透。特别是鸡蛋、鱼虾和肉类，以免发生感染和过敏。

不放或少放调料，特别是添加辅食的初期，原则上不放调味品。

制作辅食和喂食前，一定要剪短指甲、清洗双手；保证所有用具和餐具清洁干净。

辅食的保存方法

必须放在消毒过的容器内，密封后再放入冰箱。一般肉类辅食只能保存1天，蔬菜和水果类辅食只能在冰箱里存放2天。生熟食品要分开保存。

小贴士

5个月的宝宝常吃的辅食

果汁：新鲜水果洗净切开，将果汁挤出后以纱布过滤，1份原汁加等量温开水。

菜汁：绿色新鲜蔬菜，去除大茎，放入沸水中稍煮，去除菜叶，菜水冷却后即可食用。

米麦糊：将米粉或麦粉置于碗中，加开水调和成糊状。

蛋黄泥：整只鸡蛋水煮，开锅后再煮10分钟，把鸡蛋完全煮熟，取蛋黄用少量温开水调制成糊状。但不应将蛋黄泥加在奶瓶中给宝宝喂食，这容易引起宝宝食欲减退。

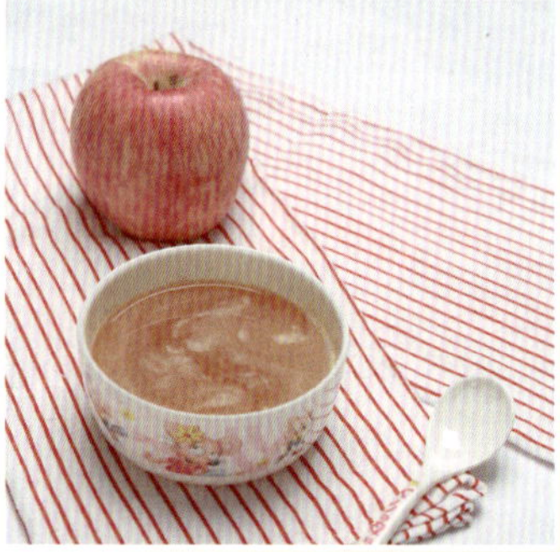

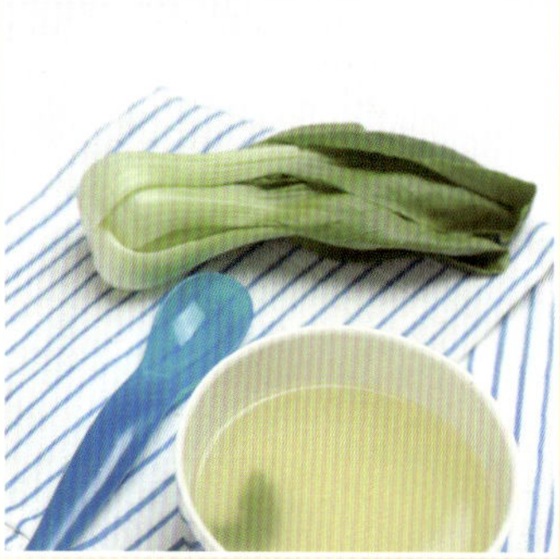

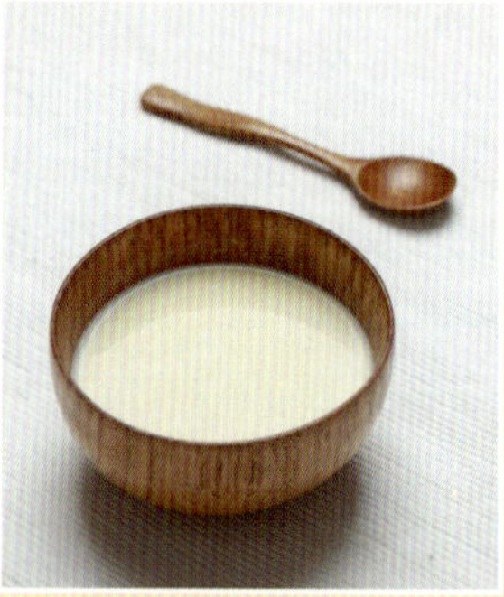

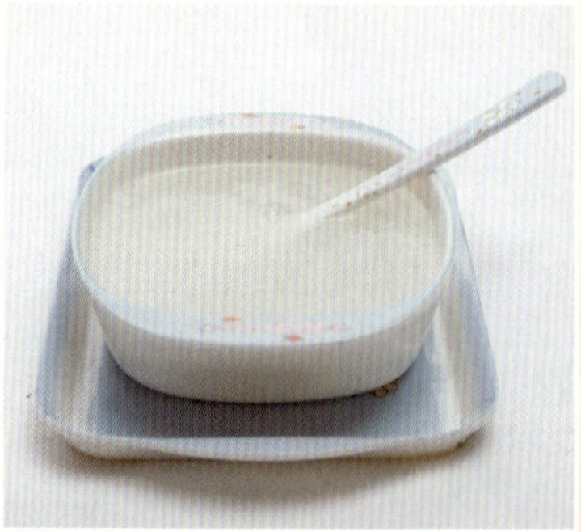

为宝宝选择看护者

大多数的妈妈此时会选择重返工作岗位，那谁来看护宝宝则是个很重要又很现实的问题。

爷爷奶奶（姥爷姥姥）

老年人带孩子有可能会产生一些问题。

1．爷爷奶奶和小孩就是隔代了，一般会比较溺爱，这样的话对孩子的性格、习惯的形成可能有些负面影响。

2．老年人带孩子的方法可能会沿袭从前的习惯，而现在的年轻人可能会讲究卫生、营养、合理搭配、早期教育，这样的话可能会产生分歧，这个也要早作思想准备。

婴儿托管所

要调查好托管所的质量，半岁以下的孩子，需要一个人看管一个孩子，如果一个保育员，看管几个孩子，护理质量就会大打折扣。还要考虑护送的问题，这么大的宝宝是不可以全托的，小宝宝应该每天得到父母的爱抚。如果每天接送，在寒冷的冬天是很麻烦的，家里和托儿所的室温差异也会使宝宝不适应。

保姆

如果必须找保姆，那就提前找。最好找做了妈妈，年龄在45岁以下，有高中文化，有过职业系统培训，有幸福家庭的城市人。她知道怎样照顾宝宝，发生危险事情的几率要小，会让您更安心的工作。

无论谁来照顾宝宝，都不要频繁更换，否则会让宝宝缺乏安全感，变得焦躁不安，睡觉不踏实，食欲降低，甚至引发心理疾病。

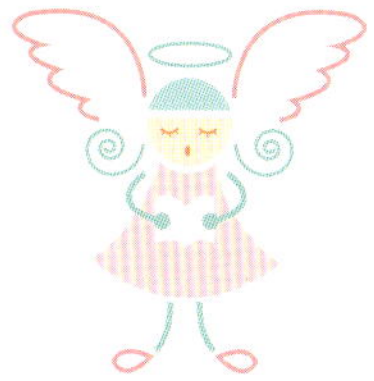

宝宝成长寄语

爸爸、妈妈篇

祖父母、外祖父母篇

宝宝出生的第5~6个月

宝宝的生长标准

男

第6个月时的体重 ______ 千克

（正常范围8.52±0.95千克）

第6个月时的身长 ______ 厘米

（正常范围69.0±2.3 厘米）

第6个月时的头围 ______ 厘米

（正常范围43.8±1.2 厘米）

女

第6个月时的体重 ______ 千克

（正常范围8.06±0.81千克）

第6个月时的身长 ______ 厘米

（正常范围67.2±1.6 厘米）

第6个月时的头围 ______ 厘米

（正常范围42.8±1.3 厘米）

宝宝的喂养

宝宝身体需要更多的营养物质和微量元素，所以，添加其他辅食越来越重要，除了继续坚持母乳喂养，添加蛋黄泥、蔬果泥之外，还可以给宝宝添加些豆腐泥、鱼泥等，当然添加的过程依然要遵循辅食添加的原则，注意宝宝的反应。

一日食谱

主食	母乳或母乳＋配方奶，每次喂150~200毫升。 上午：6:00、12:00　下午：15:00 晚上：21:00、24:00
辅助食物	米粉、汤面、菜泥、果泥、肉泥、蛋黄等。 上午：9:00，下午：18:00。各类辅食调剂食用，每次50~80克。

每天1次给宝宝喂食维生素AD滴剂，并保证饮用适量白开水。

喂养禁忌

菠菜会影响钙的吸收；油脂分解后生成的脂肪酸容易与钙结合形成奶块，不利于宝宝身体对钙的吸收。所以，菠菜泥和油脂类食品不能与补钙剂一起吃。

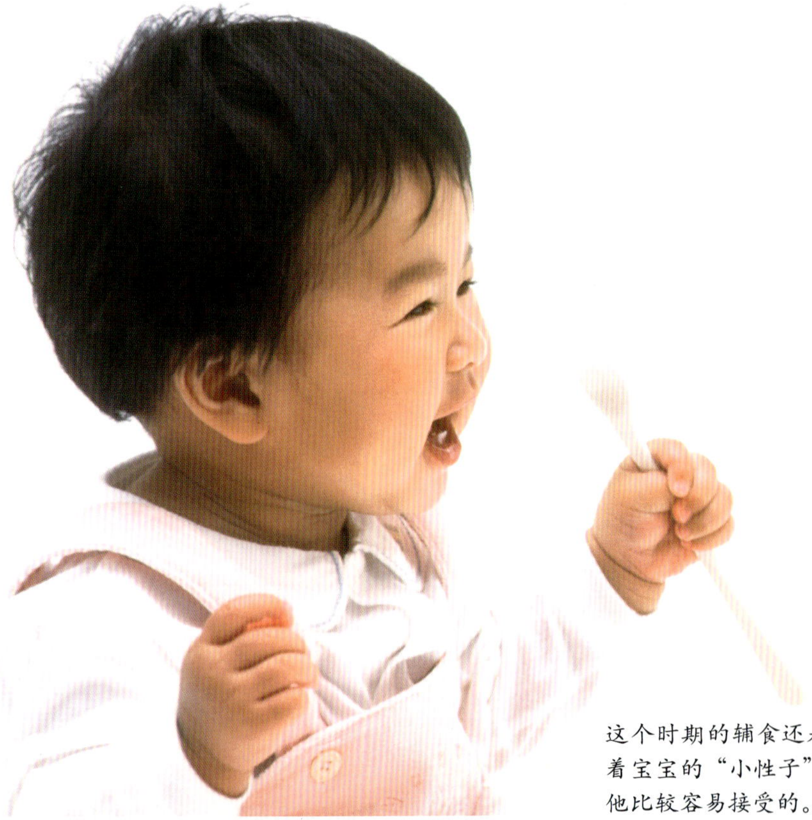

这个时期的辅食还是要依着宝宝的“小性子”，挑选他比较容易接受的。

宝宝的护理

宝宝长牙了

乳牙，即在婴幼儿时期长出（萌出）的牙齿，一般情况下宝宝在半岁左右萌出第一颗乳牙，2岁半左右萌出全部乳牙，共20颗。

由于每个宝宝的个体差异不同，因此乳牙的萌出时间也会有早晚。一般的早晚差别在半年左右，即宝宝萌出第一颗牙最晚不应超过1岁，如超过1岁，就属于不正常了，应该到医院检查。

长牙时宝宝可能出现低烧、流口水、牙床痒痛、爱磨牙、咬手指、哭闹等现象，可以使用磨牙口胶或磨牙棒，让宝宝放在口中咀嚼，以锻炼宝宝的颌骨和牙床，使牙齿萌出后排列整齐。

和宝宝一起睡

职场妈妈由于白天喂奶的次数减少，乳汁分泌量可能会有所减少。和宝宝的亲子时间也相对少了，所以妈妈晚上和宝宝睡在一起是最好的，可增加母子的交流，又增加喂奶次数，刺激乳汁分泌。

晚上，宝宝睡觉，妈妈最好也睡觉，不要坐在电视机旁到深夜。否则可能妈妈刚刚睡下，宝宝就醒了要奶吃，妈妈的睡眠整个被打乱了。久之，会影响妈妈的健康。

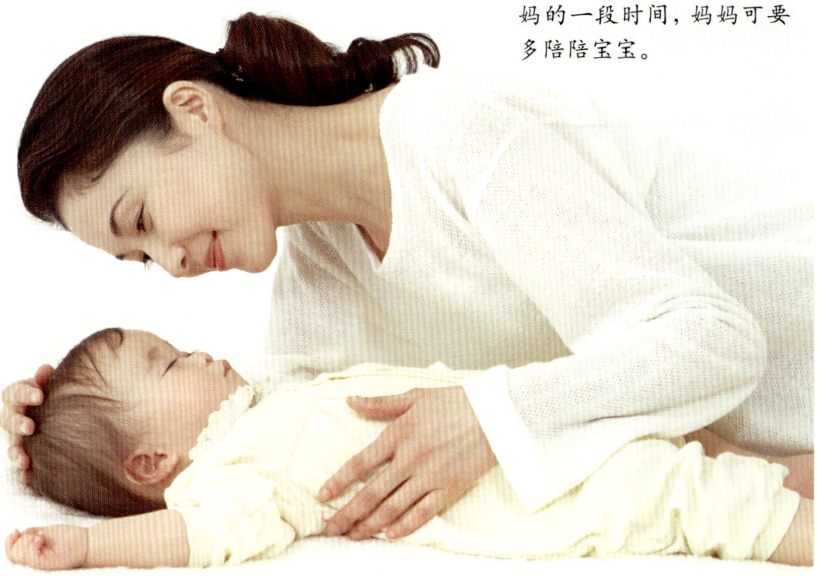

断奶前后是宝宝最依赖妈妈的一段时间，妈妈可要多陪陪宝宝。

Q 如何让宝宝安度长牙期？

A 为宝宝选择合适的磨牙产品：磨牙口胶要注意不应含有容易被宝宝咬下的小部件，同时应选择宝宝可以两手轻松掌握的造型。最好选择无色或浅色的产品，使用安全、卫生的材料。

磨牙棒要硬度适中，可以令宝宝牙齿更舒服，同时锻炼咀嚼能力；手指形的棒状设计，也有助于锻炼宝宝的抓握能力，表情肌肉和眼睛肌肉发育。

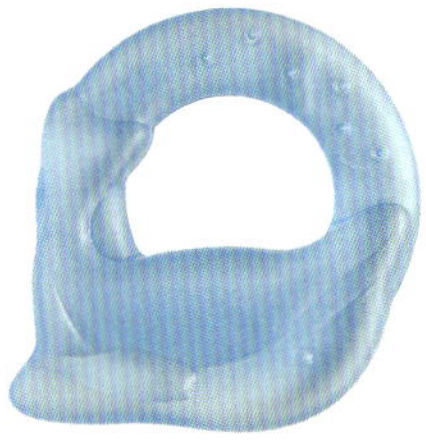

补充钙质：这个阶段的宝宝还可以吃些较硬的食物，如苹果、梨、面包干、饼干等，既可锻炼牙齿又可增加营养。每半年进行口腔检查一次。

小贴士

乳牙萌出的时间和顺序表

乳牙名	萌出月份	牙总数
下中切牙（2颗）	5~10	2
上中切牙（2颗）、上下侧切牙（各2颗）	6~14	8
第一磨牙（上下各2颗）	10~17	12
尖牙（上下各2颗）	18~24	16
第二磨牙（上下各2颗）	20~30	20

宝宝的问题

不会翻身

俗语说：三翻六坐七爬。大多的宝宝3~4月龄就总试图翻身，满5个月后就能翻身自如了，从仰卧位到侧卧位，再从侧卧位翻到俯卧位。

如果5~6月龄的宝宝仍不会翻身，应首先从护理方面考虑问题。是不是冬季宝宝穿得比较多，影响自由活动；是不是新生儿时期用了“蜡烛包”，盖被子时用沙袋或枕头压在宝宝两边，限制了宝宝的活动；是不是看护人对宝宝的训练不够。

训练宝宝翻身，首先要给宝宝穿少些，盖少些。

教宝宝向右翻身，让宝宝的头偏向右侧，托住宝宝左肩和臀部，使宝宝向右侧卧。

教宝宝从右侧卧转向俯卧，妈妈一手托住宝宝前胸，另一手轻轻推宝宝背部，使其俯卧。宝宝的头会自动抬起来，这时再让宝宝双手或用前臂撑起前胸。经过几次这样的锻炼，宝宝就学会翻身了。

睡眠少

有的宝宝睡眠少，夜里可能醒1~2次，甚至2次以上。

妈妈不要着急，先明确两个问题：第一，宝宝的生长发育是否正常？第二，睡眠少是否伴随其他异常？

如果宝宝生长发育正常，也无任何异常，那么睡眠少可能就仅仅是单纯的睡眠不好，不意味有什么病变，妈妈就不必着急了。

如果宝宝生下来睡眠就少，那可能与遗传有关，属于睡眠少的宝宝。如果是从这个月才开始睡眠减少，就要寻找一下宝宝睡眠减少的直接原因了。

- 是否大人改变了睡眠习惯？
- 是否季节问题？
- 是否母乳不足，宝宝吃不饱？
- 是否宝宝受了刺激？
- 是否宝宝很生气、心情不好？

预防耳病

不要随便掏耳垢

- 妈妈不要使用棉花棒或其他硬物给宝宝掏耳朵，正确的方法是请医生帮助处理。

预防中耳炎

- 宝宝患上呼吸道感染时病菌易经咽鼓管侵入鼓室，引起中耳急性发炎。要注意预防和治疗上呼吸道炎症，保持鼻腔、咽鼓管通畅。不要给平躺的宝宝喂奶或喂水。

注意婴儿耳部保健

- 尽量少使用空气清新剂。
- 不要给宝宝玩噪声大的玩具。
- 防止宝宝将异物塞入耳内。
- 洗脸、洗澡时不把水弄进耳内。

三翻六坐七爬，不要把宝宝包裹得过紧，以免影响宝宝学习运动。

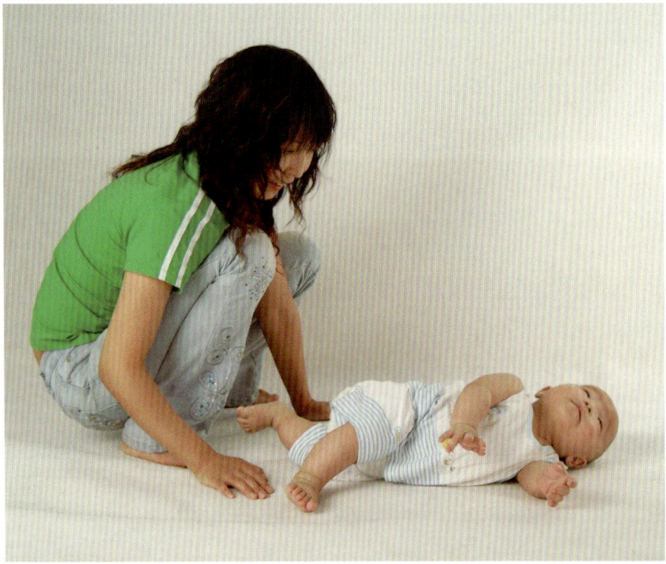

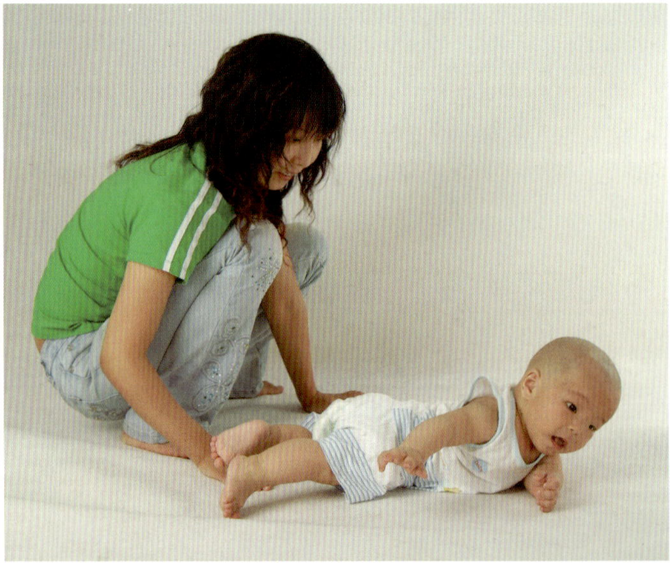

宝宝的免疫接种

宝宝满6个月要接种的疫苗有两种：

乙型肝炎疫苗注射第三次。

流脑疫苗。

妈咪经验谈：上班妈妈如何储存母乳

宝宝姓名：兰兰

育儿心得：巧妙掌握好挤奶时间和地点

当兰兰5个多月的时候，我就又回去上班了。为此，我开始先试着让她断母乳，改吃奶粉，或一味地添加辅食。后来觉得，这对宝宝来说非常不公平。难道工作与母乳喂养真的是一对不可调和的矛盾吗？回答是否定的。后来一位有经验的妈妈帮我解决这个难题，方法就是挤出母乳，正确地储存。只要妈妈方法得当，一样可以将母乳喂养坚持到宝宝1岁，甚至更长时间。下面就是我的一些小心得。

冷冻、冷藏讲究多

- 挤出或用吸奶器吸出的奶水，一定要冷却后才可放进冰箱冷藏或冷冻。如果冷藏保存，可放进温度保持在4℃以下的冰箱中；如果冷冻保存，需要记录挤奶时间、日期、奶量，以防保存太久。
- 装母乳的容器应留出点空隙。不要装得太满或把盖子盖得很紧，以防冷冻结冰而胀破。使用塑胶袋时，最好套上两层，以免破裂。挤出袋内空气，并留有空隙（不要装满）然后扎紧直立，放在圆筒形的容器内，冷冻结冰时起立成型（如需要长期存放母乳最好不要用塑胶袋装）。
- 储存母乳最好分成小份，每份60~120毫升，或以宝宝一次的食量为准，这样既方便家人喂养，又不会造成浪费。
- 挤出时间不长的奶水可以冷藏保存，但必须在12小时内让宝宝喝完。
- 储存母乳时，每次都需另取一个容器，最好不要同原来储存的奶水互混，尤其不要同冷冻的奶水混合。

母乳正确解冻法

- 直接置于温室下回温。
- 置于热奶器中，水温应低于60℃。
- 不可用微波炉及在明火中将奶煮开，这样就破坏了母乳中的原性物质和抗体了。

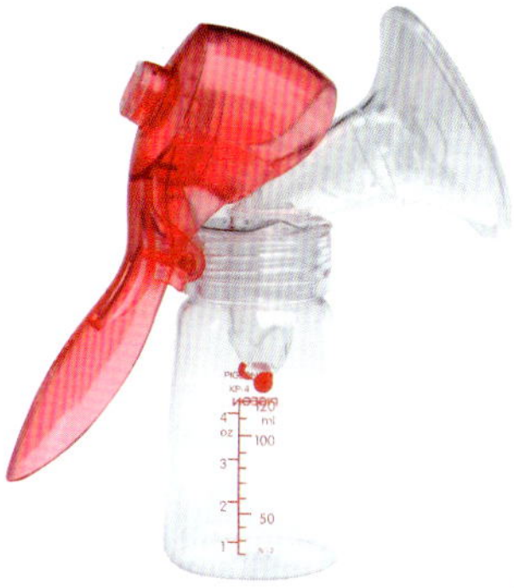

用吸奶器吸出的奶水，一定要冷却后才可放进冰箱里冷藏或冷冻。

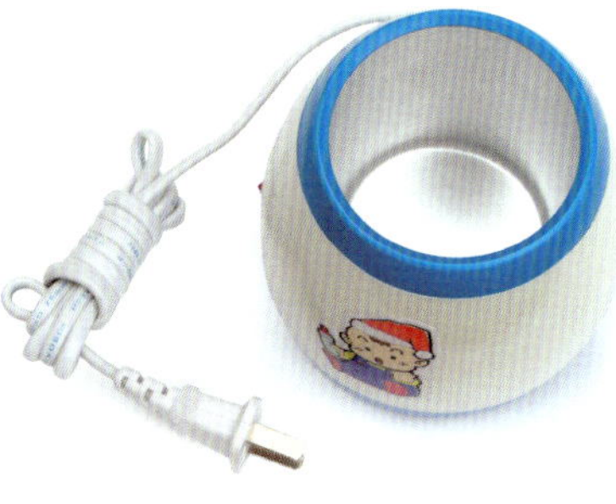

母乳应该置于热奶器中加热，而不可用微波炉或在明火中将奶煮开。

宝宝出生的第6~7个月

宝宝的生长标准

男

第7个月时的体重 ______ 千克

（正常范围8.91±0.96千克）

第7个月时的身长 ______ 厘米

（正常范围70.0±3.8厘米）

第7月时的头围 ______ 厘米

（正常范围44.4±1.2厘米）

女

第7个月时的体重 ______ 千克

（正常范围8.39±0.81千克）

第7个月时的身长 ______ 厘米

（正常范围68.6±1.8 厘米）

第7个月时的头围 ______ 厘米

（正常范围43.2±1.4 厘米）

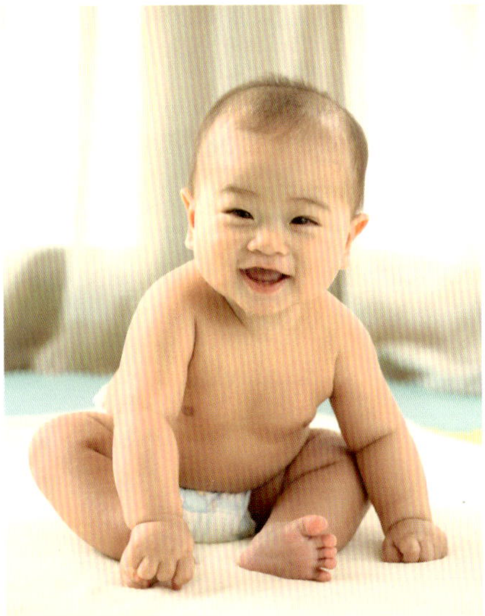

宝宝的喂养

这个月龄的宝宝对各种营养的需求继续增长。鉴于大部分宝宝已经开始出牙，在喂食的类别上可以添加谷物类，配上蛋黄、鱼肉或肉泥，以及碎菜、碎水果或胡萝卜泥等做成的辅食。具体喂法上仍然坚持母乳或配方奶为主，但哺喂顺序与以前相反，先喂辅食，再哺乳。

一日食谱

上午	
6:00	母乳或配方奶200~220毫升，馒头片（面包片）15克
9:30	饼干15克，母乳或配方奶120毫升
12:00	肝泥粥40~60克
下午	
15:00	面包15克，母乳或配方奶150毫升
18:30	番茄鸡蛋面60~80克，水果泥20克
晚上	
21:00	母乳或配方奶200~220毫升

每天1次给宝宝喂食适量维生素AD滴剂，并保证饮用适量白开水。

喂养禁忌

尽量不用消毒剂、清洗剂洗宝宝用的餐具和炊具。可以采用开水煮烫的办法，采用高温消毒蒸锅也是不错的做法。

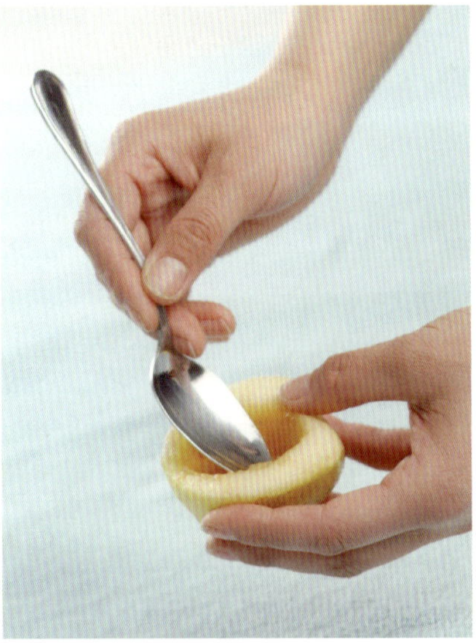

小贴士

要给宝宝添加固体食物了

6~7个月的宝宝的消化能力强了，咀嚼能力提高了，并且此时宝宝手已经可以抓住食物往嘴里塞，虽然掉的食物比吃进嘴里的要多，这时正是给宝宝吃条形饼干、条形面包或馒头干等固体食物的时机。适量吃些固体食物不但可以促进牙齿萌出，更能提高宝宝的咀嚼能力。

宝宝的护理

为宝宝专设一个小药箱

有宝宝的家庭，如果配备下列医药、医疗器械，就可以应急，以防万一。

内服药：退热药，如宝宝退热片、百服宁糖浆等；感冒药，如宝宝感冒冲剂、宝宝清咽冲剂等；助消化药，如宝宝化食丸；止泻药。

外用药：75%酒精、创可贴、棉棒、纱布、脱脂棉、绷带以及止痒软膏、抗生素软膏、眼药水等。

医疗器械：温度计（腋下）、剪刀、镊子等。

• 小药箱的注意事项

注意所保存药品的出厂日期和失效期。

各种药物应该有标签，写清药名、含量及用法。

要定期检查药品，看看有无短缺，及时更新。

若发现药片变色，药液混浊或沉淀，中药丸发霉或虫蛀等应丢弃不用。

药品必须保存在宝宝够不到的地方。

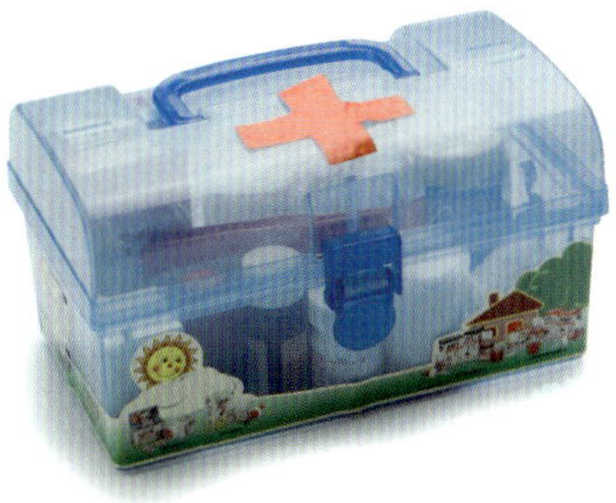

学会观察宝宝的大便

宝宝第一次排便一般在出生后的24小时左右，大便是墨绿色或棕褐色，哺乳2~3天后，大便逐渐变为黄糊状，略带酸味。大便次数每日3~5次。

人工喂养的宝宝大便较干，为淡黄色，有时带白色小黄块，每日排便1~2次。

宝宝的大便干燥，有白色硬块，臭味大，可能是过多的蛋白质没有消化造成的。添加米汤或减少奶量后大便恢复正常。

宝宝的大便色绿、量少、便次多，是饥饿引起的，宝宝多哭闹不安。

若是蛋花汤样大便，粪便与水分开，一日数次或数十次，多为消化不良引起。

小贴士

察大便、急送诊

大便呈果酱样或洗肉水样，有腐败腥臭味，一日十几次，宝宝烦躁不安，应立即去医院检查是否有急性坏死性肠炎。

出现血性黏液样大便，伴有呕吐、面色苍白和被动体位，表情痛苦，多为急性肠套叠。

大便黄色加深，应警惕宝宝黄疸加重或患急性肝炎。

大便颜色变白，可疑为宝宝胆总管阻塞所致。

宝宝出生后头几天尿量较少，次数也多。以后逐渐正常，每日排尿十余次，为清亮淡黄色。如出现血尿、尿色深黄、呈酱油色、尿量减少等异常，应引起父母的重视，最好请医生诊治。

急救电话号码详细表

最近的社区医疗门诊电话 ______________

最近医院的儿科门诊电话 ______________

幼儿保健中心电话 ______________

救护中心电话 ______________

家中保健医生电话 ______________

亲属电话 ______________

邻居电话 ______________

宝宝的问题

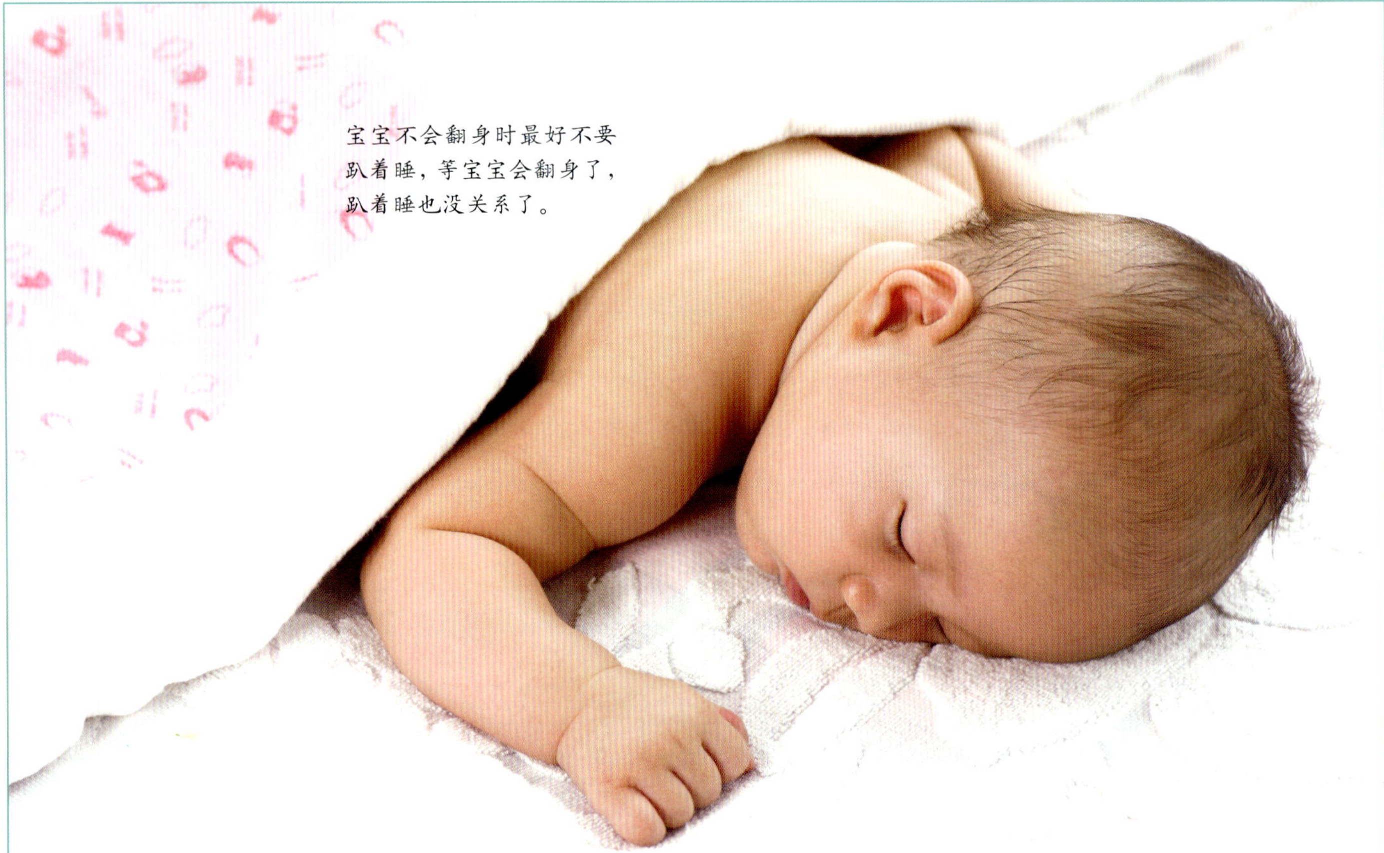

宝宝不会翻身时最好不要趴着睡，等宝宝会翻身了，趴着睡也没关系了。

婴儿趴着睡安全吗

这个月的宝宝，由于能自由翻身了，自由变换体位时大多是采取他舒服的姿势睡眠。喜欢趴着睡的宝宝，大多是感觉这样睡舒服，而不是有什么疾病，也不会影响宝宝的发育。

但是，宝宝没有成人容易翻来翻去，不会向成人那样感到一个姿势疲劳，也不容易被外界的声响所惊动，变换体位的频率就少得多。

3个月前的小宝宝应该采取仰卧位睡眠比较安全，因为小宝宝还不会竖立头，趴着睡会堵塞鼻口，有引起窒息的危险。宝宝大了，能自由转动头部和颈部了，即使俯卧时也会把头转过来，脸朝一侧躺着，而不会把脸埋在床上或枕头上。

宝宝为何不喜欢喝白开水

宝宝的味觉已经比较发达了，喜欢甜味。如果出生后给宝宝喝糖水，再给白开水时就很不情愿。到了六七个月，宝宝对味道的品尝能力已经很强了。喝惯了果汁、配方奶、咸淡适宜的菜水、菜汁，对白开水就更不感兴趣了。

6个月以前，宝宝的吸吮欲望很强，放到嘴里的奶瓶会很自然地去吸吮，尽管白开水没有什么味道，但是却能满足吸吮的欲望。6个月后，宝宝天生的吸吮欲望减退，对于吸吮已经有更具体的目的，那就是喝他喜欢喝的东西。所以，宝宝不喝白开水是很自然的。

喝水很重要

- 尽管宝宝不喜欢喝白开水是正常的，但是任何饮料也不能代替水。6个月以前纯母乳喂养的婴儿，可以不额外补充水，但是在炎热的夏天和干燥的春季，还是要适当补充水分。
- 尽管宝宝不爱喝白开水，也要想办法喂一些水，哪怕喝几口也是好的。这个月的宝宝每天应该喝30~80毫升的水，如果是人工喂养，应该喝100~150毫升水。宝宝喜欢自己做事，让宝宝自己拿着奶瓶喝水，妈妈在一旁看着，宝宝会喝下不少水。

宝宝的免疫接种

在这个月没有需要接种的疫苗，也就是说没有国家规定的免费接种计划，但很有可能各地区会有自费的免疫接种项目，所以您一定要向宝宝的保健医咨询清楚。

妈咪经验谈：什么都往嘴里放

宝宝姓名：志浩
育儿心得：正常状况积极面对

宝宝出生后不久，就会把小手放到嘴里吸吮，开始是把紧握的小拳头放到嘴上吸吮，随着月龄的增长，就开始吸吮拇指和其他手指了。慢慢地，除了吸吮手指之外，他开始把拿到手里的任何东西放到嘴里啃，包括他的玩具、被角，甚至一不留意他的小鞋子都成了他的口中物。

医生说是正常现象，所以，我采用正常状况积极面对的方法来应对我的宝宝：

• 让宝贝享受吮吸的快乐。我尽可能用母乳喂养宝贝，让他充分享受吮吸的快乐。要断奶前，我及时添加辅食和配方奶，逐渐过渡，让宝宝有一个适应过程，切忌突然断奶，让宝宝感到焦虑和没有安全感。
• 给小嘴找个依靠。当宝宝吃手时，我给宝宝一块磨牙饼干，让他的小嘴啃啃，或来个安慰奶嘴或磨牙棒替换一下小手。（提示：安慰奶嘴和磨牙棒要注意清洁和消毒。）
• 为宝贝营造宽松、温馨的气氛。我为宝宝营造一个温暖、舒适、稳定、宽松的成长氛围，让宝宝快乐成长。
• 在矫治的过程中，我的态度和蔼，语言动作轻柔，以关爱鼓励为主，不大声呵斥、打骂宝宝，宝宝有进步时，及时给以表扬。

以上方法您不妨试试，希望对您和宝宝有帮助，祝您的宝宝健康快乐！

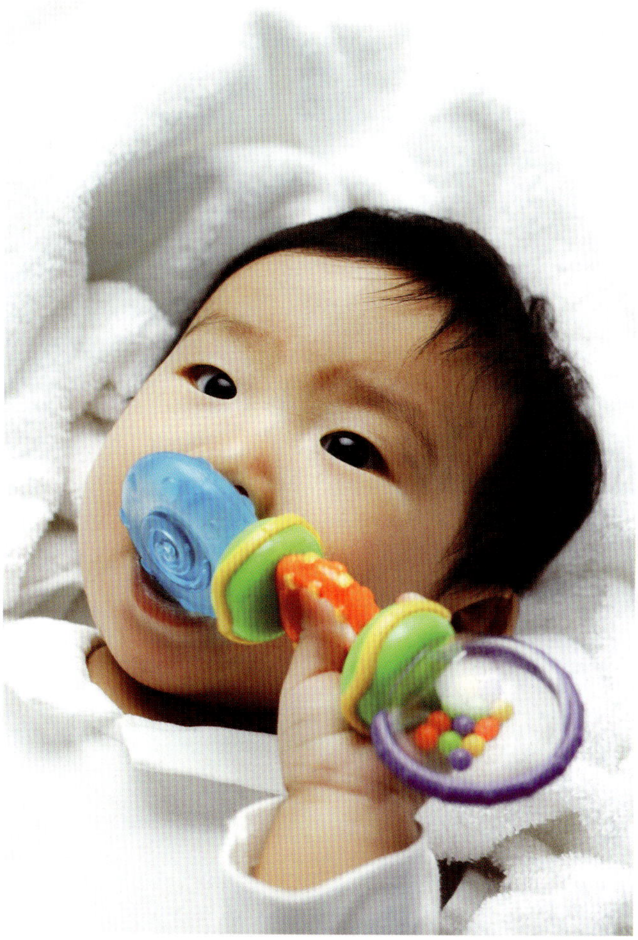

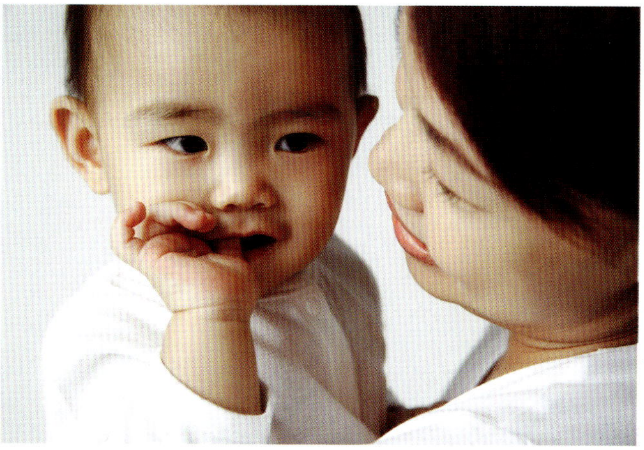

吸吮手指是宝宝认识世界的一种独特方式，家长不能强制剥夺。

宝宝出生的第7~8个月

宝宝的生长标准

男

第8个月时的体重 ________ 千克
（正常范围9.33±1.01千克）

第8个月时的身长 ________ 厘米
（正常范围72.3±4.0厘米）

第8月时的头围 ________ 厘米
（正常范围45.0±1.2厘米）

女

第8个月时的体重 ________ 千克
（正常范围8.83±0.85千克）

第8个月时的身长 ________ 厘米
（正常范围69.8±1.8 厘米）

第8个月时的头围 ________ 厘米
（正常范围43.8±1.3 厘米）

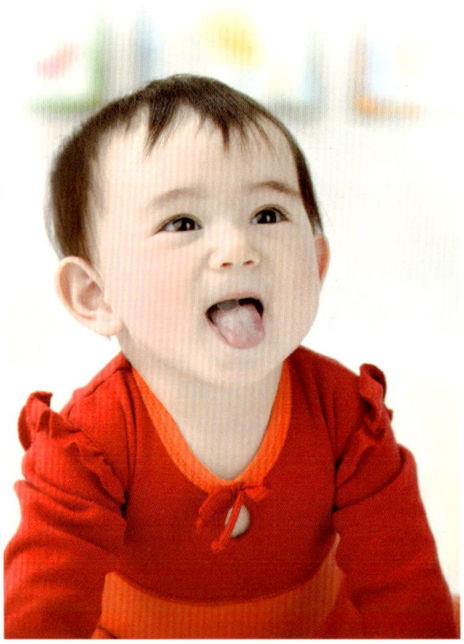

宝宝的喂养

第8个月时，妈妈乳汁的质和量都已经开始下降，难以完全满足宝宝生长发育的需要，所以添加辅食显得更为重要。从这个阶段起，母乳喂养的宝宝可以尝尝配方奶的味道，为断掉母乳后添加乳类食品做好准备。辅食方面，可以让宝宝尝试更多种类的食物。由于此阶段大多数宝宝都在学习爬行，体力消耗也较多，所以应该适当增加更多的碳水化合物、脂肪和蛋白质类食品的供给。

一日食谱

上午	
6:00	母乳或配方奶200~220毫升，馒头片（面包片）25克
9:30	馒头20克，鸡蛋羹20克，母乳或配方奶120毫升
10:30	果泥50克
12:00	小馄饨50克
下午	
15:00	蛋糕20克，母乳或配方奶150毫升
18:30	肉末胡萝卜汤60克
晚上	
21:00	母乳或配方奶200~220毫升

每天1次给宝宝喂食适量维生素AD滴剂，并保证饮用适量白开水。

喂养禁忌

这个时候的宝宝已经学会了独立爬行，他会在家里的各个角落爬来爬去，这时，一定要注意不要让宝宝用爬脏的小手直接拿东西吃，也注意防止宝宝会吞食异物。

特别提示

这个阶段多让宝宝吃各类水果和新鲜蔬菜，可以避免因叶酸缺乏而引起的营养不良性贫血。为防止宝宝缺钙性腹痛，平时要多吃些富含钙的食物，如乳类、蛋类、豆制品、海产品等。

宝宝的护理

冬天也要坚持户外活动

这个月的宝宝，能力有明显的提高，户外活动的意义就更大了，也更重要了。父母和看护人要尽最大可能多带宝宝做户外活动。春夏秋季可以每天进行3个小时以上的户外活动。可以把宝宝带到远一些的公园、海边、河边、动物园等场所，开阔他的眼界。

宝宝户外活动的范围大了，要避免危险。如周围有玩耍的儿童，要防止他们扔掷的玩具砸到宝宝，要提前想到避让。

增强免疫力

宝宝最初6个月的免疫力来自母体，6个月后就容易生病，大概要到3岁左右免疫系统才会完善，因此从宝宝7个月开始就要注意增强他的免疫力了。

提高免疫力的方法如下：

1．定期注射疫苗。注射疫苗可以帮助宝宝提高对某些疾病的抵抗能力。但某些过敏体质的宝宝，在注射疫苗时要特别小心。

2．合理饮食，多补充水分。人体最重要的成分是什么？不是硬梆梆的骨头，而是柔柔软软的水。婴幼儿体表面积相对于体重比成人更高，水分蒸散流失多，更需要补充水分。水分充沛，新陈代谢旺盛，免疫力自然提高。

3．适当运动。宝宝六七个月的时候，要练习爬行，大人把手放在宝宝脚后跟推他前进。爬行是最有助于大脑发育的运动，浑身80%的肌肉一起运动，是很好的锻炼方法。多爬行宝宝也会变得聪明。

4．环境卫生。应注意日常护理，如保持室内空气流通，流行病多发季节，避免去人群拥挤的地方，季节交替的时候注意衣服的增减等。

宝宝少坐多爬更健康

爬，是宝宝独立移动的最早形式。爬能促进宝宝全身肌肉的发育，促进血液循环，增强心肺功能。

30个月以前的孩子多爬行，有利于身体四肢的协调和脊椎的发育。

爬行对宝宝的好处，不仅在身体方面，还在于心理发育方面。宝宝通过爬，可以自由地改变自己身体的位置、方向和姿势。当经过努力抓到自己喜欢的玩具时，宝宝心情非常愉快，心理上会得到满足。于是就更想活动，去寻找自己更感兴趣的事物，从而能促进智力发育。

同时，爬行也扩大了宝宝的认识范围，为宝宝建立、扩大和深化对外部世界的初步认识创造了条件。但宝宝练习爬时必须在成人的视线内活动，以免意外发生。

Q 如何帮7~8个月的婴儿练习爬？

A “定向爬”：即婴儿趴着，把球具放在婴儿面前适当的地方，吸引他爬过去取。待婴儿快拿到时，再放远点。如果婴儿开始不会前进，成人可以用手掌抵住他的脚掌，帮助他前进。

“自由爬”：即整理一块宽敞干净的场地（水泥地应铺上棉毯或席），拿开一切危险物和脏物，四处放一些玩具，任婴儿在地上抓玩。但必须在成人的视线内活动，以免意外。

“转向爬”：即先将有趣的玩具给他玩一会儿，然后将玩具当着他的面藏在婴儿的身后，引诱他转向爬。

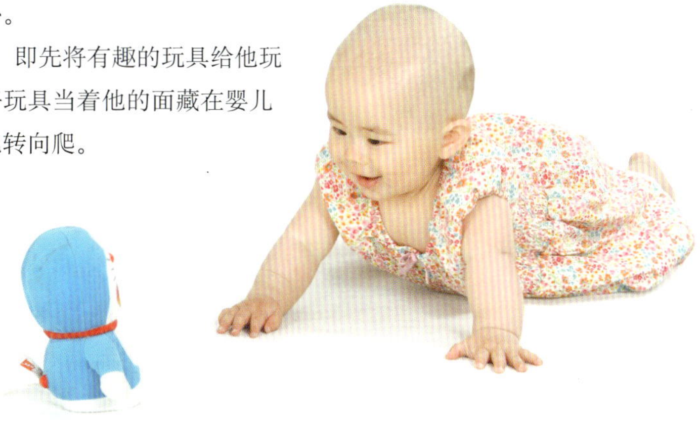

宝宝的问题

不好好吃

这个月的宝宝开始有了个人爱好，出现不好好吃的问题也多了起来。有的宝宝不爱吃粥，但却喜欢吃米饭。妈妈多不敢喂米饭，怕呛着宝宝，宝宝没有牙，不会咀嚼，其实这种担心是没有必要的。做烂一些的米饭，不会呛着，也不会噎着宝宝。

不爱吃蔬菜

- 可能是前几个月给菜水和菜汤吃，味道比较单调，宝宝吃够了。试着给宝宝一口大人吃的菜，如果他爱吃，说明宝宝已经喜欢美味了，做蔬菜时就要讲究味道，不能只是给宝宝吃水煮菜了。

不爱吃淡的

- 有的父母到这个月仍没有给宝宝吃盐，肉类食品如果不放些盐，一顿就会让宝宝不再爱吃。有些蔬菜没有咸淡味也是很难吃的。不能给宝宝吃过咸的食物，并不是不能放盐，而是要适量。

不爱吃蛋

- 有的宝宝从出生后3~4个月就开始吃蛋黄，而且都是不放盐的蛋黄，所以宝宝不爱吃蛋也是正常，不要紧，肉里的蛋白质也是很丰富的，而且更利于蔬菜中的铁的吸收。可以暂时停一段时间，再吃时也许就喜欢吃了。

不好好睡

随着宝宝月龄的不断增长，睡眠的问题会出现比较大的差异性。睡眠好的宝宝可以一睡到天亮，也不吃奶，即使更换尿布，也不醒。有的宝宝则白天睡得多，晚上却精神得像个小兔子，让妈妈很头疼。

白天睡得多，晚上睡得少

- 保姆看护的宝宝，可能会晚上睡得晚，一种可能是，保姆白天总是哄宝宝睡觉，晚上他就不困了。还有可能是，一天宝宝也没有见到父母，喜欢和父母玩，父母也觉得没有时间和宝宝游戏，所以，就利用晚上时间和宝宝玩，结果使宝宝晚上睡得就少了。

晚上睡得晚

- 宝宝睡得晚，大都是逐渐形成的，不会突然就睡得很晚。今天，父母和宝宝玩到晚上9点15分，明天可能就是9点半，过几天可能就10点了，正好赶上明天又是周末，父母不用上班，就不着急睡觉，结果可能10点以后才睡觉，和宝宝玩个够，就这样一点点地把睡觉拉到很晚。
- 等到过了11点也不睡觉，父母就开始着急，再想纠正就不那么容易啦。所以父母要防患于未然，不要让宝宝养成不好的睡眠习惯。

小贴士

宝宝的反抗

• 用手把勺推开——“我不想吃了”

• 用小手把饭碗打翻——“为什么还有这么多饭，已经撑着我了”

• 把妈妈塞进嘴里的食物吐出来——“拗不过，只能把它吐出来了，反正妈妈不怕浪费”

• 根本就不张嘴——“给我也得吐出来，还不如不张嘴，省事”

• 当您把饭勺送到宝宝嘴边时，宝宝却把头扭开了——“妈妈也真是的，我可不理您了”

• 如果妈妈还是硬喂，宝宝就哭了——“不亮这最后一招，妈妈是不饶我了”

小贴士

睡前进行情绪调适

• 睡前宝宝不能过于兴奋，不玩新玩具。

• 按时睡觉。在宝宝入睡前半小时，应让宝宝安静下来，更不要过分逗弄宝宝。

• 睡前不看刺激性的电视节目，不给宝宝讲紧张可怕的故事。

• 建议在宝宝睡前，先将室内的光线调得暗些，让宝宝知道，现在是睡觉的时间了，放点轻柔的音乐。

• 在宝宝睡着以前，不要发出太响的声音，宝宝很容易醒的，其实，这是宝宝对外界反应的一种自我保护。

宝宝的免疫接种

满8个月的宝宝需要接种麻疹疫苗。

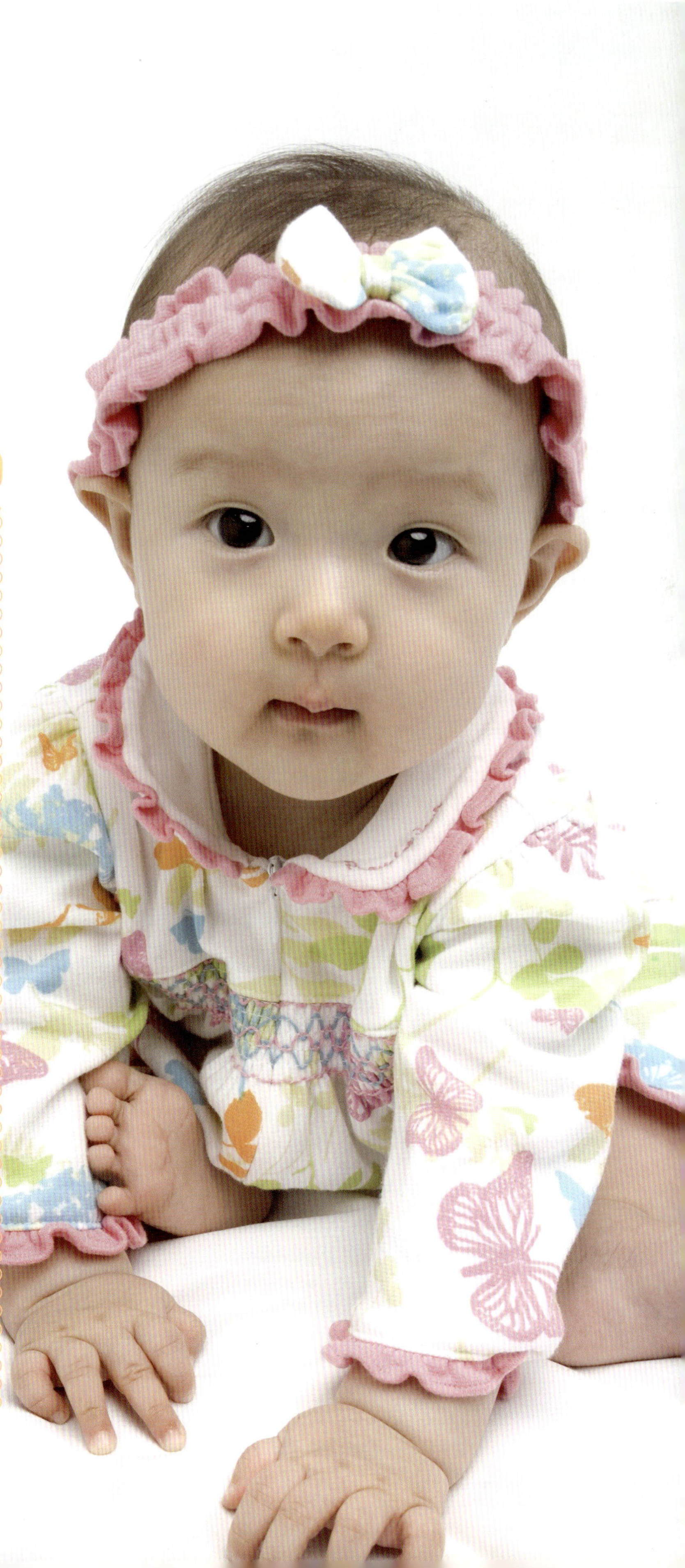

妈咪经验谈："嗯嗯"和"嘘嘘"的便便史

宝宝姓名：星星

育儿心得：宝宝尿便规律妈妈轻松

很多妈妈都因为宝宝频繁的大小便头痛不已，下面给大家介绍一些我的经验吧。

宝宝排尿是有规律性的，年龄越小排尿次数越多，2~3个月宝宝一般在吃奶、喝水后10~20分钟就有尿，因此可在此时给宝宝把尿，口吹"嘘嘘"声，使小儿排尿与声音相联系记忆，因而形成条件反射，一般在睡前、醒后，喂奶前后排尿。

排便习惯与排尿相似，看见宝宝不动、眼呆滞、脸红、屏气就得快给把大便，伴"嗯嗯"声，以后就能建立条件反射，一般在晨起或睡前练习。

给宝宝把大小便时，一定要注意挺胸坐正，不可压迫宝宝胸背而妨碍呼吸，当宝宝打挺表示不愿意让把便时，应马上放下，停止训练，以免使宝宝疲劳。养成这种尿便的规律，我发现照顾宝宝轻松了许多。

只要您有耐心，宝宝很快会建立起条件反射，而且很早就不尿床了。

爱心专题：宝宝出现的小问题

半岁后宝宝易感冒了

宝宝出生时从妈妈那里得到的免疫力一般可以维持6个月左右。6个月以后，宝宝自己的免疫系统逐渐发育，到1岁时宝宝体内的抵抗力水平相当于成人的60%，到3岁时已经相当于成人的80%左右了。因此0~3岁是宝宝免疫力较低的危险期。

1. 母乳喂养给宝宝极好的免疫保护。除母乳中各种营养成分比例适当，易于消化、吸收和利用，是适合宝宝生长发育最理想的营养品外，更关键的是母乳含有许多免疫成分，如含有多种抗体、乳铁蛋白、双歧因子、活性的免疫细胞等。因此母乳喂养能使宝宝健康成长，不易生病。

2. 有计划地添加促进免疫的食物。不论是母乳喂养还是人工喂养，当宝宝长到3~4个月时，必须添加辅食。

3. 父母要注意保护宝宝，避免宝宝与病源接触，注意为宝宝及时增减衣物等。

4. 一旦宝宝生病，也不要慌乱，及时带宝宝看医生。

宝宝无缘无故的耍闹

这个月的宝宝有了独立的愿望，表现在很多方面：

- 开始会把不喜欢的东西扔掉。
- 会把不喜欢吃的东西吐出来。
- 开始挑抱的人，愿意让妈妈抱时，如果奶奶抱就会哭。
- 对玩具开始有了偏爱。
- 喜欢到户外活动，喜欢人多。
- 能听懂一些语言的意义。
- 喜欢干不会干的事情。
- 不会站，可就是喜欢站。
- 不会爬，就是想爬到他想爬的地方。
- 不会走，可就是要妈妈扶着走。
- 吃多了，肚子胀，肯定不好受，晚上会哭闹。
- 有病的频率高了，不舒服了，都会哭闹。
- 受了刺激，如白天从床上掉下来了，摔着了，晚上都会哭闹。

宝宝开始哭闹，在父母看来是无缘无故，实际上，可能冤枉了宝宝，让宝宝的情感受到了伤害。所以父母要对宝宝的哭闹赋予更多的耐心和爱心。

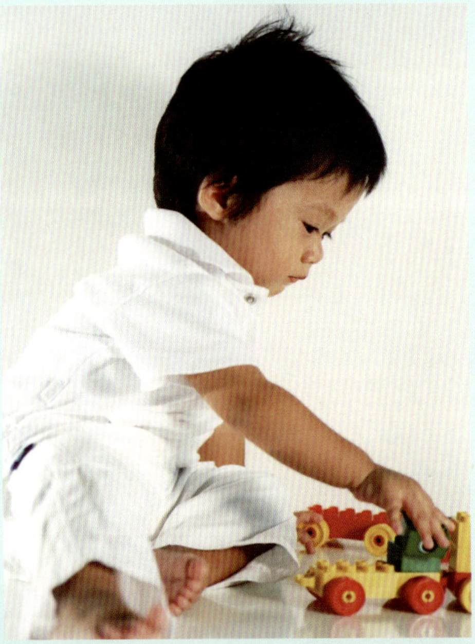

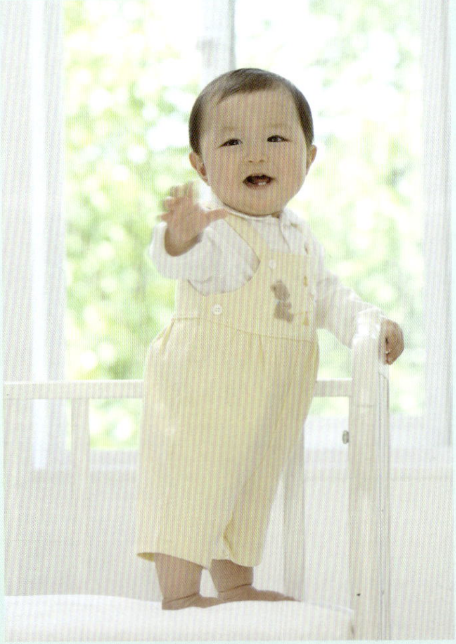

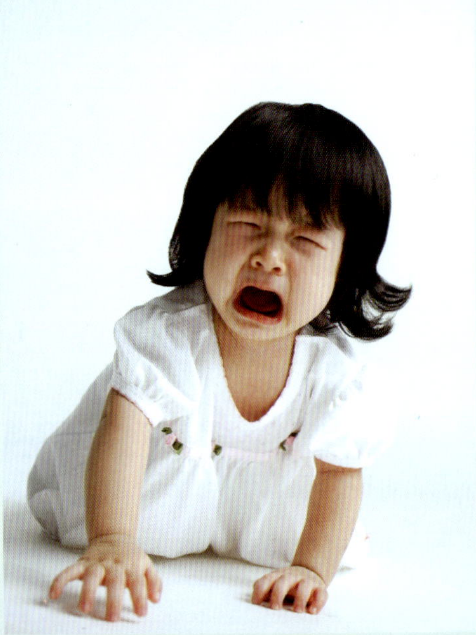

宝宝认生期开始了

几乎每个宝宝在7个月大左右都要经历这个所谓的“认生期”，认生说明宝宝的社会认知开始发展了。

这个时期的宝宝能分出家里人和陌生人。谁在一直照顾他，谁从来没见到过，小家伙心里已经非常清楚了。对于熟悉的人，如爷爷、奶奶及有来往的亲朋，宝宝会表现出对他们的信任和依恋；对于陌生人，宝宝自然会感到警惕，开始躲避，表现出害怕或者哭闹。

如果妈妈在6个月后要上班就应及早安排，早请保姆或亲属慢慢与宝宝接触，待他们熟悉之后才能照料宝宝。

宝宝也害怕去陌生的地方和接触陌生事物，父母要陪同他逐渐熟悉新的环境和新的事物。有些宝宝害怕大的形象玩具，妈妈要陪他一起玩，熟悉之后宝宝会渐渐消除恐惧。

要经常抱宝宝到邻居家去串门或抱他到街上去散步，让他多接触人，为宝宝提供与人交往的环境。要注意循序渐进地引导宝宝，比如接近陌生人，可采取“走近些，再走近些”等方式，逐渐让宝宝和周围的人接触。慢慢引导宝宝熟悉周围的人，告诉他，“这是老爷爷”、“这是叔叔”、“这是阿姨”、“这是姐姐”，鼓励孩子摸摸阿姨的包、动动爷爷的拐杖、推推小朋友的车等。渐渐地宝宝就会明白什么样的人，该怎么称呼，宝宝体验到了与人交往的愉悦，就会逐渐降低对陌生人的不安全感，消除怯生害怕的心理。

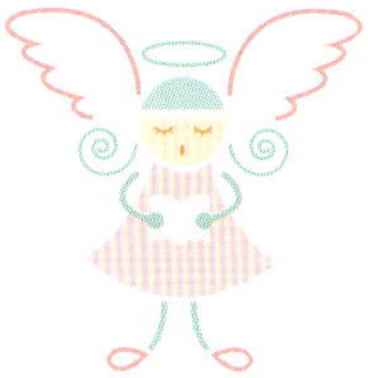

宝宝成长寄语

爸爸、妈妈篇

祖父母、外祖父母篇

宝宝出生的第8~9个月

宝宝的生长标准

男

第9个月时的体重 ______ 千克

（正常范围9.69±1.02千克）

第9个月时的身长 ______ 厘米

（正常范围72.8±2.3厘米）

第9个月时的头围 ______ 厘米

（正常范围45.4±1.2厘米）

女

第9个月时的体重 ______ 千克

（正常范围9.13±0.82千克）

第9个月时的身长 ______ 厘米

（正常范围71.0±2.2 厘米）

第9个月时的头围 ______ 厘米

（正常范围44.4±1.2 厘米）

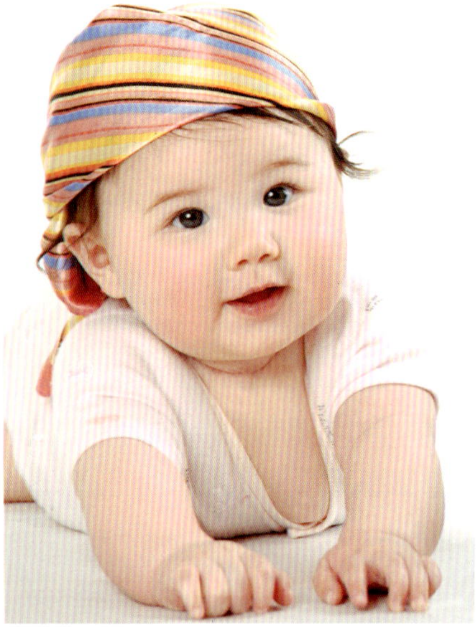

宝宝的喂养

此阶段的哺喂原则与上个月大致相同，喂奶次数应逐渐从3次减到2次，每天哺乳600~800毫升就足够了，而辅食要逐渐增加，为断奶作好准备。9个月的宝宝已经长牙，有咀嚼能力了，可以让他啃食硬一点的东西，这样有利于乳牙的萌出。

一日食谱

上午	
6:00	母乳或配方奶200~220毫升，馒头片（面包片）30克
8:00	水果泥100~150克
10:30	蛋花青菜面100克
12:00	母乳或配方奶200~220毫升
下午	
15:00	虾仁小馄饨80克
18:00	清蒸带鱼25克，土豆泥50克，米粥25克
晚上	
21:00	母乳或配方奶200~220毫升

每天1次给宝宝喂食适量维生素AD滴剂，并保证饮用适量白开水。

喂养禁忌

千万不要给宝宝吃可能会呛着他的东西，最好也别让他接触到这些东西，如：圆形、光滑的食物或硬的食物，如爆米花、花生粒、糖块、葡萄或葡萄干等。

小贴士

为宝宝添一把餐桌椅

9个月的宝宝能够坐得很稳，而且大多数可以独坐了。因此，让宝宝坐在有东西支撑的地方喂饭是件容易的事，最好为宝宝购置一把餐椅，并且椅前有宝宝专用的托盘。总之，每次喂饭靠、坐的地方要固定，让宝宝明白，坐在这个地方就是为了吃饭。

宝宝的护理

该给宝宝准备鞋子了

给宝宝一双好鞋非常重要：一般来说，穿鞋除了美观之外，最主要的功能是保护脚。在宝宝7~8个月前，穿鞋的主要目的是保暖，最好穿软底布鞋，并且鞋比宝宝的脚略宽，大出约1厘米。

当宝宝开始学爬、扶站、练习行走时，也就是需要用脚支撑身体重量时，给宝宝穿一双合适的鞋非常重要。为了使脚正常地发育，使足部关节受压均匀，保护足弓，要给他们穿硬底布鞋。

• 挑选时要注意以下几方面：

要根据宝宝的脚形选鞋，即鞋的大小、肥瘦及足背高低等。

要选鞋面的质量，应以柔软、透气性好的鞋面为好。

鞋底应有一定硬度，不宜太软，最好鞋的前1/3可弯曲，后2/3稍硬不易弯折；鞋跟比足弓部应略高，以适应自然的姿势；鞋底要宽大，并分左右；宝宝骨骼软，发育不成熟，鞋帮要稍高一些，后部紧贴脚，使踝部不左右摆动为宜。

宝宝脚发育较快，平均每月增长1毫米，买鞋时，尺寸应稍大些，但绝不能过大；及时更换新鞋，也是很重要的。

为8~9个月的宝宝选玩具

8~9个月的宝宝随意和不随意的运动正在慢慢形成，视觉和触觉已建立了联系，他们用手做各种动作，如扔东西玩、交换物品或双手拿东西、用拇指和食指捏东西、往嘴里放东西、用牙咬东西，还能成功地到处爬行。

• 宝宝需要这些玩具

橡皮狗、猫、公鸡等动物玩具，可以让宝宝一边玩一边对他讲："这是小狗，小狗'汪汪'叫。"柔软的长毛绒玩具能赋予宝宝足够的温情。

布娃娃，它不但便于宝宝指认娃娃的鼻、眼、口等五官，还帮助宝宝学习认识身体的其他部位。此外，宝宝还会模仿父母对自己那样抱布娃娃，与布娃娃聊天，喂娃娃吃饭等。

上弦的机械玩具，如公鸡蹦蹦跳、狗熊跳舞、白兔摆摆头等。

一些能够拆开，又能够再组合到一起的玩具，让他拆了再装，装了又拆，他会感到有意思。拆开的玩具一定要足够大，如果太小，宝宝会把它放在口中吞下去，或塞入耳朵眼和鼻孔里，发生危险。

Q 如何为宝宝选择玩具？

A 易于清洗；色彩鲜艳；无毒；做工精细、耐玩、无乱线头；玩具上的小扣子、眼睛、装饰小串珠不会脱落等。最好的玩具往往是最简单、最普通、最便宜的，如七巧板、积木、皮球、布娃娃、长毛熊、白纸、蜡笔等。

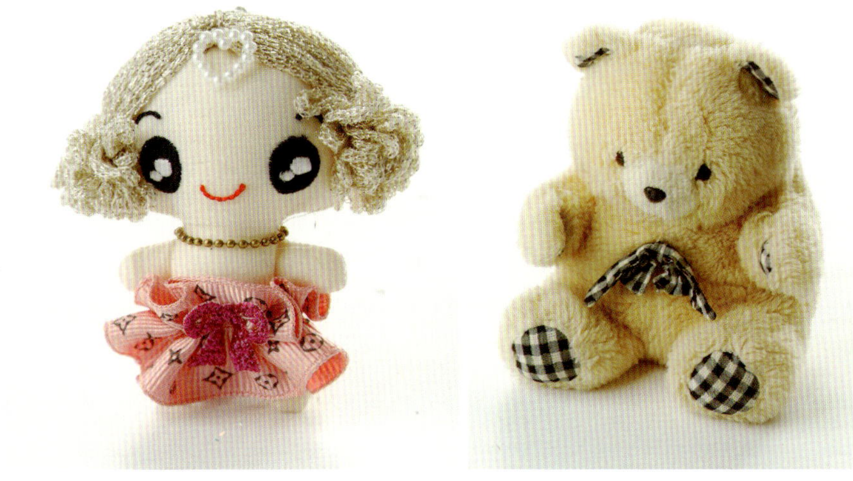

宝宝的问题

能力倒退

宝宝怎么越大越不行了，您常受到这样的困惑。

其实，说宝宝的能力倒退是不确切的，因为，表面上看是能力倒退了，实质上却并非如此。

例如：宝宝上个月就能把尿排在便盆里了，可这个月却不能了。越把越不尿，放下来，马上就尿。

真正原因：宝宝本来就不具备控制大小便的能力，妈妈是根据在排便前的外在表现分析出宝宝可能要排便，就顺势接在了便盆里。如果妈妈判断失误了，或宝宝这时不服从妈妈指挥，就会失败，这不是孩子能力的倒退。

再如：宝宝上个月能扶着栏杆站一会了，这个月也不行了，总是摔倒，是不是缺钙或有其他问题了？

真正原因：这个月的宝宝已经不满足扶着栏杆站着了，有向前走的愿望，可他还不会自己迈步，当宝宝的身体向前，腿却不会向前迈步，重心倾斜，肯定会摔倒的。这不是能力倒退，是在增长新的能力。

所以，父母不要一遇到疑惑，就认为是宝宝能力倒退了，如果宝宝没有疾病，是不会倒退的。

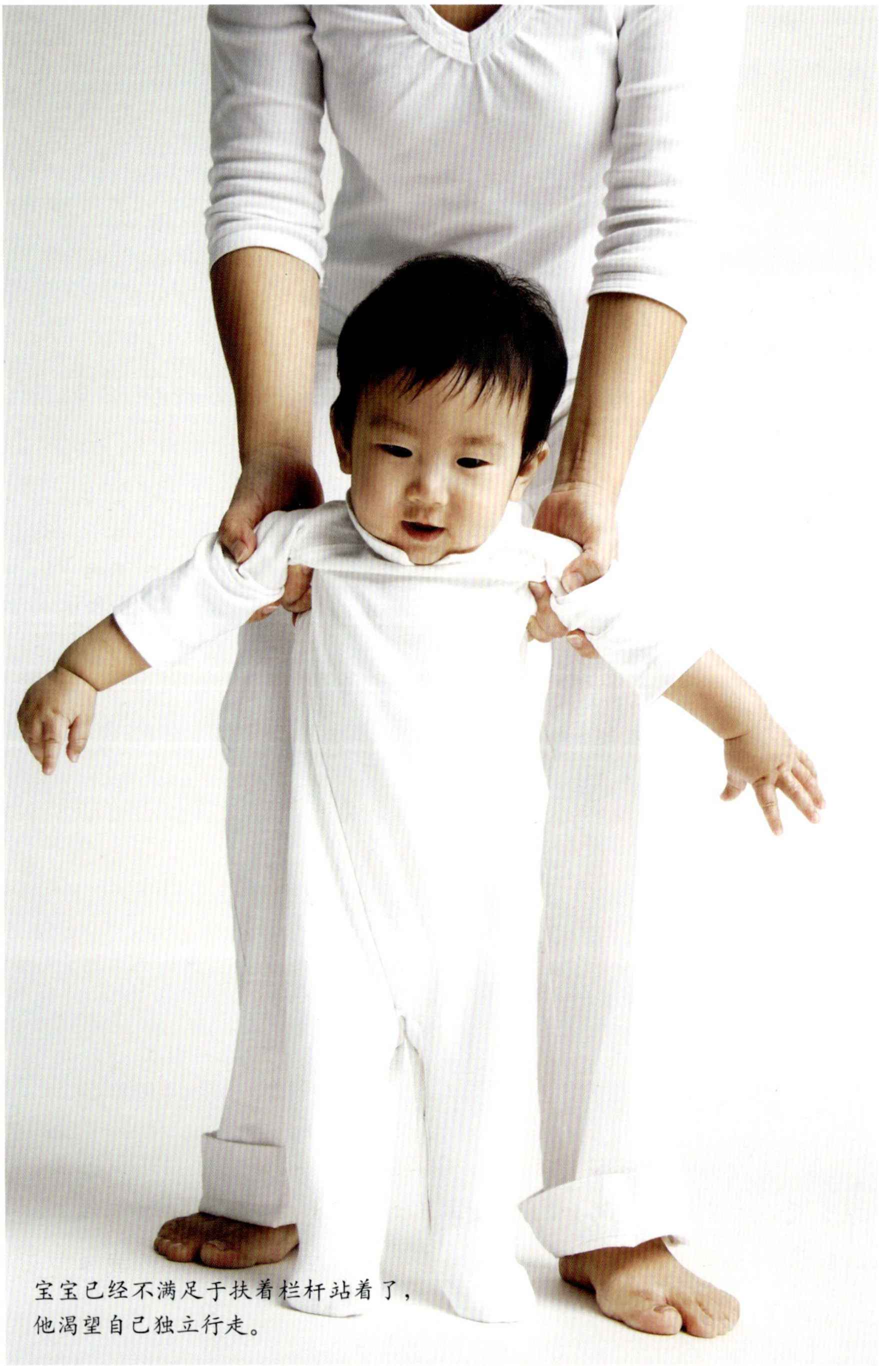

宝宝已经不满足于扶着栏杆站着了，他渴望自己独立行走。

小腿弯

随着月龄的增长，宝宝小腿也长了，开始会站立片刻。这时，您可能会发现宝宝的小腿发弯，这让您放下的心有悬起来，不会是罗圈腿吧？急着抱到医院。

事实上，这么大的宝宝小腿弯是正常的，只要不超出弯曲的正常范围，您都尽可放心，可以继续训练他站立，还可以帮助宝宝向前迈步。但是时间不要太长，一天2~3次，一次几分钟就可以。这是正常现象，不要因此而过多给宝宝补钙。

宝宝的免疫接种

本月不需要接种疫苗，也就是说没有国家规定的免费的接种计划，但很有可能各地区会有自费的免疫接种项目，所以您一定要向宝宝的保健医咨询清楚。

妈咪经验谈：注意爬行探险家的安全

宝宝姓名：彦彦
育儿心得：爬爬更聪明，探险要安全

彦彦八九个月时，好奇心越来越强了，已经不安于固定地坐在一个位置上，开始向周围展开爬行攻击，简直像个小探险家。

宝宝学爬大致上分为两个阶段，俯爬式以及狗爬式。一般而言，宝宝在8个月左右时懂得自然地爬行。在学习爬行的初期，几乎都是以同手同脚的移动方式进行，之后会以手肘往前匍匐前进，而且腹部贴在地面，爬行速度十分缓慢。在9个月大时，他的身体才能慢慢离开地面，用两手前后交替的方式，开始顺利地往前爬行。

爬行是所有大动作发展的基础，让宝宝爬行几个月的时间是有许多好处的。首先宝宝利用四脚爬行时，颈部需要抬高，并且还会左右转动，这样对颈部的发展有很大的帮助；另外宝宝爬行时用手腕支撑身体重量，手腕的力气，对宝宝未来拿汤匙吃饭、拿笔涂鸦都有益。在宝宝爬行的过程中，更可锻炼宝宝膝、臂动作的协调与四肢关节的灵活度。

为了让宝宝爬得好，爬行的地方必须软硬适中，磨擦力不可过大或过小，您可在地板上放辅助用品，为宝宝营造一个安全的爬行环境。当宝宝到了爬行的阶段，容易碰到的危险物品更多了，所以，我就特别注意以下几个容易发生意外的地方。

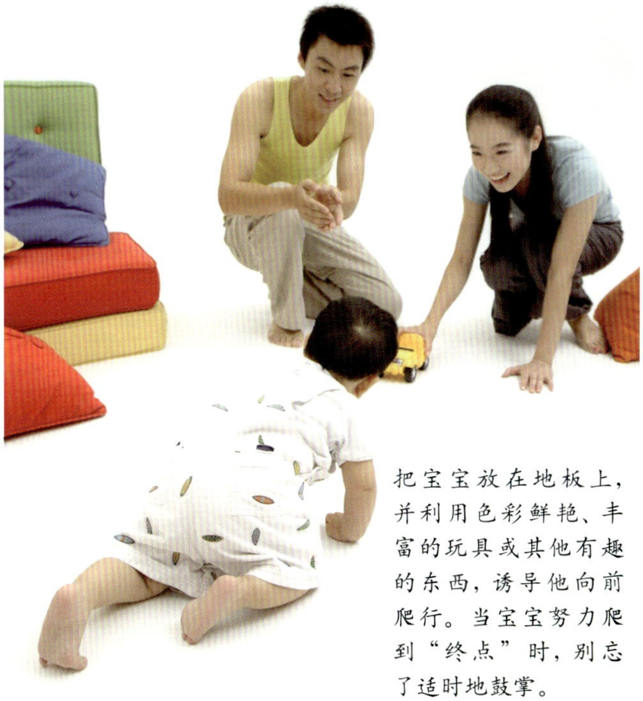

把宝宝放在地板上，并利用色彩鲜艳、丰富的玩具或其他有趣的东西，诱导他向前爬行。当宝宝努力爬到“终点”时，别忘了适时地鼓掌。

- 地板：水泥、磨石子、瓷砖等所铺设的地板，对学习爬行的宝宝来说，都容易因一不小心跌倒，而造成无可弥补的遗憾。为避免发生危险，可在硬地板上面铺设软垫，不过注意要使用厚度较高的软垫才能发挥功用，并且避免买有很多小花纹的软垫，以防宝宝将小花纹抠起来吃。
- 桌角、柜子角：尖锐的桌角或者是柜子角，对学爬的宝宝来说非常危险，最好一律将所有的桌角或柜子角套上护垫，就算宝宝不慎撞到，也能将伤害降到最低。
- 电插座：宝宝在爬行的过程中，可能会爬到插座附近，如不小心留意将有触电的危险，可使用电插座的防护盖，在未使用的插座上加装此装置或是使用安全插座。

宝宝出生的第9~10个月

宝宝的生长标准

男

第10个月时的体重 ______ 千克

（正常范围 10.09±1.03千克）

第10个月时的身长 ______ 厘米

（正常范围74.3±2.2厘米）

第10个月时的头围 ______ 厘米

（正常范围45.9±1.2厘米）

女

第10个月时的体重 ______ 千克

（正常范围9.48±0.86千克）

第10个月时的身长 ______ 厘米

（正常范围72.0±2.0 厘米）

第10个月时的头围 ______ 厘米

（正常范围44.9±1.4 厘米）

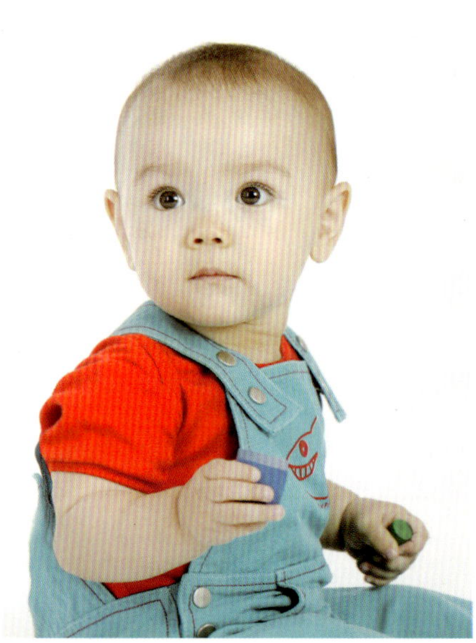

宝宝的喂养

这个阶段原则上继续沿用第9个月时的哺乳方式，但可以把哺乳次数进一步降低为不少于2次。可以让宝宝尝试全蛋、软饭和各种绿叶菜。这样做既增加了宝宝的营养又能锻炼其咀嚼能力。

一日食谱

上午	
6:00	母乳或配方奶250毫升
9:00	果碎或小块碎菜150克
10:00	鸡蛋羹（可尝试全蛋）1中碗，馒头片（面包片）30克，果酱1小勺
12:00	豆奶120毫升，加适量白糖，小饼干20克
下午	
14:00	软饭或稠粥30克，加肉末或肉松2勺
18:00	排骨汤面条100克
晚上	
21:00	母乳或配方奶250毫升

每天1次给宝宝喂食适量维生素AD滴剂，并保证饮用适量白开水。

喂养提示

给宝宝做饭时多采用蒸煮的方法，这比炸、炒的方式能保留更多的营养元素，口感也较松软。蒸煮方法烹制的食物还能保留食物原来的色彩，能有效地激发宝宝的食欲。

喂养禁忌

市售纯净水往往缺乏足够的矿物质和微量元素，宝宝长期单纯饮用会对身体造成不良影响。

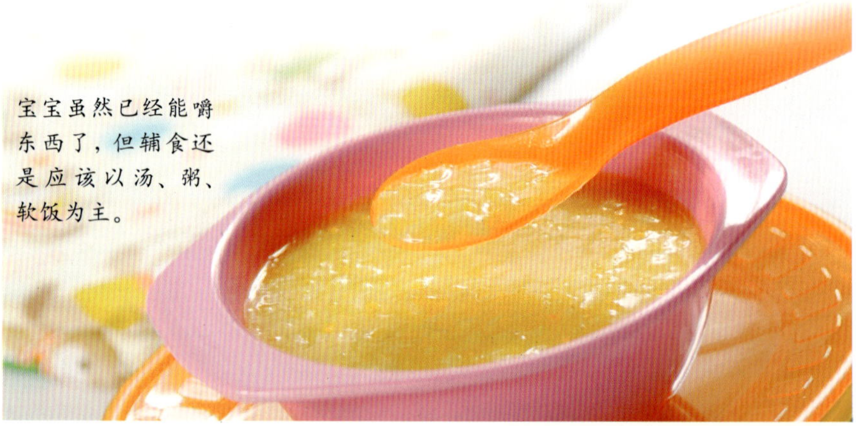

宝宝虽然已经能嚼东西了，但辅食还是应该以汤、粥、软饭为主。

宝宝的护理

营养要诀

• 饮食多样

宝宝到了这个时候就可以吃相当多的东西了，所以一天可以喂3次食物，食物的软硬度以宝宝的牙龈能咬碎的固体食物为佳。虽然宝宝的摄取量越来越多，但是一天所需的热量，仍有1/3是来自于乳类的。

• 逐渐断乳

一般情况下宝宝都很爱吃断奶食品。有的宝宝对牛奶过敏，如有类似的情况，可以用别的食物来补充营养，如果宝宝对蛋类过敏就可以用豆腐或鱼取代。

母乳喂养的宝宝白天尽量喂配方奶代替母乳，早晨起床后和晚上临睡前以及半夜醒来时可喂母乳。

• 尝尝固体食物

可将西红柿、橘子、香蕉等水果切成片，让宝宝自己拿着吃。可喂酥脆的点心、饼干、蛋糕等，不要喂糖块，这是危险的。

宝宝的能力培养

这个月锻炼的目的仍然是让宝宝学站，让能站立的宝宝学会迈步。每天最好让宝宝有3个小时以上的时间在户外度过，这样可以激发宝宝探索周围环境的兴趣，如捉迷藏游戏就是很好的活动。

让宝宝自己入睡

宝宝睡觉是生理的需要，当他的身体能量消耗到一定程度时，自然就要求睡觉了。

每当宝宝到了睡觉的时间，只要把宝宝放在小床上，保持安静，他躺下去一会儿就会睡着。

不要抱着宝宝睡觉，不要手拍着宝宝，嘴里哼着儿歌，脚不停地来回走动；不要给宝宝空奶嘴吸吮，引诱宝宝入睡。这些坏毛病导致“宝宝要睡觉，必定闹，不拍不抱睡不着”，久而久之养成依赖父母、缺乏自理能力的不良习惯。

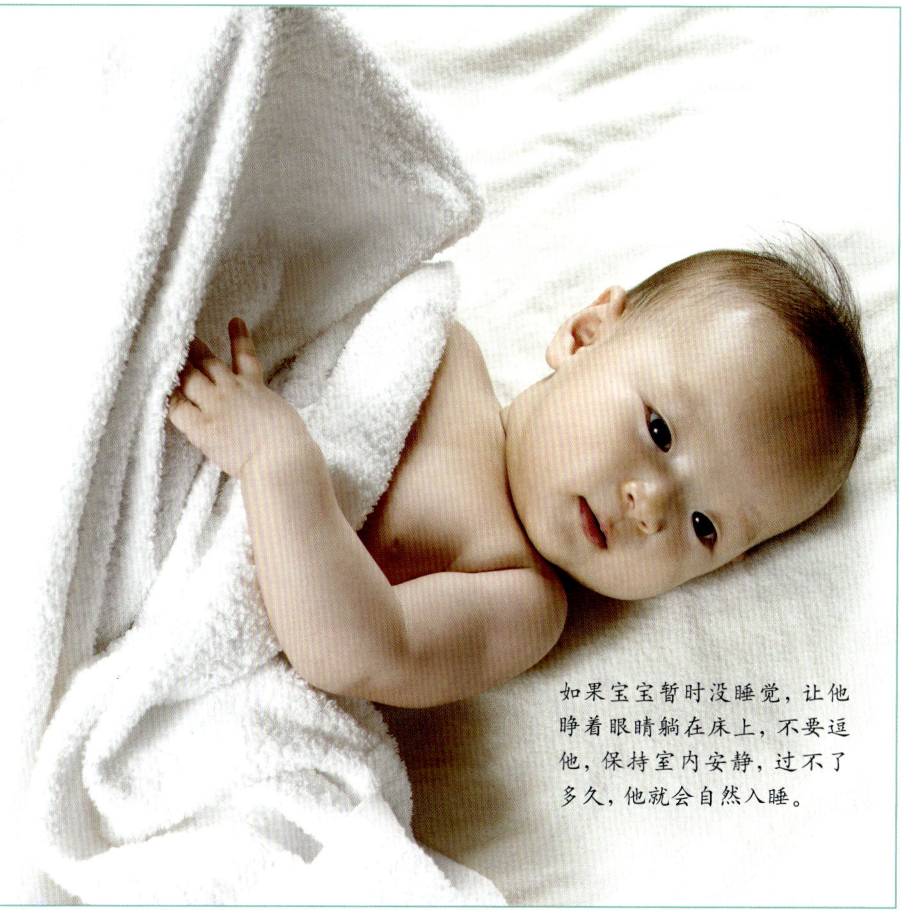

如果宝宝暂时没睡觉，让他睁着眼睛躺在床上，不要逗他，保持室内安静，过不了多久，他就会自然入睡。

宝宝的问题

不会爬、不会站

这个月的宝宝基本上会用四肢向前爬了，但是有的宝宝可能会有这样的表现：

- 不会用四肢向前爬，还是用肚子匍匐向前。
- 还是向后爬。
- 不是爬，而是向前拱，先把腿收起来，屁股翘起，上身再向前一拱，就向前进了。

这样的宝宝有向前爬的动机，但是，四肢不能协调地运动，在父母的帮助下，慢慢会协调的，这都不能认为是宝宝笨的表现。有的宝宝到了 10 个月才会爬，尽管如此，父母还是要尽最大的努力，让宝宝早爬。

这个月的宝宝不会站立的不多，但是有的宝宝不会自己站起来，这不能说明宝宝的运动能力差。如果宝宝正赶上冬季，穿得很多，运动不灵活，可能就不会自己站起来了。如果对宝宝缺乏训练，运动能力就可能相对落后。经过训练会慢慢赶上的。如果确实不会站，要及时看医生。

小贴士

教宝宝爬行

您要帮助宝宝，使其克服害怕向前爬的恐惧心理，克服距离障碍。要让宝宝知道，向前爬行并没有危险。可在宝宝的面前放上他喜欢的玩具，鼓励宝宝向前爬，够到玩具，并给予鼓励。妈妈或爸爸可站在宝宝的面前，呼唤宝宝的名字：“宝宝，快爬过来，妈妈在这里，爬过来，让妈妈抱抱。”

当宝宝爬到您的跟前时，把宝宝抱起来，并高兴的说：“宝宝真勇敢。”如果宝宝还是不敢向前爬，爸爸可以用手掌心抵住宝宝的足，施以外力，使宝宝在后面推力的作用下，向前爬。也可以在宝宝的脚底放上可以蹬的东西，作为一种推力使宝宝向前爬，但不如父母用手施以向前的推力大。

不吃蔬菜

不爱吃蔬菜的宝宝是比较多的，就是到了幼儿期或儿童期，不爱吃蔬菜的也不少。大致的原因为：

- 初次添加蔬菜时，大多是菜水、菜汁、菜泥之类的，是菜的原汁原味，没有烹调的香。
- 很小的宝宝，对饮食的好恶不分明，越大的宝宝，个性开始发展，对饮食的好恶也开始泾渭分明了。大多数宝宝不再喜欢那种原汁原味的蔬菜，喜欢有滋味的，经过烹饪的菜。
- 您很少给宝宝精心烧菜，或仅仅用水烫一下，放到汤里煮一下。市场上销售的专供婴儿添加辅食的菜泥也很容易让宝宝吃腻。

Q 如何让宝宝爱吃蔬菜？

A 到了这个月，大多数的宝宝能够吃炒菜和炖菜了。市场上销售的罐装辅食最好不要给宝宝吃。

如果宝宝连炒菜炖菜都不爱吃，还可做蔬菜馄饨、饺子、丸子等。

一定要鼓励宝宝吃蔬菜，哪怕少一些。有的妈妈说，她的宝宝就爱吃米饭和酱油、香油，一点菜都不吃，这就是妈妈的问题了，爱吃米饭和酱油是宝宝告诉妈妈的吗？肯定不是，妈妈起初就不能这样配餐。

宝宝的一些好恶，有的是性格所致，有的来自父母潜移默化的引导。一些喂养上的问题，有的就来源于父母，而不是宝宝本身的问题。不爱吃菜的宝宝有，父母总能想出办法让宝宝吃，哪怕是一口。吃得少，可以多吃些水果补充维生素，但是，不能就此一点也不给宝宝吃。

针对宝宝挑食这一毛病，年轻的父母平时可以经常在宝宝面前吃蔬菜，在吃的过程中还要故意作出特别喜欢吃的动作，让宝宝潜意识里认识到这些食物是爸爸妈妈喜欢吃的东西，一定很可口，这样逐步引导宝宝来尝试接受食物。

父母还可以采用少量添加、逐步添加的形式，在日常食物中少量添加宝宝挑剔的食物，以此让宝宝顺其自然接受这些食物。

宝宝的免疫接种

本月不需要接种疫苗，也就是说没有国家规定的免费的接种计划，但很有可能各地区会有自费的免疫接种项目，所以您一定要向宝宝的保健医咨询清楚。

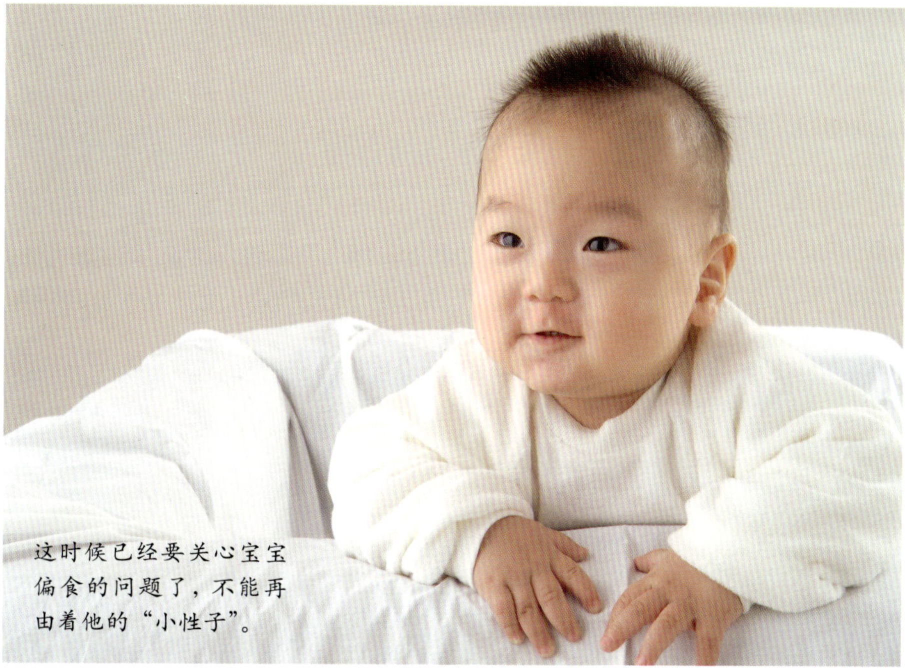

这时候已经要关心宝宝偏食的问题了，不能再由着他的“小性子”。

妈咪经验谈：3个食疗小处方

宝宝姓名：洋洋

育儿心得：小小食疗抗病强，宝宝不苦胃口壮

洋洋咳嗽有半个多月了，最先症状是喉炎，不敢大意，赶紧用抗生素加止咳糖浆，初始疗效不错，可后来竟不管用了，反而影响了胃口，于是我搬出了传统的食疗方法：

1 当宝宝有咳嗽、痰黄并且舌苔也黄时，属于痰热型咳嗽，此时可以用白萝卜做汤，或者炒白萝卜丝，有清热化痰的作用，且能通大便。或者也可让宝宝吃点炒冬瓜，喝些冬瓜汤。

2 当宝宝是由于天太热而突然咳嗽，则属于暑热重，这时可以多吃些丝瓜和冬瓜。

3 当宝宝长时间咳嗽，痰却很少时，属于阴虚夹一点热症，此时可用中药川贝母研成粉末，与梨同蒸，再加些冰糖，止咳效果很好。也可做银耳汤、百合粥给宝宝吃，可润肺止咳。

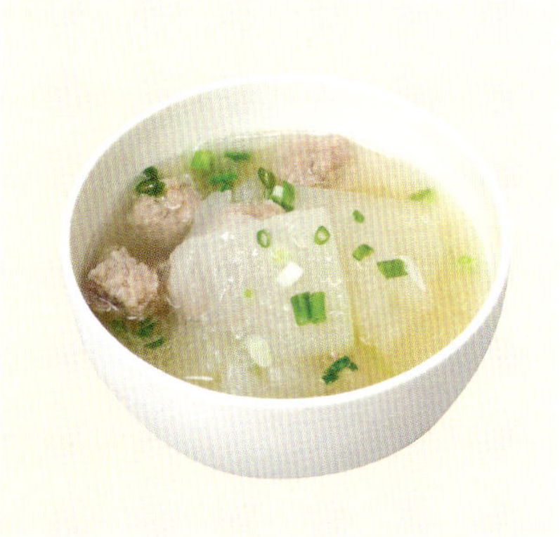

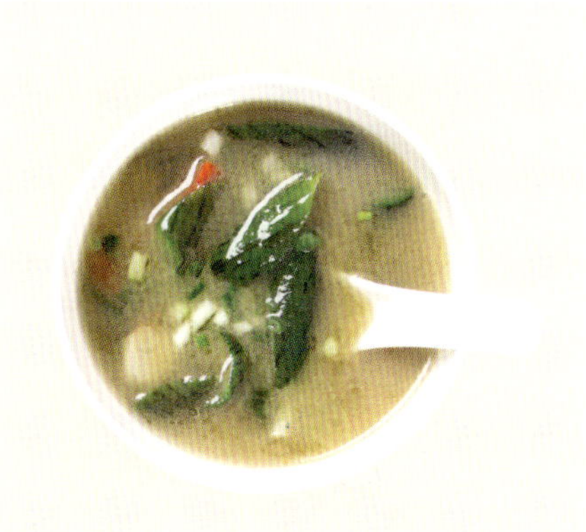

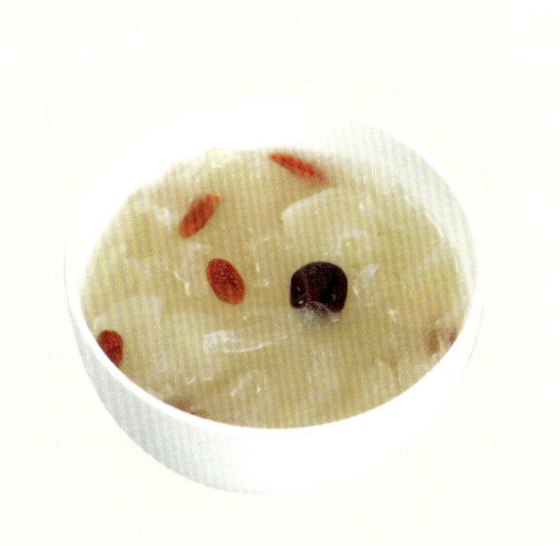

宝宝出生的第10~11个月

宝宝的生长标准

男

第11个月时的体重 ______ 千克

（正常范围10.35±1.06千克）

第11个月时的身长 ______ 厘米

（正常范围75.2±2.5厘米）

第11个月时的头围 ______ 厘米

（正常范围46.2±1.2厘米）

女

第11个月时的体重 ______ 千克

（正常范围9.82±0.90千克）

第11个月时的身长 ______ 厘米

（正常范围73.3±2.2 厘米）

第11个月时的头围 ______ 厘米

（正常范围45.2±1.4 厘米）

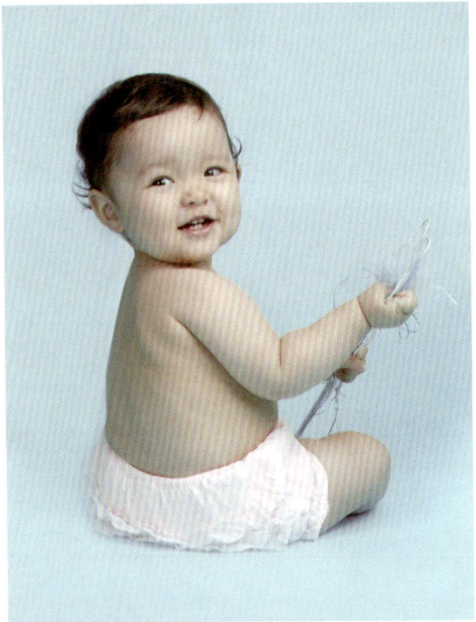

这个月宝宝可能会开始养成偏食的习惯，爸爸妈妈要注意了。

宝宝的喂养

11个月的宝宝普遍已长出了上下中切牙，能咬动较硬的食物。相应的这个阶段的哺喂也要逐步向幼儿方式过渡，餐数适当减少，每餐量增加。婴儿期最后两个月是宝宝身体生长较迅速的时期，需要更多的脂肪和蛋白质。

一日食谱

上午	
6:00	母乳或配方奶250毫升
9:00	馒头片20克，虾仁菜花60克，紫菜汤80克
10:30	蛋糕50克
12:00	饼干2块，豆奶150毫升
下午	
15:00	水果150克
18:00	西红柿鸡蛋面120克
晚上	
21:00	母乳或配方奶250毫升

每天1次给宝宝喂食适量维生素AD滴剂，并保证饮用适量白开水。

喂养禁忌

这个月龄的宝宝开始表现出对特定食物的好恶。对于宝宝喜爱的食物，不能让他顿顿都吃，在保证营养足量的基础上，合理安排宝宝的食谱，还要注意变换烹调方式，引起宝宝对食物的兴趣，以防止养成偏食习惯。

小贴士

防止肥胖儿

研究发现预防宝宝肥胖要从婴儿抓起。如果平均每周体重增长超过140克，要适当限制食量，多吃蔬菜、水果，吃饭前或喝奶前先喝些淡果汁。

食量大的宝宝控制饮食量是比较困难的，只能从饮食结构上调整，少吃主食，多吃蔬菜水果、多喝水，是控制体重的好办法。要保证蛋白质的摄入，所以不能控制奶和蛋肉的摄入，当然也不能超量。控制总热量的摄入，保证营养成分的供给。

宝宝的护理

培养良好的进餐习惯

任何一种良好习惯的养成，包括饮食、睡眠、规矩、生活、行为等，都应从宝宝时期做起。进餐习惯也不例外，必须从宝宝时期养成良好的进餐习惯。只有好的进餐习惯，才能保证宝宝的进食量，宝宝获得充足的营养，身体才会健康。

• 让宝宝有规律进餐

宝宝一天的进餐次数、进餐时间要有规律，按时进餐。每到该吃饭的时间，就应喂他吃，但不必强迫他吃，吃得好时就应赞扬他，长时间坚持下去，就能养成定时进餐的习惯。

• 培养对食物的兴趣

培养宝宝对食物的兴趣，引起他旺盛的食欲，这有助于消化腺分泌消化液，使食物得到良好的消化。因此要求父母在烹调食物时做到色、香、味俱全，软、烂适宜，便于宝宝咀嚼和吞咽。

• 培养用餐卫生习惯

饭前要帮宝宝洗手、洗脸，围上围嘴，桌面应干净。每天在固定的地点喂饭，给宝宝一个良好的进餐环境。在吃饭时，父母不要和他逗笑，不要让他哭闹，不要分散他的注意力，更让他不能边吃边玩。

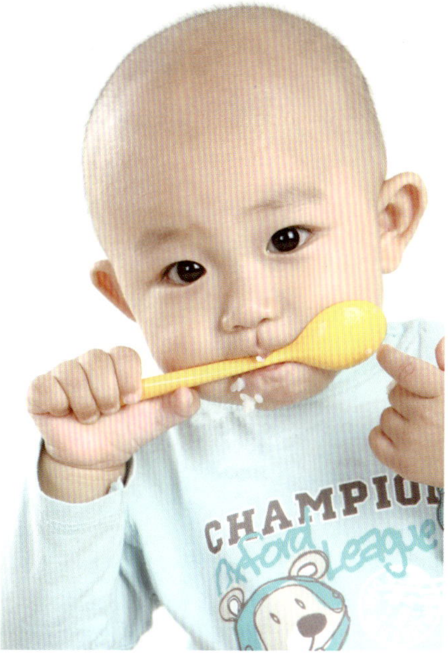

• 养成好的进食习惯

要训练宝宝逐步适应使用餐具，为以后独立进餐做准备。比如训练他自己握奶瓶喝水、喝奶，自己用手拿饼干吃。

这个时候的宝宝还不能自己拿勺吃东西，妈妈在喂他时，可以给他一把勺子，让他自己舀着试试，妈妈可以扶着宝宝的手，把食物送到嘴里。有时候可以给他一块饼干或者馒头片，让他自己用手拿着吃。

这个时期要逐渐培养宝宝自己吃饭的习惯，不能因为怕弄脏而不让他自己动手，否则到了3~4岁他也不会自己动手吃饭。

• 避免挑食和偏食

饭、菜、鱼、肉、水果都能吃，鼓励他多咀嚼，每餐干、稀搭配。

慎用学步车

学步车是一种让宝宝学步时不会摔跤的儿童车，但学步车影响宝宝自身平衡协调功能的发展，不提倡使用。

宝宝没有学会爬之前不要使用学步车，否则会出现感觉统合失调，还会增加“X”形和“O”形腿的发生率。

• 学步车的问题

失去锻炼机会

学步车把宝宝固定在其内，使宝宝失去学习各种动作的机会。如果宝宝处在学爬期，使他得不到爬行的锻炼，如果宝宝处在学站、练走阶段，他不能独站，将来走路也会迟些。

对心智发育不好

宝宝缺乏同自身周围的各种事物的联系能力，他只会自己一会儿向左猛冲，一会儿向右猛冲。没有人接近他，会使他变成一个冲撞、激进的宝宝。

安全隐患大

宝宝因父母照顾不到自己而发生事故。因无人靠近宝宝，宝宝在学步车内到处猛冲，可能触着门的边沿、石头、地毯而使车翻倒，或墙边、桌角碰着宝宝的手，致使宝宝受伤。

宝宝的问题

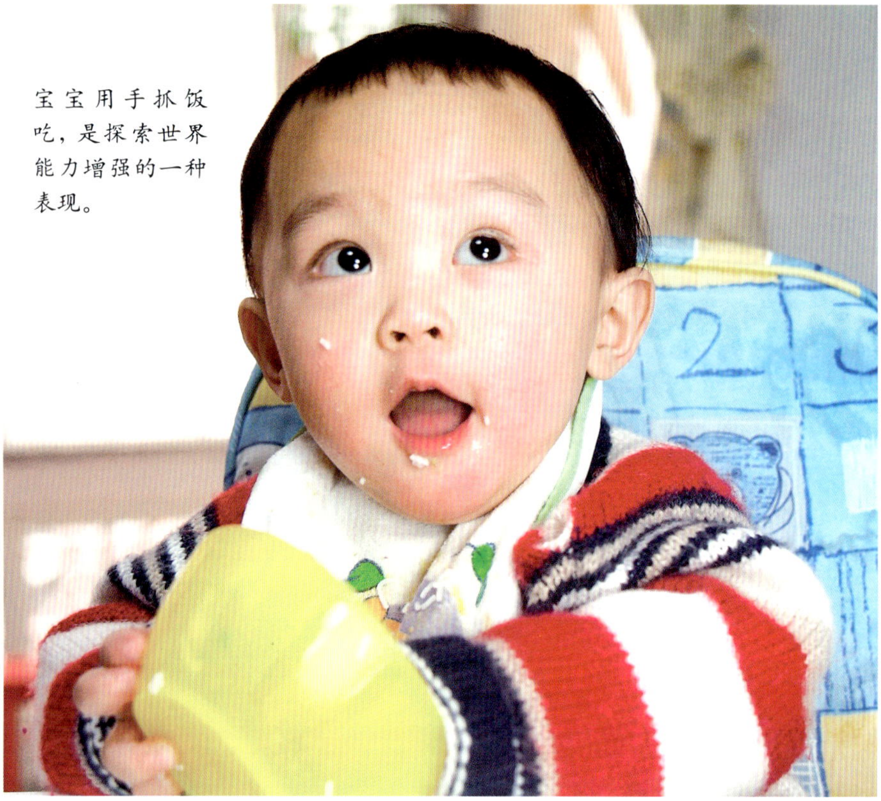

宝宝用手抓饭吃，是探索世界能力增强的一种表现。

喂饭困难

边吃边玩

- 孩子大了，开始淘气，边吃边玩的现象是常见的。爱动的孩子，就像个小皮球似的，动来动去，一会也不停。追着喂饭是最不好的，会养成宝宝吃饭随便移动的习惯。让这样把吃饭当玩的宝宝一口气吃完饭比较难，妈妈必须制止。这时准备一把固定宝宝的儿童专用餐椅则很重要。

饭送到嘴边用手打掉

- 当宝宝不高兴、不爱吃、吃饱了时，妈妈把饭送到宝宝眼前，宝宝会抬手打翻小勺，把饭撒了。遇到这种情况，妈妈不要继续把饭送到宝宝的跟前，应该马上把饭菜拿走。

用手抓碗里的饭菜

- 这是很正常的事情，能增强宝宝对吃饭的兴趣，但要注意卫生，随着宝宝年龄的增长，要让宝宝拿着饭勺吃，即使不会使用，也要锻炼。需拿手吃的，就让拿手吃，不让拿手吃的，就让宝宝使用餐具，好习惯要从最初养成。

喜欢在大人的餐桌上抓饭

- 这是很自然的，哪个宝宝都有这样的兴趣，不能为此拒绝宝宝上餐桌。不要让宝宝把饭菜抓翻，不要烫着宝宝的小手，注意餐桌卫生，更不能惩罚宝宝，最常见的是父母打宝宝的手，这是不可取的。

挑食

- 这也是很常见的，什么都吃的宝宝不多，每个宝宝都有饮食种类上的好恶。有的宝宝就是不喜欢吃鸡蛋，有的宝宝就是不喜欢吃蔬菜。要慢慢有意识地改变偏食的习惯，但不要强迫宝宝吃不爱吃的东西。可以换一种烹调方法，比如，可将菜和肉调成馅，包饺子、馄饨等，等宝宝慢慢适应些，再逐渐为宝宝做炒菜和炖菜。

看护困难

常会听到看护宝宝的人说，宝宝越大越难看了。的确是这样，宝宝的身体能力、思想能力都在增强，自我意识也越来越强，所以，对看护人的要求也会越来越多。

意外事故的发生

这个月是意外事故的高发时期，所以要不断提醒看护人注意宝宝的安全。小的意外事故，也会给欢乐的家庭蒙上一层阴影，大的事故对家庭来说则是灾害。

消除意外事故的隐患则至关重要，爸爸吸烟的烟头、妈妈的化妆盒、煤气开关、电插头、开水瓶、药瓶等等都要注意。

尿裤子

这个月的宝宝还不会告知大小便，此时如果把尿布撤了，会经常尿裤子。不要要求这个月的宝宝就能控制大小便，但可以继续引导宝宝尿便的示意，示范给宝宝蹲的动作，告诉宝宝有尿蹲下。很快宝宝就会蹲下大小便了。

宝宝的免疫接种

本月不需要接种疫苗，也就是说没有国家规定的免费的接种计划，但很有可能各地区会有自费的免疫接种项目，所以您一定要向宝宝的保健医咨询清楚。

妈咪经验谈：美味好“粥”到

宝宝姓名：小小

育儿心得：宝宝营养粥当家

宝宝的脾胃还未完全发展成熟，比较虚弱，而粥的熬煮时间较长，其中的营养已经释放出来，容易吸收，粥既简便做又有营养，特别适合宝宝食用，我当时就经常给小小做各种营养粥吃。来看看我给宝宝开的“粥铺”吧：

- 牛奶粥、牛奶蛋花粥、什锦蔬菜粥（最新鲜时令的蔬菜）、肉末粥、玉米面粥、鱼肉松粥、鸡肉粥、胡萝卜粥、红薯粥、南瓜粥、八宝粥、绿豆粥、红豆粥、山药粥、糯米红枣粥、小麦粥（可以清心除烦）、茯苓粥（健脾养胃）、萝卜粥（可以消食化痰）、小米牛奶冰糖粥、健脑益智果仁粥（核桃仁、松子仁、芝麻）、健脾开胃水果粥（草莓、橘子、香蕉等）。

注意：熬粥是事先煮好，后放水果或蔬菜等，后放的只需微煮一会就可以，有的甚至煮开一下就可以了。

小贴士

牛奶蛋花粥的做法

原料：鲜牛奶、大米、鸡蛋、白糖。

做法：将大米淘洗干净，用水浸泡30分钟，放入煲中慢熬成粥；将鸡蛋打成蛋液；粥将成时，加入牛奶、蛋液、白糖，稍稍搅动，继续煮开2~3分钟即可。

Q 宝宝恋母乳怎么办？

A 宝宝不仅把母乳作为食物，而且对母乳有一种特殊的感情，因为它给宝宝带来信任和安全感，所以千万不可采用仓促、生硬的方法。这样只会使宝宝的情绪陷入一团糟，因缺乏安全感而大哭大闹，不愿进食，导致脾胃功能紊乱、食欲差、面黄肌瘦、夜卧不安，从而影响生长发育，使抗病能力下降。

从10个月起，每天先给宝宝减掉一顿奶，换乳食品的量相应加大。过一周左右，如果妈妈感到乳房不太发胀，宝宝消化和吸收的情况也很好，可再减去一顿奶，并加大换乳食品的量，逐渐断奶。减奶最好先减去白天喂的那顿，因为白天有很多吸引宝宝的事情，他不会特别在意妈妈。但在清晨和晚间，宝宝会非常依恋妈妈，需要从吃奶中获得慰藉。断掉白天那顿奶后再逐渐停止夜间喂奶，直至过渡到完全断奶。

在断奶的过程中，妈妈既要使宝宝逐步适应饮食的改变，又要采取果断的态度，不要因宝宝一时哭闹就下不了决心，从而拖延断奶时间。而且，反复断奶会接二连三地刺激宝宝的不良情绪，对宝宝的心理健康有害，容易造成情绪不稳、夜惊、拒食，甚至为日后患心理疾病留下隐患。

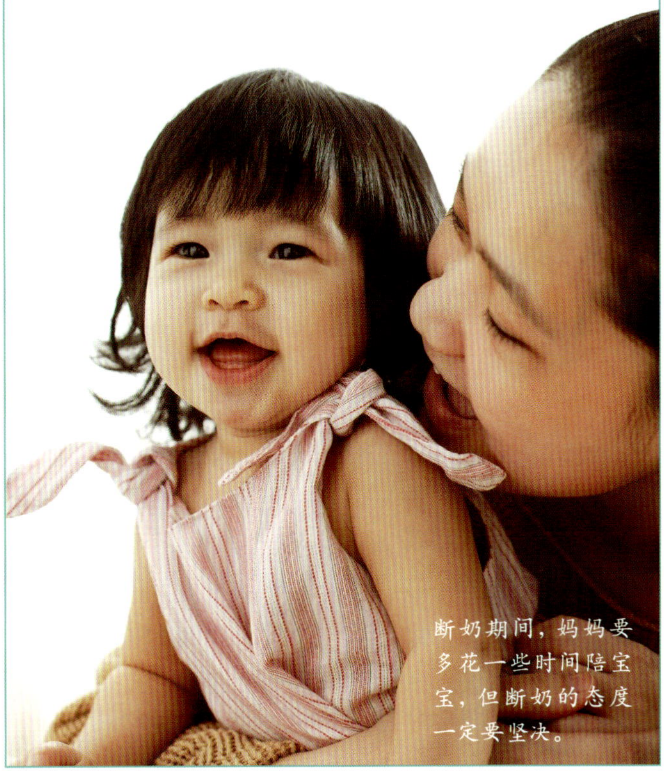

断奶期间，妈妈要多花一些时间陪宝宝，但断奶的态度一定要坚决。

宝宝出生的第11~12个月

宝宝的生长标准

男

第12个月时的体重 ______ 千克

（正常范围10.69±1.11千克）

第12个月时的身长 ______ 厘米

（正常范围76.2±2.5厘米）

第12个月时的头围 ______ 厘米

（正常范围46.7±1.2厘米）

女

第12个月时的体重 ______ 千克

（正常范围10.29±0.99千克）

第12个月时的身长 ______ 厘米

（正常范围74.6±2.4厘米）

第12个月时的头围 ______ 厘米

（正常范围45.6±1.4 厘米）

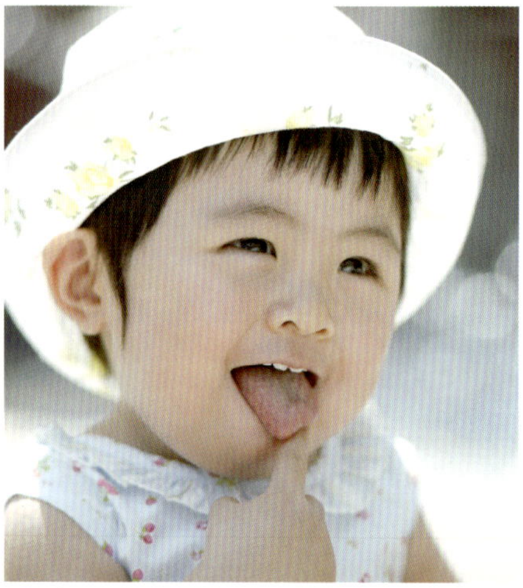

宝宝的喂养

宝宝在断母乳后，在照顾消化能力的前提下，膳食构成应做到数量充足、质量高、品种多、营养全。

一日食谱

上午	
6:00	母乳或配方奶250毫升
9:00	鲜肉小包子30克，豆奶150毫升
10:30	蛋糕50克
12:00	软饭35克，清蒸鱼120克，菠菜汤70克
下午	
15:00	水果100~150克
18:00	西红柿鸡蛋面150克
晚上	
21:00	母乳或配方奶250毫升

每天1次给宝宝喂食适量维生素AD滴剂，并保证饮用适量白开水。

定时进餐

提高烹调质量，注意食物的色、香、味、形。

选择多种食物。牛奶、瘦肉、鱼及鸡蛋等优质蛋白应充分供应，新鲜蔬菜及水果不可缺，添加豆浆、豆腐等豆制品食物不能忘。

注意食物的均衡搭配，各类食物要粗细粮搭配，动物性蛋白与植物性蛋白的比例应适宜，蔬菜与水果不能互相代替，每天保证喝600毫升牛奶，香油、食盐宜少放。

注意用餐习惯的培养，比如让宝宝自己用勺吃饭。多给宝宝吃一些粗纤维含量高的食品，但尽量做到细、软、烂等。适量、按时添加些辅食，培养良好的饮食习惯，定期进行营养咨询。

喂养小贴士

这个阶段的宝宝开始“咿呀”学语，但是，在喂饭时不要逗宝宝说笑。否则，食物颗粒有可能呛入宝宝的气管，引发危险。同时，吃饭的时候说话也不利于良好进食习惯的养成。

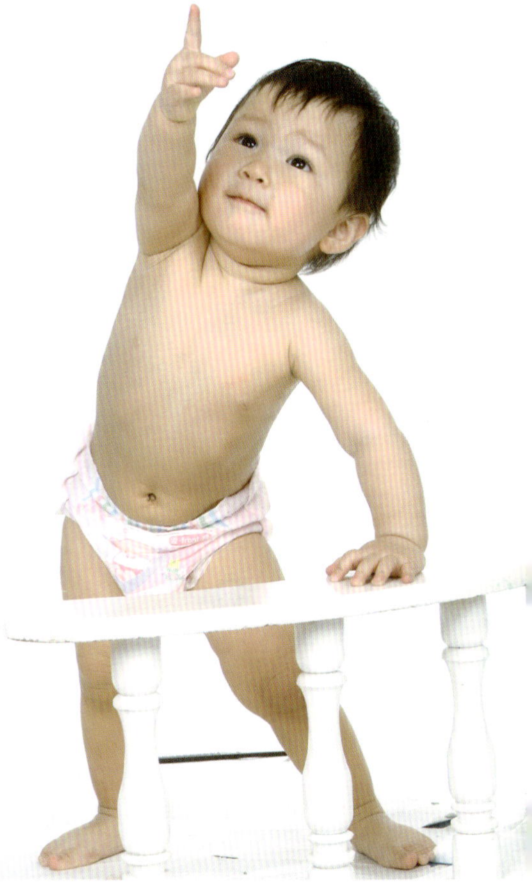

宝宝的护理

防止吞食异物

12个月的宝宝喜欢把小东西往嘴里放，很容易把纽扣、硬币、别针、玻璃球等小物品吞食入口，掉进气管，出现堵塞乃至窒息。

• 不要阻止宝宝

要让宝宝能自由自在地在房间内玩耍，满足宝宝的好奇心和探索的欲望。

• 清理小物品

特别要注意宝宝爬行的地面上是否掉有小物品，如扣子、大头针、曲别针、豆粒、硬币等。

• 当心水果核

当吃有核的水果如枣、山楂、橘子等时，要特别当心，应先把核取出后再喂食。

• 检查玩具零部件

还应对玩具进行仔细检查，看看玩具的零部件，如眼睛、小珠子等有无松动或掉下来的可能。

让宝宝开步的诀窍

• 站立

当宝宝爬行熟练时，会爬到各类家具的边沿以便扶着站立。

• 蹲下

他最初扶物站立时，可能还不会坐下，把玩具放在近脚一侧的地面上引诱他，让他低头弯腰去抓。

• 爬上爬下

把宝宝放床上，让他后退，爬到床边即停止，然后抓住他的脚，让他慢慢地挪动下床直到脚着地并能站立，反复练习。

• 扶走

父母可以站在宝宝的后方扶住其腋下，或在前面搀着他的双手向前迈步，练习走。拉手走只能用于练习迈步。

• 独走

时机成熟时，设法创造一个引导宝宝独立迈步的环境，如让宝宝靠墙站好，父母退后两步，伸开双手鼓励宝宝，叫他：“走过来找妈妈。”当宝宝第一次迈步时，您需要向前迎一下，避免他第一次尝试时摔倒。反复练习，用不了多长时间就学会走路了。

学步小贴士

宝宝开始学走步时，不要给他穿袜子，因为会滑倒，身体很难保持平衡。

每次训练前让他排尿，撤掉尿布，以减轻下半身的负担。

选择一个摔倒了也不会受伤的地方，特别要将四周环境布置一下，要把有棱角的东西都拿开。

父母还应注意每天练习时间不宜过长，30分钟左右就可以了。总之应根据自己宝宝的具体情况，灵活掌握。

Q 宝宝吞食了异物怎么办？

A 当发现宝宝吃了什么东西或有些不太正常时，父母可以用一只手捏住宝宝的腮部，另一只手伸进他的嘴里，把东西掏出来。

如发现宝宝已将东西吞下去，可刺激他的咽部，促使宝宝呕吐，把吞下去的东西吐出来。

假如宝宝翻白眼，就赶紧把宝宝双脚提起来，脚在上，头朝下，拍他的背部，促其将物品吐出；或者在宝宝背后和心口窝的下面，用双手往心口窝方向用力挤压（注意用力应适当，不能过大、过猛），这样就会在宝宝使劲憋气的同时，把吞下去的东西吐出来。如仍未吐出，立即去医院。

宝宝的问题

乳牙萌出过晚

乳牙萌出的早晚，不同的宝宝个体之间差异较大。一般情况下，10个月月龄的宝宝应该有乳牙2~4颗。如果宝宝在10~12个月龄时仍未萌出一颗乳牙，则可视为乳牙晚萌。

除疾病原因外，牙齿的正常萌出也需要足够的蛋白质，钙，磷，铁，维生素C，维生素D和一定的甲状腺素。如果这些营养缺乏，也可导致乳牙晚萌。

疾病原因导致的乳牙晚萌可以找医生检查，然后对症治疗。由于缺乏营养素而导致的乳牙晚萌，则应加强日常饮食调整。

辅食添加较硬食物少，也是牙齿萌出晚的原因之一。因此辅食不要添加过于精细，多让宝宝咀嚼较硬食物。

吃对食物

- 富含蛋白质且适合宝宝食用的食物主要有：糯米、血糯米、嫩豆腐、紫菜、猪肝、猪肉、猪肚儿、肉松、蛋类和鱼类等。
- 富含钙、磷且适合宝宝食用的食物主要有：土豆、菠菜、空心菜、莴苣、蛋类、肉松、全脂奶粉、带鱼、虾仁、紫菜、海带等。
- 富含维生素C且适合宝宝食用的食物主要有：草莓、山楂、番茄、青椒、菜花、大白菜、小白菜、菠菜、卷心菜、土豆、豌豆苗。
- 蛋黄和动物肝脏等富含维生素D。
- 牙齿生长缓慢的宝宝，应搭配选用上述食物食用。

激发宝宝的语言能力

这个时候的宝宝会叫“爸爸”和“妈妈”了。根据这个阶段宝宝语言能力发育的特点，父母应该这样来激发11~12个月宝宝语言能力的发育：

看画册

- 目的：认识动物和发展宝宝语言。
- 方法：和宝宝一起看画册（大幅），一边告诉他这些动物的名称和叫声，并和宝宝一起模仿这些动物的叫声。以后经常指问包“这是什么？”“它怎样叫？”，让宝宝认识并模仿叫声。

听音乐舞蹈

- 目的：培养宝宝音感和愉快的情绪。
- 方法：播放带有舞蹈节拍的乐曲，训练宝宝听到乐曲后，能活泼愉快地活动起来，手舞足蹈，或做相应动作(如拍手、招手、点头、摇手等简单动作)。

主动发音

- 目的：鼓励宝宝尽量开口说话。
- 方法：宝宝能有意识地叫“爸爸”“妈妈”以后，还要引导他有意识地发出一个字音，来表示一个特定的动作，如“走”、“坐”、“拿”等，从而能表达自己的动作或意思。与大人进行简单的语言对话，叫他能答应。

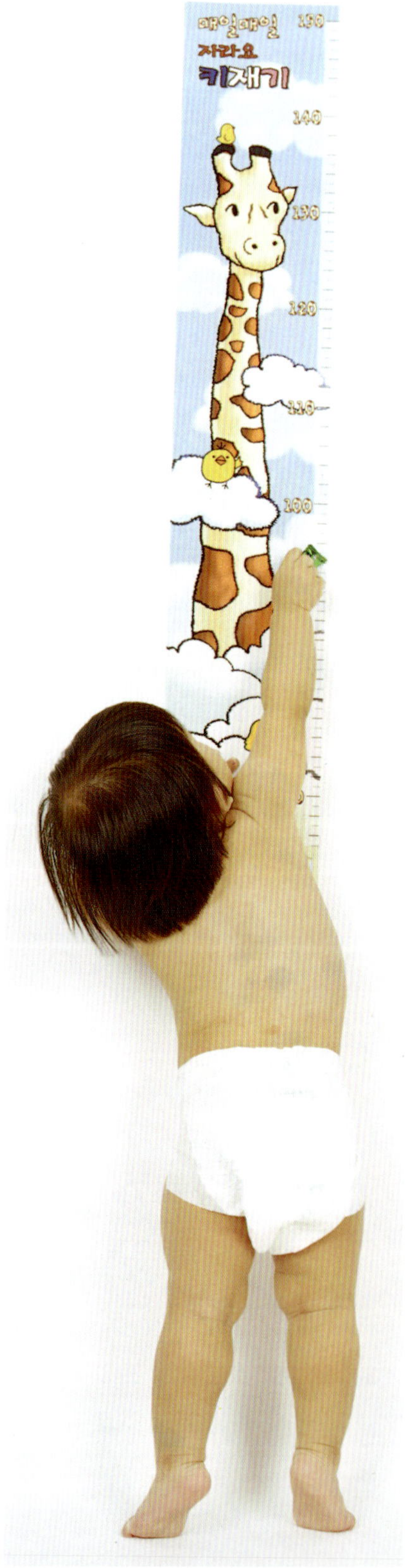

宝宝的免疫接种

宝宝满1岁时要接种乙脑疫苗

小宝宝在满12个月时注射流行性乙型脑炎疫苗第一针，1周后再注射一次，这两针为基础疫苗注射，一年后加强一次，能预防乙型脑炎的发生。入学后还需要加强注射。

妈咪经验谈：妈妈的绝活儿让宝宝爱上餐桌

宝宝姓名：路路

育儿心得：宝宝的胃口靠妈妈

宝宝的吃，一直是家长们关注的重点问题之一。路路小时候也不爱吃饭，后来我想出了几种绝招，她立刻爱上了餐桌。

• 有趣的水果拼盘

有的宝宝吃水果非常挑食，而且宝宝的食量也很小，吃一点就够了。为了让宝宝吃到种类尽可能多的水果，我把好几种水果切成小块，让宝宝自由选择吃什么。

• 香喷喷的米粥

用泡过油的米做粥，很香，而且很黏稠。可以用任何一种油，豆油、植物油、香油、花生油等等来泡米。方法是：先把大米淘净，根据米量放油，大概是2碗米2小勺油，泡2个小时。如果2个小时后发现油很多，可在放水后把油撇出去。冬天可以把大米提前一天泡好，第二天直接加水煮即行，水最好一次性加好，开水最好。大火烧开后，小火接着煮。宝宝吃蔬菜比较费劲，做粥的时候，可以把不同的蔬菜剁碎放进去，给宝宝做一碗香香的蔬菜粥（水果粥同样做法）。

• 又鲜又嫩的肉丝

给宝宝炒肉时，可以将肉丝（肉末）放点蛋清抓匀再炒。淀粉也是非常好的炒肉帮手，用淀粉把肉抓匀了再入锅，炒出来的肉就会又鲜又嫩。

• 青菜青，绿盈盈

烫青菜时往开水里滴几滴香油，烫出来的青菜不但颜色翠绿，油油亮亮，吃起来更有一股淡淡的清香。

• 柔软可口的海带

海带营养丰富，不论煮汤、炒食或是凉拌都很好吃，但是海带又不容易煮烂。我在为宝宝烹制海带食品时往水里加几滴醋，这样就能很快把海带煮得柔软可口了。

• 馄饨乎？饺子也

饺子皮一般比较厚，我选用馄饨皮给宝宝包饺子，这样吃的时候特别好咬，还能增加宝宝的食欲。

• “形”诱宝宝

包子、馅饼等面食可以做成宝宝喜欢的小刺猬、小手掌等形状，让宝宝在品尝美味的时候顺便就认识了不同的物品形象。

• 私家调料调制秘方

宝宝年龄小，不能吃得太咸，可如果饭菜没滋味儿，又会影响宝宝的胃口。我就把虾皮炒干，磨成粉状，给宝宝当盐用，做菜时放一点，味道鲜美，宝宝特别爱吃，还能补钙呢。

爱心专题：爱你才拒绝你

宝贝，爱你才拒绝你

对宝宝的培养应该从他出生时就开始。很多父母抱怨孩子“我的宝宝怎么那么不听话？”“为什么那么多的毛病”……究其原因大多的父母应该自我检讨，是因为您没有学会及时的对宝宝说“不”、“不可以”、“不可以这样”。

溺爱出的“小皇帝”

在宝宝很小的时候，您也许就会因为过分疼爱而开始让步。只要宝宝睡觉前在小床上一哭，就会立即把他抱在怀里，抱去同自己一起睡。

当宝宝长大些，拒绝吃父母准备的食物和想拥有某一玩具而大闹时，您可能会再次让步。逐渐地，您就会失去对局势的控制，在家里就会造就了一个“小皇帝”，因为聪明的宝宝逐渐发现凡是不如意时，哭闹的这一招就非常有效，通常可以心想事成。

学会说“不”

父母必须学会说“不”。

说“不”的时候，必须是在宝宝某一不当行为出现时立刻说出的，这样便于加深宝宝“不能做”的记忆。

说“不”的时候，父母的态度要一致，爸爸说“不”，妈妈却说“可以”，有别人的护短，“不”就失去了任何意义。

说“不”的时候，应该是认真严肃的，不要只是做做样子，必要时轻轻在宝宝屁股上拍一巴掌也是可以的。

说“不”的时候，应该和表扬结合在一起，让宝宝分清哪些是可以做的，哪些是不能做的。如宝宝把汤勺扔在地上了，妈妈要及时说“不可以乱扔东西”，宝宝把汤勺捡起来后，就应该表扬他“这样才是好宝宝”。

说“不”是要讲究时机的，也不要总是一副很凶的样子，那样会给宝宝造成惧怕的心理压力。

家庭是最好的早教学校

很多家长认为，在宝宝智力萌芽的初级阶段，为宝宝选择最好的老师与最好的学校，将有助于宝宝一生的发展。其实，最好的老师和最好的学校，就是您自己和您的家庭。

每个家长都是宝宝观察和学习的榜样，不管家长是否有目的和有意识地教宝宝，宝宝都在跟家长学习，听家长的教导。

所以影响宝宝终身发展的教育首先来自于家长和家庭，并不是老师或早教中心。

3岁前学做人，3岁后学做事

3岁以前学做人，父母应该帮宝宝学做一个会吃、会睡、会走、会说的独立人，学做一个适应环境的社会人，让宝宝有更多的机会主动探索环境，而不是强迫宝宝学这学那，让他们失去天真与烂漫。

3~6岁是人的一生中接受教育的黄金时期。这段时期的教育必须围绕四个基本学习目标——学会认知，学会做事，学会共同生活，学会生存设计。因此，在这个阶段，家长不应该把重点放在对宝宝技能、技巧的特色培训上，不要过早“定向”，而是应该充分发掘宝宝各方面潜能，引导宝宝去学习。

智能开发不能牺牲健康

身体健康才能聪明，心理健康才有智慧，智能开发不能以牺牲健康为代价。如果只重视宝宝的智能开发，而忽视对宝宝体能和良好情绪的培养，将会导致宝宝出现身体和心理上的问题。

宝宝健脑的最好营养，不是为他购买益智保健品，还是来自于日常的健康食品。现在有些家长天天只惦记着给宝宝补钙、铁、锌、维生素、DHA……却忽视宝宝一日三餐的均衡营养，忽略了最基本的蛋白质、脂肪和碳水化合物的摄入，实际上是本末倒置了。其实，在均衡营养的条件下，聪明的大脑是靠动脑筋动出来的！

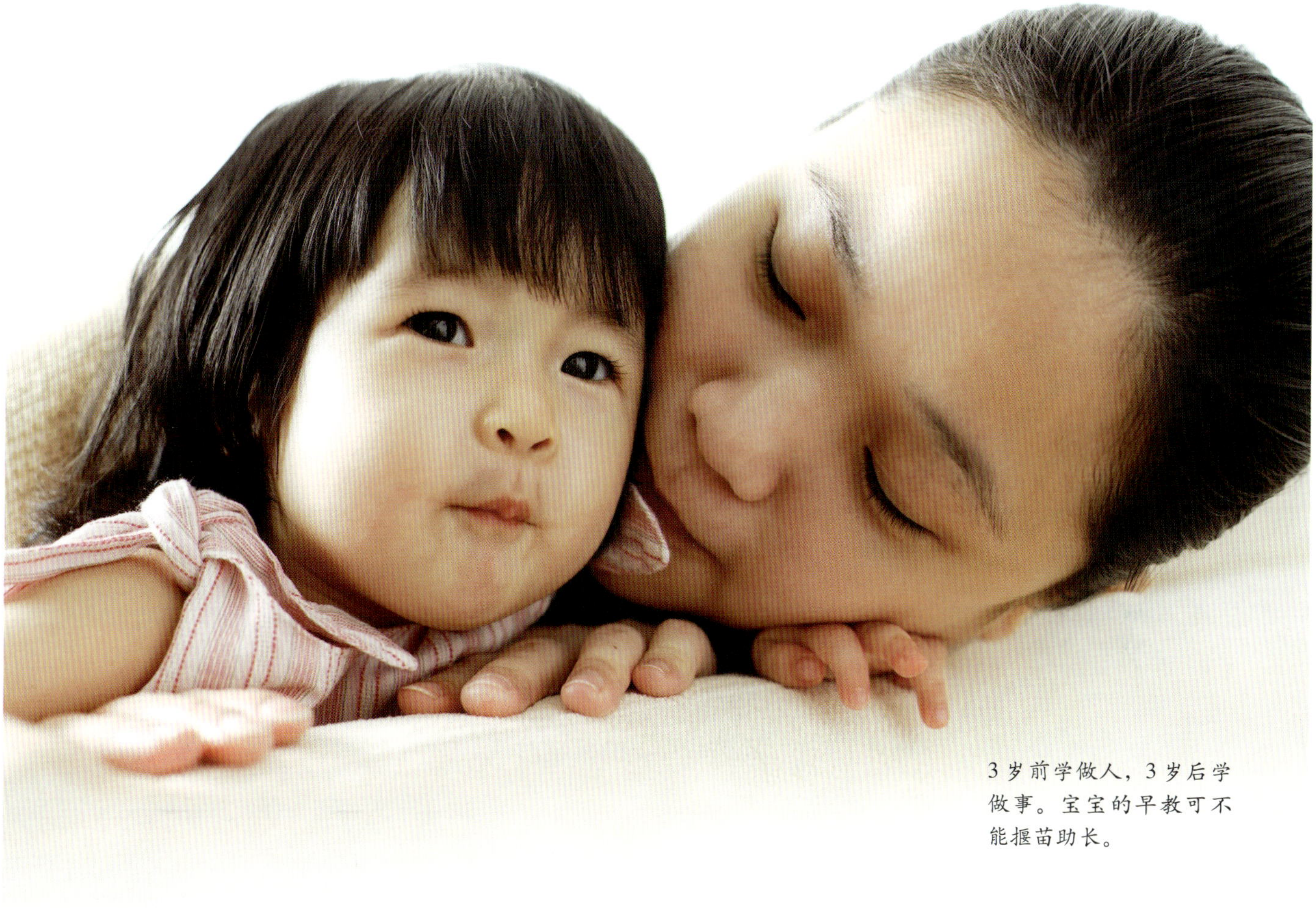

3岁前学做人，3岁后学做事。宝宝的早教可不能揠苗助长。

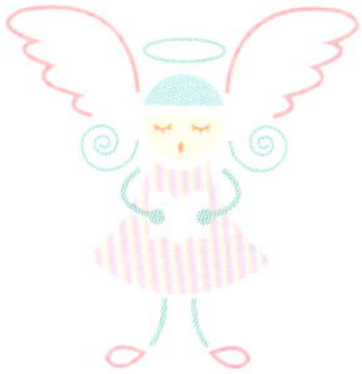

宝宝成长寄语

爸爸、妈妈篇	祖父母、外祖父母篇

第6章
1~2岁的宝宝

经过手忙脚乱的12月，宝宝终于1周岁了。先喘口气，再来考虑怎么解决更大的问题吧。在前面12个月里，您一直关注的重点是宝宝身体的发育，现在重点要转移了，在第二年里，您最需要关注的是帮助宝宝成长为一个能自力更生的独立人。

宝宝的成长标准

男

第13个月的体重 ______ 千克
（正常范围11.09±1.12千克）

第13个月的身长 ______ 厘米
（正常范围77.9±2.6 厘米）

第13个月的头围 ______ 厘米
（正常范围47.0±1.2厘米）

女

第13个月的体重 ______ 千克
（正常范10.69±1.10 千克）

第13个月的身长 ______ 厘米
（正常范围75.9±2.5 厘米）

第13个月的头围 ______ 厘米
（正常范围45.9±1.4厘米）

1岁1~2个月

宝宝的喂养

宝宝处于以乳类为主食向普通食物转化的时期，这个阶段的哺喂原则是营养要全面，以保证身体生长需要。

一日食谱

上午	
8:00	配方奶250毫升，肉松 粥1小碗，鸡蛋1个
10:00	3~4片饼干，50克酸奶
12:00	软饭1小碗，碎肝炒青椒1小盘，菜叶汤半碗
下午	
15:00	香蕉1根，蛋糕1块
18:00	羊肉末胡萝卜饺子1小盘
晚上	
21:00	配方奶250毫升

喂养提示

宝宝这个时候可以吃大部分谷类食物，如大麦、玉米、燕麦、大米、小麦等，豆类中含有大量营养物质，与谷类一起吃可以达到互补的效果。

喂养禁忌

喂宝宝时，尽量不要用馒头蘸汤或软饭里加汤的方式。长期这样喂宝宝，会造成营养不良。

小贴士

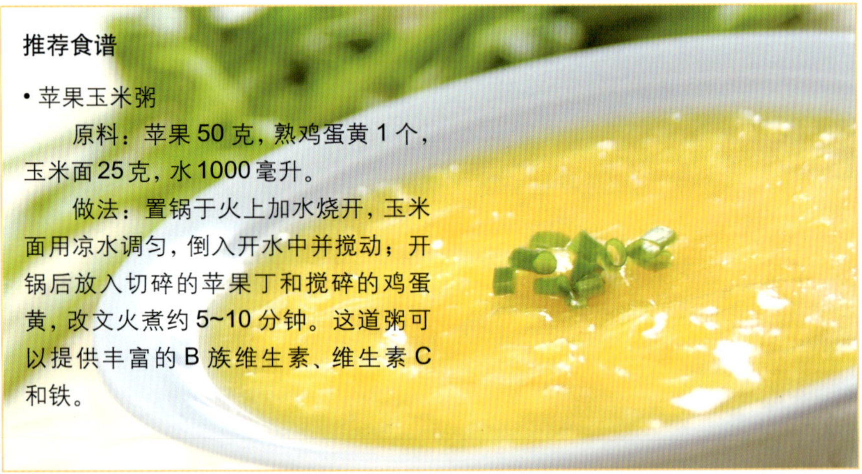

推荐食谱

• 苹果玉米粥

原料：苹果50克，熟鸡蛋黄1个，玉米面25克，水1000毫升。

做法：置锅于火上加水烧开，玉米面用凉水调匀，倒入开水中并搅动；开锅后放入切碎的苹果丁和搅碎的鸡蛋黄，改文火煮约5~10分钟。这道粥可以提供丰富的B族维生素、维生素C和铁。

宝宝的护理

创造健康安全的家居环境

宝宝年龄尚小，抵抗力也不如成人强，因此，您应多注意宝宝生活环境的洁净卫生。

室内空气要洁净

每天开窗通风至少2次，每次30分钟，促使空气流通。

寝具常清洁

宝宝的被褥、衣服、枕头最好常常防在太阳下暴晒；睡觉前，为宝宝换上专门的睡衣，不要让宝宝穿着玩耍的衣服就睡觉；不要让客人坐宝宝的小床。

玩具多消毒

塑料玩具要半个月左右用稀释的洗涤剂清洗一次，然后用清水清洗干净；毛绒玩具可以用消毒洗衣粉或洗衣液清洗，然后放置太阳下晾干；电动玩具可以用蘸有消毒液或酒精的纱布擦拭。

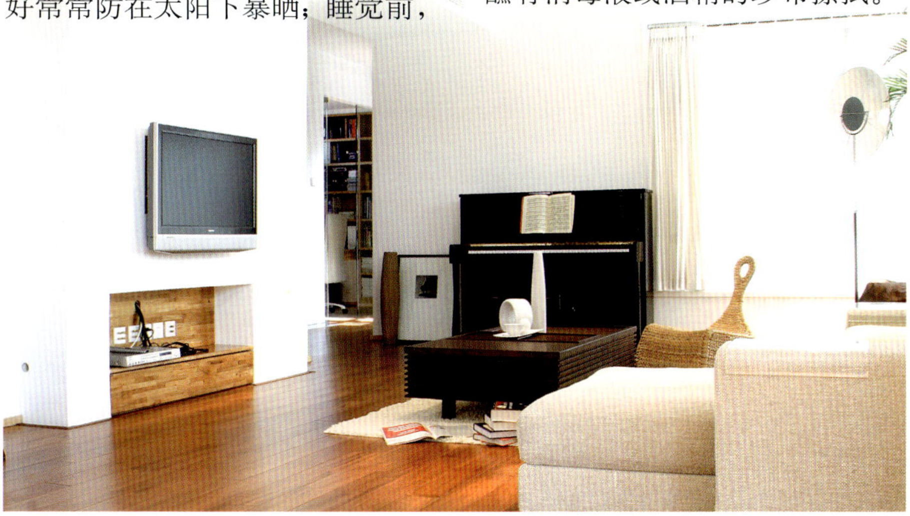

宝宝的问题

不开口说话

如果宝宝1周岁过后，还迟迟不开口说话，应引起父母高度重视。

多练习

- 宝宝如果说话特别少，可能只是由于缺少发音练习，字音尚不准确。只要多练习，到3岁左右，他的语言能力就基本正常了。

提供模仿交流

- 有的父母很少与宝宝接触，致使宝宝没有模仿和交流的对象。此时，父母要给宝宝充分的言语刺激，宝宝会进步得很快。

及时检查

- 如果宝宝过了15个月还不能说话，最好及时找医生检查，不要等到2岁才去检查。

妈咪经验谈：为宝宝学步“扫雷”

宝宝姓名：昊昊

育儿心得：妈妈多预防，宝宝少受伤

学会走路，对宝宝而言相当于第二次诞生，但是随着宝宝的运动能力不断加强，家里的摆设也要做出调整，以保证宝宝的安全。

我当时的做法是自已先蹲下来，用宝宝的视角去检查房间里的设施是否存在安全隐患。

需要注意床角、茶几等低矮家具的硬角。而现在，桌子的硬角刚好碰到宝宝的头。一定要将坚硬的桌角包起来。如果没有合用的安全桌角，可以用海绵和胶带来包。

桌子上摆的花瓶、茶具、暖水瓶……买几个好看的收纳箱，我把我家所有她身高范围内能够到的小物件全部收起来，然后放到书架最高处。

还有就是桌布全部撤掉，防止拽掉桌布把东西都带下来。

1岁3~4个月

宝宝的成长标准

男

第15个月时的体重 ______ 千克

（正常范围11.23±1.13千克）

第15个月时的身长 ______ 厘米

（正常范围79.4±2.6 厘米）

第15个月时的头围 ______ 厘米

（正常范围47.2±1.2 厘米）

女

第15个月时的体重 ______ 千克

（正常范围10.78±1.15千克）

第15个月时的身长 ______ 厘米

（正常范围77.8±2.6 厘米）

第15个月时的头围 ______ 厘米

（正常范围46.3±1.4 厘米）

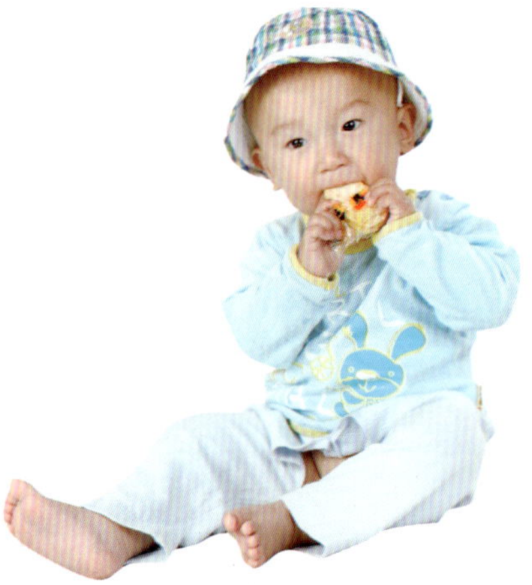

宝宝饭量大起来，吃得东西也多起来，妈妈要注意保持宝宝的营养均衡。

宝宝的喂养与护理

此阶段宝宝的消化器官尚在完善中，食物应强调碎、软、新鲜，忌食煎炸、过甜、过咸、过酸和刺激性的食品。主食以谷类为主，要勤换花样；保证肉、蛋、奶各类蛋白质的供应，以满足这个时期身体发育的需要。

好情绪、好食欲

就餐时，宝宝的中枢神经和副交感神经适度兴奋，消化液开始分泌，胃肠就开始蠕动，有饥饿感，为接受食物做准备，接着完成食物的吸收、利用，有益于宝宝的生长发育。宝宝情绪的好坏对中枢神经系统有直接的影响，当宝宝生气、发脾气时，易造成食欲不振、消化功能紊乱。

合理营养、平衡膳食

宝宝的一日食谱很重要，将蛋、奶、谷类、水果、蔬菜巧妙搭配，会吃出一个健康的宝宝。

添加粗纤维食物

给宝宝常吃些粗纤维食物，可以促进咀嚼肌的发育，并有利于幼儿牙齿和下颌的发育，能促进胃肠蠕动，增强胃肠消化功能，防止便秘和结肠癌的作用。

护理

养护要点

这个时期仍然要经常带宝宝到户外活动，与阳光亲密接触。

监测宝宝体内微量元素含量，避免缺钙、缺锌。

经常为玩具消毒，把好卫生关。

不要让宝宝亲近宠物。

宝宝健康饮食小贴士

1. 不多吃肥肉和油炸食品
2. 不拿食物作奖励
3. 边吃边玩害处多
4. 不要吃得太多

Q 宝宝患上了积食怎么办？

A 宝宝的消化系统还不够健全，很容易就患上了消化不良，吃不下东西，也就是积食。

宝宝积食的治疗首先要从调节饮食着手，适当控制进餐量，让他吃软、稀，易于消化（米汤、面汤之类）的食物，经过6~12小时后，再进食易于消化的蛋白质食物。让宝宝到户外多运动，也有助于消化和吸收。最重要的是父母要培养宝宝良好的饮食习惯，每餐定时、定量，避免积食的发生。

如何为宝宝挑鞋子

处于生长发育时期的宝宝，脚上的皮肤和肌肉还很稚嫩，骨骼中有不少未定型的软骨，因而容易受损和变形，15个月大的宝宝平衡力还较差，又刚刚学会走路，脚上的鞋子是否舒适，是值得妈妈用心去做的一件事。

• 质地

首推橡胶底的布鞋，它比较有弹性，穿着舒服还不易打滑且透气性强。

• 样式

为便于脚趾的活动，可选用鞋头较宽，呈圆形的幼儿鞋。

• 要点

一定带上宝宝试一试，因为不同品牌的鞋的尺码会有一定的差别。

试穿鞋一定要宝宝穿上袜子。

穿上鞋子后妈妈要用手按一按宝宝的前脚趾，以鞋与大脚趾之间有一指宽为宜。

妈妈再把食指放在宝宝的脚与鞋帮之间，以食指能自由活动为宜。

提示：过大的鞋会影响宝宝活动和以正确的姿势走路，过小的鞋子会影响宝宝脚部肌肉和韧带的发育，趾骨变形，脚肿和指甲嵌入肉内。宝宝的脚趾还未定型，不宜穿拖鞋走路，因为穿拖鞋走路脚趾用力，容易长成八字脚，影响走路的姿势。

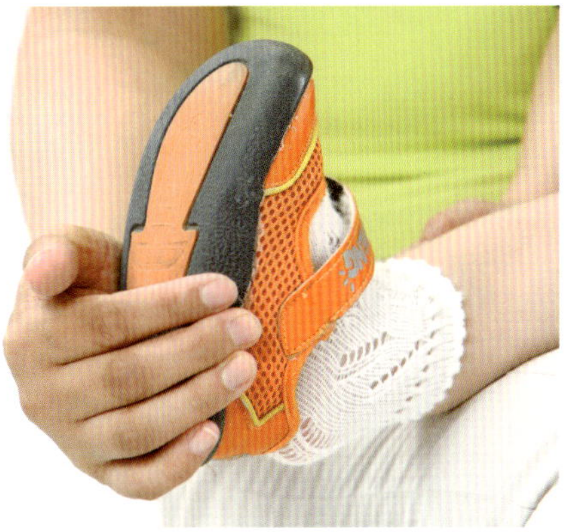

试穿前要宝宝穿上袜子。

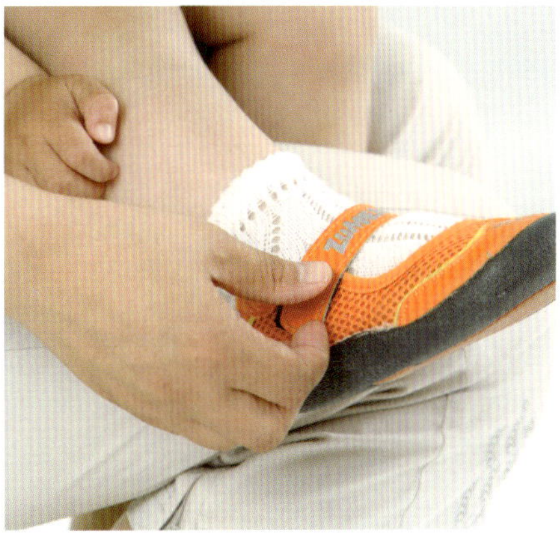

穿上后调节好松紧。

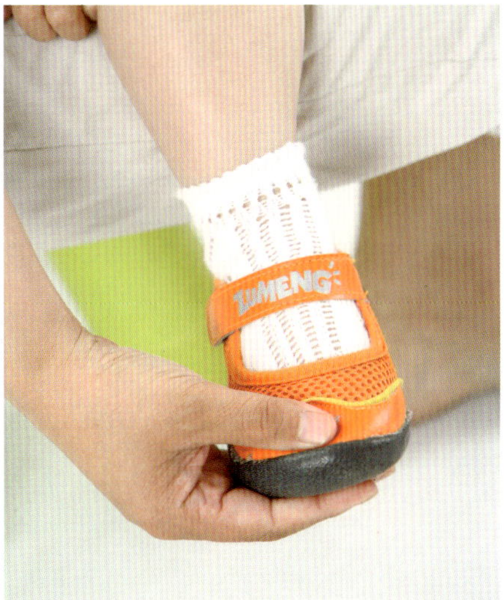

穿上鞋子后妈妈要用手按一按宝宝的前脚趾，以鞋与大脚趾之间有一指宽为宜。

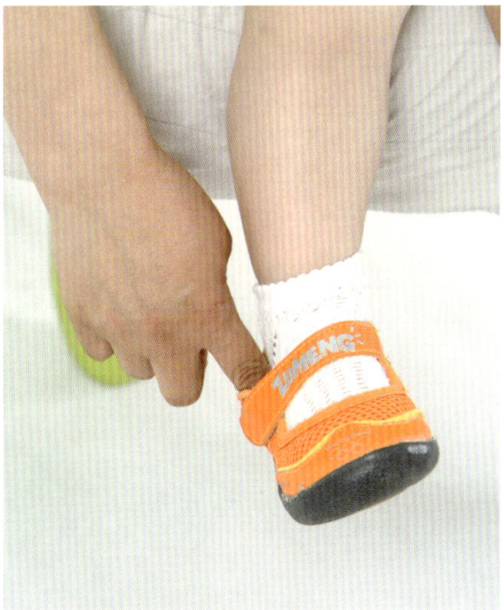

妈妈再把食指放在宝宝的脚与鞋帮之间，以食指能自由活动为宜。

妈咪经验谈：对付“小捣蛋”

宝宝姓名：奇奇

育儿心得：转移注意力，一试就灵的小招数

奇奇15个月了，越来越淘气，每天把家里的玩具、物品到处乱扔。

慢慢地，我发现用游戏的方式会使他很快安静下来，“宝宝我们去摆积木”、“画笔睡醒了，我们画画去”……原来宝宝捣蛋是因为他的精力旺盛无处释放，正确引导宝宝玩耍是改变“小捣蛋”的关键。

1岁5~6个月

宝宝的成长标准

男

第18个月时的体重 ______ 千克

（正常范围11.56±1.23千克）

第18个月时的身长 ______ 厘米

（正常范围82.5±2.8 厘米）

第18个月时的头围 ______ 厘米

（正常范围47.7±1.1 厘米）

女

第18个月时的体重 ______ 千克

（正常范围11.02±1.48千克）

第18个月时的身长 ______ 厘米

（正常范围81.4±2.7 厘米）

第18个月时的头围 ______ 厘米

（正常范围47.6±1.6 厘米）

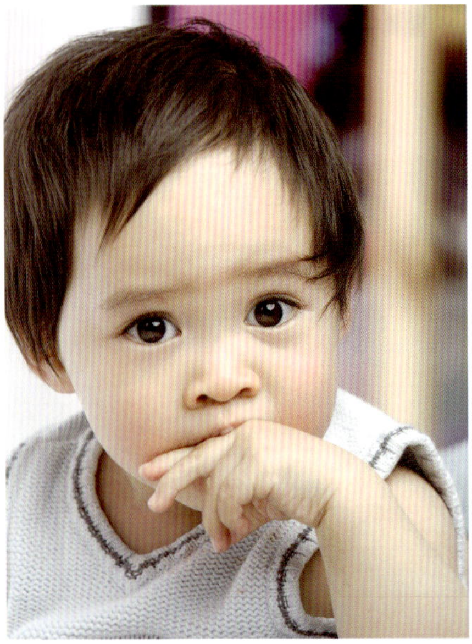

宝宝的喂养

合理添加蛋白质

宝宝需要蛋白质。蛋白质主要用来构成和增长组织，也用来修复细胞以补充丢失，因此需要量较成人多。缺乏蛋白质可使宝宝免疫功能下降，容易生病。

当然食物中的蛋白质供应过量时，对宝宝的健康也是不利的。吃蛋、肉过多时，多余的蛋白质只能作为“热能”被消耗掉，还会产生过多的含氮废物，如尿素和尿酸，会增加肾脏的排泄负担。过多的蛋白质分解产物滞留在肠道内，还会使大肠里的细菌腐败作用加强，对身体也是无益的。

一般来说1岁以上的幼儿时期，宝宝的体重增加到10千克以上，每天需要的蛋白质大约为3.5克。我们以1岁半的宝宝为例，每天最好吃250~300毫升牛奶、1个鸡蛋、25克瘦肉和一些豆制品，有条件时再吃一些肝末、鱼泥，这样宝宝生长发育所需的蛋白质就基本能够满足了。

• 适当搭配

按照宝宝的咀嚼能力和消化能力的具体情况，在选择供给宝宝蛋白质的食物时，做到动物、植物性食物混食，谷类、薯类食物混食。

小贴士

豆浆的正确食用

如果用豆浆来补充奶类的不足，要注意未经煮熟的豆浆不能喝。因为豆浆中的皂素对胃黏膜会产生强烈的刺激，宝宝喝了生豆浆之后，就会在短时间内出现恶心、呕吐、腹泻、腹痛等症状。豆浆在饮用之前一定要煮沸5~10分钟。

宝宝的护理

宝宝别跟宠物太亲密

宝宝玩宠物会引起许多疾病，对宝宝健康有害。

• **寄生菌**

宠物身上常常寄生真菌，当宝宝的表皮有损伤时可能长癣。

• **寄生虫**

宠物消化道中可能感染寄生虫，最多的可达10种，这些寄生虫都可能危害到宝宝。

• **跳蚤**

有的宠物身上有跳蚤，当它咬人吸血时，可将鼠疫或斑疹伤寒等病原体传入人体，使宝宝得病。

• **宠物的爪子**

当宝宝被宠物抓伤或咬伤后，可引起全身性感染。

家中养有宠物该如何照料宝宝

不要与宠物共用餐具，也不要与宠物亲吻、同床共枕，以防宠物的唾液污染衣物，与宠物接触后要洗手。

注意做好宠物的日常卫生工作，及时给宠物洗澡，清理粪便。定期给宠物注射疫苗。

宝宝万一被宠物咬伤，应立即送医院认真处理伤口。

如果被病犬咬伤，应尽快(咬伤后2小时内）到当地防疫部门注射狂犬病疫苗。

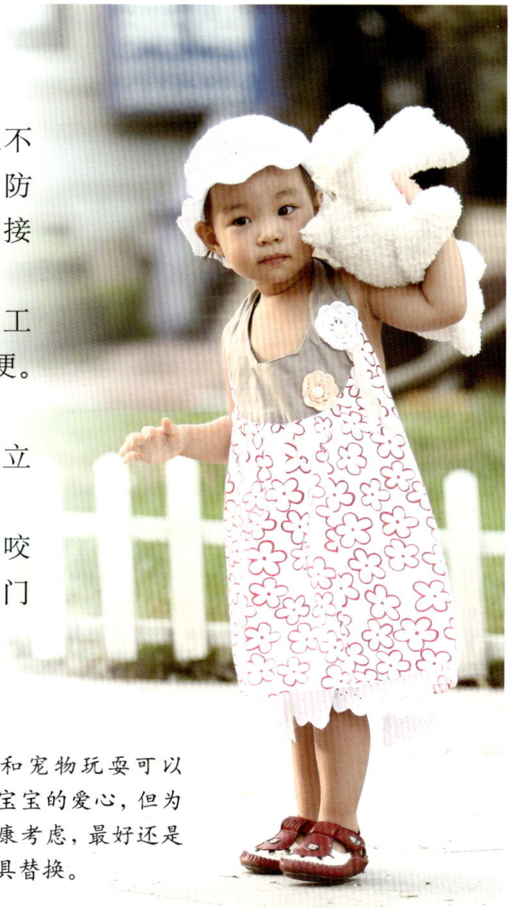

虽然和宠物玩耍可以培养宝宝的爱心，但为了健康考虑，最好还是用玩具替换。

妈咪经验谈：“咬人”，和平解决

宝宝姓名：文文

育儿心得：和平对待宝宝的“武力”

对宝宝来说，打人和咬人只是他认识周围事物的一种平常的方式。所以，宝宝一旦出现这种情况，不要喝斥他。而是用其他方法来转移注意力。

我通常的做法是当宝宝打人时，我会及时制止他。用最简单的语言清楚、严肃（但不是威胁）地告诉他“不可以打人，不可以咬人，会受伤的。”然后把宝宝的注意吸引到其他有趣的事情上，比如一朵小花、一只小虫。

除此之外，在宝宝烦躁想攻击别人的时候，建议您可以为他提供其他选择，比如给他一个枕头，让他随便处置，还可以教他使劲跺脚来发泄自己的不满。或者教会宝宝如果下次他生气了，可以到您身边寻求帮助。

别让宝宝从攻击中得到任何好处。宝宝并不是故意选择使用武力争夺玩具，而只是一种本能的自卫或是生理特征。一旦他从这种行为中获得利益——得到了他想要的玩具，那么他就可能把攻击别人和取得玩具联系起来。也就越来越喜欢用攻击的方式和人交流。

1岁7~8个月

宝宝的成长标准

男

第20个月时的体重 ________ 千克

（正常范围12.20±1.42千克）

第20个月时的身长 ________ 厘米

（正常范围84.0±2.9厘米）

第20个月时的头围 ________ 厘米

（正常范围47.8±1.2 厘米）

女

第20个月时的体重 ________ 千克

（正常范围11.66±1.60千克）

第20个月时的身长 ________ 厘米

（正常范围82.9±2.5 厘米）

第20个月时的头围 ________ 厘米

（正常范围47.48±1.4 厘米）

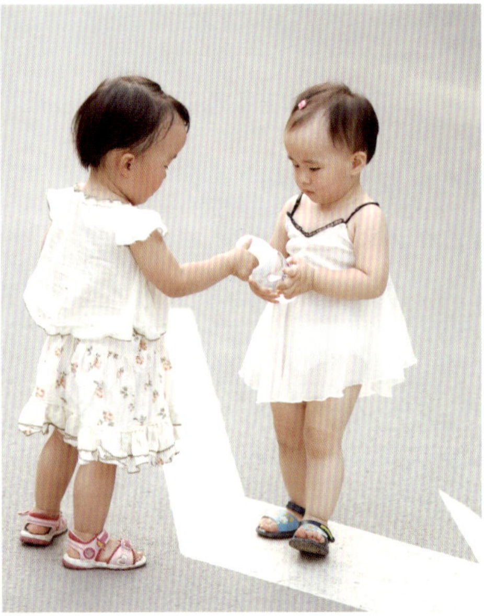

宝宝开始和小朋友比赛长高，妈妈一定要充分保证宝宝的营养。

宝宝的喂养

要多吃含钙丰富的食物

钙是体内含量最丰富的元素之一，是人体必需的重要营养素。幼儿时期的宝宝正处在长骨骼、长牙齿的阶段，所以对钙的需要更显得重要。宝宝身体所需的钙只能从食物中摄取，所以要增加钙的摄入量。

奶类是含钙丰富的食品，每500毫升母乳含钙170毫克，而牛奶含钙高达600毫克，而且奶类所含的钙容易被人体吸收。

绿叶蔬菜含钙质较高，如油菜、雪里蕻、蕹菜等。给宝宝食用绿叶菜时，最好在洗净后用开水焯一下，这样可以去掉大部分草酸，有利于钙的吸收。

海产品、豆类及豆制品含钙也比较丰富，每100克黄豆中含钙360毫克，每100克豆皮中含钙284毫克。此外，芝麻酱含钙也较多。

补钙的时机

春季宝宝对钙质的需求量增大，父母要及时给宝宝添加含钙丰富的食品。因为入冬后宝宝很少直接接触日光，维生素D易缺乏。春季晒太阳时，日光中的紫外线能大大促进宝宝体内维生素D的合成，促进骨骼加速钙化，但血钙大量沉积于骨骼，会使血钙下降。此时如果宝宝从食物中摄取的钙源不足或不能及时补充钙质，易导致低钙惊厥。

宝宝的护理

身体长高的窍门

宝宝的正常生长发育受多种因素的影响，如先天遗传因素、营养、生活条件、体育锻炼以及各种疾病等等。

• 两个高峰期

宝宝从小到大，身高的增长是不均衡的，突出表现为两个高峰期。第一个高峰期是1岁以内，一年就可长高25厘米。第二个高峰期是青春期，女孩发育早，一般12~13岁进入青春期，男孩比女孩晚两年，14~15岁进入青春期，所以，初中女生普遍比男生个子高。

要重视这两个高峰期的营养、体育锻炼、睡眠安排。

• 合理饮食

食物的摄入，不仅要与日常生活的消耗保持平衡，还要满足生长发育的需求，所以要给宝宝安排充足合理的饮食。

其中蛋白质是身体的必需营养素，蛋类、肉类、鱼类、乳类制品的蛋白质含量较高而且优质，每天应有选择地保证供给。

• 保证睡眠

充足的睡眠对人体长高很有帮助，因为体内生长激素分泌有其特定的规律，一般在入睡后开始分泌，深睡1小时后分泌增多，在晚上10点至凌晨1点内分泌量最高，占总分泌量的20%~40%。因此，要想宝宝长得高，就得让其睡好觉。一是要按时，晚上睡觉不得迟于8点；二是要睡足，每晚睡眠不得少于10~11个小时，中午再加1~2小时午觉，以补充夜间睡眠的不足。

• 加强体育锻炼

生命在于运动，宝宝的身高发育与运动有密切关系。适当的运动，可以促进生长激素分泌，加速全身的血液循环，促进新陈代谢，使骨骼得到充足的营养而生长旺盛，个子自然就会长高了。但注意此阶段的宝宝尽量不做负重运动。

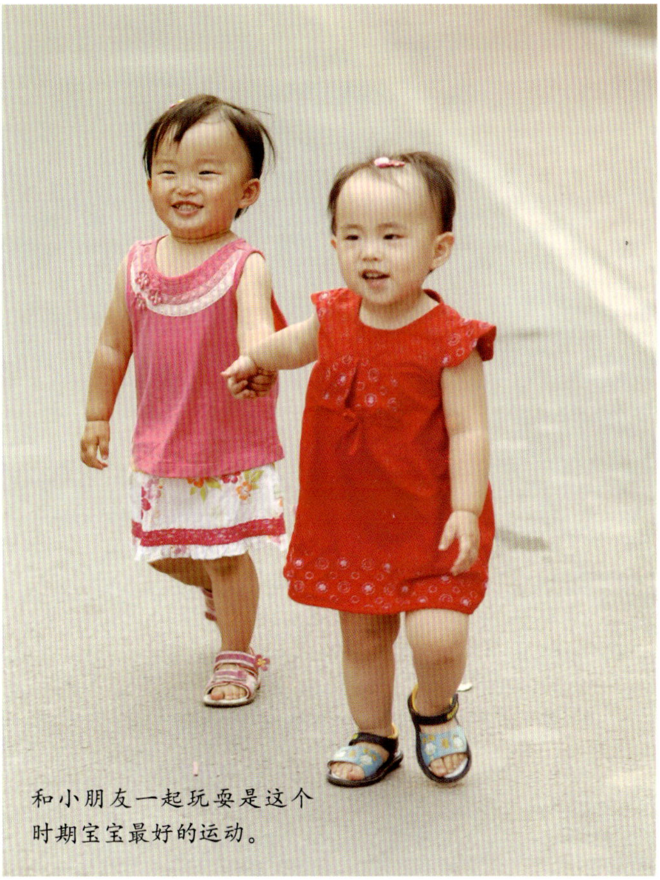

和小朋友一起玩耍是这个时期宝宝最好的运动。

妈咪经验谈：蚊子，看你还敢来

宝宝姓名：琪琪

育儿心得：零污染智斗小蚊子

夏季里蚊子最讨厌，会影响宝宝睡眠，还会传染疾病，但是蚊帐里太闷，也不能完全阻止蚊子；蚊香怕对宝宝身体不好。所以我就自己找了几个避蚊的偏方，还挺管用。

用八角、茴香洗澡：将八角、茴香各2枚，泡于温水脸盆中，洗后身上淡淡的香味就如同加上了一道无形的防护罩一样，蚊子再不敢近身。

风油精驱蚊：在卧室内放几盒揭开盖的清凉油或风油精。一段时间后清凉油表层会有污垢，要及时刮掉，以免减弱效力。

安装橘红色灯泡：室内安装橘红色灯泡，由于蚊子害怕橘红色的光线，所以能产生很好的驱蚊效果。如果没有橘红色灯泡，也可用透光性强的橘红玻璃纸套在60瓦的灯泡上，蚊子会四处逃散。

涂抹薄荷：取几片薄荷、紫苏或西红柿的叶子，揉出汁涂抹于裸露的皮肤上，但要注意远离宝宝嘴部。

维生素 B_2 可防治蚊虫叮咬：将维生素 B_2 片碾成粉，用医用酒精调和涂在暴露部位即可。

爱心专题：从容应对“人生第一反抗期”

宝宝过了1周岁以后，许多父母开始由衷的感到“宝宝越大越不听话了”“宝宝不如以前好带了”。他总是试图摆脱父母的帮助，不如意时会哭闹不止、乱摔玩具。父母如果干预，只会让情况更糟。这意味着宝宝的自我意识开始形成，这是宝宝心理发展的一个标志性阶段，心理学家称之为“人生第一反抗期”。

在这期间，宝宝往往以反抗的形式，要求扩大生活活动范围，表达自我意识和独立性，这种反抗心理较强的宝宝，长大后往往意志比较坚强、有主见，更能独立分析处理问题，用于承担责任；相反，反抗心理较弱，或受到压抑过度的宝宝，日后往往消极自卑，意志也较薄弱。

“第一反抗期”是所有宝宝都会经历的一个心理成长的过程，现在父母要做的，不是宝宝不听话就“发火”，而应该宽容、理智地帮助宝宝顺利地度过这一时期。

转移注意力

• **事件一**：

该洗澡了，宝宝还蹲在客厅玩抱抱熊，怎么叫他都不去。

应对措施：

在澡盆里放上几只小鸭子，跟宝宝说：“来和小鸭子游泳了”，宝宝一看到小鸭子在水里游，就会被吸引过来，妈妈可以借机和宝宝一边玩水一边洗澡了。

• **事件二**：

在水里玩得开心的宝宝又不愿意出来了，怎么办？

应对措施：

妈妈对宝宝说：“宝宝赶紧洗完澡，妈妈就给宝宝讲故事，如果五分钟不洗完，故事就没有了”。宝宝就又会急忙地配合妈妈赶紧擦干身体穿好衣服，就可以听故事了。

当大人的意愿和宝宝想法产生分歧的时候，应该与其商量着解决，把他当做一个小大人来看待。另外，如果转移宝宝的注意力达到了目的之后，您一定要按照说的那样满足宝宝的另一个要求，如果失信于宝宝，转移注意力的方法很快就失灵了。

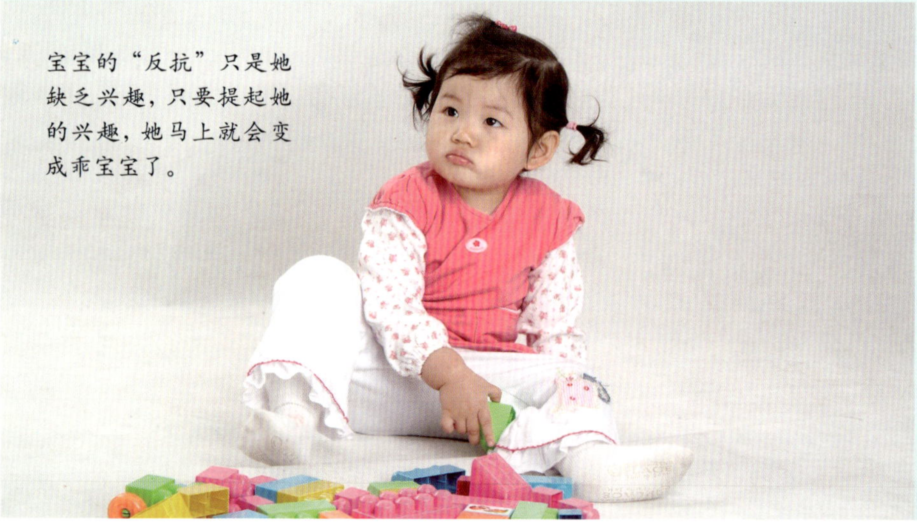

宝宝的“反抗”只是她缺乏兴趣，只要提起她的兴趣，她马上就会变成乖宝宝了。

让宝宝试试

• **事件一**：

妈妈正在用手洗毛巾，宝宝看见了，也来蹲在妈妈的身旁玩起肥皂泡泡来，把水洒了一地，妈妈叫他走开也不听。

应对措施：

洗衣服对成人来说是做家务，对宝宝来说是新鲜的游戏。让孩子也来玩洗衣服的游戏吧，妈妈可以做示范，涂上肥皂，用力揉搓，让宝宝洗一条自己的小手绢，不管能不能洗干净，都可以投其所好地给他这个锻炼动手能力的机会。

父母必须珍惜宝宝的独立意向，对他们的良好兴趣给予热情鼓励和支持，使其独立性得到不断发展。

• **事件二：**

宝宝天生喜欢爬高就低，妈妈成天担惊受怕，忍不住责备他“太不听话”，气不过的时候还要揍两下小屁股，可是也没见宝宝有所收敛。

应对措施：

把容易伤到宝宝的物品收好，然后让他去爬，去翻吧，或许一个小盒子打翻了，砸疼了他的小脑袋，他就会记起妈妈的话了“不许乱动，不然会弄疼自己的”。大多数的时候宝宝自己吸取的一次教训和总结的经验比父母唠叨10次还要管用呢。

抓住独立性培养的关键期，变“反抗”为独立

1岁6个月~3岁是宝宝独立性发展最快的一个阶段，这是宝宝成长过程中必不可少的一步，更是宝宝成长历程中可喜的进步，父母应该抓住宝宝“要求独立”的敏感期，掌握必要的策略和方法，让宝宝的独立要求得到一定的满足，将宝宝的“反抗期”巧妙地转换为独立能力发展的良好开端。

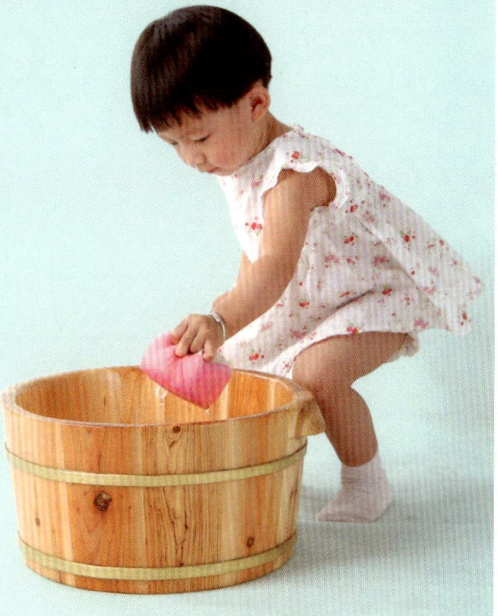

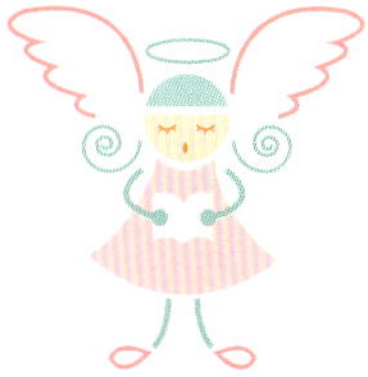

宝宝成长寄语

爸爸、妈妈篇

祖父母、外祖父母篇

1岁9~10个月

宝宝的成长标准

男

第21个月时的体重 ______ 千克

（正常范围12.34±1.65千克）

第21个月时的身长 ______ 厘米

（正常范围84.6±2.9厘米）

第21个月时的头围 ______ 厘米

（正常范围47.8±1.4 厘米）

女

第21个月时的体重 ______ 千克

（正常范围11.88±1.66千克）

第21个月时的身长 ______ 厘米

（正常范围84.0±2.4 厘米）

第21个月时的头围 ______ 厘米

（正常范围47.5±1.6 厘米）

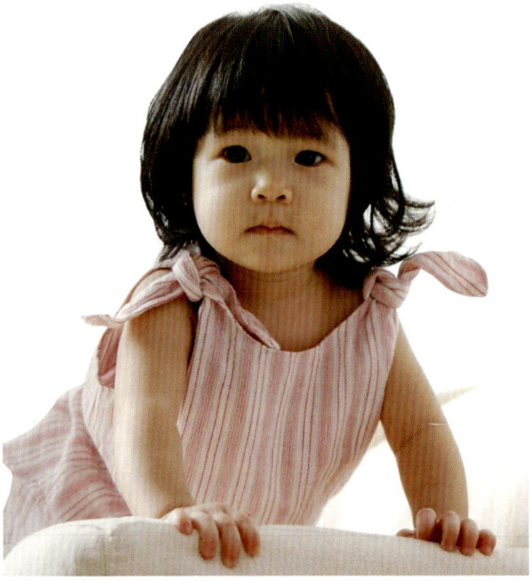

宝宝的喂养

宝宝的维生素

维生素是维持宝宝生理功能不可缺少的营养物质，与宝宝发育关系相当密切。

如果宝宝在发育阶段严重缺乏维生素，可引起生长迟缓，发育不良，还会出现一系相应病症。但若体内维生素过多，也会影响正常饮食，还可能发生不良反应或导致严重中毒。

只要宝宝均衡饮食，摄入水果和蔬菜的量适当，则无需额外补充维生素。在缺乏阳光、无水果和蔬菜或长期有消耗性疾病的状况下，需在医生的指导下，根据宝宝的病情适量补充某种维生素，决不可认为多多益善而随意乱用。

适当吃点硬的

1岁6个月左右的宝宝就已经能够接受小块的食物了，为他提供的固体食物可以稍微硬些，因为硬食需要充分的咀嚼。有些父母担心宝宝乳牙还没有长齐，吃不了硬东西。

拿些硬的食物给宝宝吃，可以磨牙床，增加咀嚼能力，促进咀嚼肌的发育，使牙周膜更结实，还能促使牙弓与颌骨的发育。

口腔中的乳牙、舌、颌骨都是辅助语言的主要器官，它们功能的实施又靠口腔肌肉的协调运动，这些能力的发育对宝宝发音和学习说话都有重要作用。适当吃些硬食，对语言发展很有益处，对面部肌肉及视觉发育也是很有必要的。

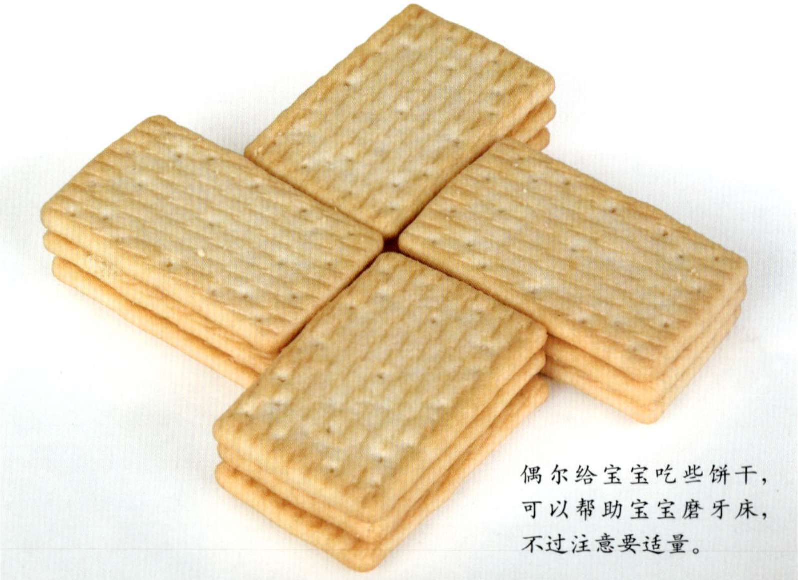

偶尔给宝宝吃些饼干，可以帮助宝宝磨牙床，不过注意要适量。

宝宝的护理

教宝宝用餐具

1岁半到2岁的宝宝能够用勺盛食物并能准确地送食物进嘴，此时正是培养宝宝使用餐具和独立吃饭的好时机。

• 掌握技能

父母可以在宝宝的饭碗中盛小半碗饭，上面放一些菜，放在宝宝的饭桌上，让宝宝一手扶碗，一手拿勺吃饭。告诉宝宝每次用勺盛饭量应少，让勺中的饭菜都能吃进嘴里，鼓励宝宝自己完成进餐，父母不要包办代替。

• 持续训练

经过几个月的训练之后，2岁时，宝宝就可以自己扶碗吃饭。尽管宝宝把饭菜洒在桌上，弄脏脸和衣服，但他已经初步掌握进餐技能。在此基础上，可以把饭盛在饭碗里，菜盛在菜盘里，让宝宝练习吃一口饭，再吃一口菜。

注意用餐卫生

在进餐的过程中及进餐后，要教宝宝用餐巾擦嘴、擦手的卫生习惯。

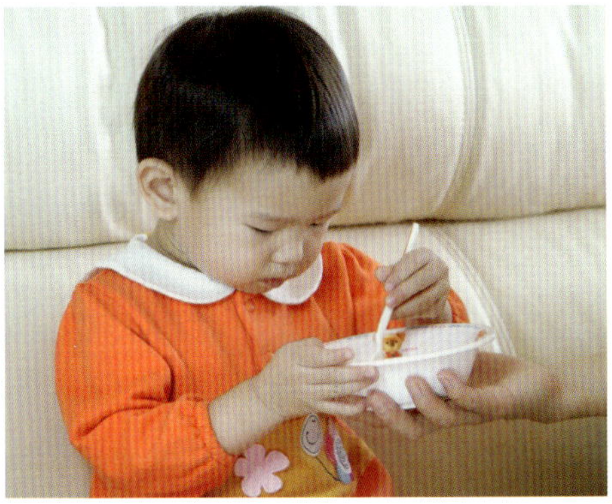

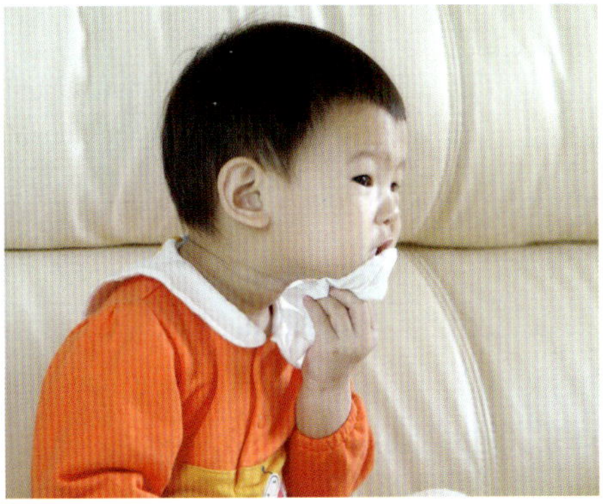

Q 宝宝要看电视怎么办？

A 1岁以内婴儿忌看电视；2岁的宝宝看电视20~30分钟后，就应休息一段时间；3岁的宝宝也不能超过1小时。看完一个节目后应带宝宝到外面玩玩。

看电视还应注意眼睛与电视的距离，以1.5米左右为宜；电视画面的高度应比宝宝的双眼高度稍低一些。

看电视时室内应有弱光照明，白天的自然光线更好。应让宝宝从正面看电视。

电视屏幕的亮度要适中，音量不要太高。睡前不宜看惊险、容易兴奋的节目。

看电视后要洗脸。

妈咪经验谈：
宝宝最喜欢的3款自制小布丁

宝宝姓名：豆豆

育儿心得：妈妈做的，宝宝爱的

豆豆最喜欢吃我做的小布丁，您也可以尝试着做：

巧克力布丁

原料：白脱油半碗，白糖2匙，鸡蛋1个，巧克力75克，面粉2碗，牛奶250克，发酵粉1.5匙，食盐适量。

做法：鸡蛋打散。白脱油用筷子搅成奶油状，慢慢加白糖、蛋液打均匀，将溶化的巧克力加入拌匀。面粉、发酵粉、食盐过筛，与牛奶交替伴入白脱油内，倒入容器中，盖严，蒸2小时。

可可布丁

原料：可可粉2匙，白糖半碗，炼乳1.5碗，麦淀粉2匙，食盐适量。

做法：白糖、淀粉、可可粉、盐混匀，慢慢拌入炼乳和1碗水，隔水蒸到变稠（加热时搅动）。

将锅盖盖上，继续蒸15分钟。离火，倒入盘中冷却。

水果饭布丁

原料：大米饭半碗，果泥1碗，白糖适量，柠檬汁少许，熟油少许。

做法：将饭加小半碗水，果泥、白糖、柠檬汁及熟油放蒸锅内煮沸，盖好，焖软。

离火，食时加鲜牛奶。

1岁11~12个月

宝宝的成长标准

男

第24个月时的体重 ______ 千克

(正常范围13.09±1.40千克)

第24个月时的身长 ______ 厘米

(正常范围87.2±2.6厘米)

第24个月时的头围 ______ 厘米

(正常范围49.1±1.4 厘米)

女

第24个月时的体重 ______ 千克

(正常范围12.65±1.26千克)

第24个月时的身长 ______ 厘米

(正常范围86.0±1.4 厘米)

第24个月时的头围 ______ 厘米

(正常范围47.8±1.8 厘米)

宝宝的喂养

吃蔬菜的重要性

蔬菜在日常生活中的重要性仅次于粮食,是每日必备的食物。

• 蔬菜含有各类维生素

蔬菜中含纤维素较多,还含有一定数量的无机盐。比如:白菜、油菜、菠菜、香菜、西红柿等富含维生素C;鲜豌豆、西红柿、菜花、白菜和菠菜可提供维生素K;新鲜菜叶中含有维生素P;西红柿、茄子、菠菜、油菜、香菜、大葱、萝卜、黄瓜等含钾较多;芹菜、香菜、油菜和菠菜等含铁较多。

• 促进其他营养的吸收

蔬菜除了本身的营养价值外,还能促进机体吸收蛋白质、碳水化合物和脂肪。

• 保护牙齿

当咀嚼蔬菜时,其内含的水分就可以稀释口腔里的糖质,使寄生在牙齿里的细菌不易生长繁殖,保护了牙齿。多纤维的蔬菜还能锻炼咀嚼肌及提高牙齿的坚固度。

在宝宝食谱中经常变换选用蔬菜,宝宝就能从不同的蔬菜中得到不同的营养素,以利于宝宝健康成长。

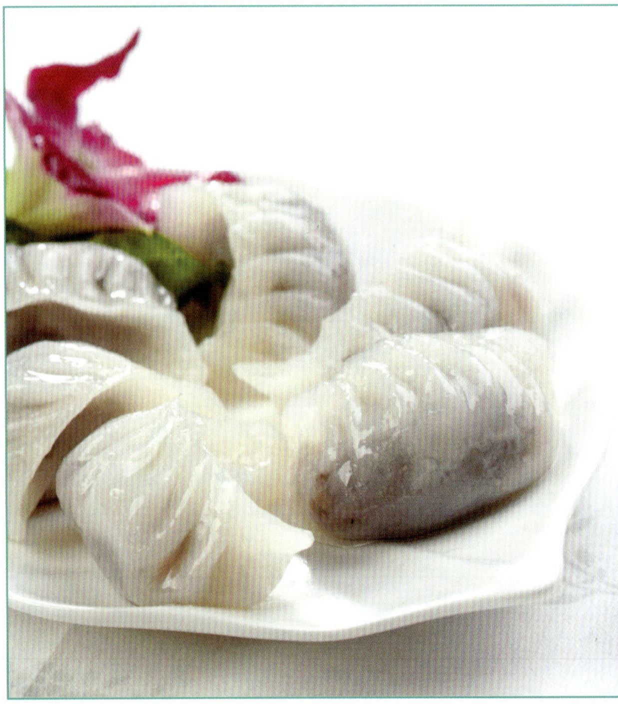

Q 蔬菜应该怎么做?

A 蔬菜在烹调时应先洗后切、现吃现做、急火快炒,以减少维生素的损失。

在炒菜时切碎剁烂,可以将菜放在肉里做成馅,制成饺子和包子,还可以做成菜团子或馅饼,鼓励宝宝食用。

生熟搭配

有些蔬菜可以生吃,生吃可以避免维生素的破坏或流失。另外,夏天可以拌些凉菜并加点醋,醋既能保护菜里的维生素C不被破坏,又能溶解纤维素,还能调味,刺激食欲,帮助消化。

荤素搭配,取长补短

荤素搭配能使宝宝的营养均衡,有益于健康。比如有的宝宝不爱吃胡萝卜,可以做成猪肝胡萝卜汤。制作方法是:将猪肝和胡萝卜分别洗净切成片。用适量清水,先放入胡萝卜,煮20~30分钟,再放入猪肝,煮片刻加油盐调味即可食用。这样还可预防贫血及维生素A缺乏。

宝宝的护理

1岁半到2岁的生活制度

认真执行合理的生活制度，是保证宝宝精力充沛，食欲旺盛，情绪愉快，身心健康的重要前提。

1 岁半到 2 岁的宝宝睡眠时间要求在 12~13 个小时，其中夜间睡眠 1 次，时间为 10~10.5 个小时，白天睡眠1 次，时间为 2~2.5 个小时。一日饮食 4 次，每次间隔 4 个小时。全日活动时间为 4~5 个小时，其中户外活动3个小时以上。

具体安排示范

6:30~7:30	起床、大小便、洗手、洗脸
7:30~8:00	早餐
8:00~9:00	户外活动
9: 00~11:10	喝水、小便、室内综合游戏
11:10~11:30	饭前洗手、安静活动
11:30~12:00	午餐
12:00~12:15	饭后散步
12:15~14:30	午睡
14:30~15:30	起床、小便、洗手、午点
15:30~16:00	室内活动
16:00~18:00	喝水、户外活动
18:00~18:10	洗手、准备吃晚餐
18:00~18:40	晚餐
18:40~19:00	室内活动或户外散步
19:00~20:00	洗漱、坐盆、上床、准备入睡
20:00~ 次日 6:30 睡眠	

妈咪经验谈：让宝宝独睡好处多

宝宝姓名：童童

育儿心得：该让宝宝单独睡觉了

宝宝快 2 周岁的时候，我就让他单独睡觉了。因为听人说母子分室很有好处：

1. 母子分室有利于宝宝形成早睡早起的好习惯，宝宝脑细胞的发育还不完善，容易疲劳，需要充足的睡眠时间来保证他的正常发育。

2. 让宝宝分室独睡，也有利于父母的生活和休息。

3. 让宝宝分室独睡，还有利于培养他的独立性。宝宝经常和父母睡，会使他养成睡觉时离不开妈妈，过分依赖父母的坏习惯。

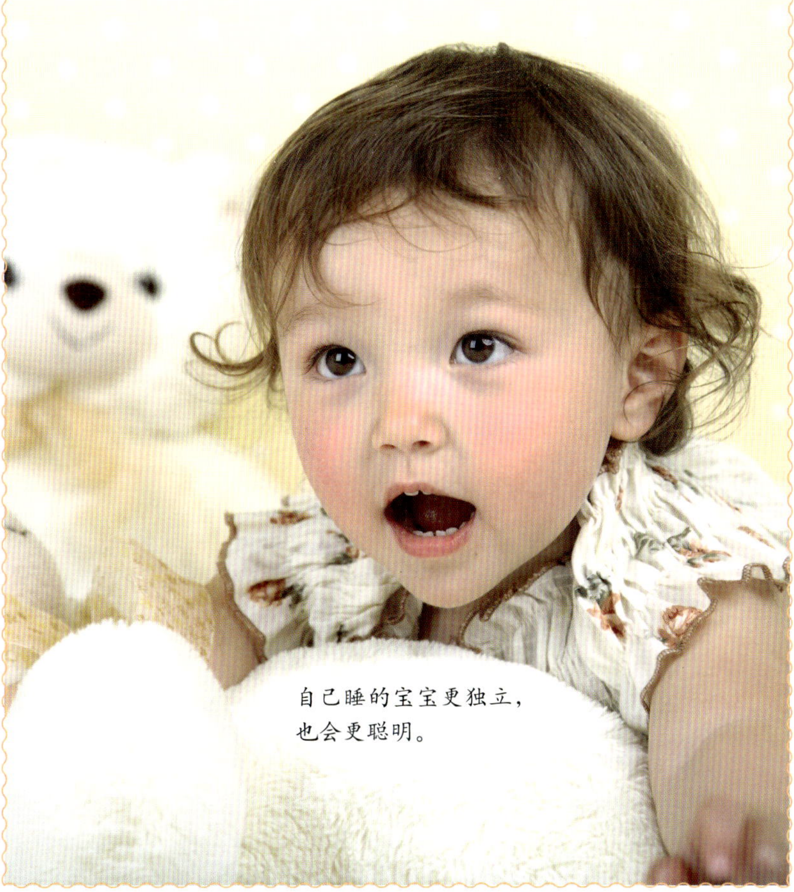

自己睡的宝宝更独立，也会更聪明。

爱心专题：正确运用惩罚原理

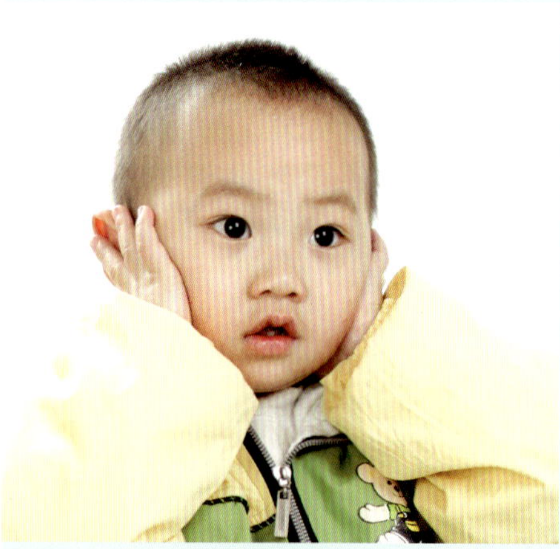

对于没有受到惩罚的宝宝来说，第一次惩罚肯定是有效的。但是，惩罚的次数多了，效果就会明显降低。

相同的惩罚方式，对不同宝宝的效果不一定相同。您一旦决定对宝宝实施惩罚，必须选择有效的惩罚物。您在时间惩罚原理时必须注意以下原则：

1. 宝宝做了错事之后立即实施惩罚。
2. 要惩罚什么必须明确具体。
3. 惩罚物要合理选择。
4. 惩罚原理应尽可能与其他教育原理一起实施，以达到更好的教育效果。

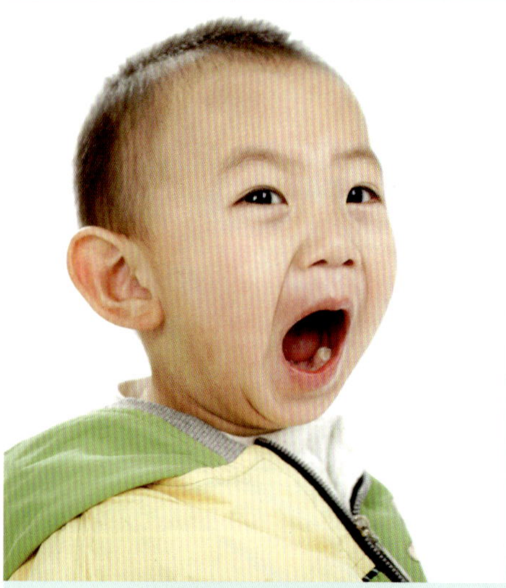

父母自测

• 自测一：

快2岁的强强正和爸爸妈妈吃晚饭，这时，门铃响了，强强立刻跑着去开门，不小心把饭勺弄到地上。爸爸大声说“你跑什么跑？”强强吓得躲在一边。爸爸的做法对吗？这样做可能会对强强产生什么影响？

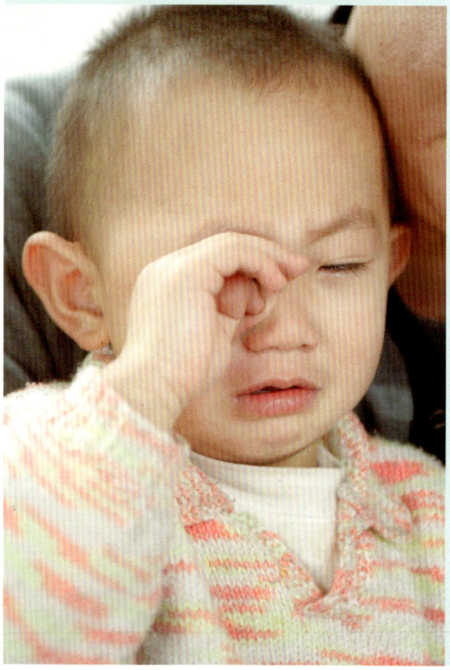

• 自测二：

爸爸出差时，2岁多的儿子因为淘气，把爸爸的古董花瓶打碎了。一周后，爸爸刚回家，妈妈就告诉了爸爸孩子打碎花瓶的这件事，结果，爸爸二话不说就往正在玩耍的儿子的屁股上打了一巴掌。莫名奇妙的儿子一下子就哭了。爸爸、妈妈的行为对吗？为什么？

正确示范

• 事件一：

3 岁多的萍萍总是喜欢拿着蜡笔在墙上乱涂乱画。

萍萍妈妈并没有呵斥萍萍或抢下萍萍的画笔，而是先实施教育原则，轻轻地对萍萍说："萍萍画得真棒，但是画在墙上只有爸爸妈妈能看到，不如画在纸上吧，这样才会被更多的人欣赏！"萍萍听到妈妈的夸奖，愉快地接受了妈妈的建议，很少再在墙上乱涂乱画了。

如果宝宝所犯错的只是小事，父母就应该将他的思维引导到正确的地方，将他的创意转化到该用的场合上。多站在孩子的角度想想，多沟通！

• 事件二：

3 岁的艳艳正在饭桌上画画。妈妈手里端着一摞餐具对艳艳说："请把彩笔和画本收起来，我要摆餐具了。"艳艳不理妈妈的要求。妈妈再次说道："艳艳，现在就把彩笔和画本收起来！"艳艳回答道："我还没画完呢，讨厌！"看看艳艳妈妈是怎样惩罚艳艳的？

艳艳妈妈立刻教育说："等一下！这是很不礼貌的，你要因此受到惩罚，现在就去卫生间暂时隔离！"艳艳不高兴地离开饭桌走向卫生间。妈妈拿起定时器，设定 3 分钟，并将它放在卫生间门外。3 分钟后定时器响了，艳艳从卫生间回到了厨房。妈妈问道："艳艳，为什么你要受惩罚？"艳艳说："我对您说话不礼貌。"

在以后的几个星期中，随着正确惩罚原理的反复应用，艳艳言辞无礼的行为明显地减少了。她找到了一种更好地对妈妈和他人讲话的方式。

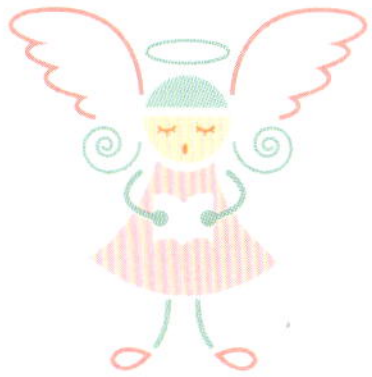

宝宝成长寄语

爸爸、妈妈篇

祖父母、外祖父母篇

第7章 2~3岁的宝宝

宝宝正在迅速地成长，他开始学自己穿衣服、自己吃饭、自己洗漱，他已经学会了跑和跳，并且很快就要和尿布说再见，去幼儿园和小伙伴们一起玩耍了。在宝宝生命中的第三年里，他将成长成一个语言表达能力强，且动作灵活，并有着丰富情感的小人儿。

宝宝的成长标准

男

第27个月时的体重 ______ 千克

（正常范围13.63±1.28千克）

第27个月时的身长 ______ 厘米

（正常范围90.9±3.6厘米）

第27个月时的头围 ______ 厘米

（正常范围49.4±1.4 厘米）

女

第27个月时的体重 ______ 千克

（正常范围13.43±1.37千克）

第27个月时的身长 ______ 厘米

（正常范围89.4±3.4厘米）

第27个月时的头围 ______ 厘米

（正常范围48.6±1.6厘米）

2岁1~3个月

宝宝的喂养

良好的饮食习惯

要想宝宝身体好，必须从小就养成良好的饮食习惯，最好给他定出进餐规矩，及时纠正坏习惯，父母还要有正确的态度。

• 宝宝自己吃

开始时宝宝拿勺吃，妈妈也拿勺喂，慢慢地宝宝能自己吃饱时，就不用喂了，到2岁半以后宝宝完全可以自己吃饱。

• 固定的位置

一定要让宝宝坐在一个固定的位置吃饭，不能让他跑来跑去，边吃边玩，进餐时间过长会影响消化吸收。

• 吃饭要有规律

父母要让宝宝定时进餐，定量进食。在条件反射的作用下，定时进餐可以提高摄食中枢的兴奋性，使吃进的食物有规律地消化和吸收，促进食欲。

• 进餐时间要合适

不要太长，不要过快。当吃饭时间过长时，会使大脑皮质的摄食中枢的兴奋性减弱，消化液分泌减少，影响食物的消化和吸收。而进食过快，食物在口腔内还没有嚼碎就进入胃里，加重了胃的负担，从而导致消化不良。

• 不要让宝宝独占食物

进餐时，餐桌上好吃的饭菜要按人分份，教育宝宝先给年长的盛，最后再给自己盛，懂得共同分享，礼让别人，防止宝宝养成一切自己优先，独占食物的不良习惯。

• 少吃零食

在饭前1小时不能吃零食，零食营养价值低，也影响宝宝的食欲。有些宝宝只吃零食不好好吃饭，造成营养缺乏。

• 不许挑食、偏食

如果宝宝不爱吃什么东西，要给他讲清道理或讲一些有关的童话故事（自己编的也可以），让他明白吃的好处和不吃的坏处，但不要呵斥和强迫。

• 不要暴食

爱吃的东西要适量地吃，特别对食欲好的宝宝要有一定限制，否则会出现胃肠道疾病或者“吃伤了”，以后再也不吃的现象。

宝宝的护理

学习刷牙漱口

刷牙是预防龋齿的最有效的方法。刷牙不仅可以防止龋齿，还能按摩牙龈，促进牙龈的血液循环，减少牙周疾病。

• 1 岁开始

从 1 岁左右可以教宝宝学着漱口，开始可能漱不好，经常把漱口水咽下去，因此要用温开水漱口，2 岁以后 20 个乳牙萌出后就要学习刷牙。

• 培养兴趣

先向宝宝讲明，现在长大了，自己的事情要自己做，使他愿意学习做“父母”的一种本领，带他一起去买自己喜欢的牙刷、牙膏，培养宝宝对刷牙的兴趣。

• 刷牙的方法

正确的刷牙方法是竖刷法。将牙刷的毛束放在牙龈与牙冠萌出处，轻轻压着牙齿向牙冠尖端刷。刷上牙由上向下，刷下牙由下向上，反复 6~10 下。要将牙齿里外上下都刷到，刷牙时间不要少于3分钟。

教宝宝刷牙时，父母和宝宝各拿一把牙刷，一边做示范动作，一边讲解，身教言教并重。开始不要用牙膏，待宝宝掌握方法之后再加上牙膏。

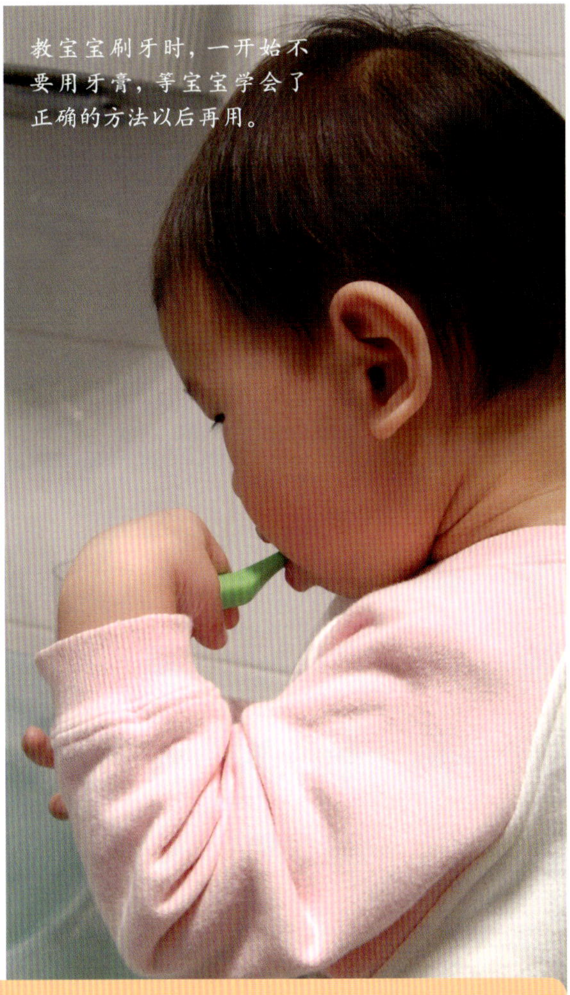

教宝宝刷牙时，一开始不要用牙膏，等宝宝学会了正确的方法以后再用。

妈咪经验谈：挑食宝宝“摘帽”法

宝宝姓名：西西

育儿心得：10招搞定挑食宝宝

1. 只要宝宝的生长发育正常，我一般不太在意他某一顿食量的多少。

2. 一定要限制宝宝的零食。

3. 父母吃的津津有味能带动小宝宝。

4. 饭菜多样化。

5.“比一比看谁吃得快？”“看谁盘子里的豆豆少得快”别管这些招数有多老套、多幼稚，但用它对付 3 岁以下的宝宝确实是管用的。

6. 将宝宝爱吃的与不爱吃食物混搭。

7. 宝宝的餐具换成小个“儿童装”，吃完再添。

8. 让宝宝接受“厨房教育”，食物的原材料会增加宝宝进食的兴趣。

9. 不让宝宝吃过多的甜食。

10. 将宝宝的食物切成小块，便于他自己动手吃。

2岁4~6个月

宝宝的成长标准

男

第30个月时的体重 ______ 千克

（正常范围14.28±1.44千克）

第30个月时的身长 ______ 厘米

（正常范围92.2±3.6厘米）

第30个月时的头围 ______ 厘米

（正常范围49.6±1.6厘米）

女

第30个月时的体重 ______ 千克

（正常范围13.96±1.44千克）

第30个月时的身长 ______ 厘米

（正常范围91.7±3.1厘米）

第30个月时的头围 ______ 厘米

（正常范围48.9±1.6厘米）

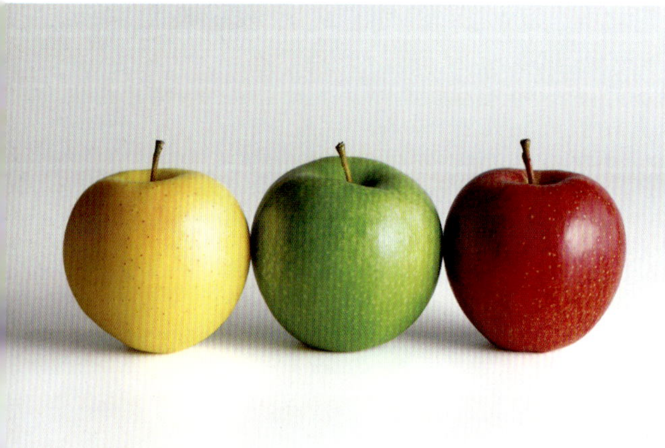

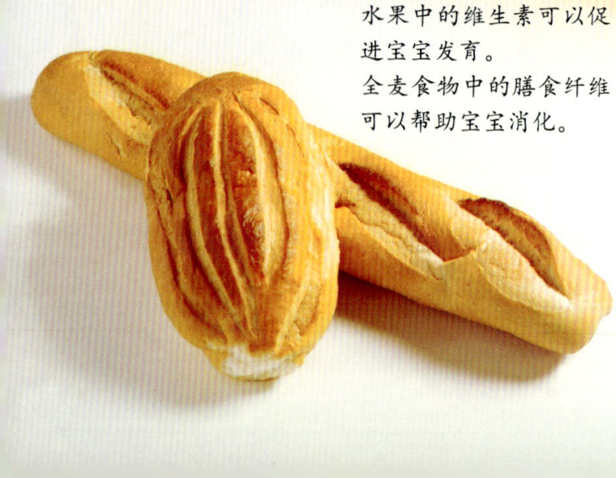

水果中的维生素可以促进宝宝发育。

全麦食物中的膳食纤维可以帮助宝宝消化。

宝宝的喂养

给宝宝选择零食

零食是宝宝喜欢吃的小食品，如小饼干、蛋糕、水果等。让宝宝吃适当的零食是必要的。因为他的胃容量小，而新陈代谢旺盛，每餐进食后很快被消化，所以要适当补充一些零食。

• 选择零食的种类

零食可选择各类水果、面包、全麦饼干等，但量要少、质要精，花样要经常变化。

• 掌握好吃零食的时间及合适的数量

可在每天午餐与晚餐之间或午睡后，给宝宝一些点心或水果，但量不要过多，占每日总热量的10%~15%。不要让宝宝在饭前吃零食，否则会影响正餐进食。

少吃高糖、高脂肪、生冷的零食，太甜、太油腻的糕点、糖果、水果罐头和巧克力不宜经常作为宝宝的零食，这些食物产热量高，油脂多，不易被宝宝消化，且经常食用可引起肥胖。冷饮和碳酸饮料不宜作为零食，更不能让宝宝多喝，因为它们易引起宝宝消化功能紊乱。

• 选择零食要有计划、有控制

父母不可用零食来逗哄宝宝，不能宝宝喜欢吃什么就多买。还要注意选购清洁卫生、新鲜，未过保质期的食物。

• 彩色食品不宜多吃

市场上有许许多多色彩鲜艳、外形新颖的儿童食品，吸引了不少父母和宝宝，以致不知不觉中常常给宝宝挑选一些彩色食品，这种彩色食品如食用过多，时间过长，就会使色素慢慢地蓄积在体内，损害宝宝的健康。

小贴士

彩色食品的害处

消耗体内的解毒物质，干扰体内正常代谢功能，从而使糖、脂肪、蛋白质、维生素和激素等的代谢过程受到影响，宝宝会出现腹胀、腹泻及消化不良等症状。

导致慢性中毒，如合成色素附着在胃、肠壁黏膜上，易发炎或形成溃疡。

附着于泌尿系统器官，易诱发尿路结石，损害肾功能。

宝宝神经系统发育未完善，对化学物质尤为敏感，如过多食用合成色素，影响神经冲动，容易引起好动或多动症。

宝宝的护理

注意交通安全

• 马路上的危险

宝宝正处在生长发育过程中，动作笨拙可爱，很难躲避路上飞驰的汽车。

您的榜样力量是无穷的，遵守交通规则最重要。告诉宝宝没有父母带领时不能自己过马路，过马路时必须走人行横道、过街天桥或地下通道。及早让宝宝认识红、绿灯等交通安全标志。

带宝宝过马路，绿灯时注意左边没有车辆再过马路。横穿马路时不要急跑，宁可多等一会儿。

千万不要带着宝宝或让宝宝翻越马路中间的隔离栏，或过马路时边走边玩。

• 乘坐公共汽车时应注意

尽量避开上下班高峰时乘坐公共汽车。

千万不要背宝宝上车，否则易造成头部夹伤。上下公共汽车时最易夹伤宝宝的手，尽量环抱宝宝腋下上下车。

上车后让售票员注意到有小宝宝。

注意急刹车，避免把宝宝摔伤。

车上不要吃零食。车上吃零食不仅影响环境卫生，宝宝还容易被糖、果冻等小食品呛到气管内。

平时教给宝宝安全乘车的常识，教育宝宝乘坐公共汽车时不要把头、手伸出窗外，不要在车里打闹、攀爬。乘车时也不要忘了常叮咛。

• 飞机

宝宝搭乘飞机外出的机会越来越多，但宝宝因为中耳、耳咽管等比较敏感，易造成耳朵不适、晕机等，飞机上的安全不容忽视。与宝宝同行需要有耐心，先制定好计划并注意安全问题。

提前检查宝宝身上是否带有危险品。

不要抱着宝宝一起系在安全带中，要使用飞机上能够固定的专用宝宝座椅或者为宝宝买单独座位，系好安全带。

经常适量地给宝宝喝水，在起飞和降落过程中让较小的宝宝吸吮奶嘴以减轻不适。发生耳朵不适时，父母可引导宝宝鼓气、吞口水等方式适应。

飞机在起飞和降落的时候最易发生危险，因此起飞时应该花几分钟仔细观看安全须知录像或乘务人员的演示，以保证碰到紧急情况时心中有数。意外发生时，要听从乘务人员的指挥。

宝宝其实都不太适合搭乘飞机，不少航空公司规定宝宝必须出生满 14 天后才能登机，以防他的呼吸器官无法适应。

妈咪经验谈：
和爸爸来场运动会

宝宝姓名：果果
育儿心得：全家齐运动，健康又快乐

运动是让宝宝长高的法宝之一。3 岁以前宝宝的运动能力培养会为宝宝的一生打下健康的基础和爱运动的生活方式。

通常在下班后，我们会带着宝宝一起去做运动，也会告诉他："我们要和爸爸来一场运动会，谁赢了，都可以提出一个小要求做为奖励。"

如捡玩具游戏，游戏规则是要把玩具捡起来，放到远离玩具堆的茶几上各人的纸盒里，一个人一次只能拿一件！

玩的时候，我和先生是真抢，并不会专门让着他，以免让他养成自大、自骄、独占的坏毛病。

如果是周六日，我们会带他到户外爬山、跳绳、游泳、打球等。当然不是要他样样都学会，重要的是在教与学的过程中，我们都感觉特别快乐！

2岁7~9个月

宝宝的成长标准

男

第33个月时的体重 ______ 千克

（正常范围14.87±1.55千克）

第33个月时的身长 ______ 厘米

（正常范围93.9±3.2厘米）

第33个月时的头围 ______ 厘米

（正常范围49.6±1.4厘米）

女

第33个月时的体重 ______ 千克

（正常范围14.55±1.54千克）

第33个月时的身长 ______ 厘米

（正常范围93.6±3.0厘米）

第33个月时的头围 ______ 厘米

（正常范围49.1±1.0厘米）

宝宝的喂养

按需喂养

绝大多数宝宝在2岁半时，乳牙就已出齐（20颗），咀嚼的功能已经很好，能吃的食物花样增多，常会吃得过多。父母看到自己的宝宝吃东西吃得这么香，感到非常高兴，但是摄入过多会使宝宝体重骤增，再不限制则会开始发胖。

• 宝宝应该吃多少

不同的宝宝食量各不相同，总体说来，宝宝吃到成人普通食量的一半就已经足够了。体重轻的宝宝可以在食谱中多安排一些高热量的食物，配上西红柿鸡蛋汤、酸菜汤或虾皮紫菜汤等，开胃又有营养，有利于宝宝体重的增加。

• 已经超重的宝宝

要减少吃高热量食物的次数，多安排一些粥、汤面、蔬菜等占体积的食物。超重的宝宝要减少甜食，不吃巧克力，不喝含糖的饮料，冰淇淋也要少吃。

• 保证营养

无论宝宝体重过轻还是超重，一定要保证蛋白质的供应，包括牛奶、鸡蛋、鱼、瘦肉、鸡肉、豆制品等轮换提供。蔬菜、水果每日也必不可少。

每天补充奶制品

奶类食品含有优质蛋白质、脂肪、以及钙、磷、铁等宝宝生长发育所需要的全部营养源，而且配比科学合理。所以，这个阶段的宝宝每天还是应该补充一些奶制品。如果有条件，我们建议您最好为宝宝选择适龄的配方奶。

很好的奶制品还有酸奶，它易于消化吸收，酸甜可口，宝宝一般都很爱喝。酸奶中的乳酸菌，可以促进宝宝消化，增加食欲。

奶片、奶酪之类的奶制品可作为宝宝的零食，营养又好吃。

多吃含钙的食物

钙是宝宝牙齿、骨骼生长不可或缺的矿物质；也存在于神经、肌肉和血液中，维护人体酸碱平衡。充足的维生素D，恰当的磷、镁含量和适量的运动能促进宝宝对钙的吸收。

钙的最佳食物来源是芝麻酱、奶制品、蛋类、鱼类、豆腐、油菜、虾皮、白菜等。

小小的鸡蛋，能为宝宝的骨骼发育“添砖加瓦”。

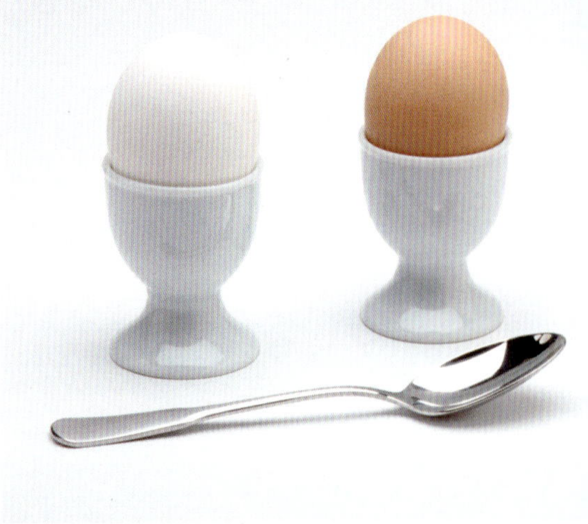

让宝宝渐渐能够自理起来，比如先让他学会自己穿衣服。

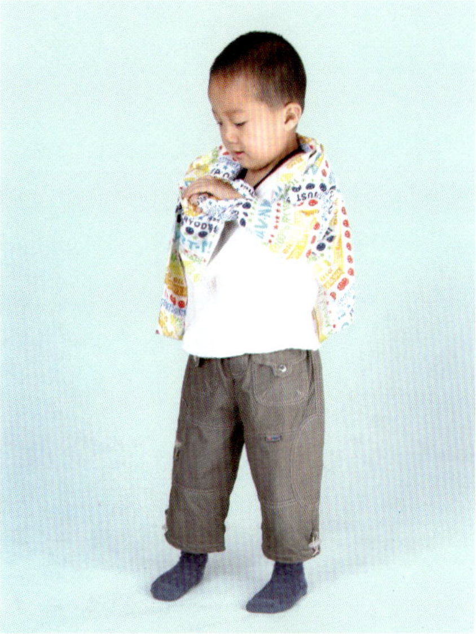

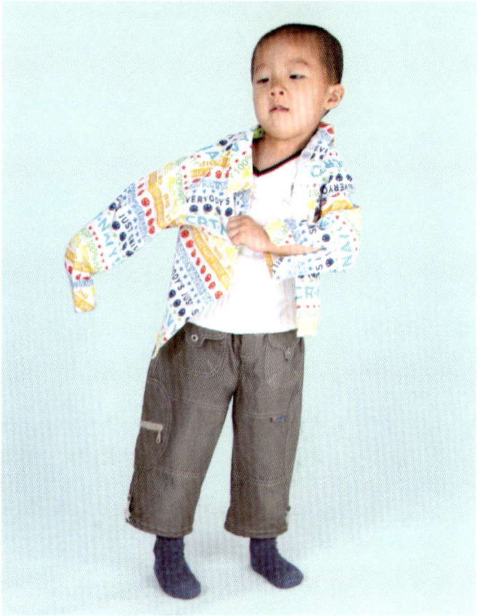

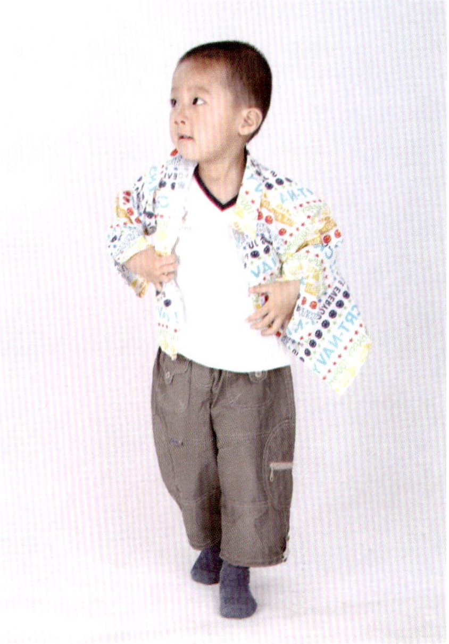

宝宝的护理

养成好的饮食习惯

培养宝宝良好的饮食习惯，关键在父母。父母如能以身作则，言传身教，宝宝模仿性强，就会自然养成良好的饮食习惯。

• 做好饭前准备

在吃东西前，必须注意手的清洁。吃东西时不能边吃边玩，或翻阅图书类的读物。

• 培养宝宝细嚼慢咽

帮助宝宝每餐吃饭能在一定时间内（20~30分钟）完成，但不宜过急催促。每次盛饭不宜过多，食物一样一样地分给他，吃完后再添，有利于刺激宝宝吃饭的积极性。

• 饮食要定时定量

不要过饱或者饿着宝宝，否则时间长了会影响宝宝胃肠道的正常功能，甚至形成胃病。尤其是节假日，应注意不要让宝宝暴饮暴食或不按时进食，吃得过量会伤胃或患上肠胃炎。

鼓励宝宝参加家务劳动

宝宝最初接触的劳动就是家务。这个阶段的宝宝对很多事情感兴趣，您可以在做家务时试着用用这个“小助手”，比如整理床铺时，可以让他帮您把东西搬走；游戏结束后帮您一起整理玩具等等，他会非常得意自己拥有帮助妈妈干活的能力。

但是您不要把劳动当奖罚手段，也不要用糖或钱做为交换。否则，会把爱劳动的好习惯变成索取的坏毛病。

妈咪经验谈：洗刷刷

宝宝姓名：子承

育儿心得：洗涮涮，洗涮涮，与水亲密接触

宝宝天性爱玩水，常常偷偷地把爷爷的眼镜或者笔放在水桶里洗呀洗呀。我又不能制止，毕竟这也不是什么错误，也不能听之任之，上次他差点把书也放到水里洗一遍。

对付他最好的方法就是因利势导，比如他洗完脸，我和他一起洗他的小毛巾、小袜子；我擦桌子，会给他一块小抹布，让他和我一块抹抹擦擦；自然，我会把他的玩具全部放到他的澡盆里，让他边洗边玩。

2岁10~12个月

宝宝的成长标准

男

第36个月时的体重 ______ 千克

（正常范围15.04±1.56千克）

第36个月时的身长 ______ 厘米

（正常范围96.3±3.4厘米）

第36个月时的头围 ______ 厘米

（正常范围50.1±1.5厘米）

女

第36个月时的体重 ______ 千克

（正常范围14..83±1.54千克）

第36个月时的身长 ______ 厘米

（正常范围95.7±3.2厘米）

第36个月时的头围 ______ 厘米

（正常范围49.1±1.6厘米）

宝宝的喂养

宝宝的膳食宝塔

为了取得必需的各种营养素，宝宝就要摄取多种食物。食物大体分为下面几类：谷物类，豆类，动物性食品类，果品类，蔬菜类，油脂类。要使膳食搭配平衡，每天的饮食中必须有下述几类食物。

• 谷物

米、面、杂粮、薯等，是每顿的主食，提供热量的主要食物。

• 蛋白质

主要由豆类或动物性食品提供，是宝宝生长发育所必需的。宝宝所需的20种氨基酸主要从蛋白质中来。每日膳食中豆类和不同的动物性食品要适当地搭配，才能获得丰富的氨基酸。

• 蔬菜和水果

蔬菜和水果是提供矿物质和维生素的主要来源，而且蔬菜和水果是不能相互代替的。

• 油脂

油脂是高热量食物。人们习惯使用植物油或调和油，宝宝每天的饮食中也需要一定量的油脂。

注意吃水果的卫生

• 洗干净再吃

农药会长期残留在果皮和蔬菜上，如果没有洗净或不削皮，食入后对人体是有害的。由于农药是有机化合物，用水不易冲洗干净，最好先用洗涤灵洗一遍，再用清水冲洗干净。

桃子表面有细绒毛，需要用盐水刷掉毛才能把果皮洗净。葡萄和杨梅、草莓要用洗涤灵浸泡，然后再用清水洗净。菠萝要洗净削皮，切成片用盐水浸泡后才能吃。

• 多样化

不同水果的维生素含量是不一样的，如果您想让宝宝得到大量的维生素C，吃橘子、红果最合适了；咳嗽有痰吃梨就比较好；宝宝腹泻恢复期什么水果都不该吃，但可以吃些苹果，因为它含有少量鞣酸对肠道有收敛的作用。

• 吃水果的量要适中

有些水果不能多吃，比如杏，它强烈的酸性可以分解体内的钙、磷，也会引起消化不良。橘子吃多了会“上火”，引起大便干燥。

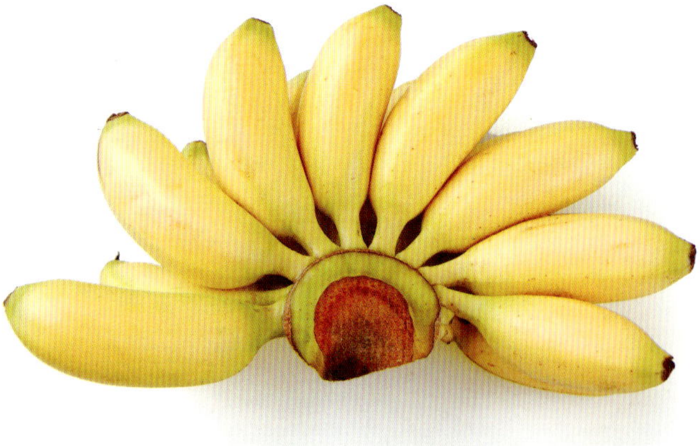

给宝宝吃香蕉不宜过多，一次一根左右即可。

宝宝的护理

养成良好的生活习惯

3 周岁以前是培养宝宝好习惯的重要时期，因为这时建立一定的条件联系比较容易，一旦形成了习惯也比较稳固。

• 睡眠

2~3 岁的宝宝每天睡眠时间要保证在 13 个小时左右，避免大脑过度疲劳。晚上 8 点睡到第二天清晨 6 点半至 7 点起床（10 个半小时左右），午餐以后再睡 2 个半小时午觉。

晚上让宝宝自己上床睡，睡眠的环境要舒适温暖，光线要暗。定时睡眠养成了习惯，宝宝到时就很容易入睡。有些宝宝要抱娃娃睡觉是可以的，但不要养成吮手指、吃被角、蒙头睡等坏习惯。

• 进餐

2~3 岁的宝宝每日应该有四餐，除了早中晚三餐外，午睡后下午 3 点左右可以加一次午点。每当制定了合理的作息制度，就要宝宝认真执行。每天都坚持按要求去做，宝宝就会习惯成自然。

• 卫生习惯

除了吃饭、睡眠养成好习惯以外，还应该有好的卫生习惯，如饭前便后洗手，吃水果要洗干净削皮，不随地大小便等。

保护宝宝的乳牙

少吃甜食，尤其在睡前不要吃糖。睡前如果喝奶，一定要在喝奶后再喝些水，或漱漱口，以防龋齿的形成。

• 纠正不良习惯

预防和纠正各种口腔不良习惯，如吐舌、咬唇、吮指、偏侧咀嚼，注意口腔卫生。

• 刷牙

宝宝 2 岁时大部分乳牙已经萌出，父母可以用牙刷帮助宝宝刷牙，让他逐渐习惯使用牙刷。

• 及时治疗

发现乳牙有龋齿、排列不齐、缺齿等要及时去口腔科治疗，不要认为乳牙早晚要换掉而不去管它，那样会影响恒齿的萌出和颌面部的发育。

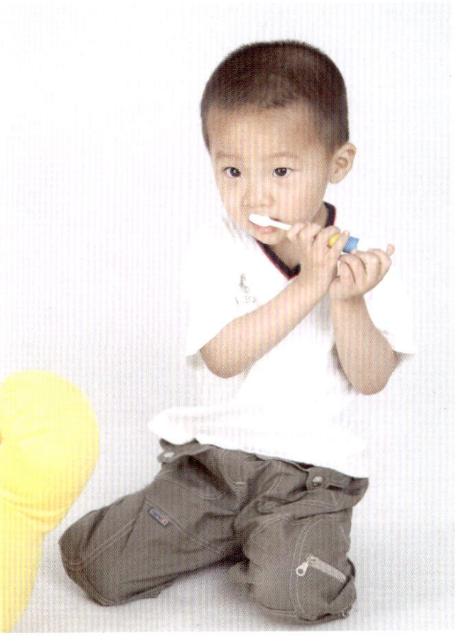

宝宝该养成按时刷牙的习惯了。

妈咪经验谈：
调好入园生物钟

宝宝姓名：诺诺

育儿心得：上幼儿园前的全家总动员

为了培养宝宝良好的社会适应能力，尽早学会与人相处，提高言语能力和思维能力，所以，我在宝宝 3 岁时，就送他到幼儿园了。

为了避免他刚到幼儿园，会因为怕生产生抵触心理，在上幼儿园前，我们全家都开始动员，希望宝宝每天能快快乐乐地去幼儿园。

平时，我尽量会多带他和邻居的宝宝玩耍，让宝宝学会和别人相处；然后会要求他学会自己洗手、吃饭、穿脱衣服、独立睡眠等。并且会特别嘱咐带他的爷爷奶奶不要样样包办。这样，宝宝上幼儿园后就会少碰到一些生活上的困难。

上幼儿园的前几天，我就会让他的奶奶经常带宝宝去幼儿园玩，熟悉幼儿园的环境，和幼儿园的小朋友交朋友，一起做游戏，唱歌跳舞，让宝宝喜欢和向往集体生活。

爱心专题：宝宝的脾气从哪里来

宝宝“脾气大”怎么办

2~6 岁的宝宝萌生了自我意识，试着自己去独立地解决一些事情，但由于能力有限，常常容易弄巧成拙，他就会着急，发脾气；有的父母过于娇惯宝宝，只要宝宝一发脾气，便会满足他的任何愿望，天长日久，宝宝揣摸透了大人的心理，便会通过发脾气来要挟大人，以满足自己的要求。

应对宝宝“小牛脾气”

• 力所不能及时

宝宝有时要做自己力所不能及的事情，结果当然很不顺心，做不好就发脾气，用哭闹来宣泄不满情绪。遇到这种时候，父母不要训斥宝宝，要耐心地帮助他完成。如果事情的确做不到，父母可以引导宝宝玩他喜欢的游戏，转移注意力。

• 提出不合理要求时

如果宝宝发脾气是为了让父母答应他不合理的要求，这时迁就宝宝，他会觉得用发脾气达到了目的，下次还会用同样的手段威胁父母，久而久之会使宝宝变得极端任性。最好的办法就是不理睬他，当宝宝看到哭闹没有用时，他会哭声减小或停止，这时候父母可以亲近他，告诉他哭闹不是好宝宝。

• 单独处理法

如果宝宝大哭大闹，乱踢乱喊，一点没有缓解的迹象，父母可以离开房间，离开时把房间里有危险的物品移到宝宝够不到的场所，让他一个人哭闹。这样宝宝会慢慢懂得哭闹是没有用的，父母不喜欢发脾气的宝宝。时间长了，宝宝发脾气的次数会逐渐减少。

• 态度要一致

在对待宝宝发脾气的态度上父母要一致，如果一方采取不理睬的态度，另一方赶快抱起宝宝满足他的要求，宝宝就会越来越任性。

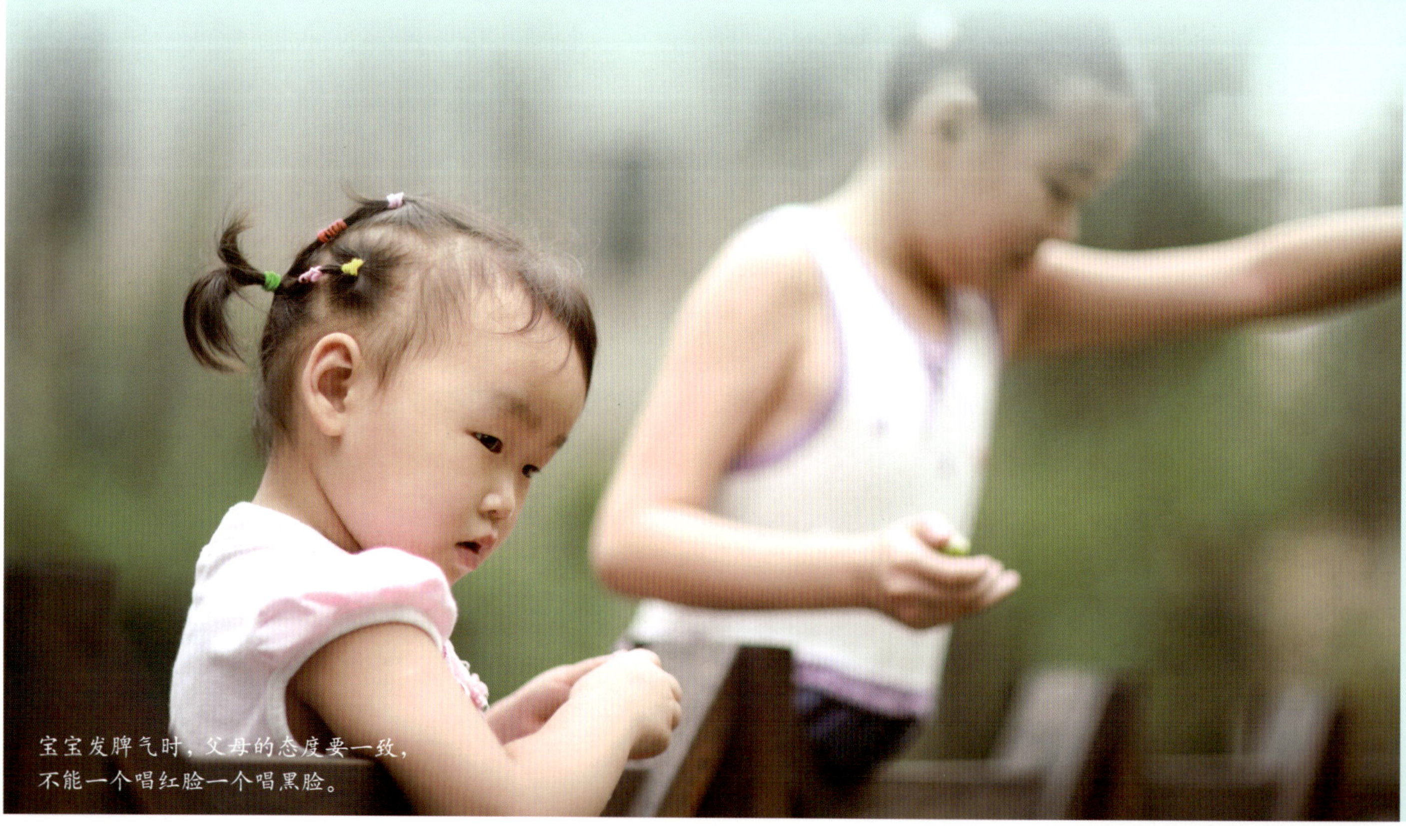
宝宝发脾气时，父母的态度要一致，
不能一个唱红脸一个唱黑脸。

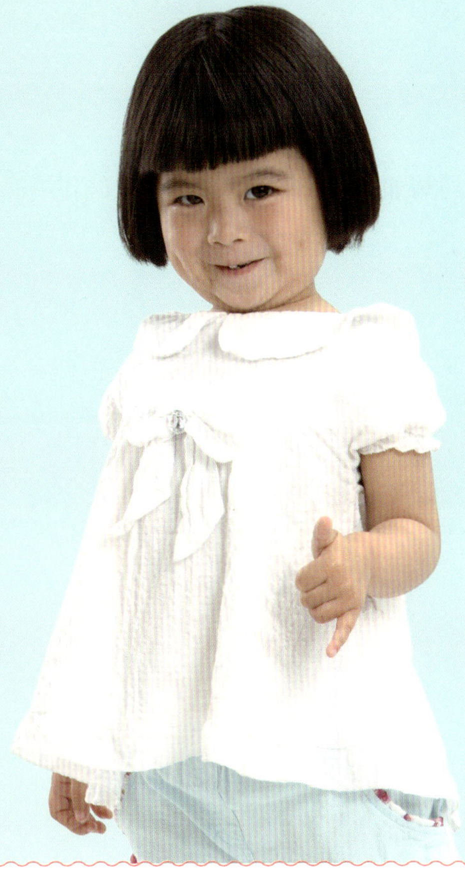

宝宝的脾气从哪儿来

• 正常的情绪反应

随着生理、心理的发育，宝宝开始逐渐接触更多的事物。他们对这些事物的认识，只能完全凭着自己的情绪与兴趣来参与。当宝宝遇到挫折或是身体不舒服的时候，很自然地就通过发脾气来表达，比如大喊大叫或是扯妈妈的头发。

2~3 岁的宝宝以自我为中心、有什么不顺心的事就发脾气、摔玩具，和小朋友闹别扭就挥小拳头，这些都是很正常的，这是宝宝在心理上的第一个反抗期，几乎所有的宝宝在两周岁左右都会必经的一个成长过程。只是有些宝宝表现的明显，有些不明显而已。

• 爱的缺失

父母是宝宝人生的启蒙老师，在情感上感到饥饿的孩子，与他人沟通的能力都比较弱。明明是想和小朋友表示友好，却不知怎么表达。有时候会故意做出一些表现异常现象，像咬人、打人、撒谎、哭闹等行为。

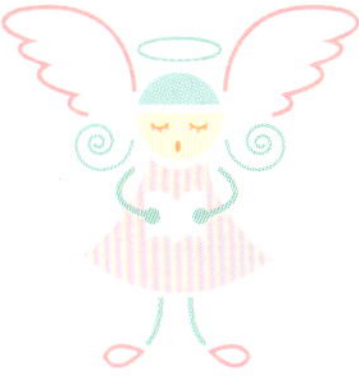

宝宝成长寄语

爸爸、妈妈篇	祖父母、外祖父母篇

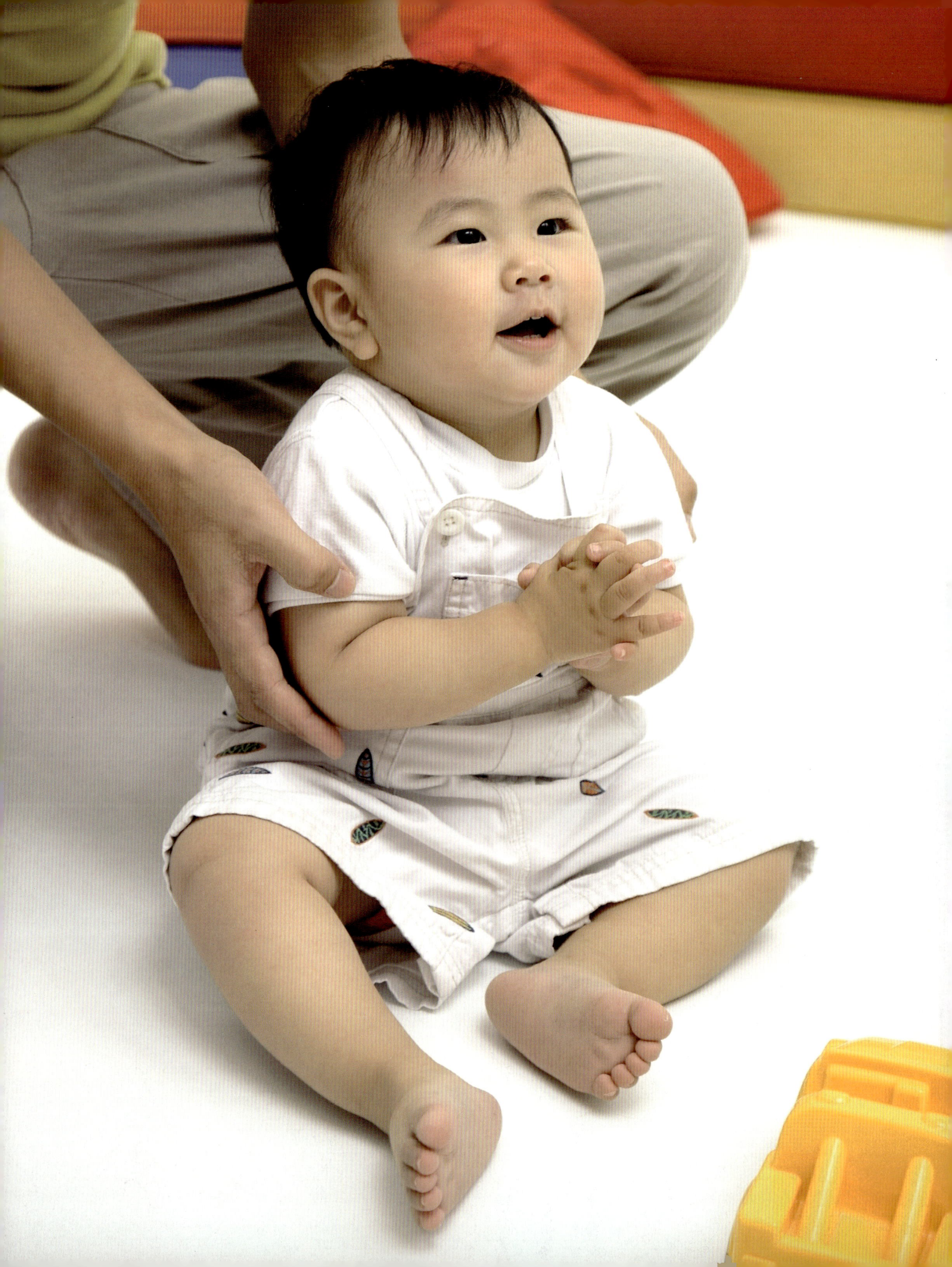

PART 3

宝宝的智能开发与情商培养

从宝宝出生开始，
相信您就在为打造“天才宝贝”而寻觅良径，
如何让宝宝变得更加聪明，
是每个父母的心愿。
早期的社交和情感经验是智力发展的关键，
在宝宝成长的各个关键期，
鼓励和支持宝宝多多接触周围的事物，
是开发智力的金钥匙。

第8章
0~3个月宝宝训练方案

从宝宝降生的那一刻，让宝宝聪明、健康地成长就成为新手爸爸、新手妈妈的愿望。那么，您准备好了吗？您是否已经对培养聪明宝宝胸有成竹了呢？

宝宝的智能开发

运动能力训练

头部运动

头部运动可以拓宽宝宝的视野，促进视觉的发育，您可以从宝宝第一个月起帮助他练习抬头。

• 俯腹抬头

宝宝空腹时，将他放在妈妈胸腹前，并使宝宝自然地俯卧在妈妈的腹部，把双手放在宝宝脊部按摩，逗引宝宝抬头。宝宝不但能抬头，而且十分高兴妈妈挠他的足心。

• 俯卧抬头

两次喂奶中间，让宝宝俯卧，抚摩宝宝背部，用发出声音的玩具逗引宝宝抬头并左右转动。

• 仰卧转头

让宝宝仰卧床上，站在宝宝床边叫他的名字或与他说话、拍响等，引逗宝宝转头。

• 竖抱抬头

喂奶后，竖抱起宝宝使他的头部靠在您的肩上，轻拍几下背部，使其打个嗝以防吐奶。然后不要扶住头部，宝宝头部自然直立片刻。每日 4~5 次，以促进颈部肌肉张力的发展。

• 竖抱转头

到了第 2 个月，宝宝就可以抬起小脸来看前面响着的玩具，下巴也能短时间离床，双肩也可以抬起来了。此时可以帮助宝宝做转头的运动：将宝宝背靠妈妈胸腹部，面冲前方，爸爸在妈妈背后时而向左、时而向右地伸头呼唤宝宝的名字，和他说话或摇动带响玩具，逗引宝宝左右转头。

• 俯卧抬头

第 3 个月可以继续做抬头运动，您会发现宝宝俯卧时头部就可以稳定地挺立达 45°~90°，用前臂和肘就能支撑头部和上半身的体重，小胸脯会抬得高高的，并会冲着您笑。不要忘记用手抵住足底练习爬行，观察宝宝何时由蹿行变为匍行，并作记录。

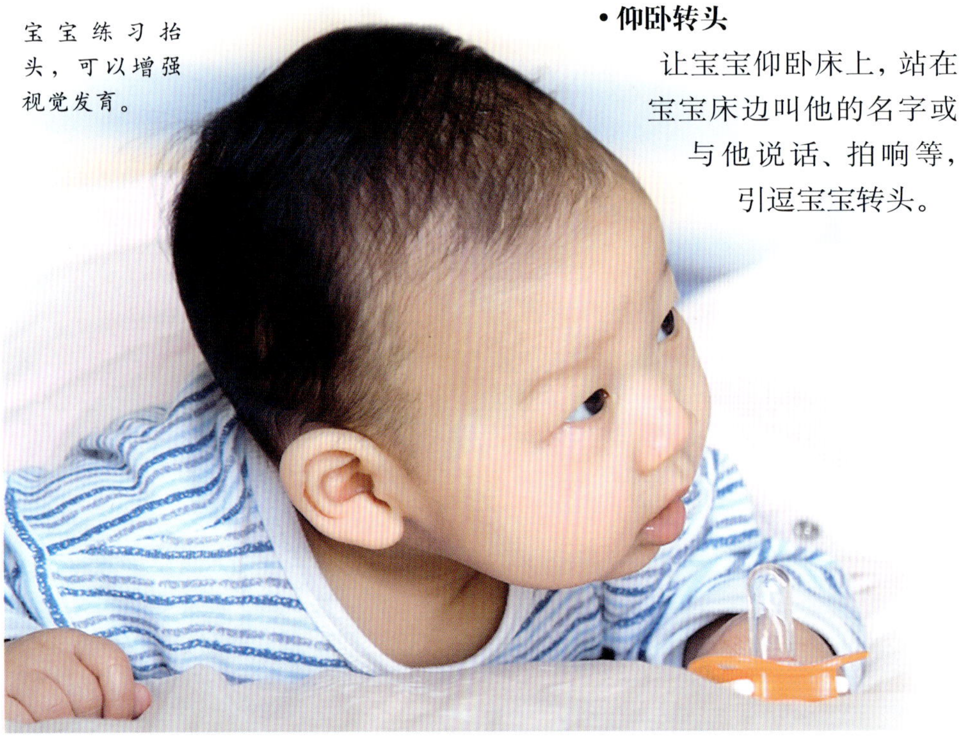

宝宝练习抬头，可以增强视觉发育。

肢体运动

• 体操运动

宝宝空腹且状态清醒时，给宝宝做四肢被动体操。将宝宝置于铺好垫子的硬板床上，保持室内空气新鲜，双手轻轻握住宝宝的手或脚，和着节拍做四肢运动，使宝宝感到舒适、愉快。如果宝宝紧张、烦躁，可暂缓做操，改为皮肤按摩，使他适应。

• 翻身

宝宝到了第3个月，在两次喂奶中间，宝宝处于觉醒状态时，可进行翻身练习。

将宝宝放置于硬板床上，取仰卧位，衣服不要太厚；把宝宝左腿放在右腿上，用您的左手握住宝宝左手，使宝宝产生翻身动作。用您右手指轻轻刺激宝宝背部，使宝宝主动向右翻身，翻至侧卧位，进一步至俯卧位。还可配合用玩具放在宝宝身体一侧，逗其翻身，并稍稍给予帮助。

每日数次，用不了多久，宝宝就会自己翻身了。握着宝宝的小脚丫，逗引宝宝用力蹬，可以帮宝宝锻炼腿部肌肉。让宝宝用力握着妈妈的手指，可以帮宝宝锻炼上肢和手指的肌肉。

手部的运动

• 抓握训练

宝宝1个月时，当你用手指（或细棒）接触宝宝的手掌时，他的小手就能握住不放。到第2个月，您可以经常抚摩宝宝双手，促进抓握反射。将哗铃小棒放入宝宝的手心，宝宝会马上抓住小棒，父母用手握住宝宝的小手，帮助他坚持握紧的动作，也可以让宝宝学习抓住父母的手指。

第3个月时，宝宝双手能在胸前互握玩耍，要给宝宝更多够物抓握的机会。可以在他够得着的地方悬吊带响玩具，扶着他的手去够取、抓握、拍打。悬吊玩具可以是小气球、吹气娃娃、小动物、小灯笼、彩色手套、袜子等，质地应多样化，利于手部触觉训练。每日数次，每次3~5分钟。

• 玩小手

宝宝从2个月开始就特别喜欢看自己的手、玩自己的手，还试图要吸吮自己的手，到第3个月，他基本上就可以津津有味吸吮小拳头了。这是宝宝心理发展的必然阶段，他对自己的小手觉得很新鲜，对自己拥有控制它的能力更兴奋和好奇。

您不仅不能干涉，还应当提供条件协助宝宝玩手，比如，手上拴个红布，戴个哗啦作响的手镯等。宝宝通过玩小手，进而学会抓握玩具，这种探索心理、行为能力发展的初级阶段，是一种认识过程，也是一种自我满足的行为，可以为日后手眼协调打下基础。

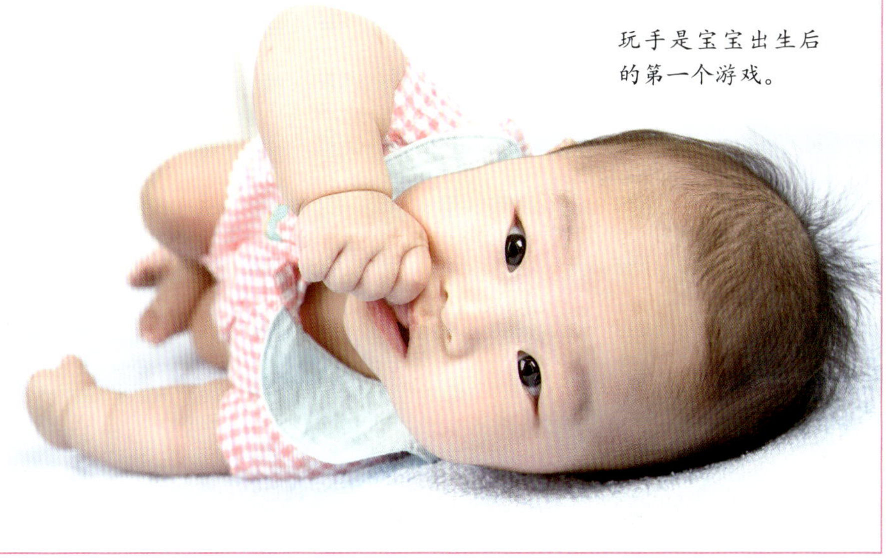

玩手是宝宝出生后的第一个游戏。

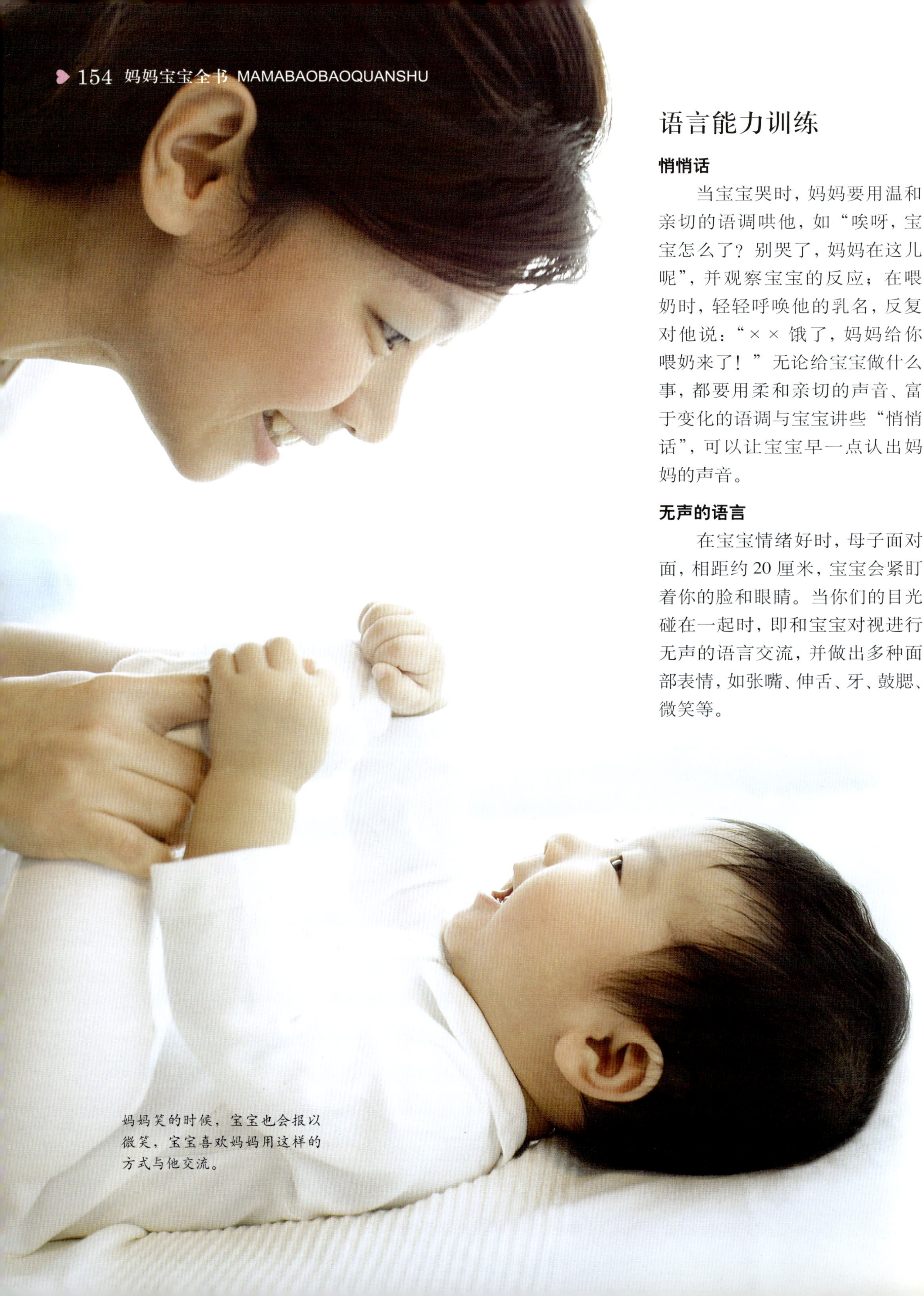

语言能力训练

悄悄话

当宝宝哭时，妈妈要用温和亲切的语调哄他，如“唉呀，宝宝怎么了？别哭了，妈妈在这儿呢”，并观察宝宝的反应；在喂奶时，轻轻呼唤他的乳名，反复对他说：“××饿了，妈妈给你喂奶来了！”无论给宝宝做什么事，都要用柔和亲切的声音、富于变化的语调与宝宝讲些“悄悄话”，可以让宝宝早一点认出妈妈的声音。

无声的语言

在宝宝情绪好时，母子面对面，相距约20厘米，宝宝会紧盯着你的脸和眼睛。当你们的目光碰在一起时，即和宝宝对视进行无声的语言交流，并做出多种面部表情，如张嘴、伸舌、牙、鼓腮、微笑等。

妈妈笑的时候，宝宝也会报以微笑，宝宝喜欢妈妈用这样的方式与他交流。

逗笑

从出生第一天起，父母要经常逗宝宝笑。宝宝学会在大人逗乐时报以微笑，与自己在睡觉时脸部肌肉收缩的笑不同。大人逗乐是一种外界刺激，宝宝以笑来回答，是宝宝学习的第一个条件反射。

当您从宝宝面前走过时，也可以轻轻抚摩或亲吻宝宝的鼻子或脸蛋，并笑着对他说“宝宝笑一个”，也可用语言或带响的玩具引逗宝宝。慢慢地，您就会知道哪一种动作最易引起宝宝大笑，这种条件反射是有益的学习，可以逐渐扩展，使宝宝对多种动作都大声快乐地笑。经常笑的宝宝招人爱，也能合群，是具有良好性格的开端。

回声引导发音

在宝宝啼哭之后，父母发出与宝宝哭声相同的声音。这时宝宝会试着再发声，几次回声对答，宝宝喜欢上这种游戏似的叫声，渐渐地宝宝学会了叫而不是哭。这时父母可以把口张大一点，用“啊”来代替哭声诱导宝宝对答，渐渐地宝宝会发出第一个元音。

如果宝宝无意中发出另一个元音，无论是“噢”还是“咿”，都应以肯定、赞扬的语气用回声给予巩固强化，并且应当记录。

模仿面部动作

在宝宝情绪很好、很稳定的时候搂抱他，并在他面前经常张口、吐舌或做多种表情，使宝宝逐渐会模仿面部动作或微笑。面对着宝宝，使他能看得见口型，

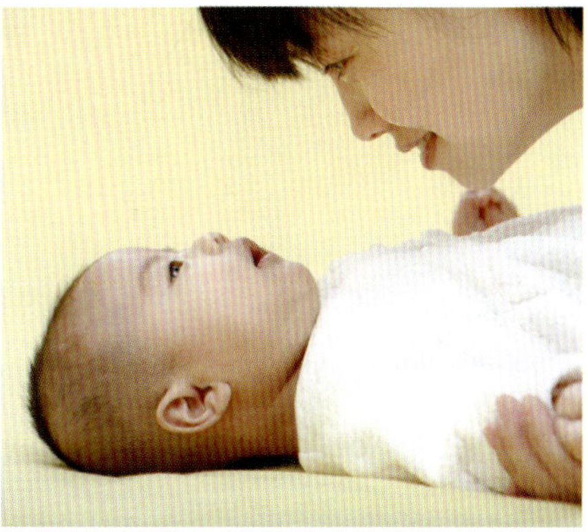

试着对他发单个韵母 a（啊）、o（喔）、u（呜）、e（鹅）的音，逗着宝宝笑一笑，玩一会儿，以刺激他发出声音。

快乐情绪是发音的动力。在宝宝精神愉快的状态下，拿一些带响、能动、鲜红色的玩具，边摇晃边逗他玩，或与他说话，或用手胳肢胸脯，他将报以愉快的应答微笑。

寻找声源

拿一个拨浪鼓，在距离宝宝前方 30 厘米处摇动，当宝宝注意到鼓响时，对宝宝说：“宝宝，看拨浪鼓在这儿！”让宝宝的眼睛盯着鼓，张开手想抓鼓。休息片刻，在宝宝的后方，让他看不到你的脸，拿这个拨浪鼓摇动，稍停一会儿再问：“拨浪鼓在哪里呢？”再分别将鼓移到宝宝能看到的左、右方摇动，注意观察宝宝的眼、耳和手的动作，看宝宝对声源方向的反应。对声音的回应经常和宝宝说话，逗引他发出声音。

您可以对宝宝发出的声音，给予不同的反应，如亲切和蔼的言语、命令式的声音及激动的喊叫等，并使宝宝能对不同的声音有不同的回应，渐渐地就能模仿父母的口型发出声音。

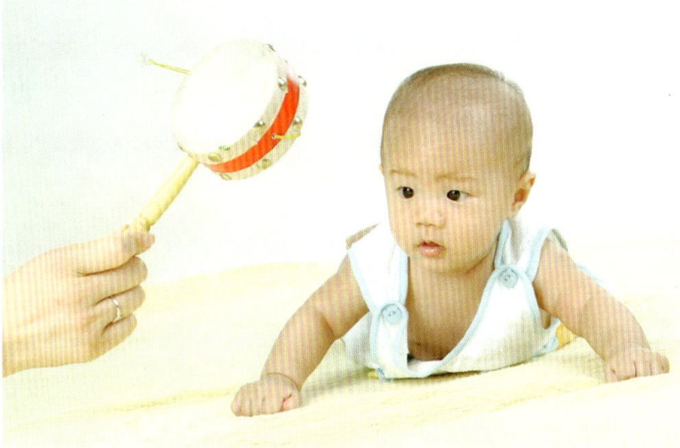

科学提示

越早出现逗笑的宝宝越聪明。父母要尽早逗宝宝笑，给宝宝创造模仿学习的条件。当宝宝第一次出现逗笑时，切记记录下日期，作为宝宝的心理发展的重要资料。宝宝在快乐的情绪中，各感官（眼、耳、口、鼻、舌、身等）最灵敏，接受能力也最好。过7~10天宝宝会笑出声音，这也是应该记录的日期。

认知能力训练

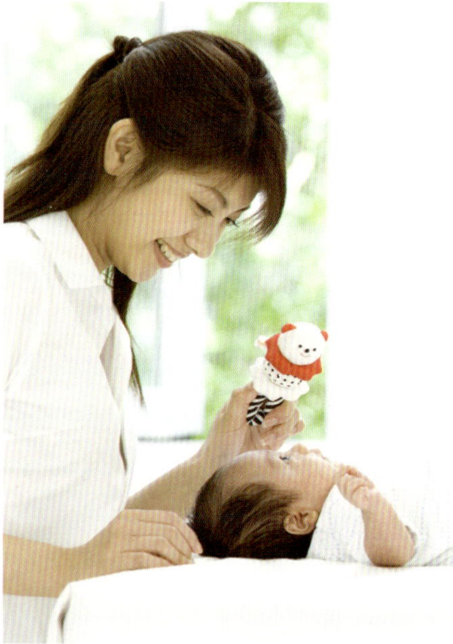

视听定向

• 非生物视听定向

距宝宝眼睛20~25厘米处，将彩色带响声的玩具边摇边缓慢移动，使宝宝的视线随玩具移动。

• 生物视听定向

和宝宝面对面，待宝宝看清你的脸后，边呼喊宝宝名字，边移动脸，宝宝会随着您的脸和声音移动，以此可以促进宝宝视听识别和记忆的健康发展。新生儿对盯人（生物视听定向）比盯物（非生物视听定向）更有兴趣。

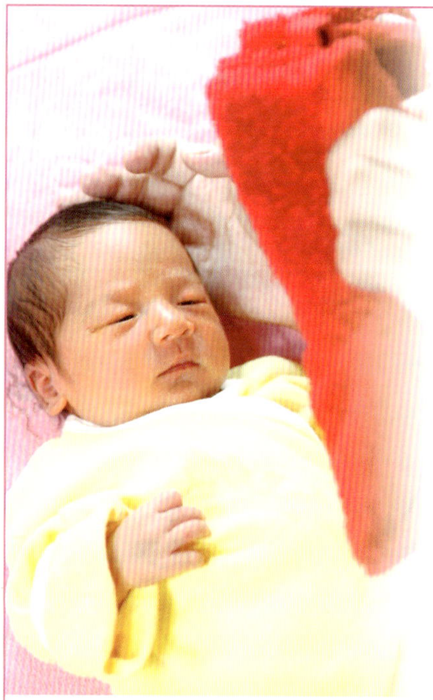

视力集中

在宝宝卧位的上方，挂一些使之感兴趣的能动的物体，如彩色的花环、气球等。每次挂一件，定时更换，最好是红色、绿色或能发出响声的玩具。

触动这些玩具，能引起宝宝的兴趣，使他的视力集中到这些玩具上。每次几分钟，每日数次。随着宝宝的不断成长，就可以适当拉远距离或者让宝宝追视移动着的物体。把宝宝所表示的偏爱记录下来，作为日后进一步培养的参考。

科学提示

高对比度的黑白图形对新生儿最有刺激性，在床栏的右侧挂上父母自画的黑白脸形，大小与人脸相仿。让宝宝在觉醒时观看，父母可用钟表记录宝宝集中观看的时间。新的图形会引起宝宝注视7~13秒。当宝宝看熟了一幅图后，注视时间缩短到3~4秒就应该换另一幅图。由于注视比逗笑出现早，所以，观察注视时间是宝宝第一个智力测验方法。宝宝以时间反应来区分新图和旧图，表明新生儿具有分辨能力和记忆能力。

• 视听定向训练

视听定向的训练可从第2个月开始，把各种发声体（橡皮捏响玩具、动物琴等）在宝宝的视线内弄响给他听，缓慢、清晰、反复地告诉他名称，待其注意后，再慢慢移开，让他追声寻源。

到宝宝第3个月时，就可以在原视听训练的基础上，让宝宝的视线从一个人（或物）转移到另一个人（或物）上，或者在他注视一个物体或人脸时，让其迅速移开，用声音或动作吸引宝宝视线转移。

例如，妈妈在床右侧同宝宝讲话，爸爸突然出现在床左侧并且鼓掌，宝宝会马上将视线转移去看爸爸。也可用滚动的球从桌子一侧滚到另一侧，抱着宝宝一起观看，这时宝宝可以追视达180°。

宝宝最喜欢观看快跑的汽车、会飞的鸟儿、会跑的猫。您可以经常让宝宝到户外观察活动的物体，能扩大宝宝的认知能力。

嗅、味觉训练

孕期第5个月时宝宝的味蕾对酸、甜、苦、辣、咸有了感知觉辨别能力。宝宝在妈妈孕期7个月时就具有闻气味的能力。出生后对香味、酸味等相当敏感，您可以拿醋瓶盖让宝宝闻一闻，他会表示不喜欢。试着让宝宝舔试糖水、苦瓜、醋，他一定会用自已的方式告诉您他的喜好。

生活能力训练

出生半个月起，您就可以开始试着培养宝宝大小便的习惯。在便盆上方用“嗯嗯”声表示大便或用“嘘嘘”声表示小便。通过看一便盆，听一声音加上姿势形成排泄的条件反射，在满月前后宝宝就懂得把大小便了。

把大小便时应注意父母挺胸坐正，不可压迫宝宝胸背而妨碍呼吸，当宝宝打挺表示不愿意让把便时，应马上放下，停止训练，以免使宝宝疲劳。只要你有耐心，宝宝很快会建立起条件反射，而且很早就不尿床了。

科学提示

给宝宝把便既培养了宝宝与父母的合作，又能训练膀胱容量扩大，锻炼膀胱括约肌应有的功能，还密切了母婴关系，是一种良好习惯和能力的训练。但是如果宝宝在把便时打挺、哭闹，不愿受妈妈的束缚，那您也就不必强求3个月的宝宝不尿床了。

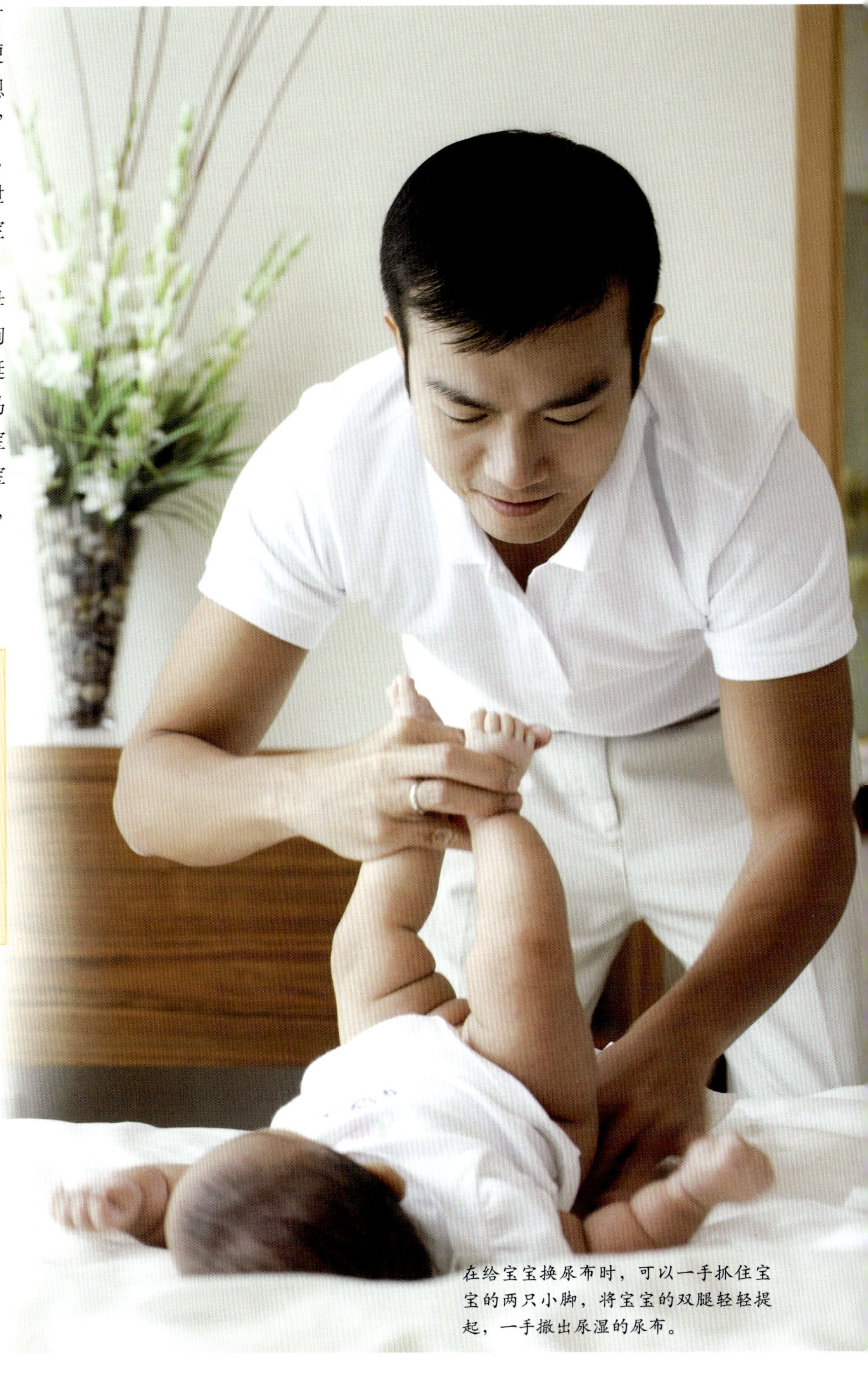

在给宝宝换尿布时，可以一手抓住宝宝的两只小脚，将宝宝的双腿轻轻提起，一手撤出尿湿的尿布。

宝宝的情商培养

宝宝的情绪

回应宝宝的第一个微笑

他的小心灵里已经装满初临人世的所有体验，妈妈的笑容、妈妈的声音、妈妈的爱抚，他统统收进自己的大脑，由此而获得安全、信任与快乐。

积极的回应他的微笑，给他一个拥抱、亲亲他的小脸，用热切的声音告诉他：妈妈好喜欢微笑的宝宝。这种回应能让他学会用微笑面对今后成长中挫折与困难，爱笑的人不但聪明而且乐观。

母爱是宝宝心灵成长的基础

信任、热情和外向这些积极情绪也是从宝宝最初的这几个月里开始养成的。在这段时间里，笑是您表示爱、快乐、赞美的最重要的工具，其次是声音。

宝宝对充满爱意的、赞许的、欢乐的声音都十分敏感，您可以经常用这种语气鼓励他、赞同他，充满爱意地叫他，对他说："我爱你"；积极回应他想获得关注的要求，否则他会认为自己无足轻重而变得内向。

沐浴给宝宝的情绪感受

胎儿时期的羊水里的生活使宝宝天生喜欢水，洗澡时妈妈可以给宝宝讲解"洗洗宝宝的小手"、"洗洗宝宝的小脚丫"等，也可以给宝宝唱几句欢快的童谣，妈妈欢快的情绪和熟悉的水浮力会让宝宝体会到快乐的情绪，同时又是一项很好的亲子活动。

妈妈的困惑：抱不抱哭泣的宝宝

3个月内的宝宝，除了吃、睡，主要的工作就是哭了。有时候，他吃饱了、喝足了、也不热、也不冷、没有尿也没有大便，就是哭个不停，只要妈妈一抱起来，立即就不哭了，像是CD机的开关一样灵敏，这是因为此刻的宝宝无聊了，他需要有人陪他玩，对他说话。

妈妈应该细心了解到他为什么哭，排除各种干扰因素，如饿了、尿了、环境太吵等等，先不要抱他，而是抚摸他、对他微笑、跟他说话来安慰他，可以使他养成独立、自制的性格。

宝宝情趣的探索

宝宝刚刚来到这个世界，对一切事物都有兴趣，愿意接触进入感知范围内的所有可以承受的刺激物，几乎没有选择。

所以妈妈一定要抓住宝宝的这一不可逆转的时期，给予他丰富的情趣引导，对于他来说，看一张邮票和一个卡片乃至一个汉字都是同样陌生的，妈妈大可不必自认为什么难什么易，他会很听您的指挥从室内到室外听您讲解任何事情，指认任何事物。

宝宝社交能力的培养

熟悉环境

出生半个月后，每天可将宝宝竖抱片刻，使宝宝能看到房间内各种形态的物品，并向宝宝介绍周围景物。宝宝熟悉环境的时间越早越好，他的适应力会不断得到锻炼。

亲近妈妈

亲近妈妈是宝宝到3个月时出现的情感，到6~7个月时就越来越明显，以至拒绝生人到"怯生"的程度。妈妈走来时，宝宝显出快乐和急于亲近的表情，有时还会呼叫，手舞足蹈。和妈妈的亲近是宝宝社会交往的第一性，妈妈一定要用积极和明示的方法给予回应。

与人的交往

3个月的宝宝会积极寻找妈妈，见到人都会非常高兴。无论是您还是您的先生都要多接触宝宝，培养他交往的要求。经常带宝宝到户外进行活动，遇到邻居等友人主动问候，用宝宝的语言和方式进行问候，并挥动宝宝的小手说问候语等，经常这样有意识的锻炼，能培养宝宝积极社交的意识。

情商（EQ）包括自制力、热忱、毅力、自我激励以及处理人际关系的能力。

宝宝的情智特点

0~3个月宝宝的心理发育特点

3个月内的宝宝可以左右转头去追视移动的物体，他比较喜欢黄色、红色这些鲜艳的颜色，对于其他颜色则不太敏感。大面积的白色不利于宝宝的视觉发育，还可能会损伤的他的视力，就象一望无际的雪地会伤害到我们的眼睛一样。喜欢白色的您一定要为自已宝宝设计一个五彩的世界。

3个月内的宝宝喜欢听轻快柔和的乐曲，喜欢妈妈的声音，不喜欢听强烈、刺耳的声音，甚至是塑料袋发出的声音也会使他心烦而哭闹。这个“自恋”的小宝宝还很喜欢听自已的声音，所以他总会自言自语说着只有他懂的秘语。

3个月内宝宝的情绪总是非常好，当然是在满足他要求的前提下。此时，他对经常接触的人已有了记忆，看到妈妈或认识的人，就会兴奋地笑，当然，他很享受被妈妈抱在怀里；吃饱喝足后，他会非常意地自语，还会拳打脚踢地活动一会儿。

3个月内的宝宝很喜欢在户外听妈妈讲解树上的鸟叫、邻里的小狗、隔壁的阿姨、爸爸的小汽车等新鲜事。

他已经会用皱鼻、哭泣、挣扎、微笑来表示讨厌、拒绝和喜欢。

育儿要点

- 坚持母乳喂养。
- 实施三早：早开奶、早接触、早吸吮。
- 充分皮肤接触，多搂抱，多抚摸。
- 时刻不忘和宝宝对话。
- 以微笑和丰富的表情看着宝宝。
- 学“逗笑”，练“抬头”，学“爬行”，学“迈步”。
- 继续听胎教音乐，给宝宝唱歌，讲故事。
- 户外运动，坚持日光浴（弱阳光）、空气浴、水浴及做婴儿体操。
- 满月后开始有意识把大小便。

必备益智玩具

- 黑白大卡
- 红、黄色的充气球
- 彩球或彩环
- 哗铃棒、拨浪鼓
- 欢快的音乐
- 音乐旋转玩具

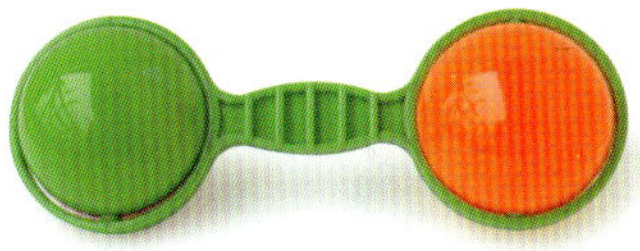

科学提示

不要总把玩具挂在一处，要经常变换位置，以免引起宝宝斜视。

普通橡胶气球容易炸裂而惊吓宝宝，所以最好选择塑料充气玩具，或者不要吹得太满。

吊挂的丝巾、彩带等不要垂落在宝宝小床上或身上，要与宝宝保持一定距离，以免缠绕宝宝。

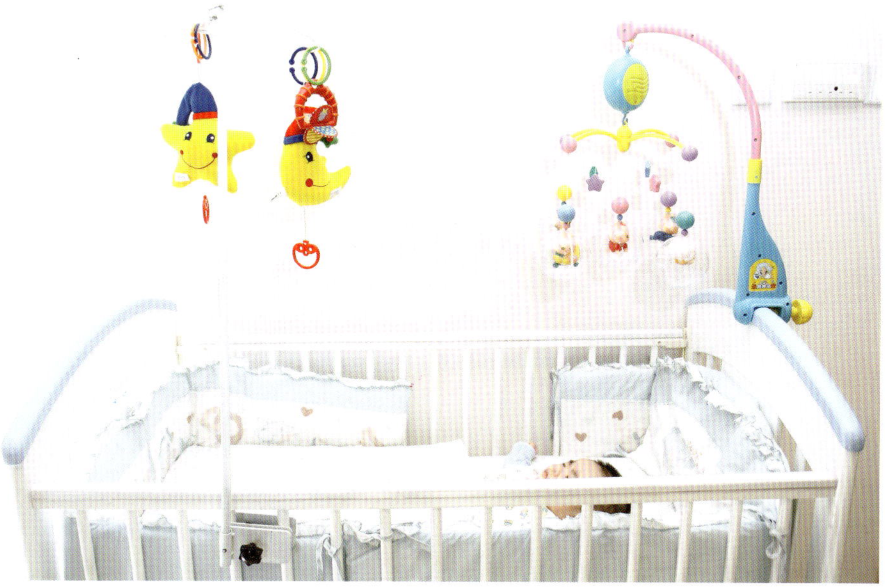

宝宝智能评估纪录

宝宝成长的每一个脚印，都令妈妈兴奋不已，记下您的宝宝成长的每一个脚步，那将会是您这一生最真实、最感人并且不可复制也无可替代的创作。

能力分类	游戏	方法	第一次出现的时间	最令您难忘的记忆
认知能力	看脸谱	把脸谱或者其他画片放在宝宝正面20厘米处，能注视7秒以上。	第　月第　天	
	视听定向	在距宝宝头部10厘米处发声引逗宝宝，他可以转头寻找声源。	第　月第　天	
	追视	宝宝头躺正，仰卧位，您拿红色塑料或毛线球在眼前30厘米左右处晃动，宝宝可以追视并转头。	第　月第　天	
	认识妈妈	宝宝看到妈妈时表情、动作完全不一样，很兴奋。	第　月第　天	
动作能力	抬头	宝宝俯卧抬头并可以左右转动。 宝宝俯卧在床上，用玩具等吸引，他可以抬头45°。 仰卧抬头达90°。	第　月第　天	
	扶坐	妈妈双手扶宝宝上臂外侧，头能竖直2秒以上。	第　月第　天	
	手部动作	抓握，宝宝可以握住您的手指或者笔杆10秒以上。 看手，仰卧位时宝宝能看自己的小手5秒以上。 手握手，宝宝仰卧位，两手在胸前互握。	第　月第　天	
	翻身	宝宝仰卧于平板床上，用玩具车在一侧逗引，宝宝可以从仰卧位翻至侧卧位。	第　月第　天	
言语能力	喉音	宝宝可以发出细小的喉音。	第　月第　天	
	发音	宝宝高兴时逗他能发“啊”“喔”“呜”3个元音。	第　月第　天	
	“交谈”	宝宝高兴时逗引他，宝宝四肢弹动，作出不同回应，并且可以“大声”叫喊。	第　月第　天	
情绪与社交能力	笑	宝宝第一次冲您微笑。	第　月第　天	
	逗笑	宝宝高兴时可以发出“咯咯”的笑声。	第　月第　天	
	照镜子	宝宝会对着镜子注视、笑、发声。	第　月第　天	
生活能力	识把大小便	用声音“呜”或者其他发音表示大便；用“嘘”或其他发音表示小便，建立条件反射。宝宝对这些声音刺激有反应。	第　月第　天	
	吞咽	用勺喂宝宝水，他会吸吮吞咽。	第　月第　天	
	识把	大小便时，建立了条件反射，白天很少尿床。	第　月第　天	

爱心专题：教爸爸赢得宝宝的信任

对于年轻的爸爸妈妈来说，小宝宝的出生无疑给他们的生活带来了无穷无尽的乐趣。但是，也会发生这样令人尴尬的情况：爸爸从妈妈怀里抱过来平时难得一抱的宝宝，谁料宝宝的脸立刻“晴转雷阵雨”，一下子哭得声泪俱下。爸爸怎么也哄不住，妈妈帮着也哄不住。无奈，爸爸只有把宝宝送到妈妈怀抱，而宝宝一到妈妈怀里就立刻笑得灿若桃花。

宝宝只认妈妈的原因

儿童发展心理学认为，宝宝对世界的认识必须通过成人这个“中介”才能实现，如果不和成人交往，宝宝的心理就不能正常发展。在宝宝的发展中，妈妈往往起着非常重要的作用，这是因为妈妈是宝宝一切生理需要的满足者，通常也是宝宝与客观世界接触的“中间人”。

而与妈妈相比，爸爸对宝宝的关注的时间明显少了。爸爸一般都把精力放在事业上，最多也不过是到宝宝的小床前去逗一逗，爸爸也很少想到抱一抱小宝宝。有时回到家里，宝宝已经睡着了，爸爸只能爬在小床边仔细地端详端详。爸爸的粗心使他们主动减少了与宝宝亲近的次数。

爸爸如何赢得宝宝的信任

与妈妈一起出现在宝宝的视野中

因为在宝宝最初成长的视野里，看到最多的是妈妈的脸，“这个人”总会适时地满足她的各种各样的需要。久而久之，宝宝就对“这个人”给予了全部的信任。爸爸应从此入手，尽量多和妈妈一起逗宝宝玩。也可以尝试着在妈妈的指导下去满足一下宝宝的需要，时间长了，宝宝就会增加对爸爸的信任。

尽可能多抱抱宝宝

只有当宝宝被成人抱着的时候，他才感觉自己是安全的，而这种安全感是他进行一切活动的必要前提。所以不论工作有多忙，爸爸应该回到家后多抱宝宝，用手拍拍他，轻轻地抚摸他，和他做一些简单的游戏。经常性的身体接触会使宝宝增加对爸爸的信任。

多与婴儿进行“口语交流”

任何刺激，包括动作的、声音的都能作为和宝宝进行交往的方式。宝宝听到了成人的话以后，就会产生与成人进行交流的需要，而这种需要正是宝宝学习语言的动力。爸爸与妈妈不同的声音常常会令宝宝感到兴奋，久而久之，他会对这种声音产生亲近感，从而对发出这种声音的人产生亲近感。

总之，爸爸要得到宝宝的信任，就必须肯花一定的时间去和宝宝交流。通过身体的、语言的接触和“交流”逐渐赢得宝宝的信任，一起成为和妈妈一样的“可靠的人”。

爸爸和宝宝多亲近，减轻了妈妈的劳累，也拉近了和宝宝的距离。

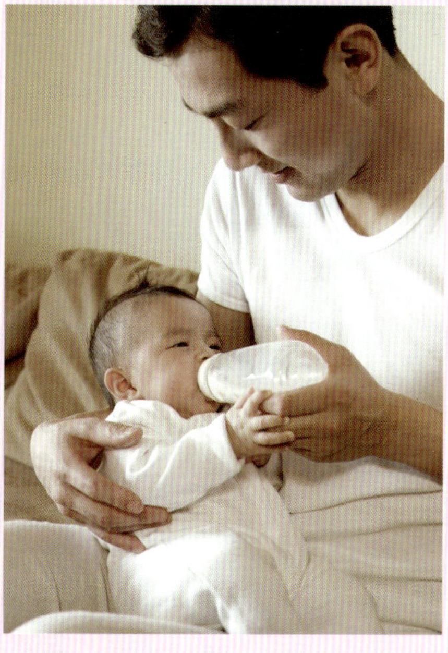

第9章

4~6个月宝宝训练方案

在这个阶段，宝宝的个性还在发展中，不要给他贴上任何性格标签。没有人能预测宝宝最终将发展成什么样的性格，但毫无疑问的是，在发现宝宝个性发展的方方面面的过程中，您也将得到无穷的乐趣。

宝宝的智能开发

运动能力训练

全身运动

• 前臂支撑

在原基础上继续训练宝宝俯卧抬头。如站在宝宝头前与他讲话，使其前臂支撑全身，将胸部抬起，抬头看你。还可在前方用玩具逗引，从左到右、从远到近移动玩具，观察宝宝的反应，并作记录。

• 拉坐

宝宝在仰卧位时，父母握住宝宝的手，将其拉坐起来。注意让宝宝自己用力，父母仅用很小的力，以后逐渐减力，或仅握住父母的手指拉坐起来，宝宝的头能伸直，不向前倾。每日训练数次。

坐

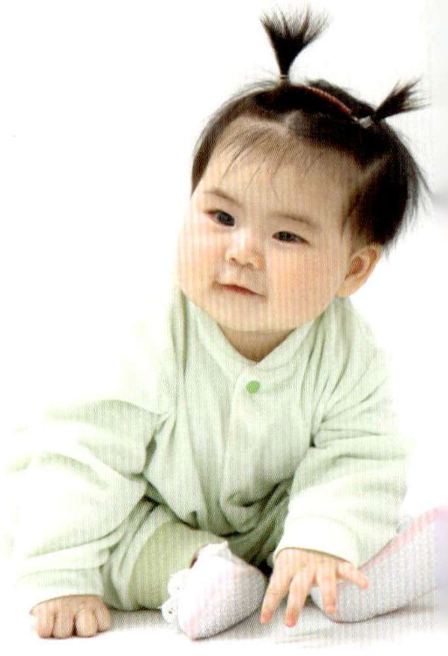

匍行

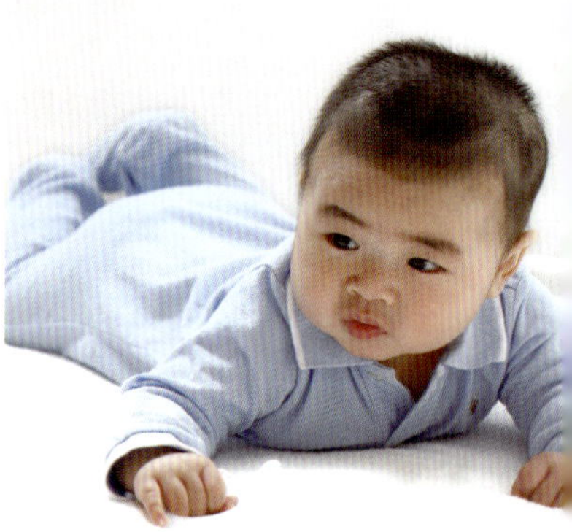

翻身

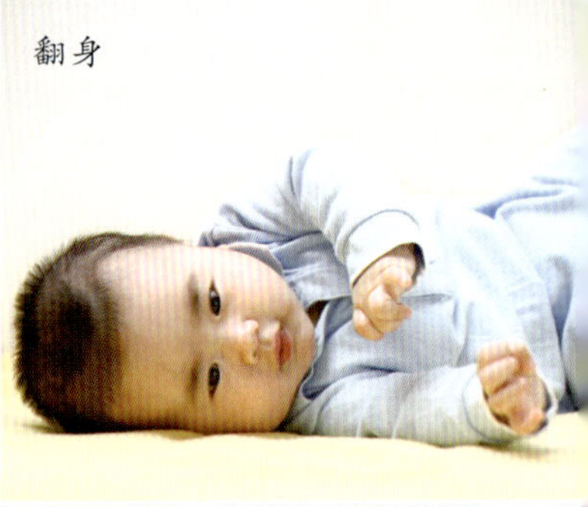

够玩具

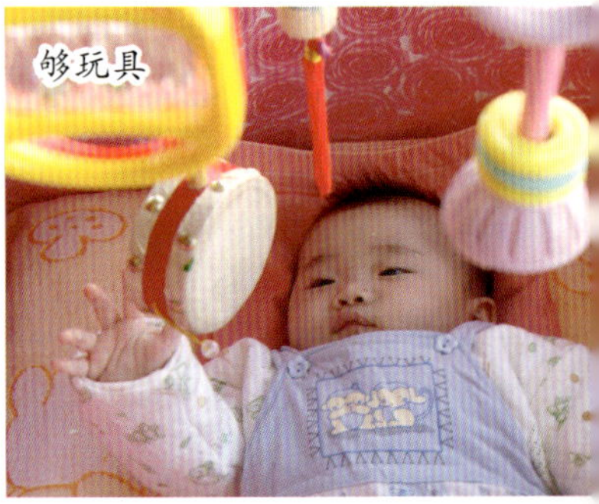

• 够取悬吊的玩具

宝宝够取眼前用绳子系着的晃动玩具，要经过许多步骤，先用手摸，玩具被推得更远，宝宝再伸手，玩具又晃动起来。大概要到宝宝 5 个月时才能用单手准确够取到玩具。

• 坐

将 5 个月的宝宝放在有扶手的沙发上或小椅上，让宝宝靠坐着玩，或者父母给予一定的支撑，让宝宝练习坐，支撑力量可逐渐减少，每日可连续数次，每次 10 分钟。

6 个月时，在靠坐的基础上让宝宝练习独坐，父母可先给予一定的支撑，以后逐渐撤去支撑物或首先让宝宝练习靠坐，待坐得较稳后，逐渐离开靠背。练习有时要到 7 个月才能逐渐坐稳。

• 匍行

用玩具逗引帮助宝宝练习匍行，由于第 5 个月宝宝只会在原地打转或后退，父母可把手放在宝宝的脚底，帮助他向前匍行，以后逐渐用手或毛巾提起宝宝腹部，使身体重量落在手和膝上，增强手臂和下肢肌力，以便他向前匍行。

• 翻身

学习由仰卧翻至侧卧，然后再翻至俯卧。可将玩具放在宝宝的体侧伸手够不着处，宝宝为够取玩具先侧翻，伸手使劲也够不着时，全身再使劲就会变成俯卧。继续用玩具逗引，使宝宝的翻身动作更加灵活，能左右翻身，从仰卧转成俯卧。

抓握

• 准确抓握

5个月的宝宝可以做到准确抓握，把宝宝抱至桌前，桌上放几种不同的玩具，让他练习抓握。每次放3~5分钟，玩具需经常变换，可以从大到小，让宝宝反复练习，并记录他能准确抓握的次数。

训练宝宝见物伸手并朝物体接近。父母一人抱着宝宝，另一人在离宝宝1米处用玩具逗引他，观察他是否注意。让宝宝与玩具接近，并渐渐缩短距离，让宝宝一伸手即可触到玩具，宝宝会立即伸双手够物。

• 伸手抓握

6个月的宝宝可以伸手抓住自已想要的物品，可将宝宝抱成坐位，面前放一些彩色小气球等物品，物品可从大到小。开始训练时，物品放置于宝宝一伸手即可抓到的地方，慢慢移至远一点的地方，让他伸手抓握，再给。观察宝宝是否会把物品传给另一只手。

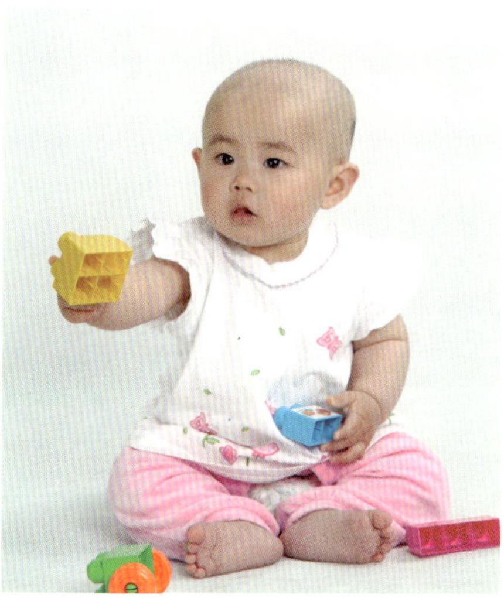

亲子游戏

4~6个月的宝宝醒着的时间渐渐长了，玩的时间也多了。大人应利用这时间多和他一起玩游戏，如玩捉迷藏、玩玩具等，和他交谈的同时拿玩具给他看、听、玩，而且有意识地让宝宝模仿。在一起玩的过程中，发展他的动作及感、知觉等能力。

• 捉迷藏游戏（从4个月开始）

妈妈让宝宝躺着或靠被子坐着，他会看看周围环境中让他感兴趣的事物，然后让宝宝注意自己的脸，用手帕或手蒙住自己的脸，并逗引他说"妈妈在哪儿？"接着露出笑脸，同时说"喵……喵……妈妈在这里"。这个游戏主要锻炼宝宝协调他人语言和动作的能力。

• 逗逗飞游戏（从4个月开始）

宝宝靠卧在妈妈腿上，妈妈两手抓住宝宝双手，教他把两食指尖对接再分开，同时说"逗逗……飞，逗逗……飞"，慢慢地当宝宝一听到"逗逗飞"时，自己就会做动作。这种游戏可锻炼宝宝的手眼协调能力和言语动作协调能力。

• 拉锯游戏

宝宝靠被子坐，或由大人把他抱在怀里，妈妈双手握着宝宝的手腕，边说歌谣边轻轻地左右手交叉来回拉宝宝双臂，歌谣说完，动作停止。

歌谣内容：拉大锯，扯大据，姥姥家唱大戏，爸爸去，妈妈去，小宝宝也要去。

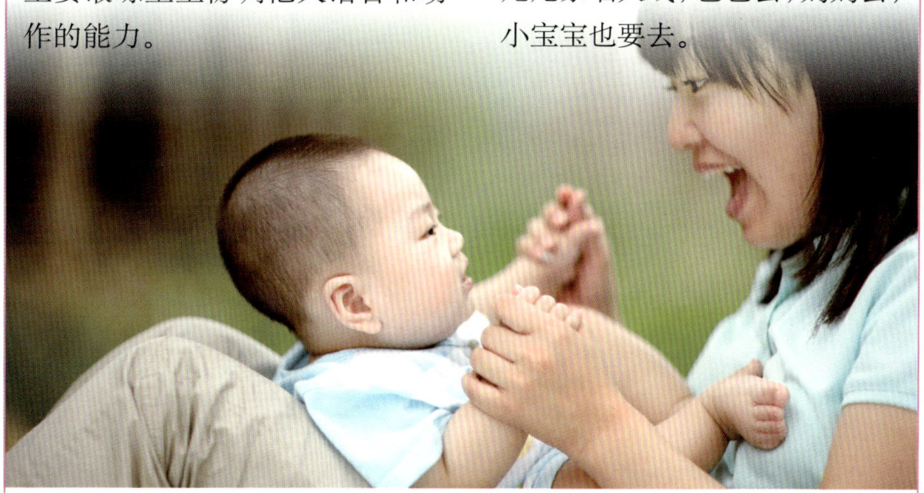

小贴士

1.要提供适合婴儿特点的玩具，如花铃铛、手铃、一握即响的小动物等。

2.大人要以愉快、亲切的表情拿一个玩具给宝宝看，摇摇铃给他听，同时给宝宝讲玩具的名称。反复几次后把玩具放在宝宝手里，先由大人手把着手教他拿，教他摇，并以赞赏鼓励的语气，强化宝宝的动作。也可以把玩具悬挂在小床上方，宝宝伸手能触到的高度，让宝宝看、碰触。经过训练，5~6个月的宝宝就会自己玩了。

言语能力训练

咿呀学语

养成与宝宝交谈的习惯。要平时见到什么就对宝宝说什么，干什么就讲什么。每次吃奶后，可以一边将宝宝扶起拍拍他的后背，一边对他说："宝宝，吃饱了吗？""好吃吗？""香不香？"在换尿布时和他说："宝宝尿湿了，不舒服吧？"尽管宝宝还不明白这些话的意思，但他会和着你的声音，嘴里发出"啊"、"喔"、"鹅"、"啊咕"、"啊布"等音来，他在用"前言语期的特殊语言"和你交谈。没有这时期的训练就不可能有日后优秀的语言素质。

• 模仿发音

与宝宝面对面，用愉快的口气与表情发出"wu-wu"、"ma-ma"、"ba-ba"等重复音节，逗引宝宝注视你的口型，每发一个重复音节应停顿一下给宝宝模仿的机会。接着你手拿个球，问他"球在哪儿"时，把球递到宝宝手里，让他亲自摸一摸，玩一玩，告诉他："这是球。"边说边触摸、注视、指认，每日数次。

到第6个月时，父母经常发出各种简单辅音，例如"ba-ba、爸－爸、ma-ma、妈－妈、da-da、打－打、pai-pai、拍－拍"等，让宝宝模仿发音。记录宝宝能发辅音的数目，要求在6个月时能发出4~5个辅音。

• 叫名回头

宝宝早就能听到声音回头去看，但是能否理解自己的名字，此时可以进一步观察。带宝宝去街心公园或有其他宝宝的地方，父母可先说其他小朋友的名字，看看宝宝有无反应，然后再说宝宝的名字，看他是否回头。

父母应在胎教时，即在妊娠第6个月时就为宝宝取名，每次呼唤都用同一个名字。

要用固定的名字称呼宝宝，如果父母一会儿说"宝宝"，一会儿说"文文"，一会儿又说"闹闹"，经常更改名字，会使宝宝无所适从，就会延迟叫名回头的时间。当宝宝听名回头向你笑笑时，要将他抱起来亲吻，并说"你真棒"、"真聪明"，以示表扬。

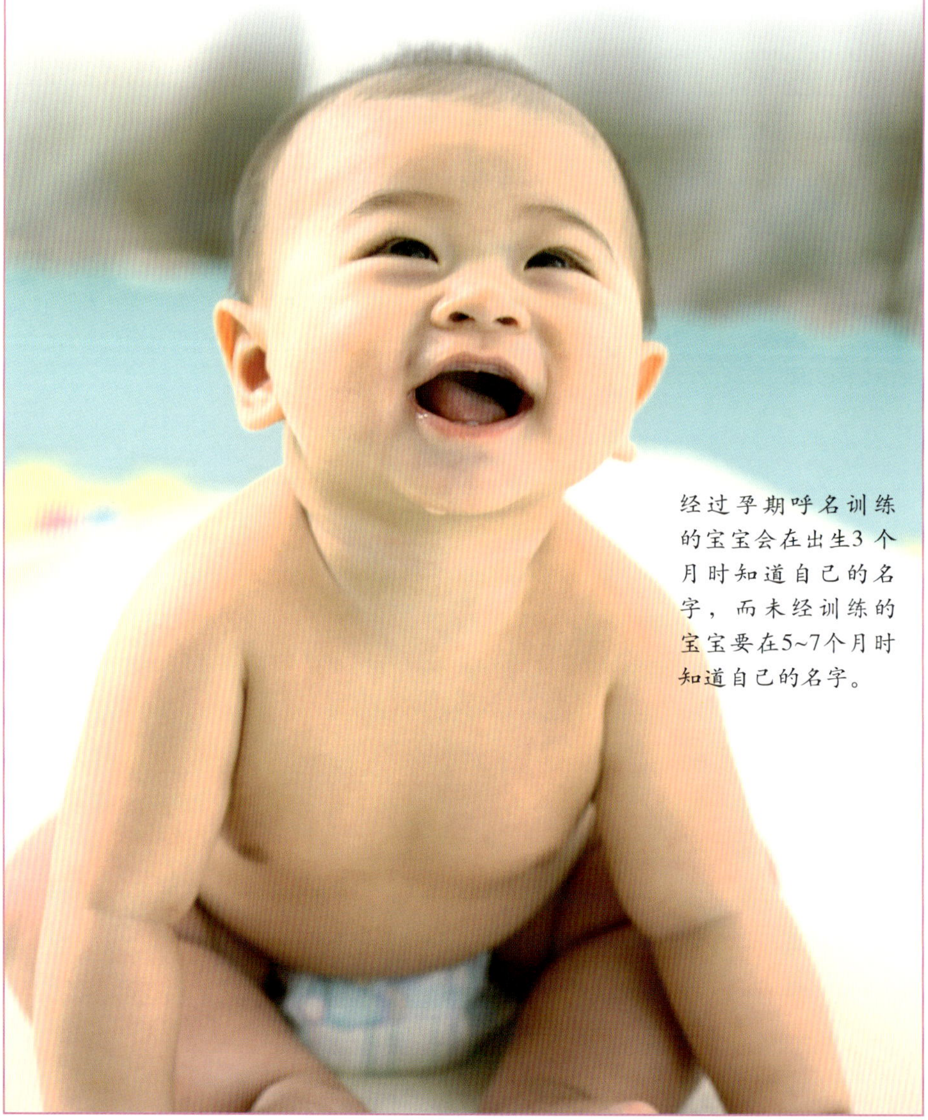

经过孕期呼名训练的宝宝会在出生3个月时知道自己的名字，而未经训练的宝宝要在5~7个月时知道自己的名字。

认知能力训练

寻找目标

4个月时，您可以抱宝宝站在台灯前，用手拧开灯说："灯。"多次开关之后，宝宝发现一亮一灭，目光向台灯转移，同时又听到"灯"的声音，渐渐形成了条件反射。以后再听到父母说"灯"时，宝宝眼睛看着灯，就找到了目标。以后宝宝可以逐渐认识家中的花、门、窗、猫、汽车等物。

寻找失落玩具

将带响的玩具从宝宝眼前落地，发出声音，看看他是否用眼睛追随，伸头转身寻找。如果能随声追寻，可继续用不发声的绒毛玩具逗引，掀开盖布看看能否追寻。如果追寻就将玩具捡来给他，以示鼓励。

• **找铃铛**

父母轻轻摇着小铃铛，先引起宝宝的注意，然后走到宝宝视线以外的地方，在身体一侧摇响铃铛，同时问他"铃在哪儿呢"，逗他去寻找。当宝宝头转向响声，父母再把铃摇响，给他听和看，让他高兴。然后当着他的面把铃铛藏起来，露出部分铃铛，再问"铃铛在哪儿呢"，父母用眼示意。如果宝宝找到，就抱起宝宝亲亲，以示表扬。

经常和宝宝玩找玩具和躲猫猫的游戏可以锻炼宝宝的认知能力。

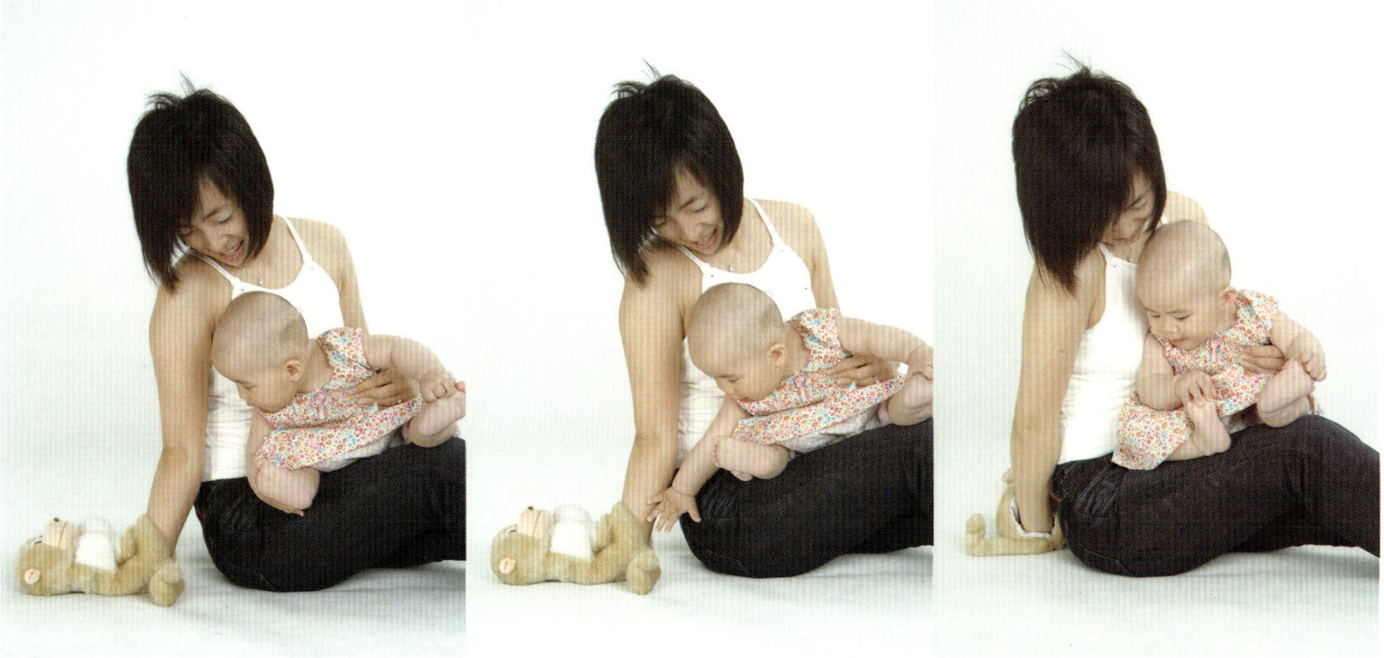

生活能力训练

吃饭

用勺喂米糊或鸡蛋黄，4个月的宝宝能张大口舔食。给6个月的宝宝一块软得能攥住的手指饼，笑着对他说" 宝宝吃饼干啦"，并帮他把饼干移到嘴边放入口中，让宝宝将饼干咀嚼后咽下。练习让宝宝自己拿着东西吃，如饼干、虾酥条等。

睡眠

培养宝宝良好睡眠习惯，固定睡眠时间，这时宝宝白天觉醒时间延长，晚上能睡大觉。

把便

继续锻炼宝宝的把便意识。

宝宝的情商培养

宝宝的情绪

心向自然

宝宝天生喜欢美丽的大自然。4个月时，一听说妈妈要带他出去玩，就会露出很兴奋的神情；5个月时，会在妈妈怀抱里兴奋得乱跳；6个月时，已经可以表达自己的意见，通常会像个交警一样，手指门外，您就得立刻带他到室外，否则，他就会以大哭大闹迫使您屈服。

宝宝有了自我意识

4~6个月是宝宝和妈妈建立亲子关系和产生信任感的关键时期，良好的亲子关系可以促进宝宝对周围世界积极的探索。此时，他们对周围所有的事物都充满了好奇。与上个阶段相比，他明显有了自我意识，可以简单表示自己的喜、怒、哀、乐了。

宝宝愤怒了

这个时期，宝宝也可以通过自己的方式表达愤怒了，也许他会闭着眼睛大哭，不依不饶；也许会大声冲着冒犯他的爸爸妈妈脸红脖子粗地大声嚷嚷，而您或家人对他的愤怒反应也使宝宝获得了初步的意识经验，在自我意识里增加了一种新的成分。

宝宝情趣的探索

抚摩妈妈脸

妈妈要经常俯身面对宝宝，朝他微笑，对他说话，做各种面部表情。与此同时，拉着宝宝的手摸你的耳朵，摸你的脸，边拍边告诉他“这是妈妈的脸”，然后发出“咩咩”好玩的声音，使宝宝高兴，并对你的脸感兴趣。

照镜子认识自己

妈妈和宝宝同时照镜子，看宝宝的反应，4个月的宝宝可能会好奇，不停地看着镜子里的自己。到5个月时，他看到镜子里的妈妈和自己就会很高兴地发出笑声，此外，您还可以对着镜子揪揪耳朵，摸摸脸或者做个鬼脸；到6个月继续照镜子玩，让宝宝拍打、捕捉镜中人影，用手指着他的脸反复叫他的名字。

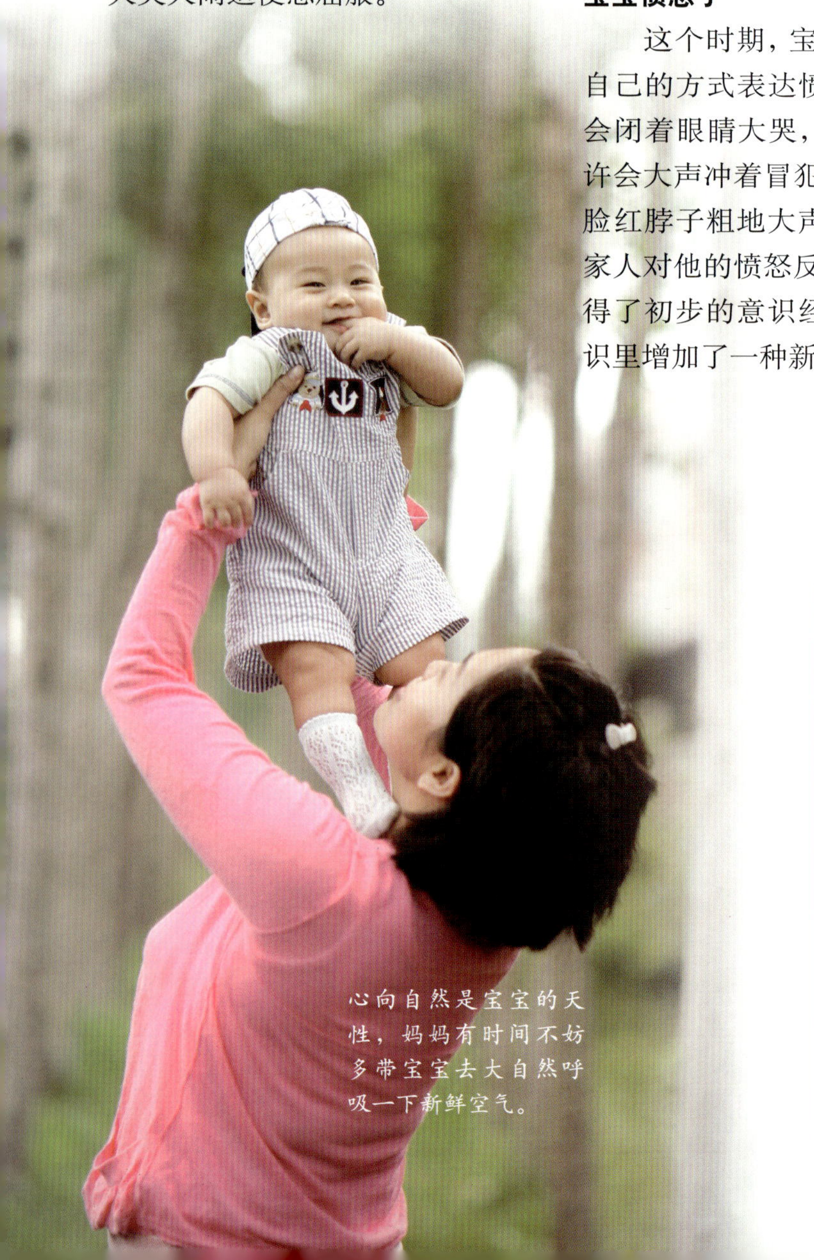

心向自然是宝宝的天性，妈妈有时间不妨多带宝宝去大自然呼吸一下新鲜空气。

宝宝社交能力的培养

感知“我”和“别人”

此前的宝宝并不知道自己和妈妈的区别，更不知道自己和其他人的区别。但从这个时期开始，他开始懵懵懂懂地发现，自己尿湿了、饿了，想要妈妈的时候却看不到妈妈，原来妈妈还不是“我”。

伸双臂求抱

6个月的宝宝会利用各种形式来求抱，比如：抱他上街、找妈妈、拿玩具等。抱宝宝前，最好向宝宝伸出双臂，说：“抱抱好不好？”鼓励他将双臂伸向你。让他练习做求抱的动作，做对了再将宝宝抱起。

宝宝的情智特点

4~6个月宝宝的心理发育特点

4个月之前宝宝不能觉察自己周围消失了什么。

5个月后，宝宝能追随失落之物转头寻找。

6个月才能真正觉察别人拿走自己正在玩的东西，而且反抗强烈，他能够明白自己的东西被拿走了，这时开始学会用哭来表示强烈反抗。

这个阶段的宝宝喜欢别人逗他玩，高兴了会大笑，会自言自语，说着谁也听不懂，只有自己明白的“外星语言”，允许妈妈和喜欢的人抱自己。

如果您叫他的名字，他会看着您笑，听到喜欢的音乐，就会安静地欣赏一会儿。宝宝对语言的理解能力往往多于他所表达的，所以，您一定要在这个阶段多多地和宝宝交流。

育儿要点

- 添加辅食，预防贫血。如先添加蛋黄、肝泥等，进而添加米糊、菜泥、果泥、鱼泥等。
- 丰富环境信息，加强感官学习，让宝宝尽情地多看、多听、多摸、多运动、多闻、多尝。
- 丰富视听训练内容，儿歌、童谣、音乐、母子舞蹈等。
- 每日扶坐、扶站，扶蹦几次，每次2~3分钟，引导抓悬吊的玩具。
- 学认人、认物，认身体五官部位。
- 6个月时能坐稳，会翻身，双手会传递玩具。
- 强化发音练习：“啊—啊”“喔—喔”，“爸—爸”“妈—妈”培养良好情绪，多逗宝宝笑。

必备益智玩具

- 能吹响的发声玩具
- 橡胶质地能捏响的玩具
- 镜子

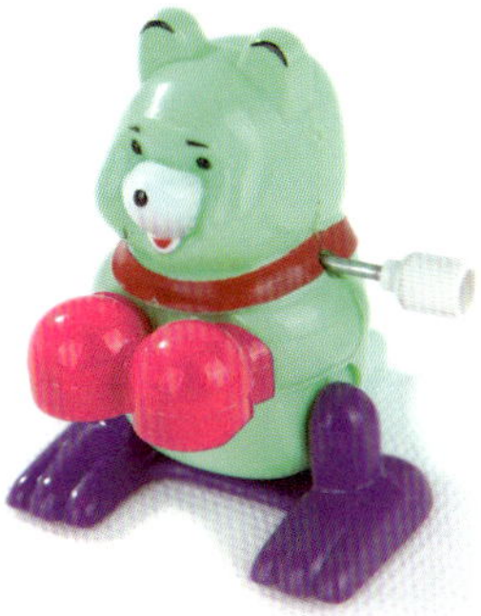
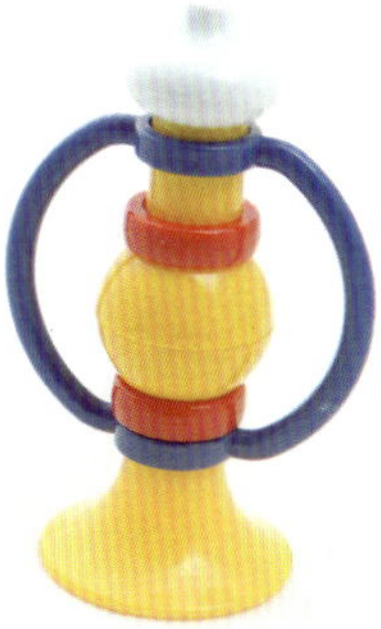
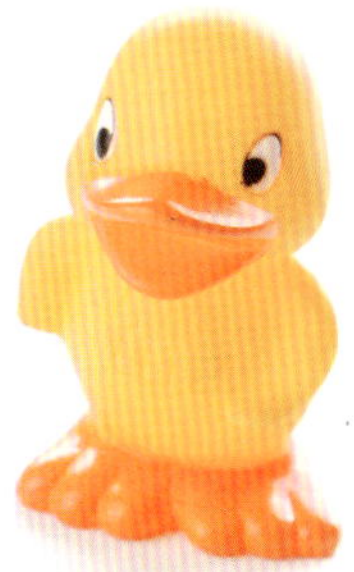

妈咪经验谈：解码他的小手势

宝宝姓名：晰晰

育儿心得：母子连心，妈妈最懂宝宝

晰晰五六个月时，常常会用小手势表示她想干什么。我觉得还是母子连心，她一比划我就知道她想干什么。比如她想出去时候，会指着门口“啊，啊”地叫；她饿了的时候，就会猛吃小手；高兴的时候，手会不停地上下飞舞，或者拍拍手；有时，抱着她正玩得高兴，她会猛然把你推离，然后直直地看着你，好象是在说：妈妈，我得记住你的样子，别和其他人弄混了。

这些手势他的爸爸有时候都不理解，一旦晰晰发了命令，却没得到爸爸的回应，就会面红耳赤地冲爸爸“啊啊”大叫，似乎在说：您为什么不明白我想干什么啊？

宝宝智能评估纪录

能力分类	游戏	方法	第一次出现的时间	最令您难忘的记忆
认知能力	认生	家里出现生人或到新环境，宝宝会注视、不笑，拒绝被生人抱。	第 月第 天	
	寻找失落的玩具	把带响的玩具在宝宝眼前落地，发出声音，宝宝会伸头转身寻找。	第 月第 天	
	发觉玩具被拿走	宝宝正在聚精会神地玩心爱的玩具时，您突然拿走他的玩具，他会用自已的方式表示反抗。	第 月第 天	
动作能力	伸手拍	竖抱宝宝脸朝前，会伸手击打悬吊的带响玩具。 仰卧抬头达90°。	第 月第 天	
	扶蹦	妈妈双手扶宝宝腋下，站在平板床或父母腿上蹦跳，持续2秒以上。	第 月第 天	
	手部动作	妈妈把积木出示在宝宝面前，先从一侧递一个，再从另一侧递一个，宝宝可以两手各拿一个。	第 月第 天	
言语能力	听名回头	父母在宝宝背部或侧面呼唤宝宝名字，宝宝会转头注视并笑。	第 月第 天	
	模仿发辅音	宝宝高兴时，父母与他面对面发辅音，如baba, mama, nana等。	第 月第 天	
	听声看物	抱起宝宝，问他“灯在哪儿？”宝宝会看或指着灯。	第 月第 天	
	藏猫猫	您可以先把脸蒙上，逗他说：“妈妈在哪儿？”宝宝笑着且动手拉布。	第 月第 天	
情绪与社交能力	望镜中人	将宝宝竖抱在穿衣镜前，逗引宝宝看镜中的妈妈和自已，他会对着镜中人笑。	第 月第 天	
	区别严厉与亲切	宝宝会对亲切表示愉快，对严厉表现不安或哭泣	第 月第 天	
自理能力	张口舔	用勺喂宝宝米粥或米粉，宝宝可以张口舔食。	第 月第 天	
	自喂饼干	给宝宝一块磨牙饼干，它能自已放入口中吃。	第 月第 天	
	大小便前有表示	宝宝大便和小便前，他会出声或用动作表示。	第 月第 天	

爱心专题：0~3岁是早教的黄金时期

宝宝在不同的成长阶段，会出现不同的偏好，这就是敏感期，也是学习的关键期。

1 岁半左右是注意力萌芽的关键期，此时的宝宝开始有意识地选择自己感兴趣的信息，然后进行观察、思考。2 岁左右是观察能力萌芽的关键期，此时的宝宝对物体的细节与部分差异的把握能力慢慢增强，同时学会了把握整体与局部以及细节之间的关系。3 岁左右则是记忆力开始发展的关健期

所以，想要一个聪明的宝宝，就需要在宝宝的婴儿期对他进行科学系统的训练。

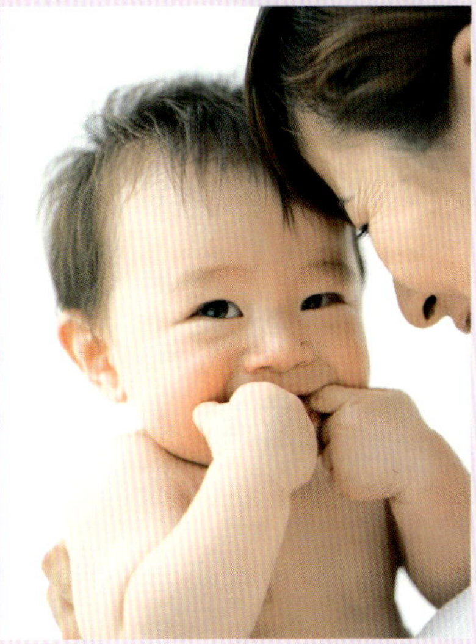

父母是最好的老师

要培养宝宝，还是父母来实施比较好。

相对于早教老师，父母更了解自己的宝宝，只要您平时多抽时间陪宝宝玩游戏，和宝宝“聊聊天”，教宝宝自己管理自己的生活。

此外，您还可以培养宝宝对图片、文字的兴趣，培养他对书的爱好。但不应该给宝宝施加压力，要为他创造良好的语言环境，促使他更多听到语言，熟悉语言和渐渐理解语言。

快乐教宝宝

因为宝宝成长有许多不同的敏感期，您只要抓住宝宝的兴趣所在，为他提供力所能及的条件让他把这种兴趣延续、扩大就可以。所以早教首先要使宝宝快乐。

1．良好的环境。给宝宝一个安全健康的环境，让他可以毫无顾忌在挥洒好奇心，在尽情玩耍中感知周围的世界。

2．鼓励他尝试。和您初次做某件事情一样，在我们看来很简单的事情，宝宝可能就会做砸，比如喝水时把水洒到地板上，吃饭时弄脏脸、手和漂亮的新衣服。此时，您要继续鼓励他去尝试而不是阻止。

3．放任自由的教育。您不能在宝宝正开发想像力的时候，送他去上绘画班，学习临摹画。3 岁以内的宝宝最好不要接受任何专门的训练，而是在您的引领下，让他发自内心喜欢这些技能。音乐、美术不是学习的目的，而是在这些美妙的艺术作品中，陶冶情操，愉悦心灵。

4．做宝宝的朋友。在培养宝宝的过程中，您最好放下当妈妈的架子，做一个欣赏宝宝的朋友，和他一起玩、一起学习。

5．尊从自然规律。宝宝就像一棵幼小的树苗，在阳光雨露的爱抚下，按照自己的规律生成，如果拔苗助长，就可能会事得其反。

6．情商培养比智商更重要。研究表明，成功的人往往是情商高于智商，所以，在让宝宝接受教育之前，先培养他的情商。

7．身教胜于言教。作为父母首先要不断学习，才能言传身教让宝宝喜欢学习。一边责骂孩子不好好学习，自己却老坐在沙发上看电视是教育不好孩子的。

父母的每句话、每个举动、每个眼神，甚至看不见的精神世界都会带给宝宝潜移默化的影响。宝宝学习是从模仿开始的，他会将看到、听到、感受到的信息融进自己的性格中，这也是宝宝发育的特点。

第10章 7~9个月宝宝训练方案

宝宝已经可以开始学爬、扶站、练习行走了，同时他也开始意识到自己的独立性，并开始学着表达自己的意愿了。这个时候，需要您不断地鼓励和赞扬，这将增强宝宝的自信心。

宝宝的智能开发

运动能力训练

翻滚够物

宝宝左右翻滚时，边翻滚边够物，也是视觉空间智能的提升妙法。宝宝学会从俯卧转到仰卧，再从仰卧转到俯卧，再从俯卧转到仰卧，常常为够取远处的玩具而继续翻滚，从大床的一头翻到另一头去取。

爬行

继续练习爬行，让宝宝从匍行转到爬行，腹部逐渐离开床面，并用手臂转圈或后退。可将玩具或食物放在不同位置，让宝宝爬着去够。此时，宝宝从头自由转动逐渐到头能保持平衡。用毛巾提起宝宝腹部，练习手膝的支撑力，为过渡到手足爬行做准备。

练习爬行时应在前放玩具，宝宝冲着目标物前进，并抓握，以此提高宝宝的视觉空间智能。

爬行是全方位的大脑感觉统合能力的训练，必须让宝宝充分爬行。

抓握

让宝宝练习用手抓起小积木。把宝宝熟悉的积木块放在他面前手能抓到的地方，训练他能用拇指和其他手指配合抓起小积木，每日练习数次。

拉物站起

到宝宝8个月时，就可以让宝宝练习自己从仰卧位拉着物体（如床栏杆等）站起来。可让宝宝先扶着栏杆坐起，逐渐到扶栏站起，锻炼平衡自己身体的技巧。

对击玩具

继续训练宝宝双手玩玩具，并能够对击玩具。例如，让宝宝手中拿一只带柄的塑料玩具，对击另一只手中拿的积木，敲击出声时，父母鼓掌奖励。选择各种质地的玩具，让宝宝对击出各种声音，促进手—眼—耳—脑感知觉能力的发展。

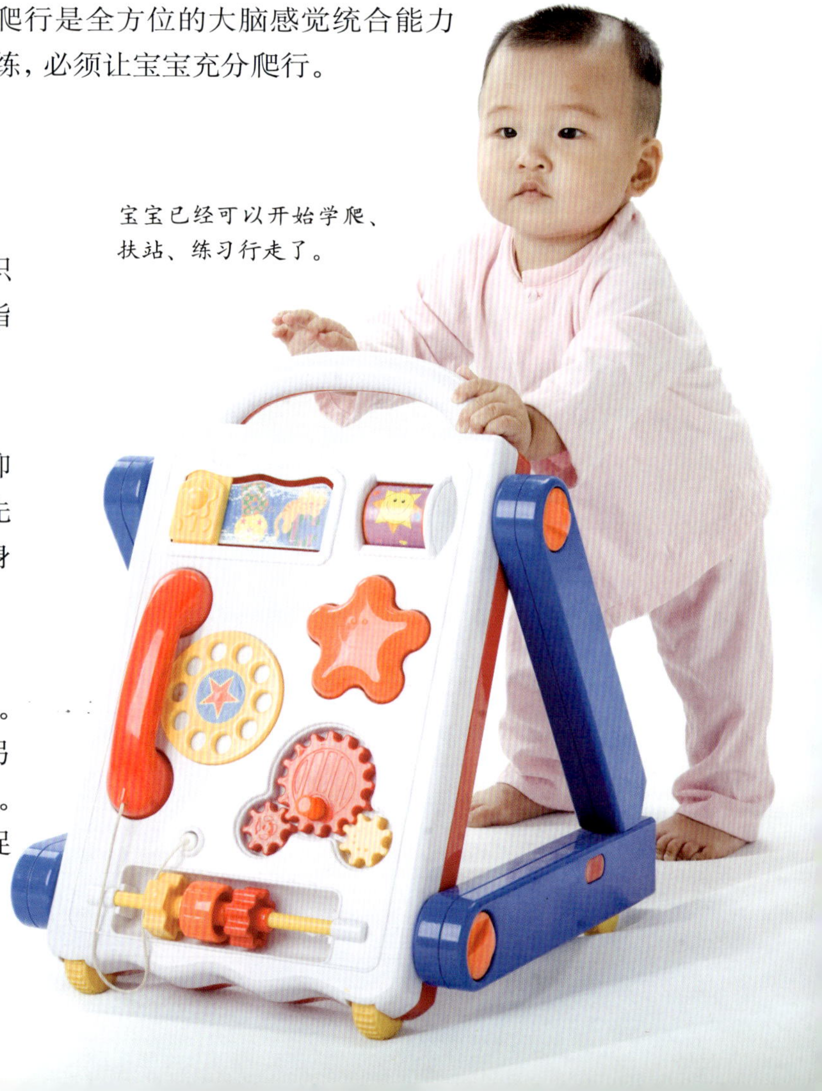

宝宝已经可以开始学爬、扶站、练习行走了。

捏取

会使用拇指、食指捏到小物品，这是人类才具有的高难度动作，标志着大脑的发展水平。让宝宝练习用手捏取小的物品，如小糖豆、大米花等，开始宝宝用拇指、食指拨取，以后逐渐发展至用拇指和食指相对捏起，每日可训练数次。

妈妈要陪宝宝一起玩，以免他将小物品塞进口、鼻呛噎而发生危险，离开时要将小物品收拾好。

食指的技巧

宝宝会用食指深入洞内钩取小物品，如果棉被或睡袋有破缝，宝宝就会钩出棉花塞入嘴里。用指拨玩具可以让宝宝的食指发挥最大的功能，鼓励宝宝用食指拨转盘、拨球滚动、按键等。

帮助站立、坐下

让宝宝从卧位拉着东西或牵一只手站起来，在站位时用玩具逗引他 3~5 分钟，让他扶住双手慢慢坐下。宝宝扶站比坐下容易，几分钟后，父母要帮助扶坐，以免宝宝疲劳。

坐起并迈步

让宝宝仰卧或俯卧，用语言、动作示意他坐起来，并扶宝宝双手，鼓励他迈步或用玩具、食品引逗他坐起来。做对时要表扬他，让他高兴，使身体平衡和协调能力进一步发展。

花样爬行

经过一个月爬行训练的宝宝，到这个月已经由原来手膝爬行过渡到熟练的手足爬行，由不熟练、不协调到熟练、协调。你用他喜欢的玩具逗引他，他会像一名生龙活虎的运动员一样向前、向后、向左、向右，一会儿跃跃欲试，一会儿又急转弯猛扑过来。这对大运动智能和空间智能是极大的提升。

放手

和宝宝玩多种玩具，训练他有意识地将手中玩具或其他物品放在指定地方。父母可给予示范，让其模仿，并反复地用语言示意他“把 ×× 放下，放在 ×× 上”，由握紧到放手，使手的动作受意志控制，手—眼—脑协调性又进了一步。

投入

在宝宝能有意识将手中的物品放下的基础上，训练宝宝玩一些大小不同的玩具，并教宝宝将小的物体投入到大的容器中，如将积木放入盒子内，反复练习。

滚筒

将圆柱体的滚筒（饮料瓶代替也可）放在地上，让宝宝用两只手推动它向前滚动。待他熟练后，再让他用一只手推动滚筒，并把它滚到指定地点。做对了，给予鼓励。他在戏耍中逐渐建立起圆柱体物体能滚动的概念。

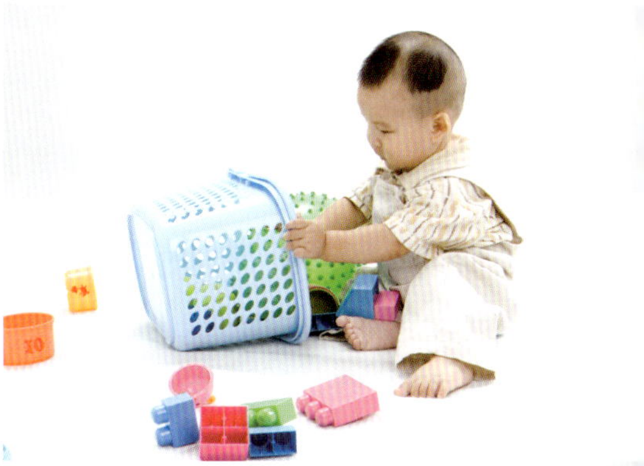

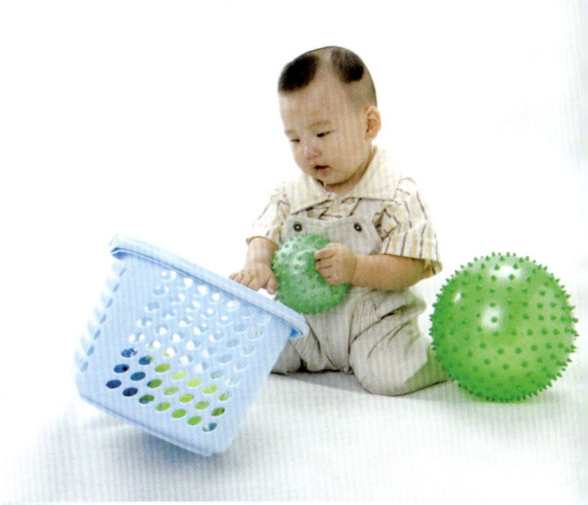

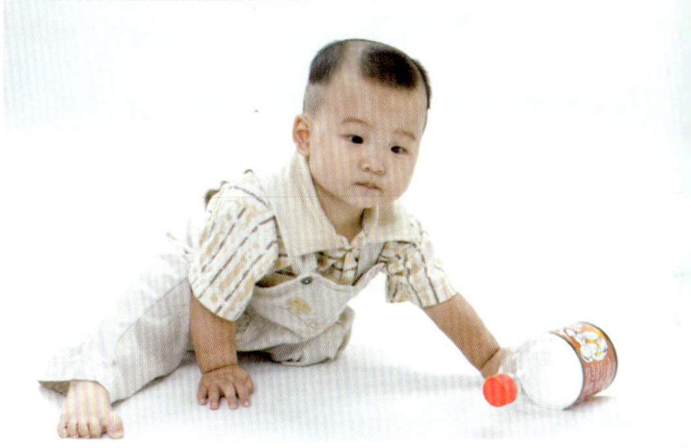

让宝宝玩一些大小不同的玩具。

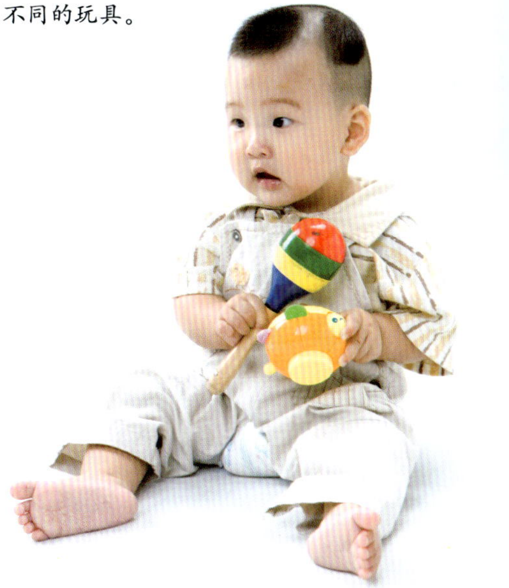

言语能力训练

用动作表示语言

继续训练发音，如叫爸爸、妈妈、拿、打、娃娃、拍拍、高举等，多与他说话，多引他发音，扩大他的语言范围。继续训练宝宝理解语言的能力，引导宝宝用动作来回答，如欢迎、再见、谢谢、虫子飞，以及听儿歌做1~2种动作表演等。

注意听宝宝的发音，当他已能说出不同的单音时，要跟着重复他所发的音，用动作表示音的意义，他再发音时就表扬他。

懂得“不”，知道“要”

妈妈指着热水杯对宝宝严肃地说：“烫，不要动！”同时拉着宝宝的手轻轻触摸杯子，然后使他的手离开物品，或轻轻拍打他的手，示意他停止动作。对宝宝不该拿的东西要明确地说“不”，使其懂得“不”的意义。此外，还要懂得父母的摇头、摆手也表示“不”。

当宝宝要一种东西时，要教他伸手来表示“要”，然后再拿给他所要的物品，并点头以表示“谢谢”。

听口令

先给宝宝一个玩具，让他用左手拿，再给他一块饼干，告诉他“倒手，倒手”，做对了，亲亲他，并奖励他。让宝宝练习在口语指导下把玩具倒手，学会两手并用。

语言动作联系

继续训练宝宝理解语言的能力。在拿宝宝熟悉的物品时，边拿边问“宝宝要不要饼干？”“宝宝要不要小熊？”让他用手推开或皱眉表示不喜欢；用伸手、点头、谢谢表示喜欢，表示要。

服从命令

给宝宝讲“坐下”、“不能吃”、“给我”、“让我看看你的新鞋”等，宝宝会用动作来服从父母的要求。

训练宝宝能够执行简单的指令，如“小姐姐到咱家玩，我们笑笑欢迎”等，他做对了，父母要鼓掌、喝彩、夸奖，使他为自己的正确理解而高兴，尝到成功的喜悦。

理解语言

在与宝宝接触中，通过语言和示范告诉宝宝怎么做，如“坐起来”、“拿”、“等一等”。训练宝宝理解更多的语言。

模仿发音

继续练习模仿发音，能使用有意义的单词，如“爸爸”、“妈妈”之类的称呼。也训练他说一些简单动词，如走、坐、站等。在引导他模仿发音后，要诱导他主动地发出单字的辅音。观察是否见父亲叫“爸爸”或见母亲叫“妈妈”。

念儿歌，讲故事，看图书

1岁内的宝宝喜欢有韵律的声音和欢快的节奏，念儿歌、读故事时要有亲切而又丰富的面部表情、口形和动作，尽管他还不太懂儿歌、故事中表达的意思。给宝宝念的儿歌应短小、朗朗上口。

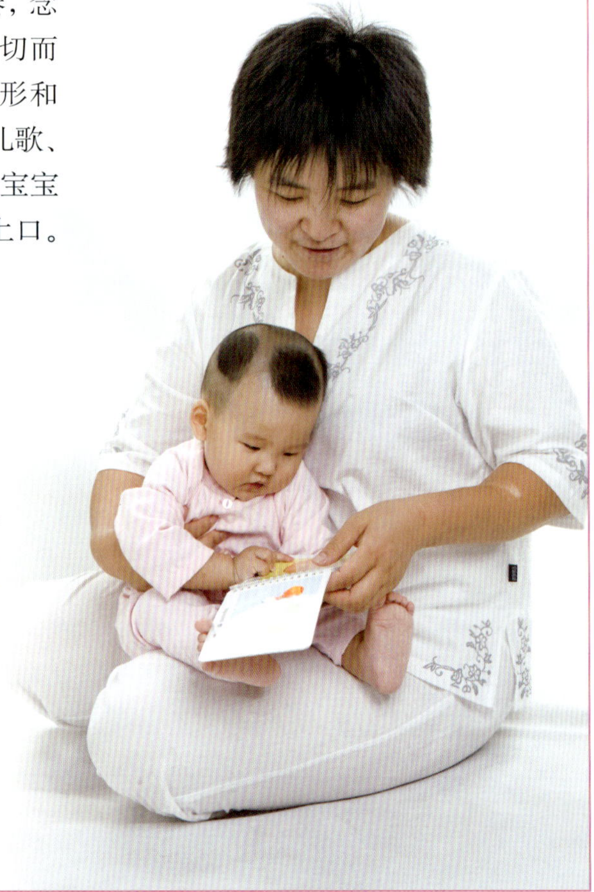

每晚睡前给宝宝读一个简短的故事，一个故事记住了，再讲别的，以便加深宝宝的印象和记忆。

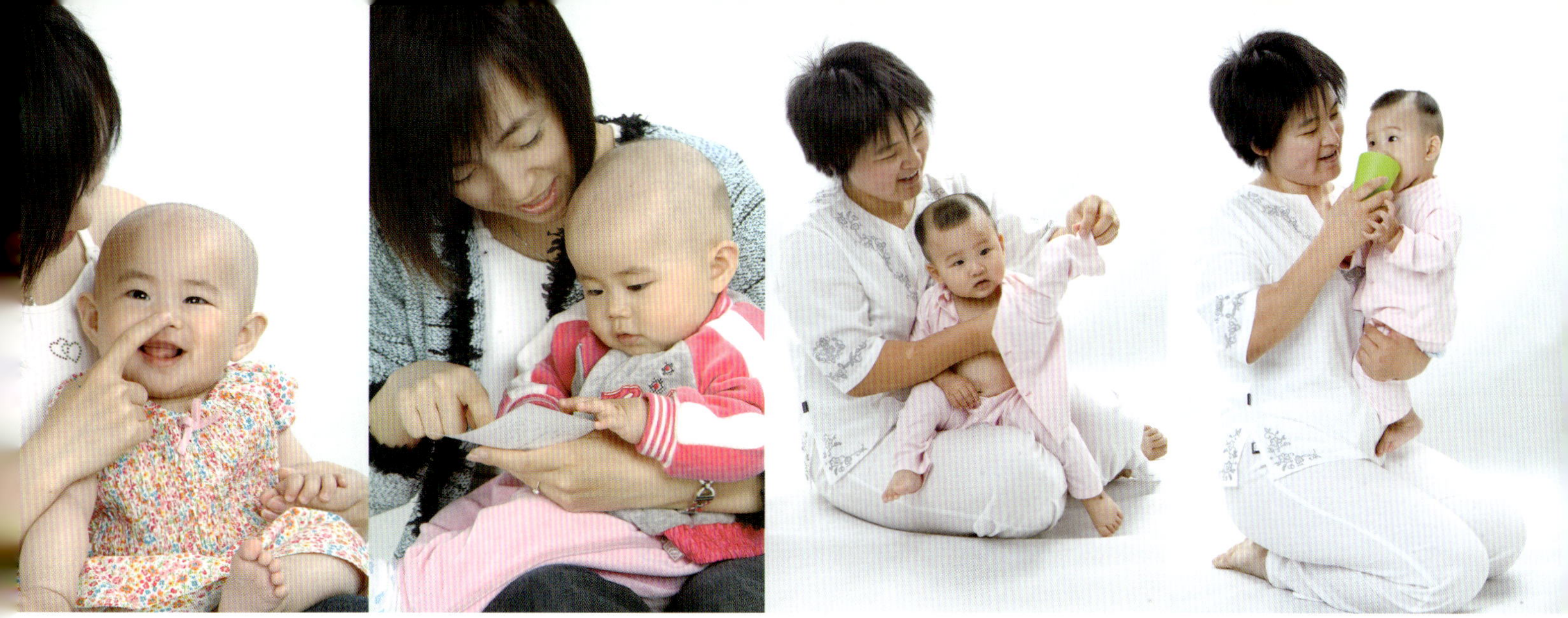

认知能力训练

认识身体部位

妈妈先指自己的鼻子说“鼻子”，然后把住宝宝的小手指他的鼻子说“鼻子”。每天重复1~2次，然后抱宝宝对着镜子，把住他的小手指他的鼻子，又指自己的鼻子，重复说“鼻子”。经过7~10天的训练，当妈妈再说“鼻子”时，宝宝会用小手指自己的鼻子，这时妈妈应亲亲他表示赞许。

寻找小物体

将药丸的蜡壳或颜色漂亮的糖豆投入透明的瓶内盖上，宝宝会拿着瓶子摇，看着蜡壳或糖豆。如果将此瓶放入大纸盒内，宝宝会将瓶取出，继续观看蜡壳或糖豆，寻找蜡壳或糖豆是否仍在瓶内。在寻找小物的游戏中，物质永久性的概念就在宝宝无意识探索之中建立起来。

感知

继续抚摸、亲吻宝宝；还可以让他闻闻香皂、牙膏，尝尝糖和盐，培养嗅觉感知能力。

• 寻找盖着的玩具

用手绢盖住宝宝正在玩的积木，看他能否揭开手绢将积木取出。也可用塑料杯、盒子或一张纸趁他玩得高兴时将玩具盖住，看他能否将玩具找出。

识图认物

一般先认实物逐渐过渡到认图卡、字卡。卡片主要教宝宝指认动物、人物、物品等。第一次可用一个水果名配上同样一张水果图，使宝宝理解图是代表物。认识几张图之后，可用一张图配上一个识字卡，使宝宝进一步理解字可以代表图和物。

接近生人

妈妈抱起宝宝，让他接近生人。过一会儿，生人可给宝宝一个小玩具，同他玩一会儿，让宝宝渐渐放松，同他笑笑，当宝宝报以微笑时才向他伸手。生人接抱时妈妈仍在近旁，会使宝宝有安全感。宝宝可以随时再向妈妈伸手，这才放心接近生人。哪怕生人一次只接抱1秒钟，有过几次这种体验，宝宝就敢于接近生人和接近新事物了。

生活能力训练

喝水

训练宝宝从盛了水的杯中喝水。刚开始的时候父母一定要有耐心，要相信宝宝的学习能力。经过持续一个多月的练习，宝宝一定会给你带来新的惊喜。

良好习惯

训练宝宝养成安静入睡、高兴洗脸的习惯，养成定时、定地点大小便的好习惯，学会蹲便盆，大便前出声或作出使劲的表示。

交往

继续让宝宝多与同伴交往，帮助他克服怯生、焦虑的情绪，引导他正确地表达情感。与同伴玩是宝宝学习语言、锻炼交际能力、培养良好素质的重要途径。

配合穿衣

给宝宝穿衣服时要告诉他“伸手”、“举手”、“抬腿”等，让他用动作配合穿衣、穿裤。如果他还未听懂就用手去示范协助。经常表扬他的合作，以后他就会主动伸臂入袖，伸腿穿裤。

宝宝的情商培养

宝宝的情绪

开始害羞了

几乎每个宝宝在这个时期都会突然变得“害羞”，看到陌生的叔叔阿姨，就会紧紧地抱住妈妈的脖子，要么大哭，要么别过脸，才不管大人的面子呢。

“认生”是宝宝成长的一个标志，说明宝宝开始建立与某些具体人的联系，有了初步的社会意识。此时的宝宝能够从长相、声音将陌生人从他们的“联系人”中区分出来，用一种小心翼翼的、保持一定距离的态度对待他们。

黏着妈妈

此时正是认生期的开始，认生的附属品当然就是不管到了哪里，宝宝总喜欢黏着妈妈，妈妈离开一步就会大哭，转着小脑袋到处找妈妈。这种情形下，您一定是非常幸福也非常苦恼。但您千万不要责怪宝宝，这是他必须经历的一个阶段。

您可以和他多做几次短暂的分离，时间不要太长，回来以后多抱抱他、亲亲他，这样，他就会慢慢知道，妈妈走了还会回来，并不会丢下自已不管。

这种情况大约在宝宝 1 岁半以后会减轻。

宝宝情趣的探索

察言观色

此时，宝宝在理解语言上有了明显的进步。

如果您问宝宝“爸爸呢”，他立刻会把头转向父亲，对宝宝说“再见”，他就会做相应的动作，您教他什么动作，他就会做出什么样的“再见”手势。

如果您非常兴奋地和爱人说笑，他也会很满足在旁边当“小灯炮”，时不时还会“偷笑”，这个小人精儿，他非常享受这种全家乐融融的气氛呢！

宝宝社交能力的培养

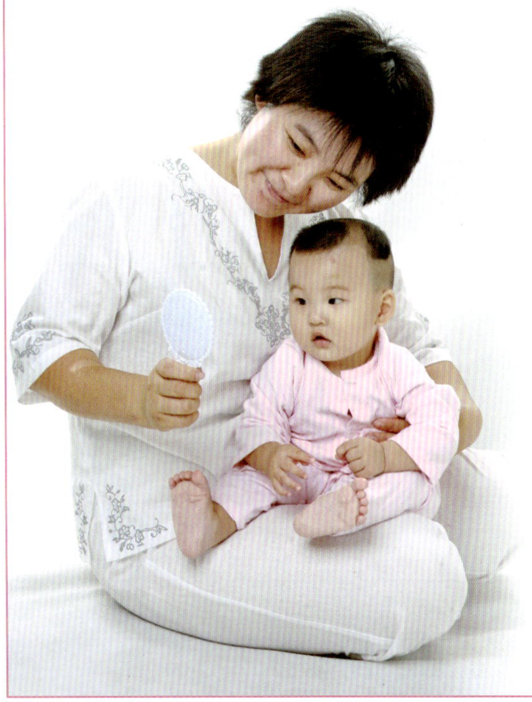

学习挥手、拱手动作与人交往

让宝宝就举起右手，并不断挥动，让宝宝学习“再见”动作。父母离家时要对宝宝挥手，并说“再见”，反复练习。在宝宝情绪好时，帮助宝宝将两手握拳对起，然后不断摇动，学做“谢谢”动作。

认识自己

每天抱宝宝照镜子2~3次，让他认识自己。边看边告诉他镜中人，如“这是宝宝”、“这是妈妈”等。还可给他戴上有色彩的帽子、好看的围巾、头花、纸制眼镜等，逗引他高兴，逗引他笑。

学习父母

父母要经常在宝宝面前做事，并注意观察宝宝是否注视父母行动，开始时应给予诱导，如“宝宝看爸爸拿什么呢？”“妈妈戴帽子上街了！”等。

这个时期的宝宝会发出“爸爸”、“妈妈”等声音，听到“爸爸”或“妈妈”两个字，他会把头转向爸爸、妈妈；在自已能力有限时也会用哭声向父母求助。当然，最明显的表现是开朗大方的宝宝突然害羞了，见了生人要么哭，要么冷面相对，更不用说让抱了；离开妈妈一分钟就忍无可忍大声呼唤。

宝宝的情智特点

7~9个月宝宝的心理发育特点

“认生”、“黏妈妈”是这个时期宝宝最明显的特征。

这个时期宝宝可坐着玩，也开始爬行了，视野范围扩大，可以去拿自已想要的玩具，此时他很喜欢可以敲敲打打的玩具；也会观察大人的举动，并尽力模仿，动作笨拙可爱；听到口令后会做动作，听到表扬便会兴奋地不断重复，这是他初次体验到成功的快乐。

最令父母高兴的是，他会自动发出“爸爸”、“妈妈”等音节，也会用手势和父母进行简单交流，不同意时会摇头；他还会模仿父母吐舌头或者是咳嗽，并且乐此不疲；这时宝宝的独立意识更加强了，可以自已抱奶瓶喝水，瓶子掉了，也不需要妈妈帮忙，自已就可以捡起来。

妈咪经验谈：解除“怕怕”小警报

宝宝姓名：哲哲

育儿心得：对妈妈的信任缓解恐惧

哲哲8个月左右时特别认生，只要见到陌生人，就紧紧搂着我的脖子，小脑袋伏在肩膀上不肯起来。我也知道这很正常，但总还是希望他胆子能大一些。所以，就给他买了一个玩具手机，教给他如果有陌生人来，感到害怕时就按响它，妈妈就过来。示范了几次，那天恰好有几个朋友来，我们没事，就一起逗他玩，没想到他还真理解了，那天和我们玩得很开心。后来，只要有不认识的人逗他，他就以为是游戏，不像以前那么害怕了。

育儿要点

- 辅食多样化，逐渐增加辅食的品种，注意不要让宝宝患上消化不良。
- 多和宝宝一起发音“爸爸”、“妈妈”等。
- 多练习爬行，爬使宝宝更聪明。
- 拍手、点头、认识物品、寻找物品。
- 学习拿勺，逐步练习用杯、用小碗喝水。
- 多走出家门，培养与人交往。
- 试着锻炼宝宝“扶走”。
- 学坐便盆。
- 对宝宝的语言和动作的发展给予表扬。

必备益智玩具

- 带吸盘的活动小动物或小人
- 指拨玩具（如小电话、小音乐键盘等）
- 各种形象的大小动物
- 识图、识字卡片
- 硬皮婴幼儿故事书
- 有图的大积木
- 拖拉玩具或小推车

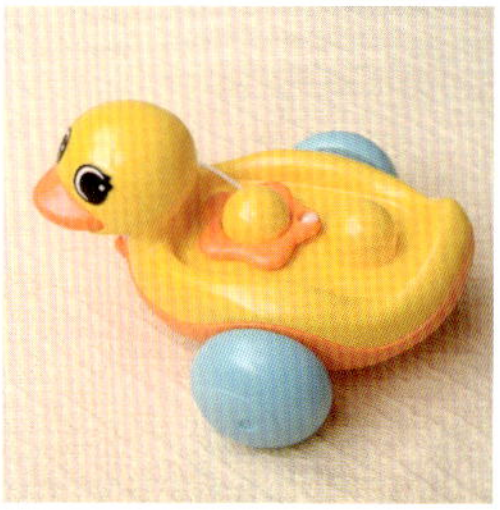
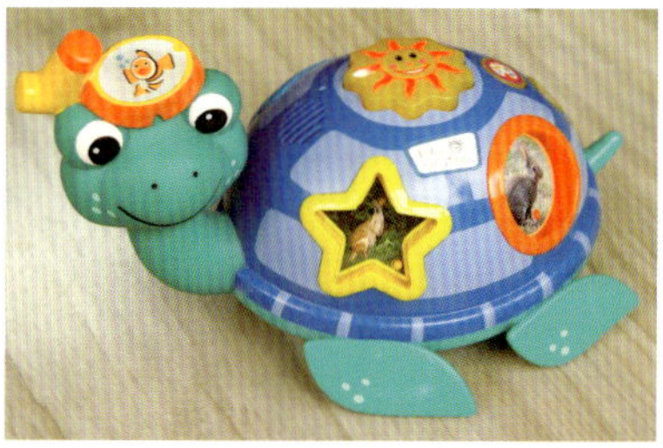
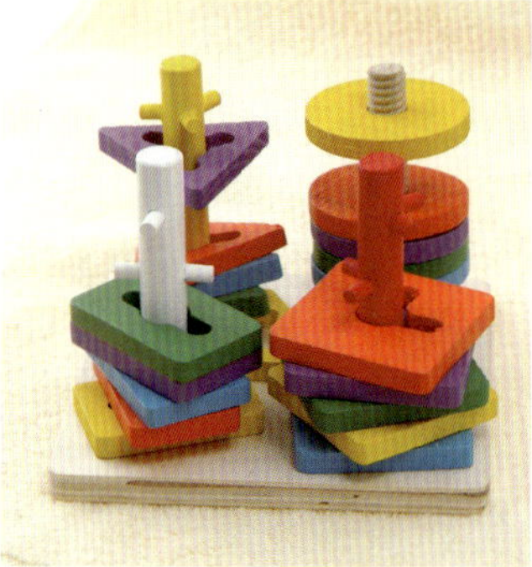
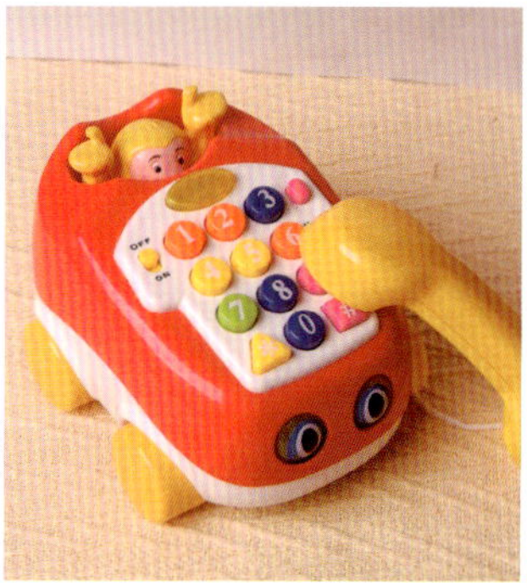

宝宝智能评估纪录

能力分类	游戏	方法	第一次出现的时间	最令您难忘的记忆
认知能力	找藏起的玩具	当着宝宝的面将玩具藏在枕头下，宝宝能找到玩具。	第　月第　天	
	认五官	鼓励宝宝用手指出五官，如眼、耳、口、鼻，宝宝可以认出其中一个。	第　月第　天	
	听名称指物	让宝宝听名称指出相应的物品或自已身体的部位，会指2种以上。	第　月第　天	
动作能力	独坐	把宝宝放于平板床上给他玩具玩，可以独坐玩10分钟以上。	第　月第　天	
	会坐起躺下	宝宝仰卧时能自已坐起躺下。	第　月第　天	
	爬行	宝宝俯卧于床上，用玩具在前边逗引，他会手膝爬行。		
	扶站	扶宝宝双手腕站立，可以坚持10秒以上。	第　月第　天	
	手部动作	对击：父母一手拿一块积木对击，宝宝可以模仿着去做。	第　月第　天	
		拇食指对捏：宝宝坐桌旁，将大米花放在桌上，他能用拇指、食指对捏。	第　月第　天	
		按开关：宝宝可以用食指开关如电视、灯、录音机等，3种以上。	第　月第　天	
言语能力	用动作表示语言	让宝宝用动作来表示语言，如谢谢、再见、欢迎等，1~2种以上。	第　月第　天	
	招手再见	和宝宝做游戏时，鼓励他模仿父母的动作或声音，如“再见”、“谢谢”或吐舌等。	第　月第　天	
	拍手欢迎	客人来访时拍手“欢迎”，让宝宝模仿动作。	第　月第　天	
情绪与社交能力	要求抱	宝宝会主动要求抱。	第　月第　天	
	懂表情	父母面对宝宝表现出高兴、悲伤、生气等，宝宝知道2~3种表情。	第　月第　天	
	模仿表演儿歌	父母用动作和表情来表演儿歌，宝宝可以模仿。	第　月第　天	
自理能力	捧杯喝水	宝宝喜欢用水杯喝水，盛少量的水，宝宝可以双手捧杯喝水，父母稍加协助即可。	第　月第　天	
	坐盆大小便	把便盆放在固定的地方，坚持训练宝宝坐盆大小便。	第　月第　天	

爱心专题：让宝宝爬行，越早越好

爬行是目前国际公认的预防感觉统合失调的最佳手段，爬行时，宝宝必须用四肢支撑身体重量，这就使宝宝的手、脚、胸、腹及背部肌肉逐渐地发达起来，为以后站立和行走打下基础。因此，一定要让宝宝及早练习爬行。

边爬边玩，寓教于乐

1. 宝宝出生3个月后，头能直立了，可以经常让他趴着玩，开始每次3~5分钟，随月龄增长而增加时间。

2. 7~9月龄的宝宝是模仿能力的形成期，父母可以先做示范，如爬行追逐滚动的球，拿到后放在宝宝面前，让其模仿爬行。

3. 先让宝宝趴下，把头仰起，父母轻轻把宝宝的腿放在他的肚子下，为了增加宝宝爬行的乐趣，可以在宝宝的面前放些会动的、有趣的玩具，如不倒翁、会唱歌的娃娃、电动汽车等，以提高宝宝的兴趣，启发、引逗他爬行。

4. 父母可以用手指轻轻捅宝宝的臀部，或用手掌抵住他的小脚掌，这样宝宝常常会向前扑，慢慢就可以爬行了。

5. 如果宝宝俯卧时只会把头仰起，上肢的力量不能使腹部离床时，父母可以将毛巾放在他的胸腹部，使胸腹部离开床面，全身重量落在手和膝上。反复练习，待宝宝小腿的肌肉结实，能支撑身体重量时，也就渐渐地会爬了。

6. 爬行训练循序渐进，每天训练4次，每次10~20分钟，可以一边训练一边游戏。

7. 父母配合效果好。妈妈拉着宝宝的双手，爸爸推宝宝的双脚，拉左手的时候推右脚，拉右手的时候推左脚，让宝宝的四肢被动协调起来。经过这样几次练习后，宝宝就能够向前爬了。

做好防护，谨防意外

1. 预先在硬地板上铺设软垫。

2. 尖锐的桌角或柜子角，最好套上护套。

3. 及时给电插座加防护盖，或是使用安全插座。

4. 不要把纽扣、硬币、别针、耳钉、小豆豆等小物品遗落地面上。

5. 药品、香烟、化妆品等都要放在宝宝爬不到、摸不着的地方。

6. 宝宝也可能将塑料口袋套在头上导致窒息，因此要妥善安放塑料口袋。

7. 桌面上不要铺设桌布，以免宝宝将上面的物品拉下来而发生砸伤或烫伤。

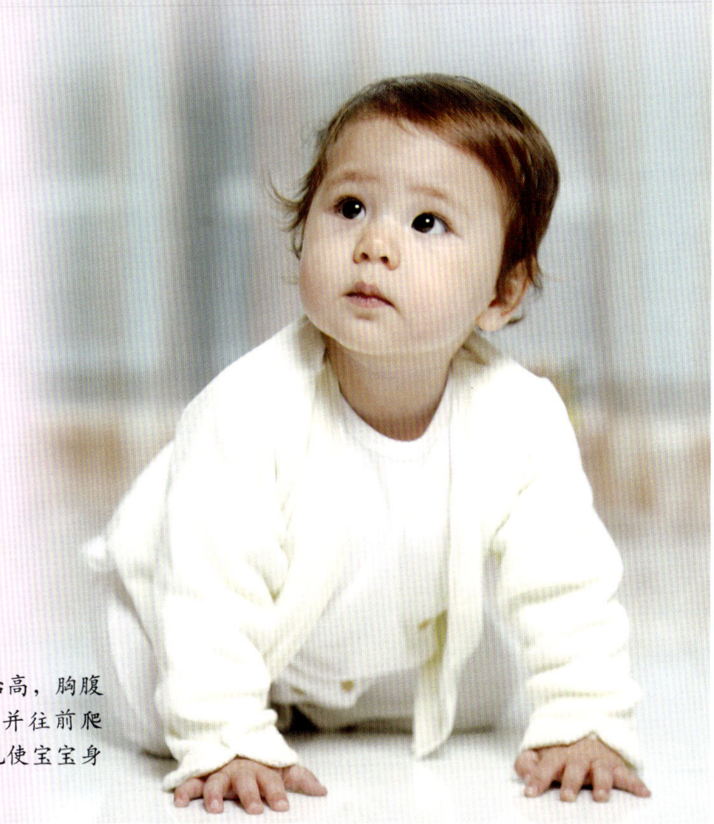

爬行时，宝宝要把头、颈项抬高，胸腹离地，协调四肢来支撑身体并往前爬动，这能很好地锻炼肌力，也使宝宝身体的平衡协调功能得到完善。

第11章 10~12个月宝宝训练方案

在未来的几个月里，宝宝又将掌握很多新的本领。但您需要记住的是，毕竟每一个宝宝的成长发育都不相同，学会新本领的时间长短也会各不相同。此时，如果您的宝宝学得比较慢，也不要太过担心，只要不是过分延迟都是正常的。

宝宝的智能开发

运动能力训练

扶行到独走

继续让宝宝扶物或扶手站立，并训练宝宝扶着椅子或推车迈步，可将若干椅子或凳子相距约 30 厘米让宝宝学走，也可让宝宝在父母之间学走，距离渐渐加大。父母扶宝宝学走时，先用双手，然后单手领着走。以后可用小棍子各握一头，等宝宝走得较稳时，父母轻轻放手，宝宝以为有人领着棍子，放心地走，渐渐过渡到独自走稳。

站起坐下

继续 9 个月训练内容，能灵活由站着到坐下，由坐着到俯卧后再拉物站起、行走。鼓励宝宝自由活动，进行各种姿势、多种体位的活动。

放进去，拿出来

在训练宝宝放下、投入的基础上，妈妈把宝宝的玩具一件一件地放进“百宝箱”里，边做边说“放进去”。然后再一件件地拿出来，让他模仿。这时你要指定他从一大堆玩具中挑出一个（如让他把小猫拿出来），这样不仅促进了手—眼—脑的协调发展，而且增强了认知能力。每日练习 1~2 次。

打开套杯盖

拿一只带盖的塑料茶杯放在宝宝面前，向他示范打开盖再合上盖的动作，然后让他练习只用大拇指与食指将杯盖掀起，再盖上，反复练习，做对了称赞他。用塑料套杯或套碗，让宝宝模仿父母一个一个套，以促进宝宝的空间知觉的发展。

踢球

宝宝已经能够扶着床栏、凳子、沙发等由蹲着到站稳，你可在距宝宝的脚 3~5 厘米处放个球让他踢。在踢来踢去的过程中，他十分开心，锻炼了大脑的平衡能力，促进了眼—足—脑的协调发展，还建立了“球形物体”能滚动的形象思维。宝宝 7~8 个月就会用脚踢球了。

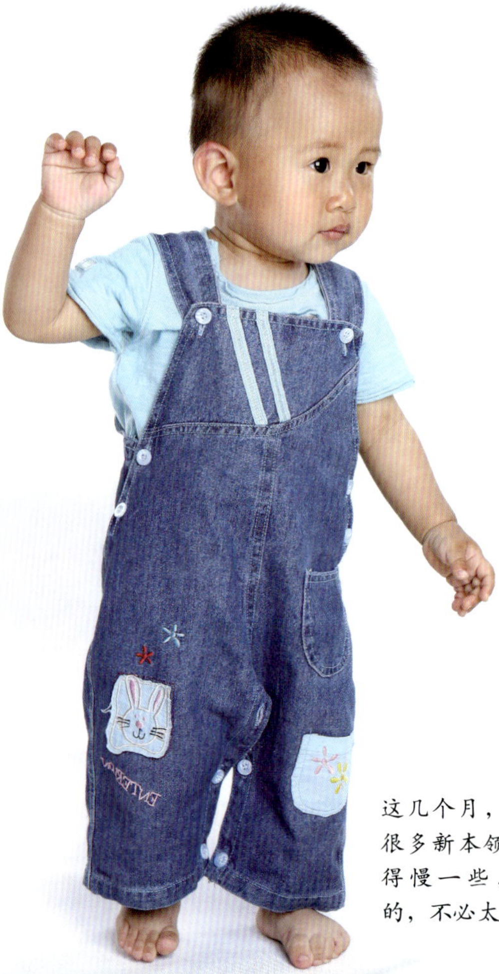

这几个月，宝宝又会学到很多新本领，如果宝宝学得慢一些，也是很正常的，不必太着急。

爬越障碍

11 个月的宝宝具有熟练的爬行技能和极强的攀高欲望，一刻不停地“攀上爬下”是这阶段宝宝的特点，这是宝宝自我探索、自寻其乐、增强才干的动力。应创造条件和宝宝开展“爬大山”“越障碍”的游戏。

乱涂乱画

可给宝宝笔和纸，笔以彩色蜡笔为宜，先训练扶着他的手学握笔，再在鱼眼睛处点上小点，他看到自己“会画鱼眼睛了”，十分兴奋，以后他会经常练习“作画”，实际上是胡乱涂画。

蹦跳

让宝宝双手扶床沿或沙发站稳，你可以喊着口令做双脚轻轻跳的示范动作，宝宝借助双手的支撑力量，模仿着用两脚踮动，您要鼓励并喊着口令。反复几次后，一喊口令，宝宝就会随声踮动双脚，这对控制身体的平衡能力和培养勇敢、坚强的品格很重要。

独走几步

训练宝宝能够稳定地独自站立，之后再让宝宝练习独自行走。开始可在父母间学走，再到独自走几步，以后逐渐增加距离。拖拉玩具可以增加宝宝学走的兴趣。

翻书

拿专供宝宝阅读的大开本、有彩图、薄而耐用的书，边讲边帮助他自己翻着看，最后让他自己独立翻书。父母观察宝宝是否顺着看，从头开始，每次翻一页还是几页。宝宝开始时可能不分倒顺和次序，要通过认识简单图形逐渐加以纠正。随着空间知觉的发展，宝宝自然会调整过来。

手的动作

继续和宝宝玩多种玩具，加强手的动作练习，如用积木接火车，搭高楼，可达 2 个。自己用瓶喝水，用勺吃饭，和同伴相互滚球或扔球玩，打开盒盖或瓶盖从中取东西等。

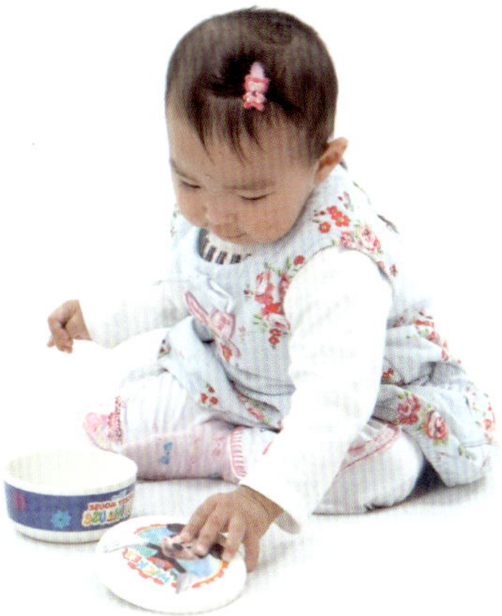

动手是宝宝最大的乐趣，父母应该鼓励宝宝的动手活动。

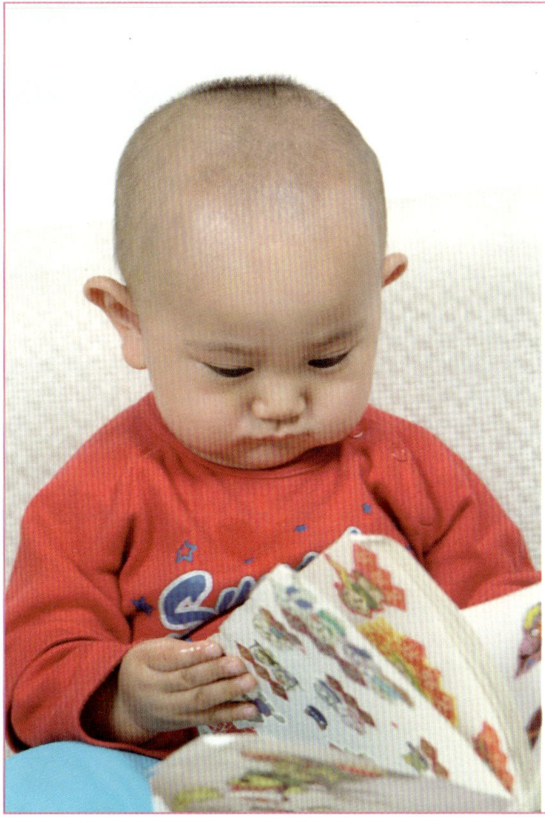

阅读

没听过用书讲故事的宝宝，不懂得翻开书页，只会双手拿书调来调去，不会掀开。将书打开又合上，听过用书讲故事的宝宝，懂得将书打开又再合上。

无论是否听过故事书，或是否会开合，只要宝宝爱玩弄书本，就是有教育效果。

给宝宝翻的书最好画面大一些，字大而少，故事有趣。在翻书中培养宝宝的专注、喜欢读书、爱学习的性格。

言语能力训练

模仿发音

继续练习模仿发音，扩大范围，应包括人称、物品名称、人的五官及简单的动词等，使宝宝在主动会叫“爸爸”、“妈妈”之外，还能说其他几个词，模仿父母说话的最后一个音。

指图回答问题

在父母用图画故事书为宝宝讲故事时，当妈妈问“谁在吃萝卜”时，宝宝会指着兔子回答。又问“小花猫要到哪儿去”，宝宝会指着河边作答。并让宝宝重述父母为他讲的故事。

用一个音表示要求

宝宝经常是用一个音表示他的各种意思和要求。如“妈妈走”的“走”可以代表“妈妈”、“妈妈走啦”、“自己走”等意思，要鼓励宝宝说出来，并做好翻译员。还要诱导宝宝联想、比较。比如宝宝说“球”时，您可把各种颜色大小的球一个一个拿出来，告诉宝宝这是“红球”，那是“绿球”等，或这是“大球”，那是“小球”等。

背儿歌、念唐诗

根据宝宝的兴趣，给宝宝念押韵的儿歌、唐诗，不在乎宝宝记住多少，而在于激起他的兴趣，建立韵律感知觉。

念故事

睡觉前可以给宝宝念一个短小有趣的故事，宝宝常常很快就能记住。他往往是机械的模式记忆，无意识记忆。如果念错了，宝宝会马上睁眼，盯着你，表示“你念错了”；他会说话时，他便立即反驳说：“不对。”

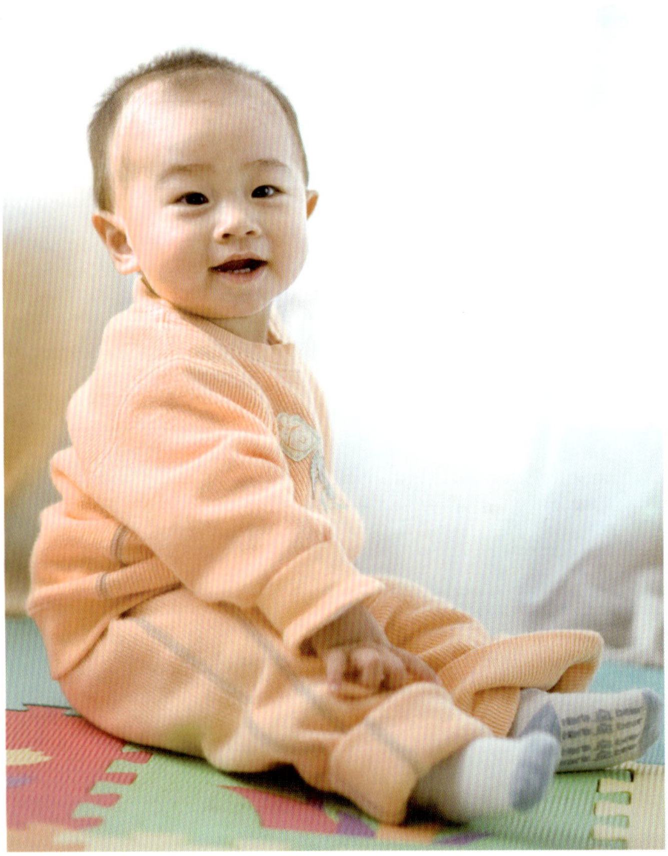

宝宝经常用一个音表示意思，如用“来”表示“妈妈来”、用“走”表示“妈妈走”等。

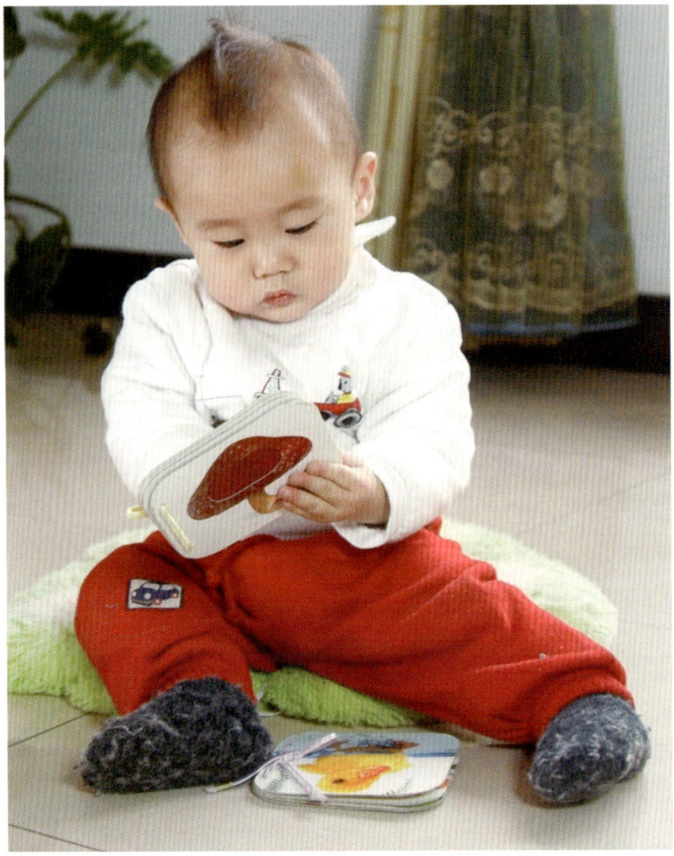

当父母在看书看报时，宝宝也会很像样地拿起故事书，咿咿呀呀地自己讲故事。

主动发音

宝宝能有意识地叫“爸爸”、“妈妈”以后，还要引导他有意识地发出一个字音，来表示一个特定的动作或意思，如“走”、“坐”、“拿”、“要”等，从而能表达自己的愿望。与成人进行简单的语言对话，叫他能答应，说出来给予表扬。切不可宝宝一举手，你就把索要物递给他，这样他就会停顿在动作语言期而不开口说话，造成语言发展滞后。发音练习中，父母对宝宝的鼓励很重要。

模仿小动物叫

从动物卡片上找出小鸡、小鸭、小狗、小羊、小猫等图片，给宝宝讲一个“唱歌比赛”的故事：有一天，小鸡、小鸭、小狗、小羊、小猫比赛唱歌。小鸡先唱：“叽叽叽、叽叽叽”，小鸭接着唱：“嘎嘎嘎、嘎嘎嘎”，小狗抢着唱：“汪汪汪、汪汪汪”，小羊慢慢唱：“咩—咩—咩”，小猫最后唱：“喵、喵、喵、喵、喵”，好听极了！

您每学一种小动物叫，就出示图片给宝宝看，或者当你说动物名称时指着图片，学小动物叫时做有趣的固定的动作。反复多次后，再问宝宝：“小鸡怎么叫？”让他一一模仿动物的叫声和动作。家长要尽量去模仿，以加深宝宝的印象。

录制个人专集

目的：引导发声，促进语言能力的发展；培养注意力和良好的倾听习惯；培养自我意识。

方法：准备录音笔等录音设备，把宝宝的发音和语言录下来，然后回放给宝宝听，并告诉宝宝那是谁说的话，让宝宝认识自己的声音；下一次录音的时候，可以放上轻柔舒缓的乐曲，让宝宝的录音以乐曲为背景；等宝宝的语言有进一步发展后，放一些简单的儿童歌曲，引导宝宝跟着学，把宝宝学唱歌曲也录下来，这就是宝宝的第一盘个人专集。等宝宝长大了，可以郑重其事地交给他。

录音的时候，尽量离宝宝近一些，以免杂音影响录制效果。

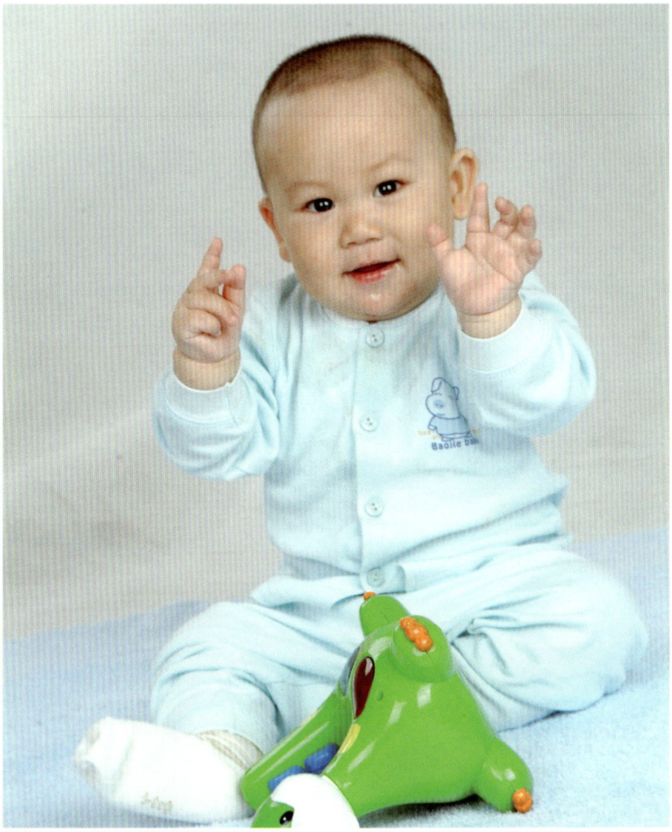

当宝宝要东西时，要鼓励宝宝用语言来表达，而不是宝宝一举手就直接拿给他。

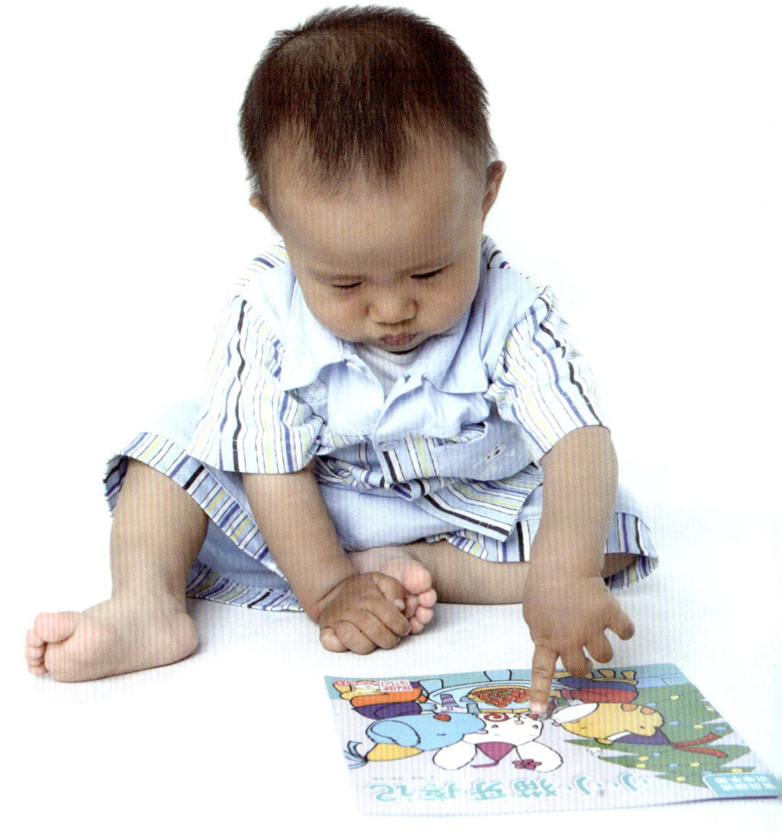

给宝宝看图讲故事的同时，教宝宝用手指认书上的动物，并模仿小动物的叫声来加深宝宝的印象。

认知能力训练

用食指表示1岁

当父母问宝宝“你几岁了”时，妈妈教他竖起食指表示自己1岁。几次之后，宝宝会竖起食指表示1，如“你要几块饼干”，他会竖起食指，表示要1块。妈妈只给他一块，让他巩固对“1”的认识。

模仿动作

和宝宝一起玩，训练宝宝有意识模仿一些动作，如自己拿着碗喝水，拿勺在水中搅一搅等。每次可教一个动作，反复教至学会。

识图、识物、识字

继续认识图片卡及各种物品。待宝宝认识4~5张图片后，让他从一大堆图片中找出他熟悉的那几张。一旦找出来，你就要大加赞赏和鼓励。在图片卡中加入1~2张字卡，宝宝也能找出。

大和小——数概推理训练

将宝宝喜欢的大、小饼干各一块放在桌上，告诉宝宝，“这是大的”、“这是小的”。用口令让他拿，拿对了就让他吃，拿错了就不让他吃，宝宝很快就能学会分辨大和小。再用玩具和日常用品让宝宝复习，以巩固大和小的概念。玩大小积木是更好的游戏，如玩“大的在下，小的在上”和“小的在前，大的在后”等。

学认红颜色

先认红色，如皮球，告诉他这是红的，下次再问“红色”，他会毫不犹豫地指向皮球。再告诉他西红柿也是红的，宝宝会睁大眼睛表示怀疑，这时可再取2~3个红色玩具放在一起，肯定地说“红色”。颜色是较抽象的概念，要给时间让孩子慢慢理解，学会第一种颜色常需3~4个月。颜色要慢慢认，千万别着急，千万勿同时介绍两种颜色，否则更易混淆。

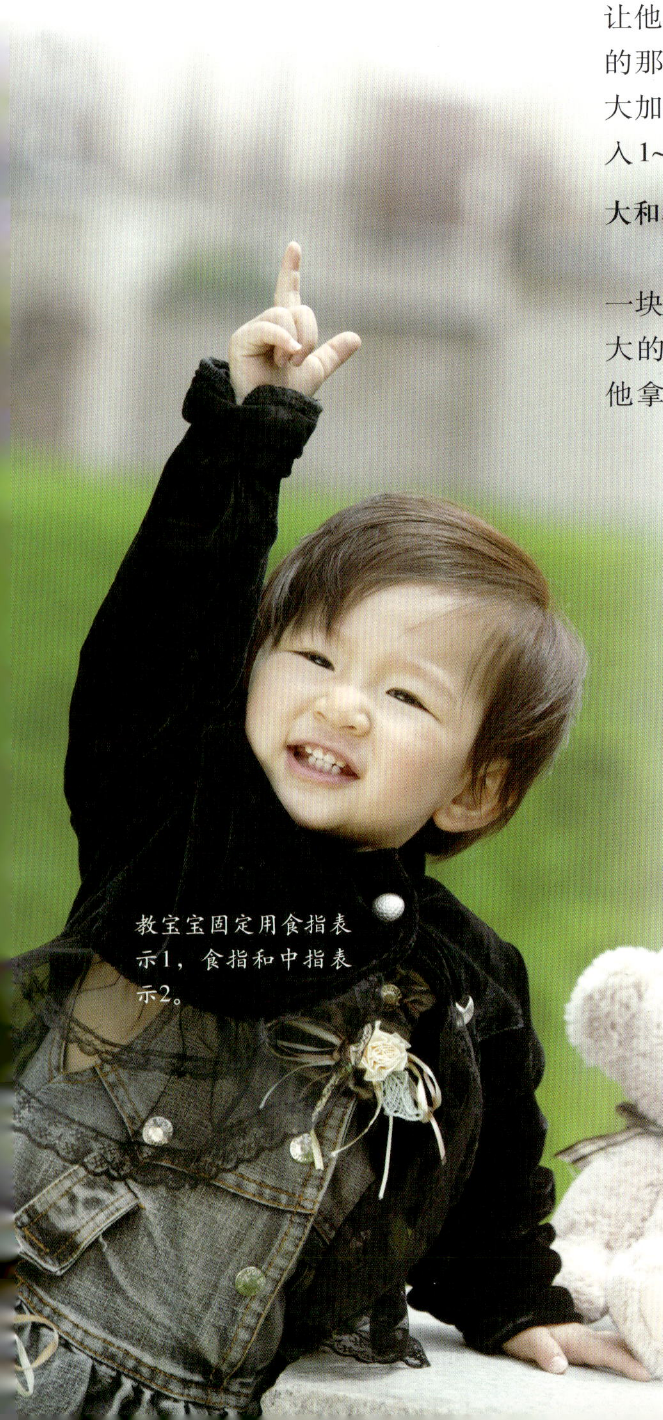

教宝宝固定用食指表示1，食指和中指表示2。

教宝宝认颜色时要一种一种地教，不要同时教两种或两种以上，以免宝宝混淆。

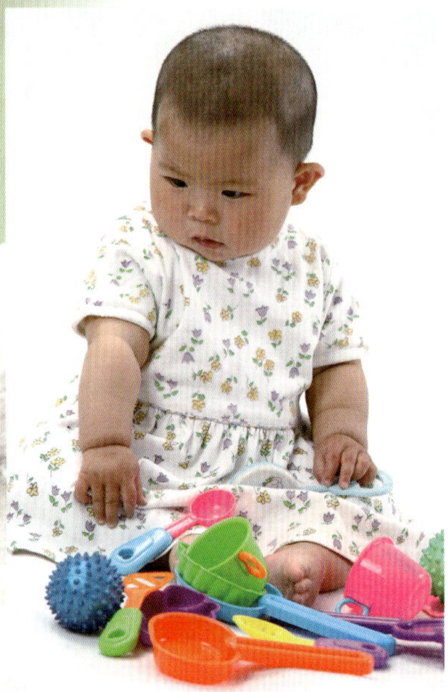

当宝宝能够从一堆图片中找到自己熟悉的图片之后，可试着再加入一两张字卡，让宝宝找。

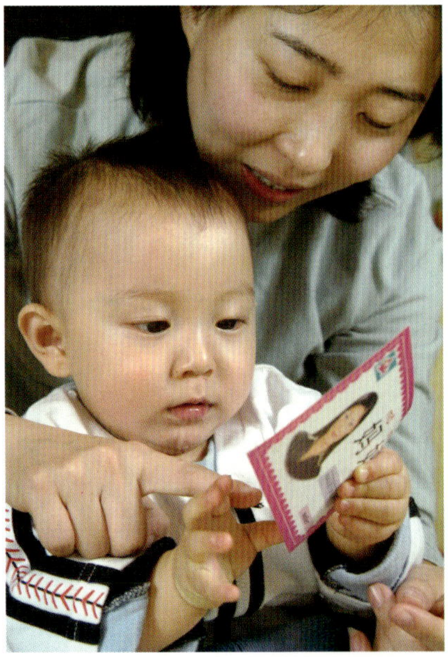

生活能力训练

捧杯喝水

鼓励宝宝自己捧杯喝水，由洒漏渐渐熟练到不洒漏，父母应放手让宝宝做。

穿脱衣服

在给宝宝穿脱衣服时教宝宝配合，如穿上衣时让他知道并自觉地把胳膊伸入袖内。

培养良好的进餐习惯

从小给宝宝一个固定的座位，让他养成安静坐着吃饭的好习惯。

每到该吃饭的时间，就应喂宝宝吃，或让宝宝自己用勺吃，但不必强迫他吃。宝宝吃得好时就应赞扬他，长时间坚持下去，就能养成定时进餐的习惯。在吃饭时，父母不要分散他的注意力，更不能边吃边玩。

学习用勺子

拿一个玩具勺子让宝宝在玩具碗内学习盛起小球、枣、药丸蜡壳等。使宝宝渐渐懂得用勺子将枣或小球盛入，放到另一个小碗内，为以后宝宝自己吃饭打好基础。

脱帽和戴帽

会用手抓掉帽子，也会抓起帽子戴到头上，而且戴稳。宝宝的动作并不精细，半圆形的帽子可以戴好，毛绒帽子就不会拉正，需父母帮助。最好先用稍挺点的布帽练习。

蹬鞋

上床前，让宝宝自己脱鞋，教宝宝自己用脚蹬掉鞋。

上桌子同父母一起吃饭

宝宝吃饭时妈妈不能包办代替，只能帮助，因为上桌同父母一起吃饭，会使宝宝快乐，能分享不同味道的食物，增进食欲。宝宝自我意识随之增强，无意中感到自己会吃东西了。

大小便有意识

培养宝宝良好的大小便习惯，并逐渐懂得要求坐盆，如便前自己找便盆坐下。

当训练宝宝自己喝水时，不妨从训练他自己学会用奶瓶作为第一步。

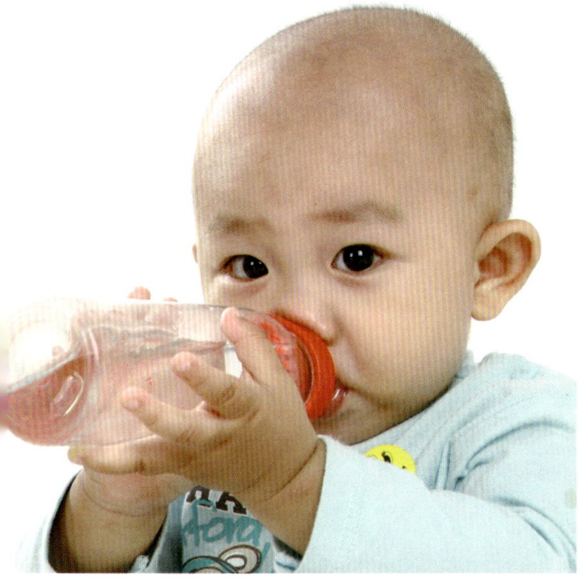

宝宝吃饭的时候，妈妈只能帮助，而不能包办代替。

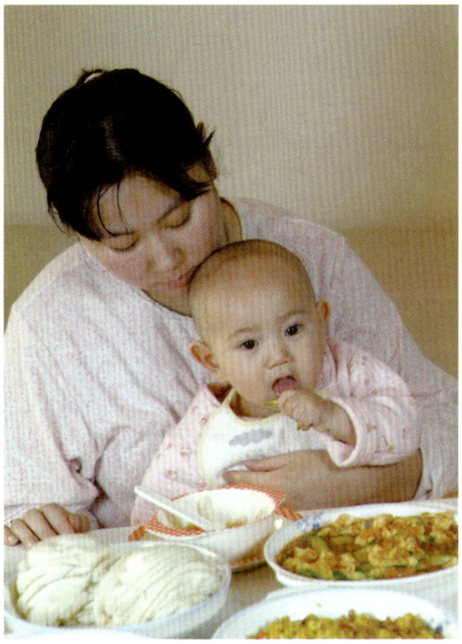

宝宝的便盆应定点放置，这样有利于形成条件反射。

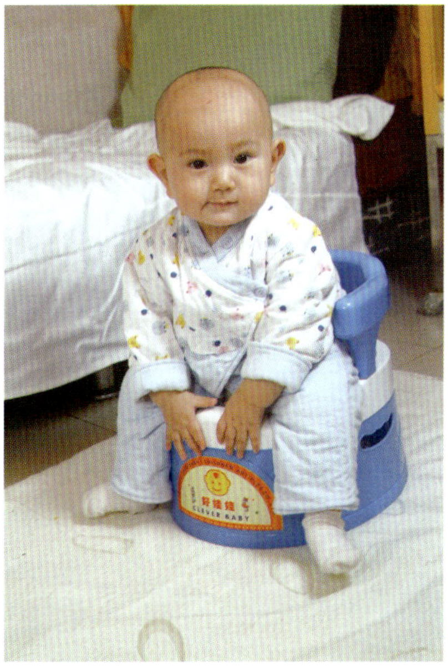

宝宝的情商培养

宝宝的情绪

“小火山”爆发了

1周岁左右的宝宝，迈出了人生的第一步，从此他就要进入幼儿期了。但您会发现，恼怒和不顺心常常伴随着小宝宝，他的脾气变坏了，经常气得大叫，并且把玩具到处扔；要不就使劲咬自己的小手指，像个“小火山”一样，不定什么时候就爆发。

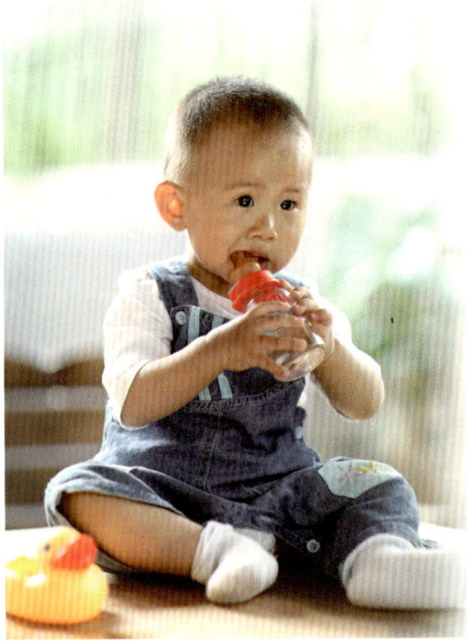

宝宝发火有时候并不是“得不到”，而是“做不到”，父母首先要弄清楚宝宝发火的原因，再来安慰他。

力不从心要发火

一旦开始走路，他会常常沉浸在走路的兴奋之中，一心想试验自己“掌握一切”的能力，但事情并不会随着他的愿望发展，而他还没学会怎样面对这种情况，只能对着玩具、父母和自己发火，来发泄不满。比如：盒子很小，他却拿着小皮球要往里塞，塞不进去，便会气得大叫，甚至把皮球扔掉；刚刚摔倒在地，哭着爬起来，又继续往前冲。

小“阿Q”的精神胜利法

不要认为宝宝心情不好的时候总会找妈妈来安慰，这个“小小人”同样也会自我安慰，来保持他快乐的天性呢。

宝宝吮手指、叹气、转过头去不理等行为都是他自我安慰的方式。他似乎也明白日后要独立面对这个世界，必须找到一个能让自己感到安全和情绪稳定的方法，并不能事事都找妈妈。

宝宝情趣的探索

属于宝宝的探索空间

宝宝的发展速度快得连父母都没有做好思想准备，总是觉得他还是那个襁褓中的小婴儿，总是提醒宝宝“要当心”、“不能做”、“不要摔了”。

试想，当我们正在从事一项非常感兴趣的探索活动时，周围总有个人在耳边这样叨叨，您是不是也会心烦的大声说“不要吵了，让我安静。”宝宝可不会这样说，只会以哭闹表示反抗。所以您最好给宝宝提供一个安全的探索空间：

* 所有危险的、不该让宝宝碰到的东西，如暖水壶、刀子、剪子等都放到宝宝看不见的地方。

* 不要刺激宝宝的好奇心，如果您怕宝宝打碎花瓶，最好悄悄把它收起来，而不是老嘱咐宝宝：“不要碰那个花瓶，很容易打碎。”

宝宝社交能力的培养

模仿父母动作

继续训练宝宝模仿父母的动作，比如见到邻居和亲友，爸爸拍手给宝宝看，妈妈把着宝宝的双手拍，边拍边说“欢迎”。反复练习，然后逐渐放手让他自己鼓掌欢迎。

随声舞动

经常给宝宝听节奏明快的音乐或押韵的儿歌，让他随声点头、拍手，也可用手扶着他的两只胳膊，左右摇身。多次重复后，他能随音乐的节奏做简单的动作。

主动配合

继续训练宝宝能配合父母的日常生活并养成良好的生活习惯，比如吃东西前会主动伸手让妈妈帮助洗手，吃完后会配合擦手、洗脸，收拾干净等。

用动作表达愿望

将玩具和食品放在宝宝面前，训练他会用点头表示同意，用摇头表示不同意。每次给宝宝食物时，先让他点头表示同意，然后再给他。

宝宝的情智特点

10~12个月宝宝的心理发育特点

10 个月的宝宝喜欢掏各种小孔，他看到这些圆形就非常开心，并且非常喜欢把玩具装进另一个玩具中，对食物的欲望不像前几个月那么强烈了，因为更多的新鲜事物在吸引着他。到了 11 个月他就非常依恋父母，喜欢和父母一起游戏、看书。

1 岁的宝宝则喜欢到户外去看看小狗、小猫，对人群、车辆也有非常浓厚的兴趣。此时，他还喜欢模仿父母做一些家务，如果您让他帮着拿东西，他会非常乐意并且希望得到您的肯定，自然，您喂他吃饭时，他会强烈要求自己来，会夺过勺子乱捅一气。

此时的宝宝还非常喜欢听妈妈唱歌，无论您的声音是否动听，都要哼一些歌给宝宝，他的语言能力才会发展得很快。他会模仿妈妈唱歌、却只会听 CD 的歌声而不愿模仿。

妈咪经验谈：呼叫友谊

宝宝姓名：阳阳

育儿心得：友谊地久天长

现在的宝宝太孤单了，这家里就阳阳一个小孩，他 1 岁左右还特别爱发火，但到了外面就特别乖，我就和一些年轻妈妈约好，一周总有那么几天把几个孩子聚在一起，让他们玩。家里有一个玩具电话，几个小不点凑在一起研究了半天。后来，他一旦觉得闷了，就会把电话翻出来，放在耳边，我就装成其他的小朋友那样，把手放在耳边，跟他说：“我是成成，你在家干什么呢？”，每次他都会乐得哈哈大笑。

育儿要点

- 有意识地叫爸爸、妈妈。
- 学迈步并继续训练手足爬行。
- 涂涂抹抹认颜色。
- 在玩水、玩沙、玩泥、玩玩具中练习手及四肢的协调性。
- 看图、认人、认物，并潜移默化中学习认字。
- 随音乐、韵律扭动身体。
- 每天不厌其烦并绘声绘色地念儿歌、童话、诗歌、听音乐。
- 对宝宝的特殊语言予以理解，并和他沟通，多表扬。

必备益智玩具

- 儿童电子琴
- 识图大卡片（动物、人物、自然、生活用品等）
- 几种水果的模型
- 手动敲打的小木琴
- 大蜡笔
- 大小不等的皮球
- 儿歌、童谣光盘

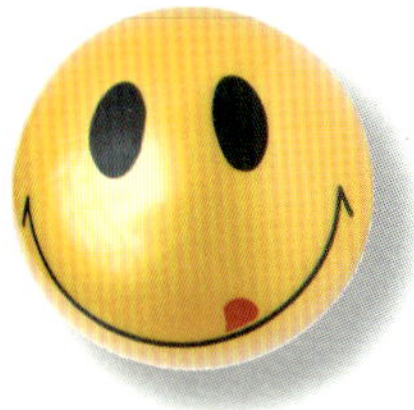

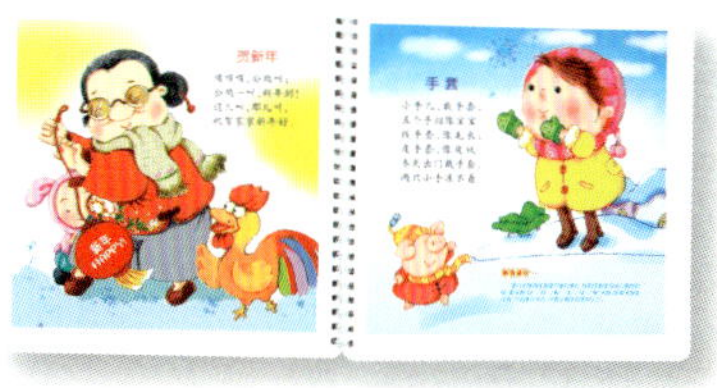

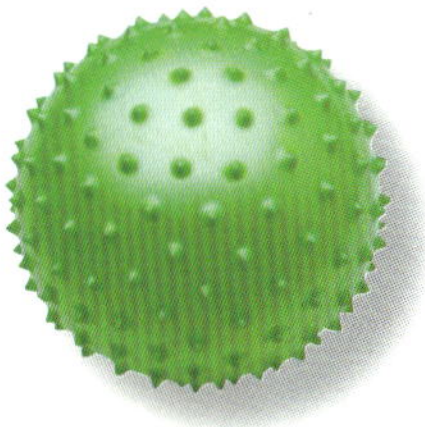

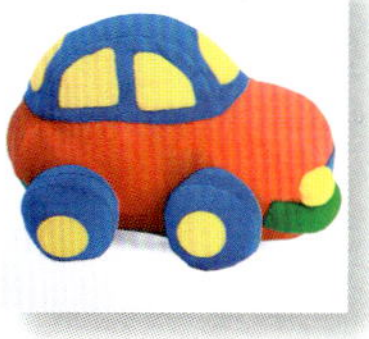

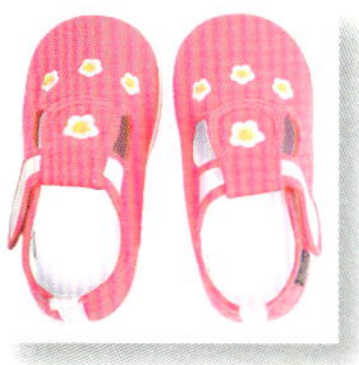

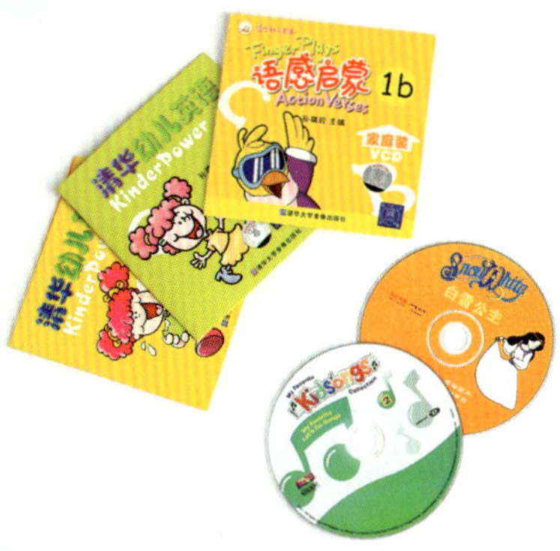

宝宝智能评估纪录

能力分类	游戏	方法	第一次出现的时间	最令您难忘的记忆
认知能力	认图片卡	念物名让宝宝拿出相应的图片卡。	第　月第　天	
	用棍够玩具	把玩具放在床下伸手够不到的地方，给宝宝1根棍子，宝宝知道利用棍子够，但他不一定能取到。	第　月第　天	
	认身体部位	指出身体其他部位，如手、脚、腿、肚子等，让宝宝回答，会认2~3处。	第　月第　天	
	竖食指表示	问宝宝“你几岁了”，要求竖起食指回答。	第　月第　天	
动作能力	独站	扶宝宝站立后松开，宝宝可以独站2秒以上。	第　月第　天	
		扶宝宝稳，给他一个玩具后放开手。宝宝可以独站10秒以上。	第　月第　天	
		宝宝可以独自蹲下又站起。	第　月第　天	
	扶推车走步	让宝宝扶推车或床沿，迈3步以上。	第　月第　天	
	扶站	扶宝宝双手腕站立，可以坚持10秒以上。	第　月第　天	
	独自行走	宝宝可以独自行走2~3步。	第　月第　天	
	手部动作	打开杯盖：示范打开杯盖过程，宝宝可以模仿做。	第　月第　天	
		翻书：向宝宝示范硬皮书打开再合上，宝宝可以模仿父母的动作反复几次。	第　月第　天	
		用蜡笔戳点：宝宝会用蜡笔在纸戳出点来。	第　月第　天	
		搭积木：宝宝会搭1~2块积木，而且积木不倒。	第　月第　天	
言语能力	叫爸爸或妈妈	宝宝有意识地第一次对着爸爸叫“爸爸”或对着妈妈叫“妈妈”。	第　月第　天	
	伸手“要”	宝宝有意识的发出一个字音，表示特定的意思，如“要”、“走”、“拿”等。	第　月第　天	
	模仿动物叫	向宝宝出示不同动物卡片，宝宝可以模仿5种动物的叫声。	第　月第　天	
情绪与社交能力	懂命令	把听得懂妈妈的命令，如“帮妈妈拿来了”、“坐下”。	第　月第　天	
	随音乐或儿歌做动作	放音乐或念儿歌时，宝宝能随节奏做简单的动作。	第　月第　天	
	要东西知道给	向宝宝索要他手中的玩具，他能理解语言，知道给。	第　月第　天	
自理能力	配合穿衣	宝宝可以配合妈妈穿衣，如穿上衣伸胳膊，穿裤伸腿等。	第　月第　天	
	蹬掉鞋	上床前宝宝可以用脚蹬掉鞋。	第　月第　天	
	用勺吃饭	宝宝能用勺把饭送入口中。	第　月第　天	

爱心专题：排解职业妈妈的烦恼

工作需要兢兢业业，家事一大堆，又不想剥夺宝宝应该享有的权利，这是所有职场妈妈都会遇到的问题。聪明的您一定会在这几者中找到平衡点，工作、生活、教子几不误。

职场妈妈的哺乳方法

1．每天上班，在乳房发胀的时候找僻静的地方把奶挤到专用的奶瓶中，然后放在单位的冰箱中。下班时，带回家可以作为宝宝第二天的口粮。当然，如果您有冰镇功能的奶袋最好不过了，因为不是每个单位都会有冰箱。

2．上班时，最怕衣服被奶水打湿，那就需要不定时挤出来，一方面以免遭遇尴尬，同时还可以延长母乳喂养时间，不会使奶水越来越少。每天带一些奶垫在手边，一旦湿了，可以随时更换。

3．利用有限的时间，让宝宝充分享受吸吮妈妈乳房的快乐。如果您由于工作性质的原因无法收集奶水，可以在每天临出门让宝宝美餐一顿，回家后也要先让宝宝大饱口福。

不要让家务占用亲子时间

随时收拾

可以随手将小玩意、旧杂志和扔在地上的玩具等收拾归整，保持家里的大体卫生，减少打扫时间。

学习烹饪

职场妈妈还可以学习一些简单而又营养丰富的烹饪方法，减少呆在厨房的时间。厨房的现代化也可以减少在厨房的时间，如电饭锅，微波炉之类。

让宝宝拥有自己的时间

其实宝宝也不是每分每秒都需要妈妈在他身边。很多妈妈只是一厢情愿，自己不放心而已。让他自己玩，您就可以放手做其他事了。

抓住有限的亲子时间

上班前

利用有限上班前的时间，和宝宝聊天、拥抱、抚摸，让宝宝体会到妈妈的关爱。临走时，一定要抱抱他、亲亲他，跟他说“再见”，然后果断地离开。

下班后

下班后，可以和宝宝一起洗澡、游戏、听儿歌，一起读书，给他讲故事、唱歌。给宝宝心灵补偿。

周末好时光

周末时带着宝宝去公园、幼儿乐园、动物园去玩，也可以带着宝宝一起去打球、游泳，您做锻炼的同时，也让宝宝享受和妈妈在一起的快乐。

也可以带着宝宝去购物，或者整理家务，带他去小朋友家玩。

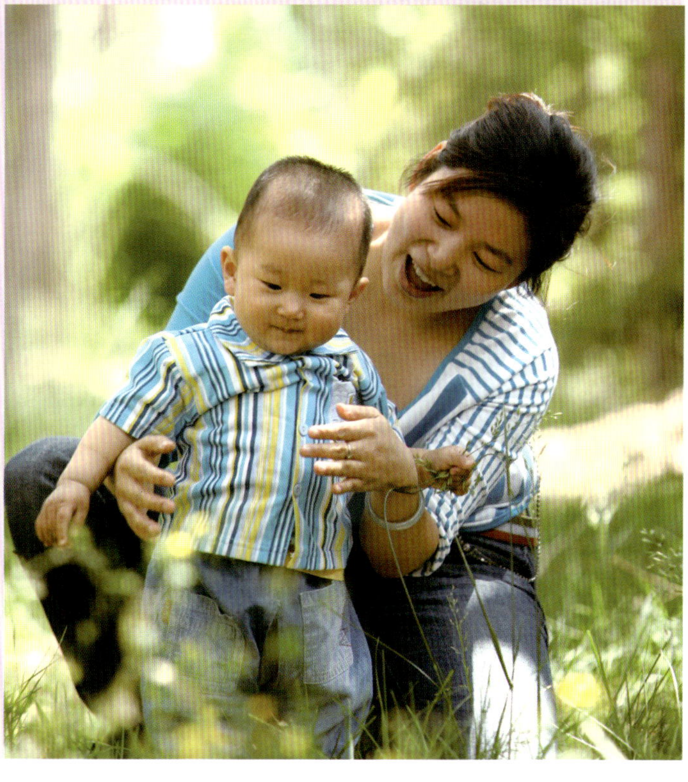

第12章 1岁~1岁半宝宝训练方案

这个阶段的宝宝不太会限制自己的行为活动，他会不停地从一项活动投入到另一项活动中去，并且投入全力。因此，在训练宝宝的时候，您需要为他调整步调，让他能够充分享受活动乐趣的同时又不至于搞得筋疲力尽。

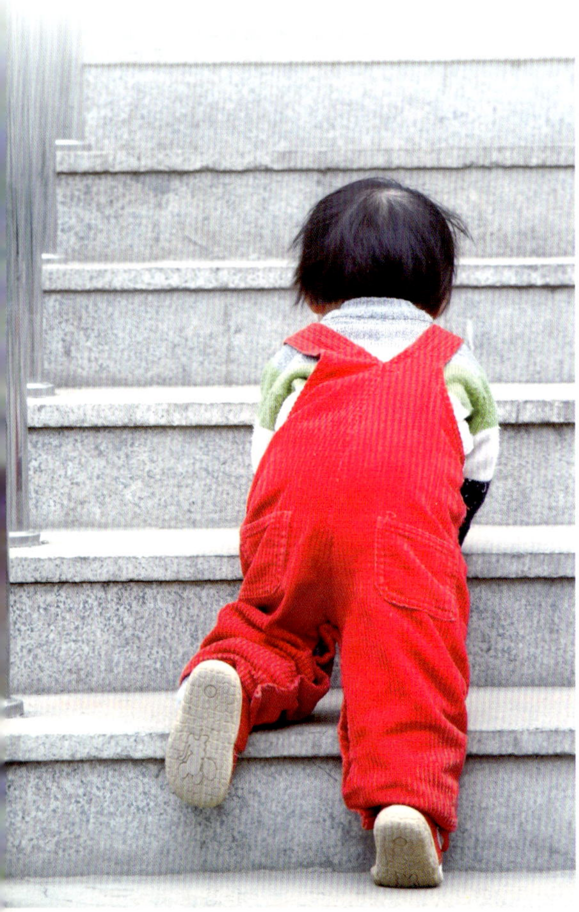

宝宝的智能开发

运动能力训练

主动配合

继续训练宝宝能配合父母的日常生活并养成良好的生活习惯，如吃东西前会伸手让人洗手，吃完后会配合擦手、洗脸，收拾干净等。用动作表达愿望将玩具和食品放在宝宝面前，

训练他会用点头表示同意，用摇头表示不同意。每次给宝宝食物时，先让他点头表示同意，然后再给他。

盖盖、配盖

将用过的盒子、瓶子、杯子当玩具。父母先示范打开一个瓶盖，再盖上，然后让宝宝模仿。宝宝打开一个，再盖上，父母再给他另一个不同的，他又打开，盖上，练得熟练后，再练习给不同大小形状的瓶子配盖。宝宝在这种开开、盖上、配盖的简单游戏中，极大促进了动作智商的发展。

倒豆、捡豆

准备两个宽口瓶子，其中一个放上豆子数粒，让宝宝练习倒豆，从一个瓶子倒到另一个瓶子。开始时，父母扶住瓶，以免瓶子倒，稍微扶一下宝宝往里倒豆子的那只手，让他对准瓶口往里倒，慢慢就不往地上撒豆子了。准备两个小盘和两个瓶子，让宝宝把盘子里的豆子捡到瓶子里，与宝宝同捡，看谁快。宝宝如果都能放到瓶子里，就鼓励他，或发小红花以示奖励。

扶栏上下楼梯

父母牵着宝宝扶栏上下楼梯。让宝宝自己扶好楼梯扶手，一步登上，两足站稳后再向上迈步。熟练后放手也先从上楼梯开始。宝宝能自己上楼梯后，父母再牵着宝宝慢慢学习一步往下迈，两足在台阶站稳之后，再伸足下迈。宝宝一面迈步，父母一面鼓励“宝宝真勇敢”。

搭积木

搭积木是宝宝空间知觉和手—眼—脑协调水平提高的重要标志。开始搭时总搭不上，放歪或掉下来，父母可在旁稍微扶一下。宝宝放上一个，父母要拍手给予表扬，以增强宝宝对搭高楼的兴趣和成功的满足。

套塔

父母示范，将一个彩环套在垂直的塑料桩（或木桩）上，然后让宝宝模仿一个一个往上套。套上一个，鼓励宝宝，如拍手，

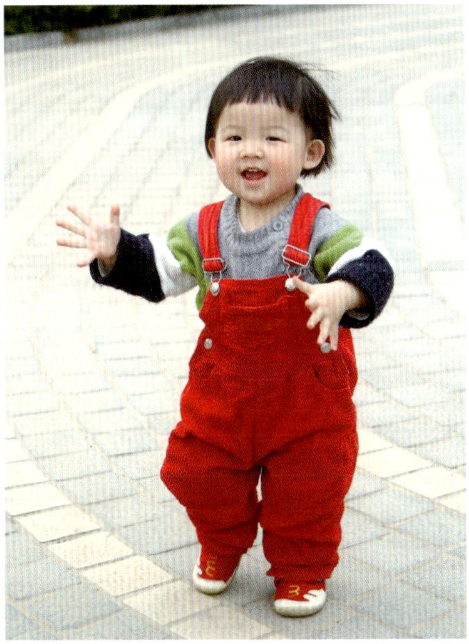

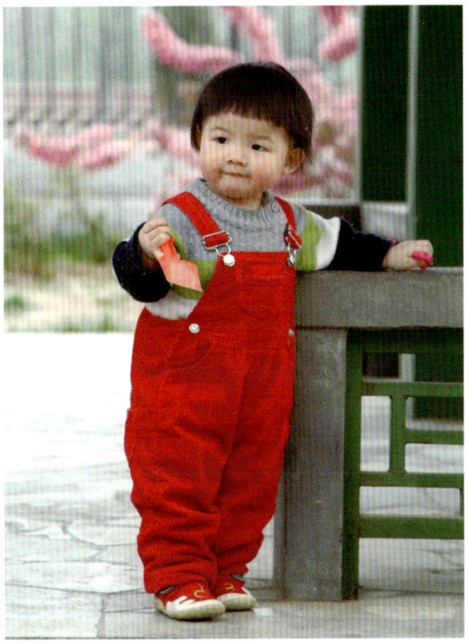

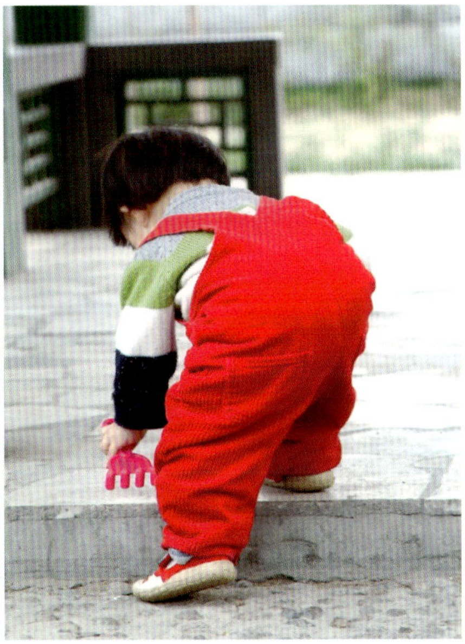

或者说："啊！宝宝真棒""啊！套上了""噢！宝宝成功了"待宝宝熟练后，便可让宝宝按颜色或者大小顺序套成彩色塔。

插片

此游戏需要更高的协调能力和手部小肌肉关节的协同作用来完成。父母先示范，让宝宝学着插插片，由简单到复杂，练习造型。

接龙

用积木接龙，父母先示范，然后让宝宝自己接。同样也可接火车，接好后，对宝宝予以鼓励和赞扬。

父母和宝宝在地上玩多种动作游戏，如与宝宝玩球、踢球等，这样可锻炼宝宝在独立行走中自如地做各种动作。可让宝宝学推小车玩，教他推车前进、转弯等，还可练习侧身走，后退走，父母在一旁保护，并不断表扬他走得好棒。

父母给宝宝一个玩的球，教他举手过肩用力将球抛出，反复练习，直至能向前方抛球，以锻炼宝宝平衡和动作协调能力。

穿珠子

父母先示范，然后扶着宝宝手让他穿。先可练习穿塑料的珠子，穿上后，及时表扬宝宝，并牵着塑料绳两端和宝宝一起抡，以激起宝宝对这种因果关系的专注和思考。

会跑步

父母拉着宝宝一只手教他慢跑步，可与宝宝同跑，让他模仿，逐渐放手，站在宝宝前面拍手叫他自己跑过来。学会跑步双足跳下一级台阶。父母用双手牵着宝宝从最后一级台阶跳下。宝宝渐渐学会单手牵着跳下台阶，更喜欢在散步时由父母牵着手双足往前跳跃。

用手指将小球投入盘内

父母先示范用拇指和食指拿稳小球，拿到盘上方时说"放开"，让小球落入盘内。宝宝拿球时，父母也告诉宝宝拿到盘上方时"放开"。当宝宝放入第一个球时，父母点头表示赞许，以后宝宝会继续将桌上4~5个球准确地放入盘内。这是手—眼—脑协调不可忽视的训练，应多花时间引导宝宝做此游戏。

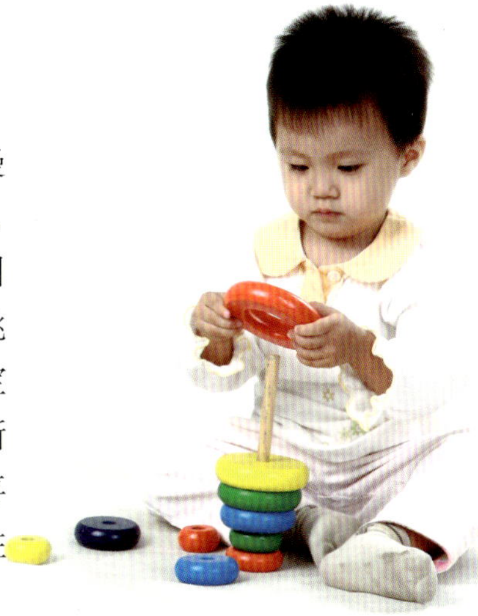

穿珠子能训练宝宝的专注和思考能力。

言语能力训练

说出来再给

这个年龄的宝宝已经懂得很多意思，但语言表达仍处于单词句期，习惯用动作表达需要和欲望。如想出去玩，用手指门；想喝饮料，用手指冰箱，就是“懒得”说出来。

父母应当采取“延迟满足”的办法，促使宝宝用语言表达意思，教宝宝用“是”或“不是”，“要”或“不要”，并配合点头或摇头动作，坚持“说出来再给”。

听从吩咐

吩咐他做些小事，如“扶奶奶上楼梯”、“给爸爸拿拖鞋来”、“给娃娃洗脸”、“哄娃娃睡觉”等。宝宝十分高兴地做各种小事情，因为做好事都会得到“真能干”的夸奖。

指（说）名字

教宝宝学说家庭成员的名字，先教他一个人的名字，反复练习，会说后再教第二个人的名字，接着鼓励宝宝区别这些名字。如“宝宝把糖拿给 ××”、“把球送给 ×××”等。他做对了，要亲吻他、抱抱他、夸奖他。

说儿歌押韵最后一个字

宝宝一面随儿歌做动作时，一面跟着说押韵的一个字。渐渐父母在念儿歌时故意空出最后一个字，让宝宝补上。

继续发展宝宝的语言理解能力。

鼓励宝宝用语言表达出他的欲望和要求，父母不要先替宝宝说出来。成人要用语言来调节宝宝的行为，扩大交往，并随时随地把接触到的事物名称、特征告诉宝宝，以促进语言快速发展。

语言事物联系

继续多教宝宝学说物名，不断增加宝宝的单词量，并引导宝宝将物名与动作地点联系起来，比如和宝宝一起看画片后，告诉他把画片放到盒子里，然后将盒子再放到桌子上面。

由单词句到电报句

1 岁半宝宝的语言能力发展很快，由原来的单词句（如“妈妈”、“爸爸”、“电灯”等）逐渐发展到跟父母学话。但是，所说的句子还不完整，非常简单，被称为电报句，如“妈妈走”。另外往往顺序颠倒，如“两只耳朵有”等。这时父母应利用游戏，促进宝宝的语言发展。

听从指示

选择宝宝已熟悉的物品，给他一些简单的指示，如“吃饭前，洗洗手”，“喝完奶，擦擦嘴”，训练他能听从指示，做到后要表扬他。如果宝宝做不到，要带着他去做。

说名字

继续练习说名字。比如父母用提问的方式问宝宝：“你叫什么？”鼓励他说出自己的名字和小朋友的名字。也可以用呼叫的方式喊他的姓名，让他作“有”的回答。反复练习。

背诵儿歌的第一句或最后一句

在宝宝学会押韵最后一个字的基础上，常常先学会儿歌的三个字的第一句话。如果最后一句有特殊的动作也较易学会。

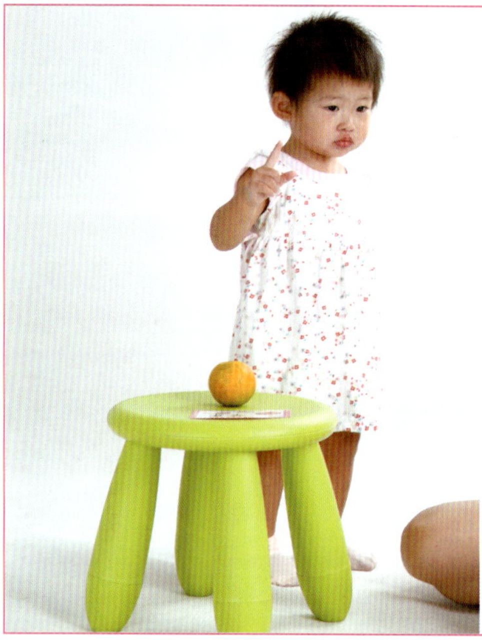

表达

在宝宝学会用语言正确地表达自己的要求的基础上，进一步训练用两个字以上的词组表达。如妈妈问：“到哪儿玩去？”教宝宝回答说：“去公园玩。”

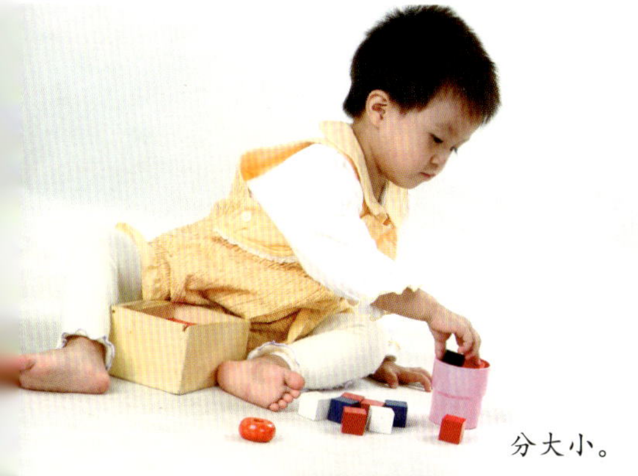
分大小。

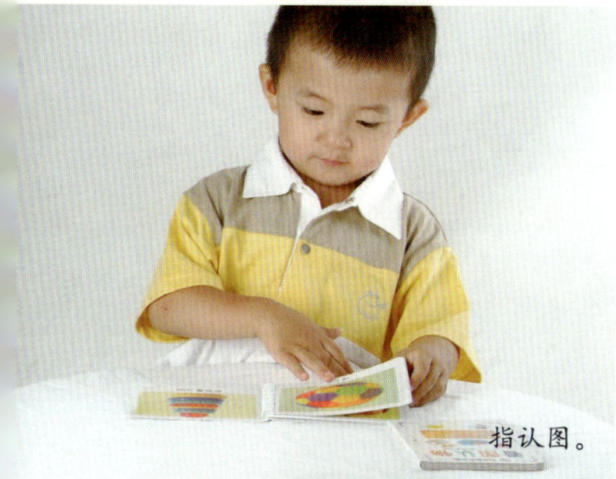
指认图。

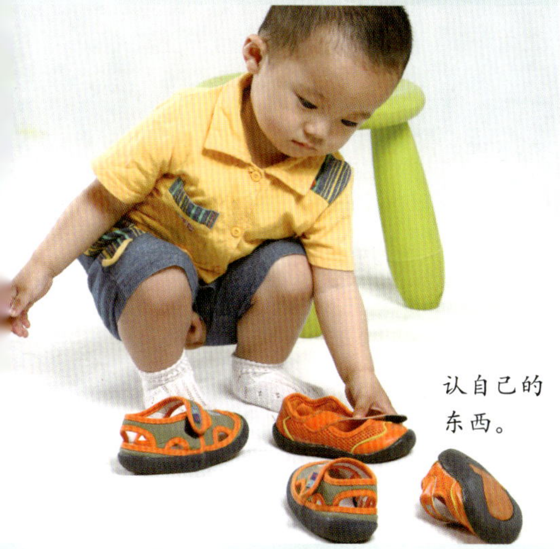
认自己的东西。

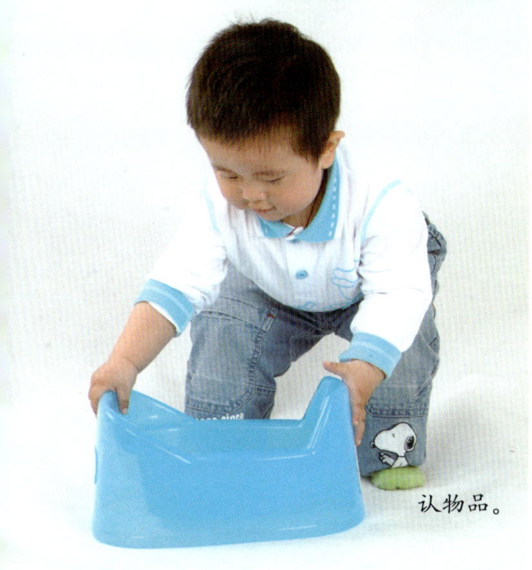
认物品。

认知能力训练

分清大小和多少

妈妈先选两个大小差异明显的西红柿或其他实物放在一起，告诉宝宝哪个大、哪个小，并要让他摸一摸、比一比，然后，让他把大的拿给妈妈，看他会不会。

排排坐，分苹果，大的给奶奶，小的留给我。把水果分成数量差异较大的两堆，让宝宝认哪堆多，哪堆少，同时用手指数一数这一堆比另一堆多多少。

指认图

经常给宝宝看幼儿图书，并读给宝宝听，使他能正确认识和听懂各种名称，父母提问时能用手指出。

认形状

父母示范将圆形、方形、三角形板放入相应的洞穴内，宝宝开始模仿。先让宝宝拿一个圆形板，宝宝开始可能放不准，往这里放一下，往那里放一下，最后总算放进去了，他会高兴极了，您鼓励他，他也十分高兴地连拍手带笑，兴趣促使他继续放其他形状。

认识自己的东西

宝宝的用品要放在固定位置，让宝宝找自己的毛巾、水杯、帽子等，也可进一步让宝宝指认妈妈的一两种物品。

认识物品

与宝宝一起看图片，让他熟练说出各种物品名称。同时，告诉他每种物品的简单用途及关系等，并经常带宝宝出去玩，让他认识外界更多的东西。

生活能力训练

控制大小便

训练宝宝主动控制大小便，大小便时能用语言表达，并自己主动去坐便盆。

脱掉鞋帽

鼓励宝宝自己脱鞋帽，并放到固定地方。

熟练用勺

继续培养宝宝自己拿勺吃饭的习惯。把宝宝的座位和桌子靠近些，围好围嘴，让宝宝在尽量少洒或不洒饭的同时把饭送到嘴里。鼓励宝宝自己吃饭，千万不要养成边吃边玩的习惯，父母更不要跟着宝宝边玩边喂。

良好生活习惯

训练宝宝养成良好生活习惯。比如饭前和睡醒后，要坚持给宝宝洗脸、洗手。告诉他，经常洗脸、洗手不会生病，干净又漂亮，使宝宝对洗脸、洗手感兴趣，不捂着脸反抗。

自己脱去鞋、袜和手套

教宝宝自己脱鞋袜。在脱衣服时，让宝宝和父母很好配合，如父母脱去一只袖子，宝宝自己把上衣脱下。

及时找便盆

教宝宝学会拉下松紧带裤子或扒开裤子，不过有些时候会来不及。父母应该表扬宝宝做得好的时候，或者定时提醒宝宝排便。不要不耐烦，宝宝一尿裤子就打他屁股，或者一直给宝宝带着尿不湿，至使宝宝不能控制大小便。

宝宝的情商培养

宝宝的情绪

正确对待“暴力”宝宝

这个阶段的宝宝，有时侯会兴奋地揪住妈妈的头发不放；和小朋友一起玩时，不知为什么便上手去抓，甚至抓破对方的脸；有时候则会用牙齿咬小朋友的手。这时，您不用担心宝宝长大后会成为一个小“暴徒”，这只是宝宝发育过程中的必然阶段。

1 岁左右的宝宝出现攻击性的行为很正常，但如果此时您没有合理的对待，也许会养成他打人的坏习惯，或者养成自卑、懦弱的性格。

您的正确介入

对宝宝来说，“暴力”是他认识世界，处理周围环境的一种正常的方式。您正确的介入方法是平心静气的对待，然后转移他的注意力。

• 讲道理

宝宝抓人、打人的目的仅仅是出于想交往时，您可以告诉他，这不是正确的交往方式，交朋友应该是握握手或者再拥抱一下。

• 别让宝宝从攻击中获得任何好处

宝宝第一次用武力抢玩具，只是出于一种本能，而他一旦从中获益，便会聪明地把两者联系在一起，认为只要这样做一定可以得到玩具，便会养成习惯。

宝宝的情趣培养

独自玩

在父母视线范围内，为宝宝准备他喜欢的玩具和活动用具，如娃娃、汽车、积木、插片等，让他独自玩。宝宝提问时，要实事求是认真回答，不能搪塞或敷衍了事。

与同伴玩

为宝宝提供与同伴一起玩的机会，比如到邻居小朋友家串门，再安排需要两人合作的游戏让他们玩，如盖房子、拍手、拉大锯等，训练宝宝能与小伙伴一起玩。

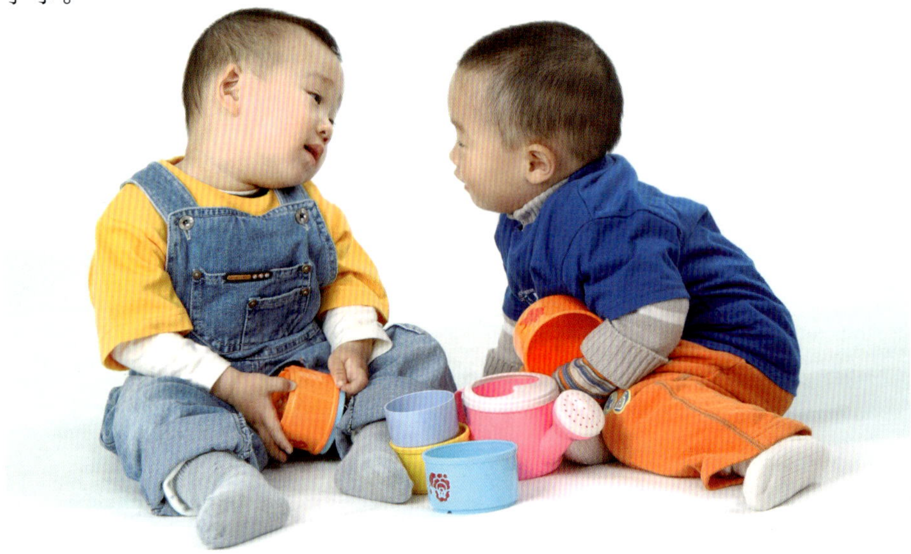

宝宝社交能力的培养

分辨表情

父母在宝宝面前经常做出高兴和生气的表情，让宝宝知道什么是喜，什么是怒。比如当宝宝拿糖给父母吃时，父母要表现出高兴的样子；宝宝做了不该做的事时，要一面制止，一面表现出气愤的样子，并说“妈妈生气了”。

分享食物和玩具

经常讲小动物分享物品的故事给宝宝听，让他知道食物应大家分享。在宝宝情绪好的时候，给他两块糖，告诉他拿一块给小朋友，另一块留给自己。

宝宝要懂的礼节

宝宝的天性是淘气，您不要要求这个阶段的宝宝像个小大人一样，事事都做得理想，只要他懂得基本的礼貌就可以了。

叔叔阿姨给他零食吃，要让他知道说“谢谢”。

打哭了小朋友，要让他道歉说：“对不起”，并且把玩具分给小朋友作为安慰。

和小朋友分手要说：“再见”。

见了新朋友要说：“你好”。

和小朋友一起分享美食。

宝宝的情智特点

1岁~1岁半宝宝的心理发育特点

这个阶段的宝宝最突出的特点是用“暴力”解决一切问题。他会在与同龄小朋友的交往中慢慢锻炼社交能力，您的干涉要尽可能少，不能对他保护过度，让他学会自己处理问题。

此时的宝宝喜欢把空盒子、小桶等装满玩具，然后倒出来再重新装。也喜欢和爸爸妈妈一起玩球，指认耳、鼻、口等身体器官，并且日渐不满妈妈的限制，您的关照此时可能会引起他的反抗。

此时宝宝的知识在增长，脾气也挺大，注意力容易分散，可以很快调整心情，忘掉不愉快的事情。

育儿要点

- 合理喂养，平衡膳食，制定合理的一周食谱。
- 每天给宝宝讲故事。
- 从蹒跚学步到独立行走、跑步。
- 放手让宝宝自由活动，如踢球、抛球、搭积木等。
- 增加交往范围，广交小朋友。
- 逛动物园，学认动物。
- 经常做捡豆，捡玻璃球，画画等精细动作。
- 经常做登高、跳下、蹦跳等大动作，但要注意安全。
- 生活能力的培养，吃饭、穿衣、洗漱等的配合。

必备益智玩具

- 大球、小球和筐
- 塑料制小壶、小桶、小铲和喷壶
- 拖拉小车和放在车上的玩具
- 各种模型的挂图（汽车、动物、日用品、自然现象等）
- 套碗（各种颜色）
- 数字填充模板
- 能扭动的助力儿童车

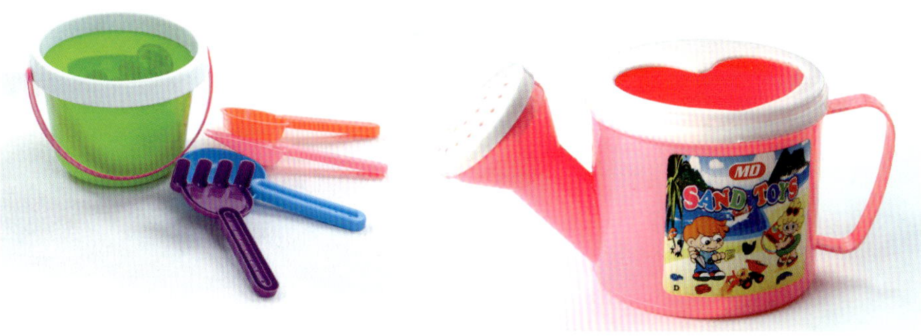

妈咪经验谈：“小暴徒”变乖了

宝宝姓名：木子

育儿心得：和平解决玩具争端

小孩到了一起，只要有玩具，总要争个你哭我闹。有一次，一个小朋友拿了一个小球，绿色的，家里也有。可木子看见了非要抢过来玩，小朋友不给，他就抓起小朋友的胳膊准备咬。我一看不成，立刻赶过去，拉开木子，对他说：“那是小朋友的球，不是你的，你的球在家里，如果你想玩，可以拿你的小车去换。”反复说了好几次，并做了好几次动作，让他把小车给小朋友换小气球。他站在那里想了好半天，不知在想什么，突然把小车“啪”扔到小朋友跟前，那个小孩一看，气球也不要了，就去捡车。玩具争端总算解决了。这样交换几次后，他想玩别人玩具时，就不再动用武力了，并懂得了交换。

宝宝智能评估纪录

能力分类	游戏	方法	第一次出现的时间	最令您难忘的记忆
认知能力	认颜色	宝宝可以从多种颜色的积木中挑出红色。	第 月第 天	
	认几何图形	在有圆形、方形、三角形的形板中，宝宝可以挑出指定的图形并放入。	第 月第 天	
	认自已的家	带宝宝上街后，回来时让宝宝做向导认出自己家。	第 月第 天	
	认识自已的物品	把父母与宝宝的物品放在一起，宝宝能找出 3 件以上自已的物品。	第 月第 天	
动作能力	爬楼梯	父母在楼梯上吸引宝宝爬上来，宝宝能手足并用爬上1~2级台阶。	第 月第 天	
	抛球	站在宝宝对面，宝会举手过肩，并抛出球。	第 月第 天	
	扶栏上楼梯	父母在旁监护，宝宝可自已扶栏上楼梯1~2个台阶。	第 月第 天	
	跑步	父母站在宝宝对面，拍手叫宝宝跑过来，会跑过来。	第 月第 天	
	手部动作	搭积木：父母示范搭两块积木，推倒后，宝宝可以模仿搭高2块。	第 月第 天	
		套圈：直径 10 厘米的彩色圈套在垂直的棍上，宝宝可以模仿套5个圈。	第 月第 天	
		投球入盘：父母用拇、食指拿稳小球，拿到盘上方时说“放开”，使小球落入盘内，宝宝可以照做4~5个。	第 月第 天	
言语能力	说儿歌最后一个字	父母念三字儿歌，宝宝能说两句儿歌的最后一个字。	第 月第 天	
	知道自已的名字	父母问宝宝 “你叫什么呀”，宝宝可以正确回答。	第 月第 天	
	使用“有、没有”	在宝宝注视下，父母将玩具熊放在枕下，问宝宝“有没有小青蛙呀”？宝宝答“有熊”、“没有小青蛙”。	第 月第 天	
情绪与社交能力	听到叫名字	父母在宝宝背后叫他的名字，宝宝知道在叫自已并走过来。	第 月第 天	
	照料娃娃	父母说 “娃娃病了”，鼓励宝宝去照顾她，宝宝会表示出同情，并给娃娃盖被、喂饭。	第 月第 天	
	替父母拿东西	吩咐宝宝替父母拿东西，如水杯、板凳、拖鞋等。宝宝可以按吩咐正确拿来3种以上的东西。	第 月第 天	
自理能力	控制大小便	宝宝能用语言表达要大小便或自已主动去坐便盆。	第 月第 天	
	会自已吃饭	宝宝可以自已拿勺吃半顿饭。	第 月第 天	
	端杯喝水	父母给宝宝盛半杯水，宝宝可以自已捧杯喝水。	第 月第 天	

爱心专题：为宝宝选购合适的智力玩具

玩具是宝宝"亲密的伙伴"，是开发宝宝智力的有益工具，而各类智力玩具，更是促进宝宝智力开发的启蒙"教师"。不少家庭舍得"智力投资"，往往给宝宝买高档的、漂亮的、大型的玩具等。那么，究竟如何为您的宝宝选择合适的智力玩具呢？

如何选择智力玩具

1．有助身心发育的玩具是最重要的。

在选择玩具时不一定要高级的，也不要因宝宝一时喜爱就买，应多着眼于那些能启发宝宝动脑筋去想，动手去摆弄的东西。如棋类、拼图类，可以组装拆卸的，以及可以自己动手设计制作的玩具。这样的玩具可使宝宝在动脑动手，获得成果中得到快乐，得到知识，从小培养创造的欲望。

2．根据宝宝的年龄选择玩具。

选择玩具要从不同年龄阶段出发，以符合宝宝的实际能力。对年龄小的宝宝，可多提供形象逼真的专门化玩具，以适应他们的经验。如会拍照的小熊猫，会生蛋的母鸡、会叫的小狗、会摇头的娃娃等。

对大年龄的宝宝，可多提供无固定用途的非专门化的各种游戏材料。如各种积木、插塑、拼板、镶嵌玩具等，这类玩具最能锻炼宝宝的观察力、想像力和思维力。

3．让玩具和宝宝一起"成长"。

选择会跟宝宝一起"长大"的玩具。球，是好的选择。从幼龄时的触摸、把玩，到稍微长大后，跟其他孩子一起踢球；书本，也是好选择，适合各年龄层的孩子。

此外，在选择玩具时，家长还要注意，给宝宝的玩具应坚实、牢固、耐用、安全、便于擦洗。

3岁以下宝宝适合的玩具

适合于3岁以下宝宝的玩具部分特征，根据玩具的类别列在下面：

玩具娃娃：供手持或搂抱且身体柔软的婴儿娃娃或人物娃娃，填充的或"豆袋"类娃娃，形状简单的碎布娃娃，布娃娃，轻型小巧的塑料娃娃。

玩具车：外形简单结实的汽车、卡车及火车，以简单色调装饰，没有细微外形刻画并对车辆的具体牌子或型号没详尽描述说明，并且只要求简单的使用动作（例如滚动、翻倒、推动及放开）。

早期学习玩具：供基础学习训练（例如字母、数字或图案）、简单的形体动作训练（例如转动轮子或旋钮），拉开和放开或根据大小分类等玩具（例如书和拼图）。

软体的球或类似物品：供挤压、摇动、滚动或扔掷的柔软的、质量轻的球或类似玩具。

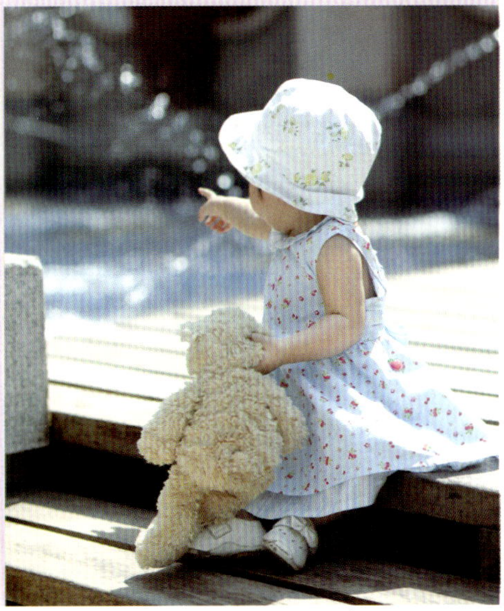

好的玩具不仅是宝宝成长过程中的亲密伙伴，更是促进宝宝智力开发的启蒙老师。

第13章 1岁半~2岁宝宝的训练方案

在成长的过程中，宝宝的身体变化是巨大的，他也将不断尝试能力之外的一些事情。在您的耐心指导和鼓励下，宝宝能够学会遵守基本的安全准则并学会如何迎合您的期望。

宝宝的智能开发

运动能力训练

穿珠子

用塑料绳穿固定瓶盖的小环，学会将绳子放入小眼内之后，再让宝宝学穿大的别针后面的圆孔，逐渐让宝宝穿算盘珠子、扣子。

教宝宝用绳穿上几颗珠子。让宝宝将绳子穿入小孔内，但要在孔的另一侧将绳子提起，这个动作要经过反复练习才能熟练，渐渐可加快速度，并提高准确性。穿珠子是手—眼—脑协调训练的好方法。

捡莲子

抓一把莲子放在宝宝面前，让他只用食指和拇指捏起莲子，准确地放入碗中。父母也可以用花生、大枣等代替莲子。

上台阶（楼梯）

如宝宝行走比较自如，可有意识地让宝宝练习自己上台阶或楼梯，从较矮的台阶开始，让宝宝不扶人只扶物自己上，逐渐再训练宝宝自己下楼梯。学跳、学倒退走，让宝宝练双足跳，拖着玩具倒退走，或做“你来我退”的游戏，锻炼宝宝能较稳定及持续地倒退走。

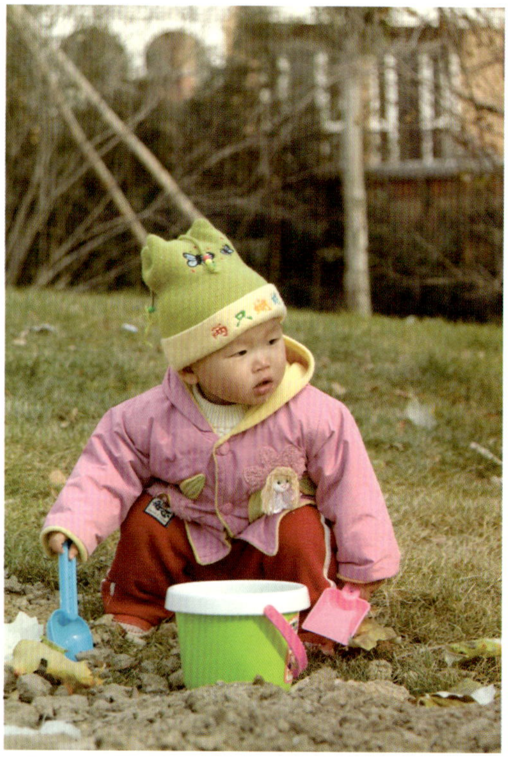

玩沙土

让宝宝用玩具小铲将沙土装进小桶内，或者用小碗将沙土盛满倒扣过来做“馒头”。

宝宝玩的沙土要先过筛，将石头和杂物去掉，用水冲洗过；每次玩之前要用带喷头的水壶将沙土稍微浇湿，以免尘土飞扬；玩耍完毕用塑料布将沙土盖上。玩沙土是促进皮肤触觉统合能力发展的重要方法之一。

捉迷藏

与宝宝玩捉迷藏、找妈妈的游戏。在追逐玩耍中有意识地让宝宝练习跑和停，渐渐地让宝宝学会在停之前放慢速度，使自己站稳。游戏中逐渐使宝宝能放心地向前跑，不至于因速度快，头重脚轻而向前摔倒。

掷球

与宝宝一同掷球，并说：“扔到我这边。”父母各站一边，宝宝站中间，让宝宝学向两个方向扔球。

爬上高处

让宝宝渐渐学会爬上椅子，再到桌子上抓取玩具。宝宝独自抓取高处之物会有一定危险，父母应将热水瓶及可能伤害宝宝的物品移开。桌子上不要铺桌布，不放易烫伤宝宝的物品，以免发生意外事故。

跑

继续跑步练习。父母把小球滚出 2 米之外，让宝宝跑过去拾回来，再滚出去，再拾回来，反复练习。

踢球

让宝宝练习踢球。父母分别站在他的左前方和右前方，边喊口令“把皮球踢向爸爸”或“把皮球踢向妈妈”，边鼓励宝宝踢球。做对了给予表扬。

走、走、走

在宝宝行走自如的基础上，玩一些走步的游戏。例如把地上 5 块地板砖比做桥，让宝宝练习从桥上走，以训练他的平衡能力。

双脚跳

父母拉着宝宝的双手与他对面站立，先示范双脚跳一次，然后与宝宝同跳。开始练习时可拉着宝宝的两只手，让他双脚跳，逐渐由一手牵着跳到扶物跳，进一步让他自己跳。反复练习，对脑平衡系统的协调发展十分重要。

开门

教宝宝学会拧开门把手，推开门，或者拉开横栓和扣吊，打开柜门。还可教宝宝将钥匙插入锁眼，学着转动开锁。

走“S”形线

父母在地上画一条约 10 米长的“S”形线，让宝宝踩着线往前走到头，如果宝宝能一直踩着线走，要给予他表扬。如果完成得好，可根据宝宝情绪来回走几趟，这能促进左右脑的健康发展。

展翅飞翔

父母带宝宝去户外宽敞的地方，同宝宝一起张开双臂当翅膀学鸟飞。

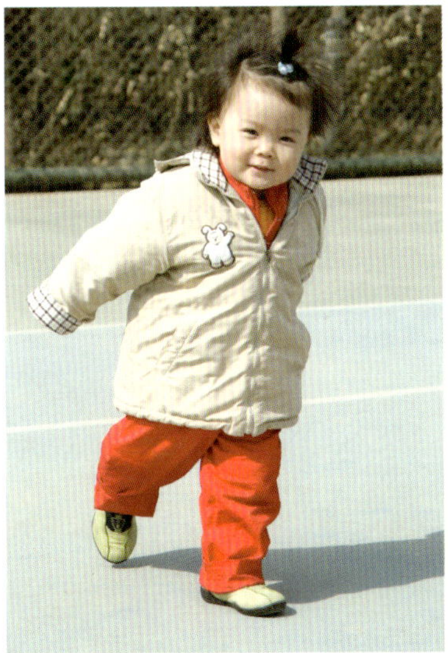

跑：锻炼宝宝的运动能力。

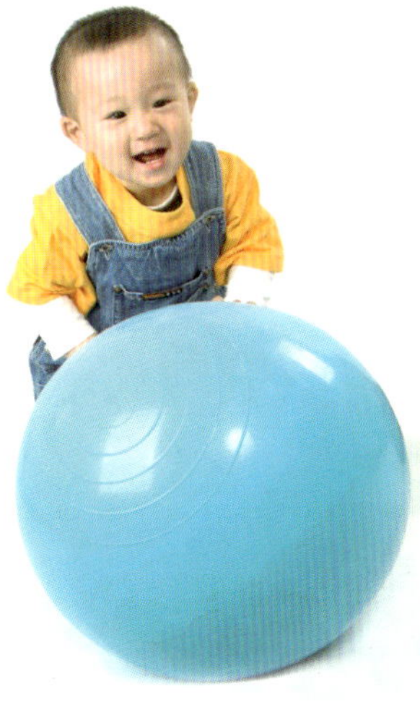

玩球：锻炼宝宝的方向感。

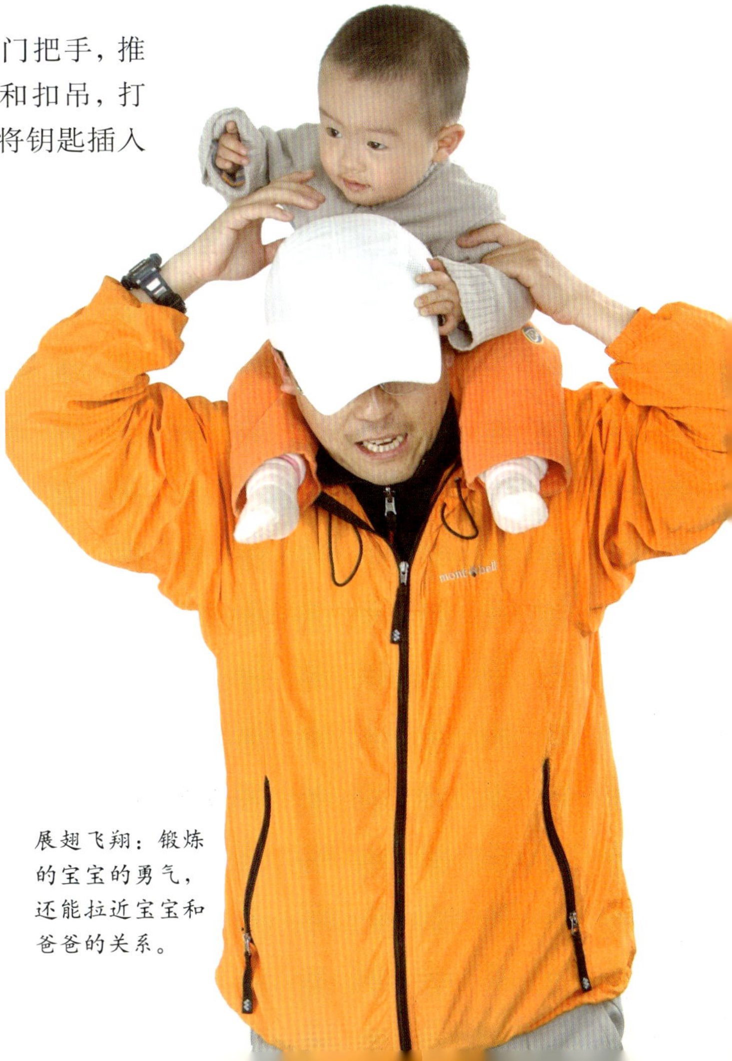

展翅飞翔：锻炼的宝宝的勇气，还能拉近宝宝和爸爸的关系。

言语能力训练

双语句

为了使宝宝能够较准确地使用一些词，要鼓励宝宝自己表述，能够多说一些有名词和动词的双语句。如“宝宝喝水”、“我要”等要求语，以及“我不要”等否定语，并教宝宝记住自己的名字。

增加词汇量

父母应该准确说出生活中常用的词汇，鼓励宝宝模仿，并运用于生活中，以增加词汇量。如“吃饭”、“扫地”、“梳头”、“洗手”、“推车”等。

分辨声音

给宝宝听幼儿磁带，教他分辨火车声、锣鼓声、刮风声、下雨声、流水声、鸟语、动物叫等声音，再结合日常生活中及游玩中的所见所闻，让宝宝听声说出“下雨”、“刮风”、“打鼓”等。

用一个词形容家里的人

教宝宝用词汇形容家里的人，如“爸爸高”，“妈妈漂亮”，“宝宝乖”，使宝宝的词汇渐渐丰富起来。

说出姓名

教宝宝准确地说出自己的名字（包括姓），并使宝宝能够说出爸爸的名字、妈妈的名字和小朋友的名字。但是，一般情况下要让宝宝称呼自己的父母为“爸爸”和“妈妈”，不直呼名字。

用我代替名字

宝宝往往用名字形容自己的东西。拿属于宝宝自己的东西，鼓励他说“我的衣服”、“我的床”、“我的鞋子”，而代替“宝宝的衣服”、“宝宝的床”、“宝宝的鞋子”等，这是宝宝自我意识的萌芽。说对了要称赞他，亲吻他。

给宝宝看画片，根据图意编故事给他听，反复3~5次后，让他看着画片（同一张画）讲出这个故事，要鼓励他说出故事中的一个词或短句。如“小鸟飞”、“火车跑”等。

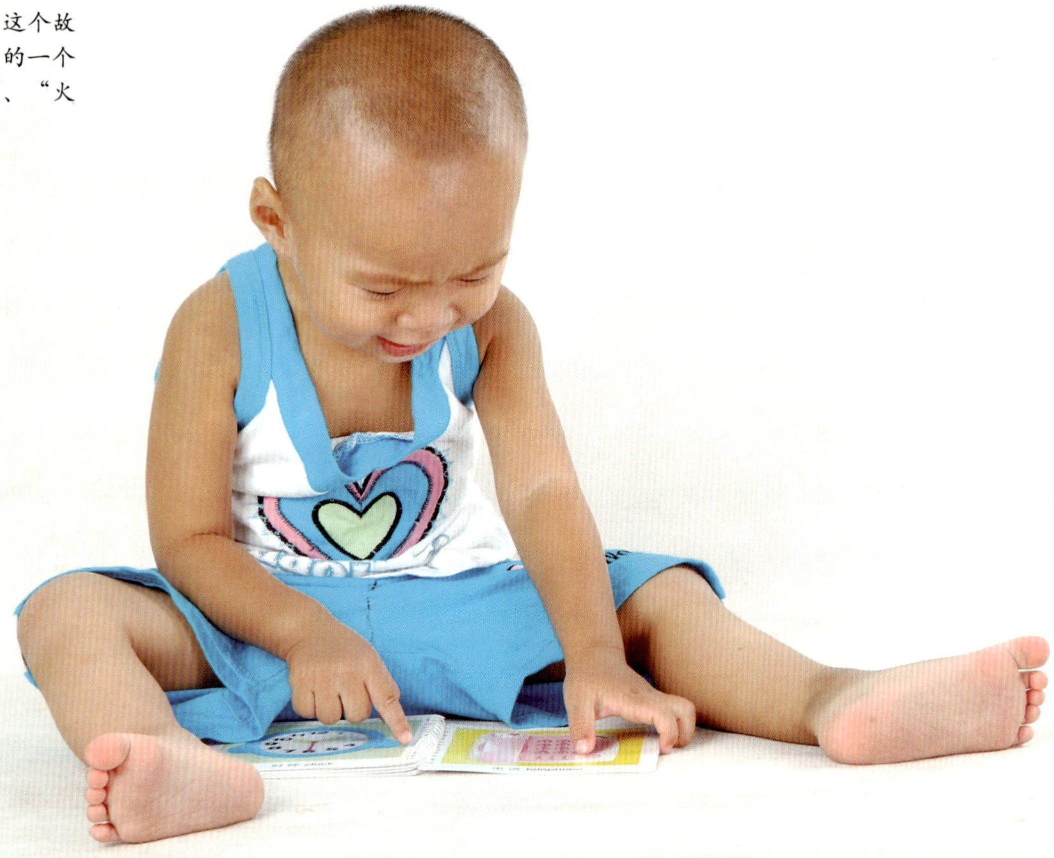

背诵儿歌

经过2~3个月的学习，有些宝宝能背诵3个字一句的儿歌4句，有些能记住第一句和最后的一句。几个宝宝在一起背诵儿歌更有游戏性，一边背，一边表演动作，更易于学会。

宝宝喜欢与别人一起共同背诵儿歌，也能自己背诵。如果有1~2句还不太熟，在共同背诵时可以得到别人的提醒而慢慢学会。已经背会一首，就喜欢再背另一首新的。

背诵数字1~5

常常听口令的宝宝很快学会说“1、2、3”，或者背数到“5”。宝宝只能背诵，不会点数，口手不同步。

喜欢听讲过的故事

宝宝在睡前总是要父母讲故事陪着睡，他会在心中默默背诵着故事里的每一句话，当父母讲的与过去不同，他就会插一两个字来更正。

问“你”时用“我”回答

有人问宝宝“你几岁啦”时，父母教宝宝说“我两岁”，而不是“你两岁”。这是很大的进步，宝宝懂得“你”和“我”的意义。

同娃娃讲话

宝宝玩布娃娃时，口里会不断地讲一些让人听不太懂的话，有时他会学父母的口气“噢，乖乖，不哭”、“饿啦，吃奶”等；有时他会自言自语或者发出古怪的声音等，与娃娃交流。

宝宝在和布娃娃说着只有自己才知道的“悄悄话”。

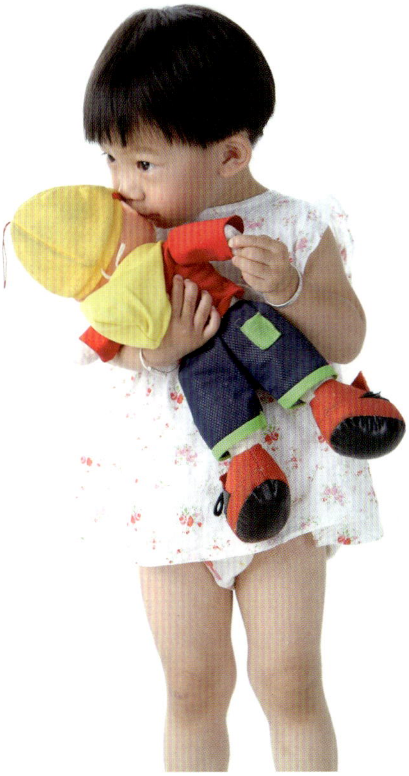

宝宝会念数字是宝宝学会数数的第一步，在宝宝会念数字的基础上，父母才可以对宝宝进行数数的下一步训练。

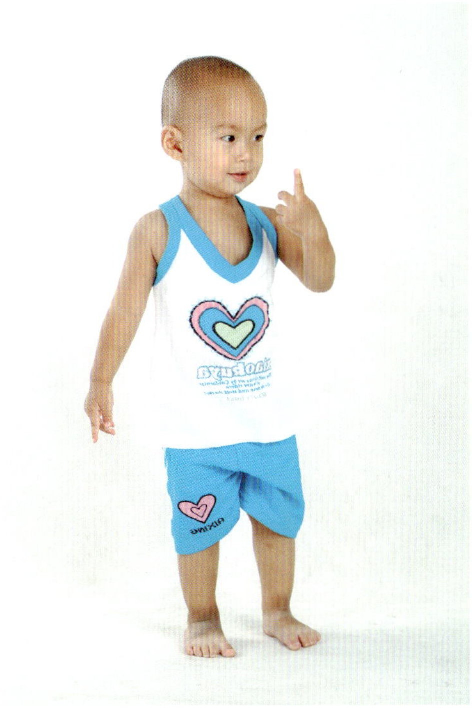

让宝宝学脱帽和戴帽，最好先用稍微挺些的帽子练习。

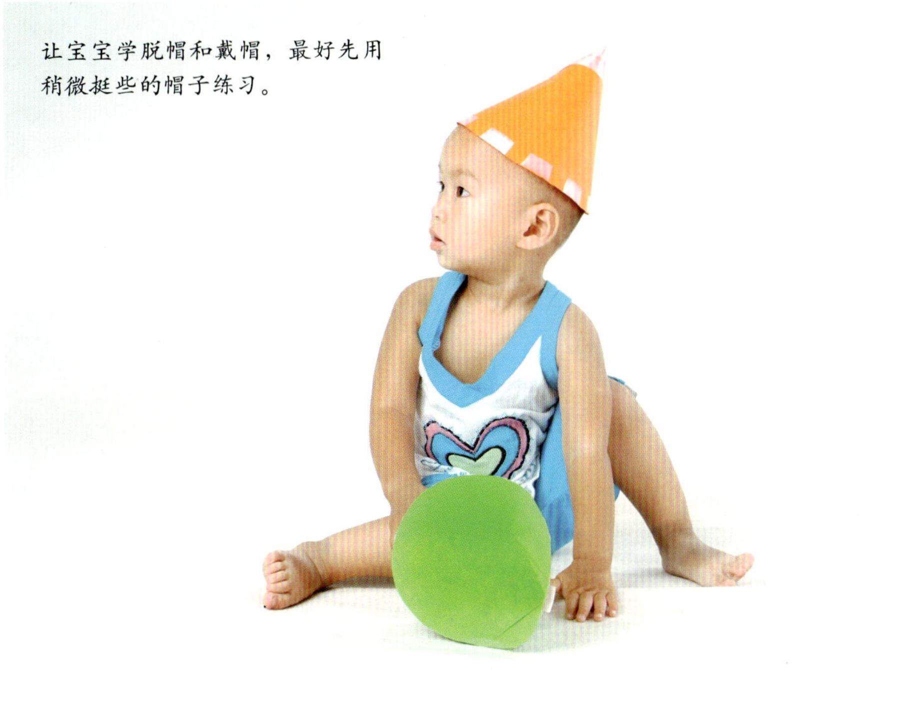

认知能力训练

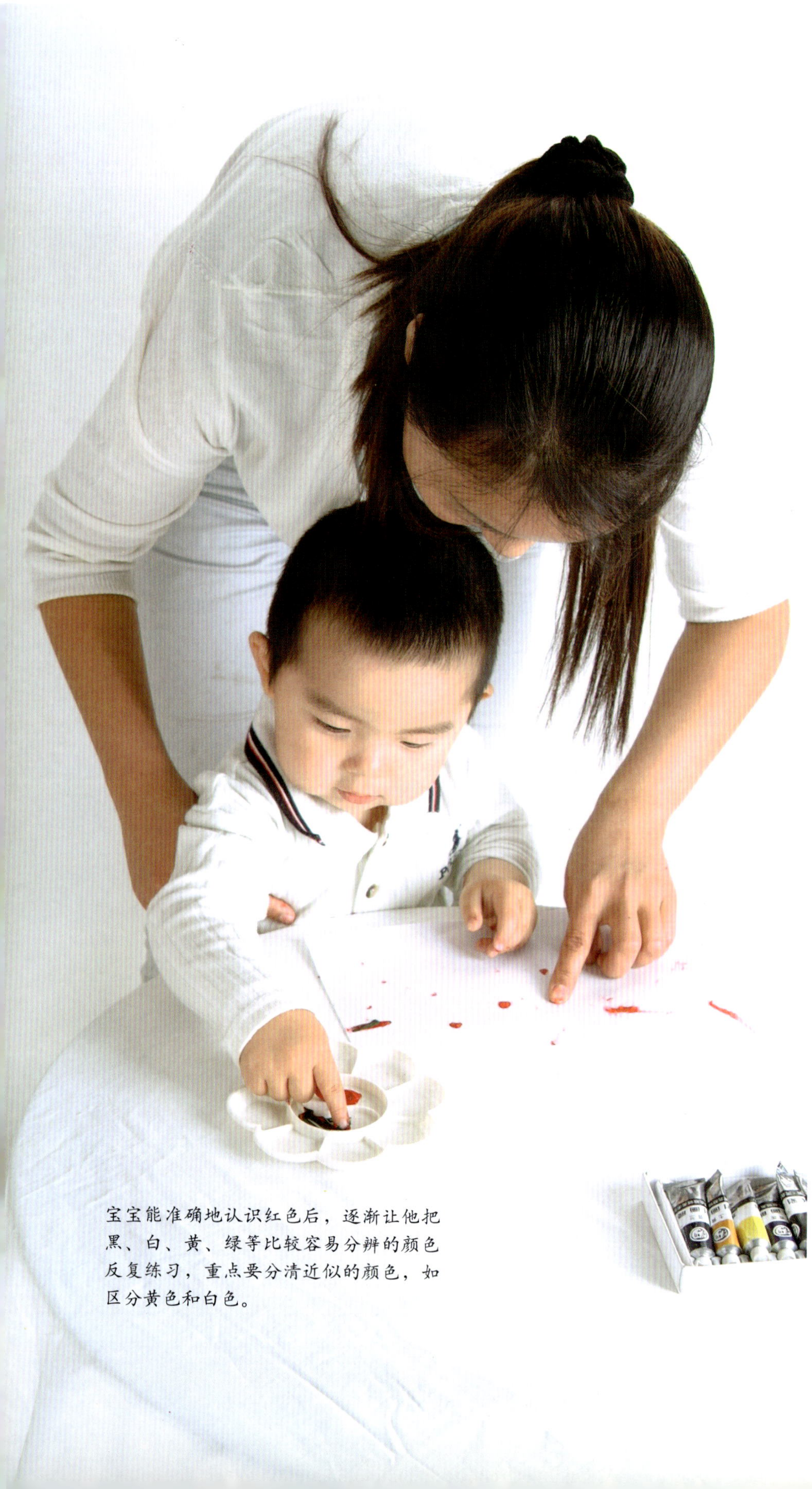

宝宝能准确地认识红色后，逐渐让他把黑、白、黄、绿等比较容易分辨的颜色反复练习，重点要分清近似的颜色，如区分黄色和白色。

配对

将两个相同的玩具放在一起，再将完全相同的小图卡放在一起，让宝宝学习配对。在熟练的基础上，将两个相同的汉字卡混入图卡中，让宝宝学习认字和配对。

模仿操作

每日用一定的时间与宝宝一起动手玩玩具，如搭积木、插板等，给宝宝做示范，让宝宝模仿。可以用不同大小、形状的瓶子配瓶盖，将每套玩具放回相应的盒子内。

翻书找画

购买一套适合宝宝的幼儿读物。每次翻开幼儿读物中的一页，把书中的主要事和物讲给宝宝听，然后把书合起来，再让宝宝找到那一页。开始要帮助他回忆要找的东西，并教他从前往后逐页查书的习惯，再训练他独立查找。

握笔画画

教宝宝学画，教宝宝正确的握笔姿势，并让宝宝模仿画出清清晰的笔道。

感知学习

握住宝宝的手触摸热粥碗，然后问他“烫吗”？多次练习后宝宝能形成条件反射，再遇到热粥、热水时他知道烫而缩手，还能说出“烫”这个词。再让宝宝尝冰棍说“真凉”，用对比强化感觉。猜用布盖着的东西，如碗、勺子及玩具，让宝宝通过手的触觉去辨认物品。

生活能力训练

排位置

用大纸画一张脸，再用小的片块画上脸部器官（眉、眼、鼻、口、耳），让宝宝摆在正确的位置上。然后再帮助宝宝将画好的身躯、四肢、手足、衣服等摆正。

教认颜色

继续教宝宝认识颜色，搜集红、黄两种颜色的多种物品，比如用红丝带捆红色的书、红上衣、红鞋；再拿出黄扣子、黄盒子、黄粉笔等物品，一一让宝宝识记，使宝宝能从各种物品中认识红色和黄色的共同特性，并温习黑色。

插入与拔出

多和小伙伴玩插拔游戏，比如在盛有沙子的盒子里，让宝宝将4支红、黄彩笔一支一支依次序插入沙中，笔与笔之间有一定距离（间隔2~3厘米）。先练习横排插入，然后拔出。

认识图形

父母和宝宝一起看图片时，边指画面边说："这是一个方盒子，那是一个圆皮球。"反复教认后，找实物辨认，如圆气球、方面包等。

认识自然现象

父母继续注意培养宝宝的观察力和记忆力，并启发宝宝提出问题及回答问题。例如观察早上天很亮，有太阳出来；晚上天很黑，有星星和月亮；有时没有太阳，是阴天，或者下雨和下雪；有时刮大风；在下大雨时会出现闪电和雷声。通过以上讲述，使宝宝认识大自然的各种现象。

控制大小便

知道大小便前应该做的事情，减少失控的次数，逐渐学会自理。

认路回家

每次带宝宝上街都要让宝宝学认街上的商店、邮筒、大的广告画和建筑物等标志，回家时让宝宝在前面带路。起初宝宝只能认识自己家门口，以后从路口就能认路，渐渐地就能从附近的一些标志上来认识路口而找到自己的家。经常去的奶奶家、姥姥家以及熟人家的路也能辨认出来。

脱上衣和裤子

父母将扣子松开，让宝宝自己脱下上衣。在学习脱裤子时，先替他将裤子拉到膝部，由宝宝脱下。以后父母提醒宝宝，让他自己先将裤子拉到膝盖处，再进一步脱下。每天睡前和洗澡之前都让宝宝自己脱衣服，并养成习惯。

自己吃饭

让宝宝用勺子自己吃饭，将碗中食物完全吃掉，不必父母喂。自宝宝上桌子同父母一起吃饭起，就让他自己吃。从减少喂逐渐到完全自己吃，父母不断称赞他吃得干净。

在日常生活中，父母应抓住每一件小事培养他的生活能力，如让宝宝自己一手扶碗，一手拿勺吃饭。

自己换衣裤、戴帽

每次外出前，要让宝宝自己换上干净的衣裤，戴上帽子。可让宝宝自己先试着做，必要时父母再帮助，主要是给宝宝锻炼的机会。

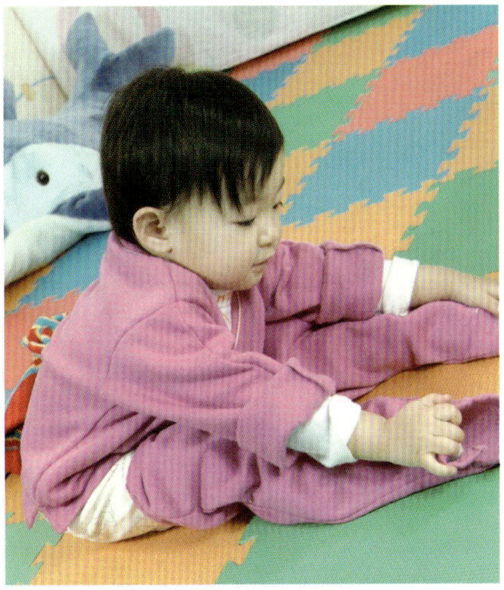

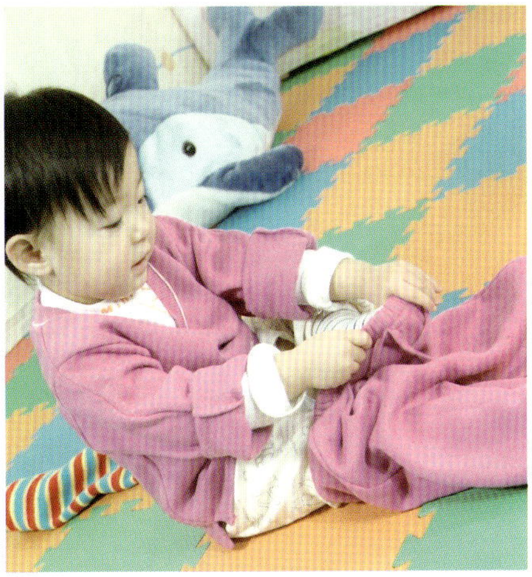

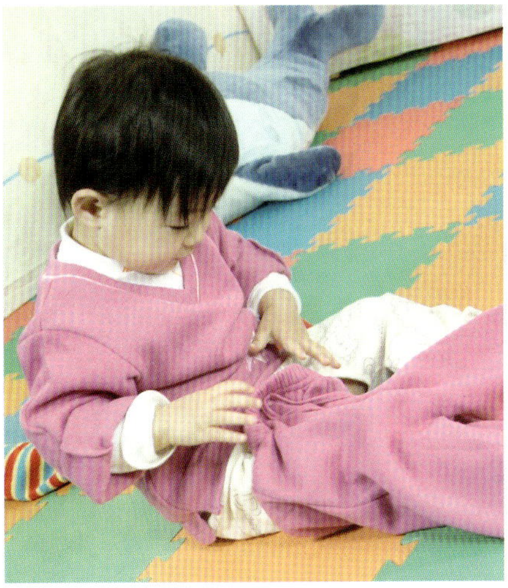

宝宝的情商培养

宝宝的情绪

嫉妒——小小人儿的成长烦恼

1岁半左右，宝宝便会开始滋生嫉妒情绪。家里来了小客人分享了父母的注意；父母和朋友煲电话粥而暂时忽略了他；看到别的小宝宝被自已熟悉的叔叔阿姨喜欢或者拥有自已没有的玩具。

这些大大小小被您忽略的事情都可能会引发宝宝的嫉妒心，内向的宝宝会吮吸手指或者抓抱着自已的、大人的脸或者抚弄头发；外向的宝宝则会尖叫、哭闹或具有攻击性的行为来发泄。

嫉妒是宝宝成长过程中不可避免的一种情绪，是宝宝的一种本能，您大可不必因为宝宝嫉妒而担心他以后会心眼小，只需及时缓解他的情况就可以了。

1. 帮助宝宝提高自我评价。

这是克服嫉妒心的有效途径之一。您一旦发现宝宝产生嫉妒的情绪，千万不要拿他和别的小朋友比，不要说“你看看，浩浩从来不像你这样。”“慧慧比你乖多了。”这种比较对缓解宝贝的嫉妒情绪毫无意义，还可能严重地挫伤宝贝的自尊心，诱发宝宝对比较对象产生敌意。

您可以用抱抱他、抚摸他，告诉他，他真的很棒就足够了。

2. 理解宝宝。

当宝宝满心嫉妒地对待小朋友时，比如因为邻家小妹妹新买了一个自己没有的小玩具而对她充满了敌意。碰到这种情况，您只要对宝宝的感受表示理解就可以了，千万不能说：“我们也去买一个同样的玩具吧！”这样的处理方式会变相鼓励宝贝的嫉妒情绪，从而诱发宝宝的贪欲与攀比欲。

3. 减少使宝宝产生嫉妒的环境刺激。

如果宝宝因为邻家小弟弟拥有某个玩具而产生嫉妒，您可以换家里的另外一个他喜欢的玩具来玩一些有趣的游戏，宝宝对别人的玩具只是感到新奇，并没有贵贱之分。

如果宝宝因为您的注意力转移到其他小朋友身上而嫉妒，您可以告诉他，妈妈爱他，只是小朋友是客人，作为主人应该多照顾小朋友。然后让宝宝一起招待小朋友。

宝宝的情趣探索

学做家务

培养宝宝自己做一些简单的事。通过各种方式让宝宝知道家中日常生活用品存放的位置，每天坚持让他模仿父母做简单的事，比如拿拖鞋、拿书报、搬小凳等，如果完成得好，别忘了表扬他。

辨别是与非

在日常与人交往中，父母与宝宝一起评论简单的是非问题，让宝宝自己分辨哪些是好事，哪些是坏事。要及时表扬宝宝所做的每一件好事，用眼神和手势示意，防止宝宝做不应做的事。

宝宝社交能力的培养

用语言称呼

在与人交往中，使宝宝在提示下能用语言称呼、问好、说再见等。当宝宝帮助或想帮助别人做事时，要支持他。他也会说“上街”、“喝水”、“玩汽车”等来表达个人要求。

协同游戏

让宝宝与同龄宝宝一起玩，给他们相同的玩具，以避免争夺。当一个宝宝做一种动作或出现一种叫声时，另一个宝宝会立刻模仿，互相笑笑，这种协同的游戏方式是此时期的特点。宝宝们不约而同的做法使他们互相默契而得到快乐，父母要想办法为宝宝创造这种一起玩的条件。

过家家

父母创造条件让宝宝和伙伴玩“过家家”游戏，如照料患病的娃娃吃药、休息，以培养同情心和协作品格。

宝宝的情智特点

1岁半~2岁宝宝的心理发育特点

“反抗”是这个阶段宝宝最明显的特点。

此时的宝宝在游戏时会小声咕哝，您根本就不明白他在说什么，那只是他的口腔锻炼。此时他的想像力也开始出现，会把小盒子想像成小汽车，可以与小朋友合作玩游戏。他也很喜欢押韵的儿歌，可以背出其中的几句，并且有明显的表现欲望，在当众表演后，会左右环顾等着大家的表扬呢！

此时的宝宝不管看到或听到什么，总是会问：这是什么？那是什么？此时，宝宝的语言能力急速成长，几乎把所有精力都花在记事物的名称上。宝宝一旦知道所有的东西都有名称后，就开始胡乱提出问题想要记起新的名字。不过宝宝所问的内容都相当单纯，可能会令大人感到啰唆，但宝宝就是通过这种方法来记人名及事物的。

育儿要点

- 营养合理，制定合理的营养食谱。
- 每天给宝宝讲故事。
- 对宝宝的提问要不厌其烦。
- 鼓励宝宝多讲话。
- 练习侧走、倒走、前滚翻。
- 增加手部操作：穿珠、捏橡皮泥、画画、穿衣服、用勺吃饭等。
- 认平面几何图形：三角形、圆形、方形等。
- 学习方位：上、下，前、后，左、右，比较多少、高矮。
- 自己料理大小便。

妈咪经验谈：解读宝宝的“淘气”

宝宝姓名：艾艾

育儿心得：顺其自然，想干什么就干什么

艾艾2岁左右的时候，特别淘气，家里的音箱会让她翻过来；小鱼让她几次三番捞出来又放回去，都“过世”了……

她还会拿着遥控器对着电视研究半天，连她爸爸最喜欢的球赛也让她换跑了频道，急得我老公在旁边不停哀求：“让爸爸看会儿电视，好不好？”，不过老公不会责骂她，也不会跟她去抢。因为我给他看了好几本育儿书，他也知道宝宝的淘气是因为好奇，想模仿大人的动作，做大人能做的事，虽然老是出差错，也是她的生活体验，而且你越不让她做，她反而更来劲，那会儿就是真正搞破坏了。还不如顺其自然，想干嘛就干嘛，只要没有危险。

必备益智玩具

- 大小娃娃和皮球
- 各种颜色的积木
- 过家家的套系玩具
- 橡皮泥
- 能拆装的儿童操作台
- 一块儿童写字板
- 科普儿童书

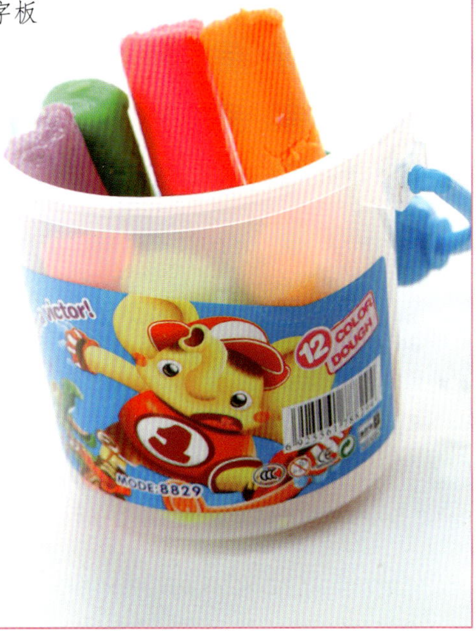

宝宝智能评估纪录

能力分类	游戏	方法	第一次出现的时间	最令您难忘的记忆
认知能力	配对	让宝宝从图卡中找出相对应的图与实物放在一起。	第　月第　天	
	知道用途	宝宝可以回答4种以上日常用品。	第　月第　天	
	懂自然现象	宝宝能说对5种自然现象。	第　月第　天	
动作能力	爬上椅子够玩具	把玩具放在桌上，宝宝可以先上板凳后爬上椅子（父母协助）	第　月第　天	
	抛球	父母递给宝宝一个球，然后宝宝按指定方向抛球，宝宝能朝不同方向抛球。	第　月第　天	
	追球跑	父母将球踢出，宝宝可以追着球跑。	第　月第　天	
	双脚跳	宝宝双脚跳离地面，可以2次以上。	第　月第　天	
	手部动作	搭积木：父母示范搭两块积木，推倒后，宝宝可以模仿搭高6块以上。	第　月第　天	
		穿珠子：父母先示范，宝宝模仿能穿5个以上。	第　月第　天	
		翻书：父母示范一页一页地翻书，让宝宝照做，每次1页，连续翻3页以上。	第　月第　天	
言语能力	分辨声音	听磁带或父母模仿各种声音，如刮风声、下雨声、火车声、汽车声、动物叫声等，宝宝能模仿5种以上。	第　月第　天	
	会用代词	经常教宝宝用“我”代替名字。让宝宝拿属于自己的东西，问宝宝：“这是谁的衣服，谁的床啊？”宝宝可以说“我的”。	第　月第　天	
	背诵数字	教宝宝背诵数字1~5；父母拿出几个苹果或其他物品教宝宝数数，宝宝能很快学会。	第　月第　天	
	背儿歌	宝宝可以背出整首的儿歌。	第　月第　天	
情绪与社交能力	同伴关系	带宝宝去游乐园，鼓励宝宝和同伴交往，宝宝喜欢和小朋友在一起。	第　月第　天	
	表达需要	注意观察宝宝是否会用词表达自己的需要，会说3种以上。	第　月第　天	
	集中注意力	父母给宝宝讲故事，宝宝注意力能集中2分钟以上。	第　月第　天	
自理能力	解裤子	大小便时，可以自己拉开松紧带裤。	第　月第　天	
	独立吃饭	让宝宝坐在自己的位置上，放好他的饭碗和勺子，可以独立吃饭，不用父母喂。	第　月第　天	
	戴帽子、穿衣服	出门时让宝宝自己戴帽子，父母配合穿衣服。	第　月第　天	

爱心专题：和老爸老妈交流育儿经验

有了宝宝，和老父母的冲突又开始了。如果妈妈能全职照料宝宝更好，但很多时候事情并不是那么理想的。请保姆又怕她对宝宝不尽心，所以只能请老父母前来，这样一来，不是担心他们对宝宝不好，而是开始担心他们对宝宝太好。

矛盾

教育冲突

宝宝摔倒，爷爷奶奶会立刻扶起来，并且埋怨小石头绊了宝宝。而妈妈都知道，宝宝摔倒需要让他自己站起来，当然是在不严重的情况。

宝宝想要自己动手做事情，爷爷奶奶忙着阻拦，最怕宝宝碰着、磕着、自己穿不好衣服。而妈妈则会认为，适当的放手，可以让宝宝早一些独立。

宝宝自己乱画，爷爷奶奶会在旁边不停地说，写个数字吧、画个花儿吧，甚至拿过笔来写。妈妈则认为，宝宝自由乱画，会培养他的想像力。

宝宝和小朋友玩，爷爷奶奶总是怕这个小朋友会抢玩具，那个小朋友会抓人。妈妈会认为，这样做会减少宝宝的社交体验，不利于以后融入社会。

老人们有零食只让宝宝单独吃，而不会让宝宝和小朋友一起分享，而妈妈认为，分享食物能让宝宝更好地与小朋友相处。

生活冲突

吃饭问题的冲突最多。妈妈知道1岁以内的宝宝很少吃盐、3岁以内宝宝的饭要软烂，要随时注意宝宝的营养。但爷爷奶奶认为儿女都是蘸着菜汤、吃着开水泡饭长大的，只要吃饱就行了，这么点的小人儿不值当单独做饭。

老人们总是会忘记饭前便后要洗手，瓜果蔬菜要多冲洗几遍，每天早晚要刷牙，读书看报不吃东西。而妈妈会对老人做不到这些非常恼火，这些可都涉及宝宝的身体健康啊！

老人带宝宝的好处

经验

老人们亲眼目睹并养育了一个或几个孩子成长的全过程，有成功的经验也有失败的教训，在宝宝生病、冷暖、健康上见多识广。

耐心

老人们有更多的耐心和时间给宝宝讲道理，这是年青父母不能比的，宝宝早教固然需要带着他玩、带着他闹，但毕竟是一件非常需要耐心的工作。

让老人带宝宝的生活技巧

不公开指责

不要当着宝宝或他人的面指责老人做得不对，一方面，老人会感觉自己不被尊重，也容易使宝宝不知什么是对，什么是错。

迂回战术

如果恰巧遇到那种特别固执的老人，可以默不作声，尽量减少宝宝和老人单独相处的时间，教育宝宝时不要当着老人的面。

诚恳的沟通

最好不要一发现老人做错，就立刻指责。而是要诚恳地告诉老人，这样做对宝宝有什么坏影响。

还可以与老人讨论建立起必要的家庭规则，取长补短，使宝宝受益。

给老人休息的时间

节假日，尽量自己带宝宝，给老人留出自己的时间，让他们的身心也能得到休息。

第14章 2岁~2岁半宝宝训练方案

宝宝正在积极努力地拓展自身的能力以及认识周围环境，这时仍然需要您的支持和鼓励。您是他安全的情感港湾，不论他现在看起来多么独立，您的关爱和抚慰一直都是他最需要的。

宝宝的智能开发

运动能力训练

跳远

父母与宝宝相对站立，拉着他的双手，然后告诉宝宝向前跳。熟练后可让他独自跳远，并继续练习从最后一级台阶跳下独立站稳的能力。

踢球赛

用凳子搭个球门，父母先示范将球踢进球门，然后让宝宝试着踢，踢进去要给予鼓励。

跑与停

在跑步熟练的基础上，让宝宝继续练习能跑能停的平衡能力。比如对宝宝喊“开始跑，一、二、三停”，要反复练习。注意练习时父母要站在宝宝的前方，对宝宝易于扶停而不易摔倒。

玩套叠玩具

套碗、套塔、套桶等，是一种按大小次序拆开和安上的玩具。父母可以示范指导宝宝按次序装拆，宝宝会聚精会神地自己尝试。宝宝通过用手操作，眼看实物一个比一个大，渐渐体会了数的顺序概念和空间感知能力。

穿珠

训练宝宝手的精细动作，如用尼龙绳穿珠子，用筷子夹菜，解系按扣等，要边示范边让宝宝学做，反复练习。宝宝会正确握筷子后，可以让他用筷子吃饭。诱导宝宝涂涂画画，如画直线、圆、曲线等。

拼图是一种很好的手部精细动作能力的训练，父母可将一幅图如人头像或一个水果剪成两瓣或三瓣，让宝宝试着拼图。父母先示范，然后让宝宝模仿。

走“平衡木”

不要扶手，把长方形的8块砖放平，铺上15厘米宽的木板做成平衡木，让宝宝在上面行走。刚开始父母可扶手保护，让宝宝反复练习至行走自如。

做“模拟操”

让宝宝在唱儿歌的基础上，配合手臂及双腿动作。如儿歌“早晨空气真正好，宝宝练习跳一跳”。唱第一句时，宝宝两臂上举左右摆动两次，唱第二句时，宝宝两手叉腰双脚原地跳两次，训练边唱边跳。

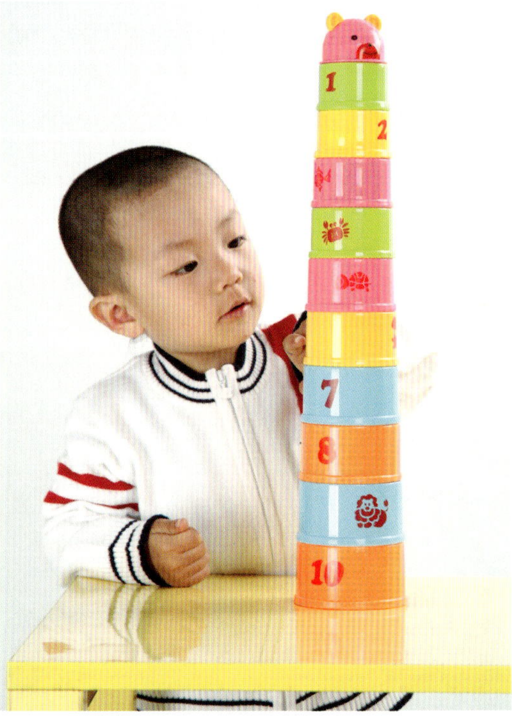

玩套塔等玩具既培养了宝宝的专注能力，又使宝宝学会了大小的顺序。

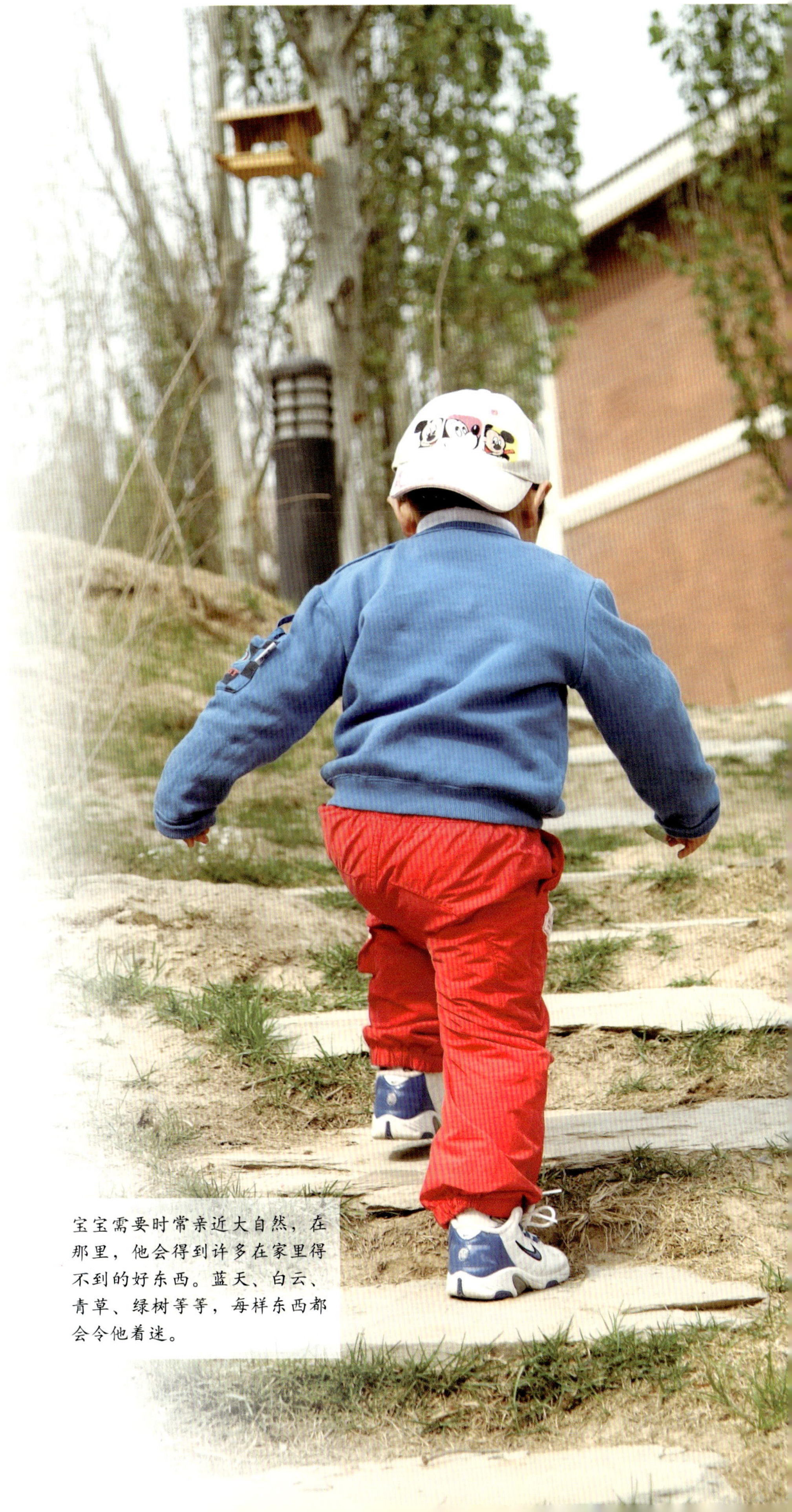

手的操作

在宝宝真正形成大小、多少概念的基础上，再教宝宝给物品配对。先配形状大小的同类物，比如用塑料瓶瓶盖，让他大瓶配大盖，小瓶配小盖，还可以让他为两只鞋、袜、手套配对，动物亲子配对等。

按顺序套桶

让宝宝按大小顺序套上6~8层的套桶，能分辨一个比一个大的顺序，而且手的动作协调，能将每一个套入，并且摆好。

倒米和倒水

用两只小塑料碗，其中一只放1/3碗大米或黄豆，让宝宝从一个碗倒进另一个碗内，练习至完全不洒出来为止。再学习用两碗倒水。

上下楼梯

妈妈示范用手扶着栏杆，双脚交替一步一个台阶上楼梯。先手扶着宝宝练习一会，再鼓励他扶栏练习，开始练习一个台阶楼，逐渐增加练习的台阶数。直到扶栏稳定地一步一个台阶上下3~4级楼梯。

足尖走路

继续训练宝宝走路能力，如在地面上画一条“S”形曲线，让他用足尖走在线上，完成得好，给予奖励。

宝宝需要时常亲近大自然，在那里，他会得到许多在家里得不到的好东西。蓝天、白云、青草、绿树等等，每样东西都会令他着迷。

言语能力训练

记住家人的称谓

教宝宝记住家人的称谓，会说爸爸、妈妈的称谓。可以将家人的称谓写成 12 厘米见方的字卡，进行认名游戏，认对了，给予鼓励。在宝宝面前用“你”来提问，用“我”来回答问题，如“这是你的鞋吗？”他可用“我的鞋”或“这是 ×× 的鞋”来回答。

听英语歌

此时的宝宝可以多听英语歌，在戏耍之中锻炼语感。

猜声音

让宝宝听周围会发出声音的东西，如窗外的鸟，路上的汽车，家里的小动物或门铃、电话。听到这些声音时，问宝宝是什么东西发出的声音，答不出来就直接让宝宝边看边听，并一一告诉他。父母讲话的声音，走路的声音也可让宝宝辨识。

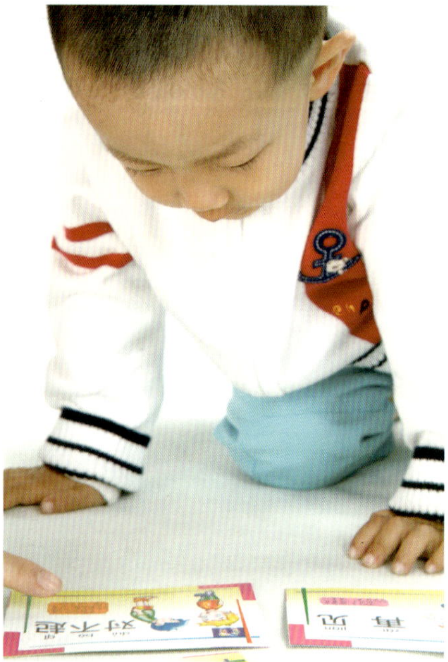

看人物的画册，让宝宝回答“这是什么人”，并能用言语表达“这个人在干什么。

完整句

教宝宝说完整的句子，即包括主语、谓语、宾语的句子，如“我要上街”、“爸爸上班去了”等。并教宝宝学会使用一些简单的形容词，如“我要红色的上衣”、“我要圆的饼干”等。要注意这些形容词一定是简单、形象和宝宝生活中最常见的。

念3个音节的儿歌

由 3 个音节的儿歌学起。妈妈带着表情教唱儿歌，宝宝跟随着一句句地学唱，并学会边唱边打拍子，边唱边以动作配合，增强韵律和快乐感。

左和右

学过拿筷子的宝宝会很快分清拿筷子的手是右手，拿碗的手是左手。父母同宝宝练习分左右时要和宝宝在同一个方向，不宜在对面教。因为左右也是相对的，宝宝分辨时有一定难度。

认知能力训练

前后和上下

让宝宝将两手放身体前面和后面，或把物品放在身前和身后，使宝宝明白前后。然后让宝宝将物品分别放在桌子上面或下面，练习分辨上和下。

绘画

教宝宝画横线、竖线，在此基础上再教他画圆圈。妈妈握住宝宝的手，在纸上作环形运动，宝宝自己动手画，开始只会画出螺旋形的曲线，反复练习，逐渐学会把曲线封口，形成圆圈。

认识性别

结合家庭成员教宝宝认识性别，如“妈妈是女的，你也是女的”，逐渐让宝宝能回答“我是女孩”。也可以用故事书中图上的人物问“谁是哥哥”，让宝宝辨认性别。

学数数

宝宝对物品大小和数量的认识是在对实物的比较中形成的。搜集大小质地不同的各类小物品，如纽扣、小瓶盖等，尽量让宝宝用眼看、动手摸、张口讲，通过多种感官参与活动，比较认识物品的大小和数量。

还可配合教点数，如口读“1”，手指拨动 1 个物品，读“2”，用手指再拨动1个小物品，读“3”，再拨动一个物品，教点数 1~3。学拿实物“给我 1 个苹果”等。

知道该怎么办

让宝宝知道：口渴时要喝水，肚子饿了要吃饭，困了要睡觉，冷了要穿衣，热了要脱衣，病了要上医院。

长短与多少

用两支长度不同的铅笔让宝宝分辨哪支长，哪支短。再辨别筷子、绳子、辫子、裙子的长短。结合生活实际，如分苹果，让宝宝懂得多少和大小；和父母比个知道高矮；翻书知道厚薄等。

学习物品属性

对物品属性的认识，是通过生活实践获得的。宝宝最喜欢认水果、点心的名称，也渐渐学会饭菜的名称，知道这些都能吃。

宝宝逐渐认识自己的玩具名称，妈妈要循循讲解这是不能吃的。通常宝宝最后学会生活用品和衣服的名称，知道是用的和穿的，妈妈每天的重复讲解是宝宝汲取常识的最好方法和途径。

识字

认识数字“1、2、3”和若干个汉字宝宝容易以形象区分事物，如“线条1”“鸭子2”“耳朵3”。汉字近似图形，较容易分辨。

拼图

选择一图一物画片，分剪成两片，让宝宝尝试着拼成整图。妈妈先做示范，再让宝宝模仿。

容量多少

用一大一小2个塑料瓶，让宝宝用水将小瓶装满，再倒入大瓶里，再从大瓶倒入小瓶，以建立容量大小的概念。

辨图形和颜色

识记圆形、三角形、正方形、长方形等几何图形，在认识红、黄、黑的基础上，学认绿、白、蓝等颜色。要反复练习。

去动物园

让宝宝观察日常生活中的动物，懂得鱼在水中游，鸟在空中飞，狗在地上跑等。

生活能力训练

学穿鞋袜

宝宝会穿无跟袜，将袜子套到脚上，但不会拉正后跟；宝宝会将鞋穿到脚上，但分不清左右，需要父母提醒。要鼓励宝宝自己穿鞋袜，父母可以提醒他学习分辨左右，千万不要包办代替。

会正确地洗手

宝宝拧开龙头将手冲湿，擦肥皂时要双手搓手掌、手背和手指，然后将手各处冲净，关上龙头，用自己的毛巾将双手擦干。

学习擦屁股

培养宝宝大便时自动解开裤子蹲在便盆上大便，便后学习自己擦屁股。开始练习时，父母在旁监督，但不要包办代替，若擦不干净，再给一张纸，再擦一遍，直到擦干净，并表扬宝宝“真能干”。

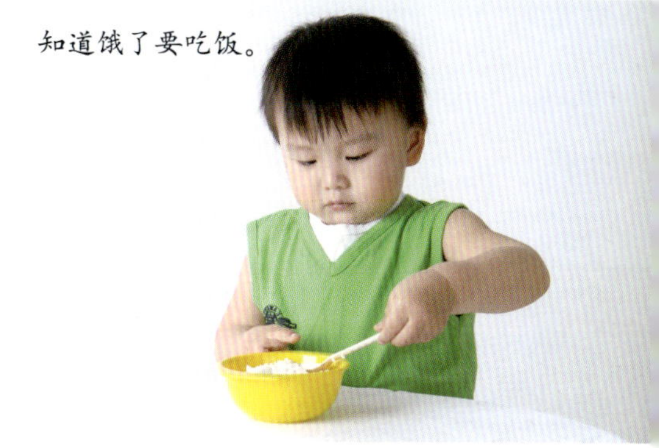
知道饿了要吃饭。

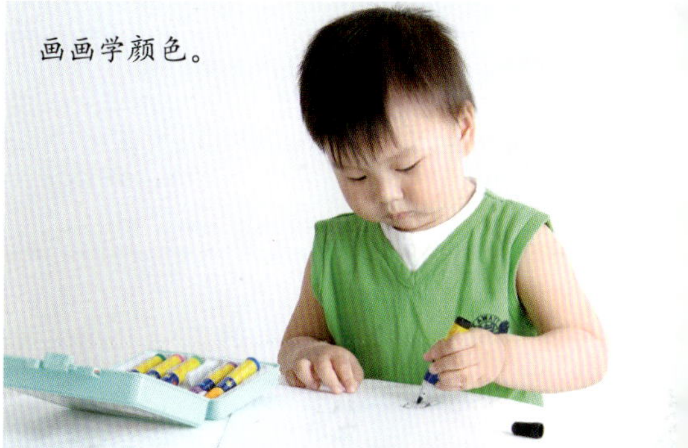
画画学颜色。

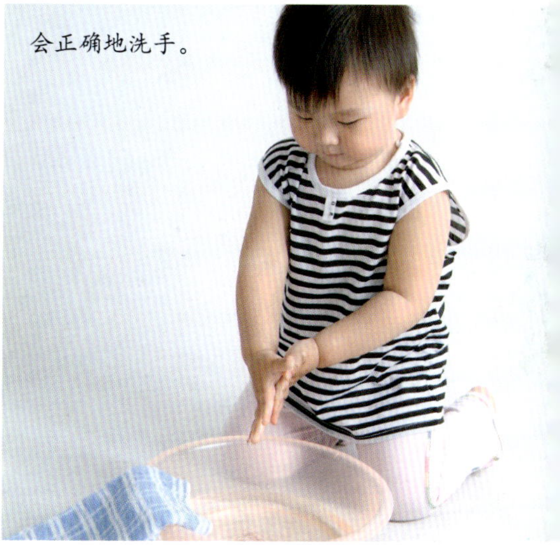
会正确地洗手。

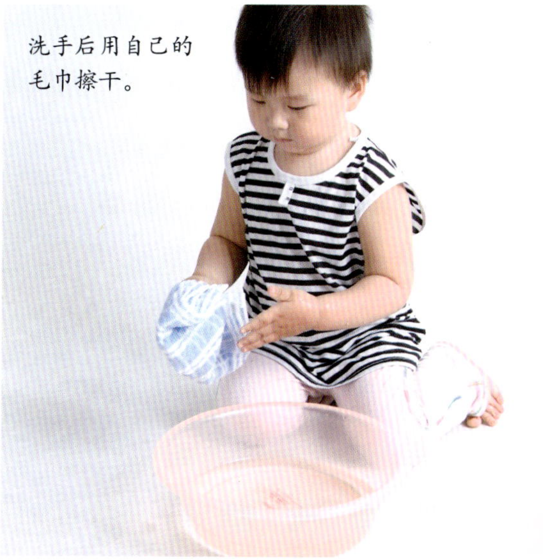
洗手后用自己的毛巾擦干。

宝宝的情商培养

宝宝的情绪

“独立”的宝宝

此时的宝宝还正处于逆反期，独立意识更强，什么事情都要自己来，趁此机会您正好可以培养他独立生活的能力。但是此时他也开始变得小气，什么东西舍不得给别人，要自己一个人享用，当然，这也是人类生长规律的作用。

平等的口气和宝宝说话

谁都不愿意被命令，包括独立意识正在形成的宝宝，您要注意对他说话的口气和方式，要认真听宝宝讲话，让他知道您很尊重他；也尽量不用命令的口气让他干这干那；不能当众责骂宝宝，谁都有自尊心，包括这个正在长大的小小人。

以平等的态度对待宝宝并不是娇惯，受到父母充分尊重的宝宝，大多与父母非常合作，待人友善，懂礼貌，举止大方，自我独立意识强，而这些正是每个父母所期望的。

不要限制他与小朋友的交往

交往是宝宝的一种发展性需要，他们特别喜欢与邻里的小朋友玩，但这么大的孩子在一起，争玩具、推一下、碰一下在所难免，您不要怕宝宝受到伤害，而不带他跟小朋友去玩，否则宝宝未完成社交体验，对环境的适应能力得不到提高，会使他以后独自进入社会，面对竞争时感到手足无措。

宝宝的情趣探索

自己的事情自己做

这个阶段的宝宝特别希望自己的事情自己做，您可以因势利导地教他一些生活自理能力。

家务劳动

您有时候会发现，宝宝会变得比大人还爱整洁，他会把放乱的书本整理好，当然是在他眼中的整齐；也会把小手绢叠得整整齐齐；看到桌上您吃的瓜子皮、零食包装一大堆，他会把它们全部都整理到地下；看到鞋，会把它们统统扔进鞋柜里。

体会成功

在宝宝好不容易完成洗脸或者扫地等工作后，您可以适时的表扬一下“你真能干，可以帮妈妈干活了。”“你真棒”等，让他获得成功的喜悦，对自己的能力充满信心这也可以进一步推动他喜爱劳动。

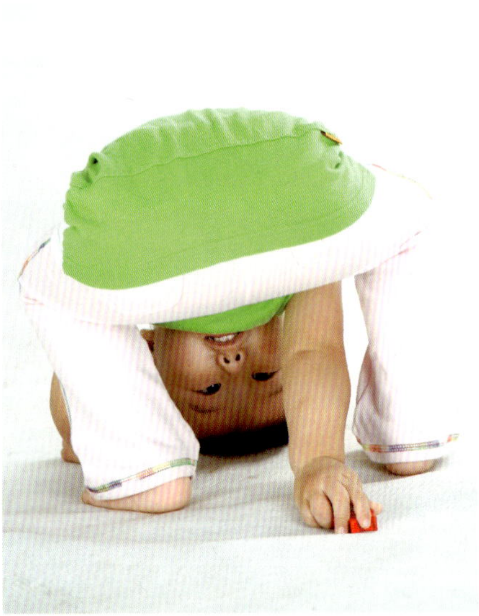

宝宝的习惯有时候看起来不合逻辑，但父母最好还是让他自得其乐。

宝宝社交能力的培养

广交朋友

鼓励宝宝与小朋友交往。选择小朋友团结友爱的童话故事讲给他听，告诉他不打人、不咬人、不哭闹是好宝宝，让他知道和小朋友一起玩时，友好相处才是好宝宝。

文明用语

父母与宝宝对话，或与他人交往中，应注意使用文明用语，如“您好”、“谢谢”、“晚安”、“再见”、“请您”等。宝宝在潜移默化中也就自然而然地学会了礼貌待人的品德和相关用语。

服从命令

告诉宝宝在什么情况下说“请”、“谢谢”，在宝宝面前，父母要经常使用这些语言，为宝宝做示范。宝宝接受礼物时，要说“谢谢”；睡前说“晚安”。

交往

继续培养宝宝的交往能力，提供跟同龄宝宝一起玩的机会，为宝宝准备活动场所和玩具，如沙坑、积木、捏面团、水盆等，让他和几个小伙伴一起玩。和伙伴玩时，玩具数量要充足，以免发生纠纷。

判断是与非

在宝宝与他人交往中，继续教他是非观念。如他出现打人、咬人的行为时，父母要用语言、手势、眼神批评他，帮助宝宝增强控制力，且终止这种行为。对宝宝不良行为的制止要及时，态度要坚决，但不要打骂，更不能庇护、娇纵。

宝宝的情智特点

2岁~2岁半宝宝的心理发育特点

2岁以后，宝宝可以自己洗手、穿衣，也可以一页一页的翻书，独立意识也更强，可以简单地思考问题，但仍是直觉行动思维，只会在行动中思维，就是在动手玩拼插玩具时，才会想如何玩，插到哪里想到哪里，一旦停止这种游戏，就不会再思考怎么玩了。他的思维活动才刚刚开始发展。

育儿要点

- 饮食营养丰富，培养良好饮食习惯。
- 培养宝宝专注的兴趣。
- 鼓励宝宝跑、跳、上下楼、滑滑梯、荡秋千、金鸡独立、
- 骑三轮车等，以增强体质，促进大脑协调发展。
- 认颜色、学画画。鼓励宝宝涂鸦、模仿画画。
- 教宝宝复述见闻、说完整句子、背儿歌、按节奏唱歌。
- 培养宝宝观察力，如认识事物的特点和自然现象。
- 教宝宝会介绍自己的名字、年龄、性别，并会说出爸爸妈妈的名字。
- 教宝宝自己吃饭，练习使用筷子，定时、定点、不洒饭。
- 学习拼图、拼图案积木，以发展想像力和创造思维。
- 理解大小、多少、高矮、长短、快慢、左右等相反概念。
- 广交小朋友，学会等待、分享等。
- 学习礼貌用语。

必备益智玩具

- 绘画的大纸和彩笔
- 带图案的积木
- 能镶嵌的简单卡图
- 宝宝保龄球
- 套叠玩具
- 数字、汉字大卡
- 自制拼图

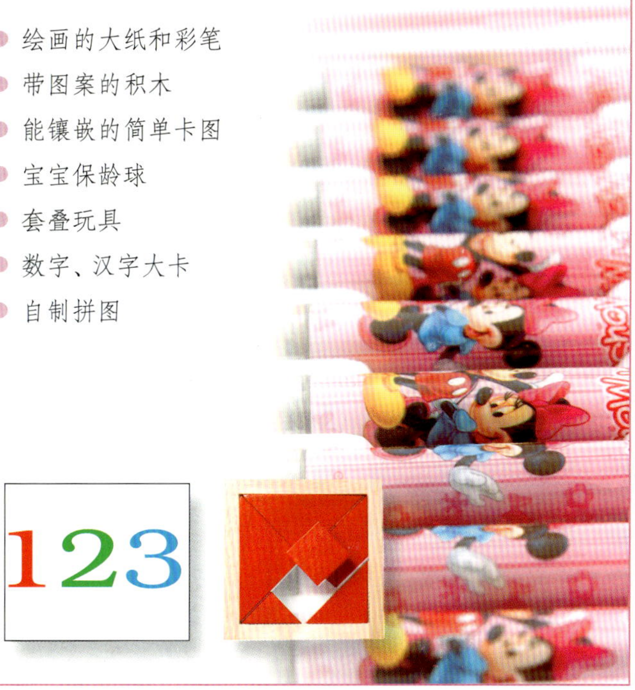

妈咪经验谈：一边放手，一边拥抱

宝宝姓名：月月

育儿心得：放任自由也要时刻注意。

我们都经历过成长，明白那种被束缚的感觉的确不好受。所以我会尽可能减少对月月的限制，她想怎么做就怎么做，但她毕竟不是大人，每次让她自己做事，我都在旁边紧急备战，像是百米冲刺前的预备。一次她要洗澡，非常想自己倒花露水，我想这也不是什么原则性的问题，就跟她说：“只倒一点点，多了就会伤皮肤。”她懂事地点点头：“像妈妈一样，只倒一点点。”然后强烈要求自己拧开，看着她小心翼翼的一点点把瓶子倾倒，我的手已经在暗处准备了，可表面还是若无其事的样子。她果然倒出花露水不知道收手，我赶忙拿起来告诉她：“一点点就是这么多。下次就倒这么多，好吗？”，还好，她每次都不会坚持再倒，不然，澡盆里就全成花露水了。

宝宝智能评估纪录

能力分类	游戏	方法	第一次出现的时间	最令您难忘的记忆
认知能力	相反概念	结合日常生活提问“大小”、“多少”、“高矮”、“长短”等相反概念，宝宝会分4组以上。	第　月第　天	
	认性别	结合家庭成员问宝宝，如“妈妈是女的，你也是女的”，然后问宝宝“你是男孩、女孩”，宝宝可以回答：“我是女孩。”	第　月第　天	
	认颜色	提供几种不同颜色的物品，让宝宝按指令拿出对应颜色的物品， 可以拿对5种以上。	第　月第　天	
	认几何图形	拿出各种几何图形放在桌上，宝宝可以按指令拿对5种以上。	第　月第　天	
动作能力	跳远	给宝宝示范双脚立定跳远，宝宝可以双足离地跳远后能站稳。	第　月第　天	
	跑步能停	父母对宝宝喊：“开始跑，一、二、三停”，宝宝可以平稳停止。	第　月第　天	
	接反跳球	先示范接反跳球的动作，鼓励宝宝接。	第　月第　天	
	手部动作	拼图：先示范，然后将拼图打乱，宝宝可以自已在2分钟内拼出。	第　月第　天	
		夹枣：示范用筷子夹红枣到盘子里，宝宝自已可以夹1~2颗。	第　月第　天	
		捏面塑：先示范将面团捏成盘子、碗、苹果等，宝宝可以模仿捏2~3件。	第　月第　天	
言语能力	说整句	宝宝可以说出包括主、谓、宾语的完整句子，如“我要去动物园”等。	第　月第　天	
	回答故事中的问题	给宝宝讲一个他熟悉的故事，如《拔萝卜》，然后提问老爷爷先去拔什么，谁最后拔出来的，宝宝可以准确回答。	第　月第　天	
情绪与社交能力	表示喜怒	在适当的场合，宝宝会用声音表示喜怒。	第　月第　天	
	学会等待	观察宝宝在适当场合的表现，如排队买东西或排队坐碰碰车时，宝宝知道要排队耐心等待。	第　月第　天	
自理能力	穿鞋袜	宝宝会穿鞋袜，但分不清左右。	第　月第　天	
	做家务	分配宝宝做一些力所能及的家务，如擦桌椅、收拾玩具、放好拖鞋等，宝宝可以愉快地完成。	第　月第　天	

爱心专题：培养一个“小大胆儿”

宝宝2岁以前，遇见生人害羞，胆子比较小，不敢自己做事，处处需要大人陪护，这种行为是很正常的。随着年龄的增长，社交圈子的拓展，宝宝的社交行为就会变得流畅而不胆怯。如果随着年龄的增长，生活范围的扩展，宝宝仍然胆小退缩，将有可能到儿童期后成为社交障碍。

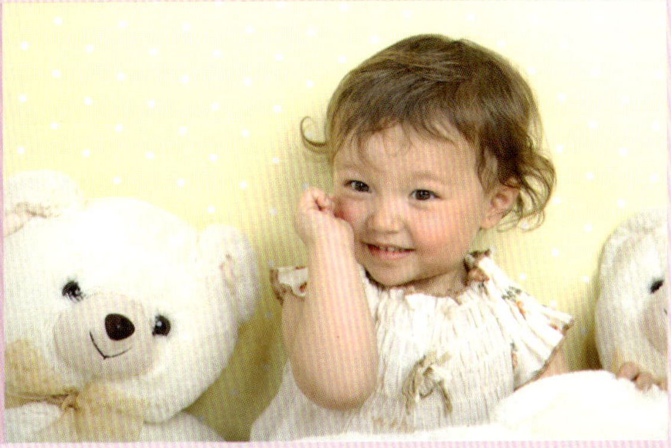

宝宝越“吓”胆子越小

宝宝年幼时，有些父母经常说一些威吓的话，比如“你不听话，就把你送给坏人”、“扔在外面让老虎吃了你”等。这种“大灰狼”式的话语无形中在宝宝心中留下可怕的阴影，使宝宝失去安全感。

父母应尽量避免让宝宝看那些妖魔鬼怪的节目，或是一些凶杀、弃尸的新闻，这些会加深宝宝的恐惧感。外界环境的影响，例如现在有不少幼儿读物或动画片中有暴力情节，这会给在尚未成熟的宝宝心中留下阴影。

不做宝宝的“保护伞”

父母不要把“保护伞”撑得太大，要让宝宝多接触外界的事物，多认识世界。家长对宝宝的保护过多过细，总把宝宝带在身边，形影不离，使宝宝形成强烈的依赖心理和被保护意识。当宝宝逐渐长大时，保护的惯性照样持续，结果是离开大人就害怕。

多鼓励宝宝

首先，要让宝宝面对恐惧，当他感到害怕时，家长要多加鼓励。要明确宝宝怕什么，针对他所怕的事物进行科学的解释和适当的安慰，避免能引起宝宝恐惧心理的行为。家长平时也要有意识地从正面对宝宝进行勇敢教育，多给他讲一些勇敢少年的故事，以激励宝宝锻炼自己胆量和意志。

做宝宝的好榜样

当父母与人交往的时候，让宝宝观察到你的处世态度和社交能力。让您的宝宝感受到，怎么做才是高雅、轻松、自如的礼仪和沟通。

扩宽生活圈

有些宝宝性格开朗，对新鲜事物的接受能力很强，胆子也“大”一些，而一些内向的宝宝则相对胆小。父母可以经常带着宝宝参观一些小宝宝的活动场所，如亲子中心。让他觉得新鲜，感受那里的音乐和喧闹的气氛。

有些宝宝生活范围很窄，极少与同龄小朋友玩耍，极少走亲访友，使交往能力萎缩，对陌生人和群体不适应。一旦上幼儿园，进入新环境、看到新老师更是胆小。让宝宝和其他小朋友一起玩，可以先和邻居或亲戚的宝宝一起玩，给宝宝一个不太喧闹的开始。多鼓励和拥抱宝宝，并告诉他，妈妈爸爸就在附近。当他看到别的宝宝玩得兴高采烈以后，会有愿望自己去试一试。

只要父母努力，那些略微害羞的宝宝也会更有自信。无论您的宝宝是什么样的个性，都不要因为遗传的个性而放弃后天环境对宝宝个性的塑造。

第15章 2岁半~3岁宝宝的训练方案

宝宝现在掌握了很多新本领，能够了解很多东西了，并坚决地想要更多地探索这个世界。他变得越来越独立，有着不断发展的兴趣和观点，他也在学习实践和表达他自己的想法。

宝宝的智能开发

运动能力训练

走“平衡木”

继续练习走“平衡木”。父母领着宝宝一只手，让他在15厘米宽的木板上走，或在“马路牙子”上走。注意练习的时候家长一定要做好安全措施，保护宝宝不受伤。

骑“三轮车”

父母让宝宝练习骑小三轮童车，必要时可用小绳拉着，帮助他用力，逐渐使宝宝能独立骑“三轮车”往前走。

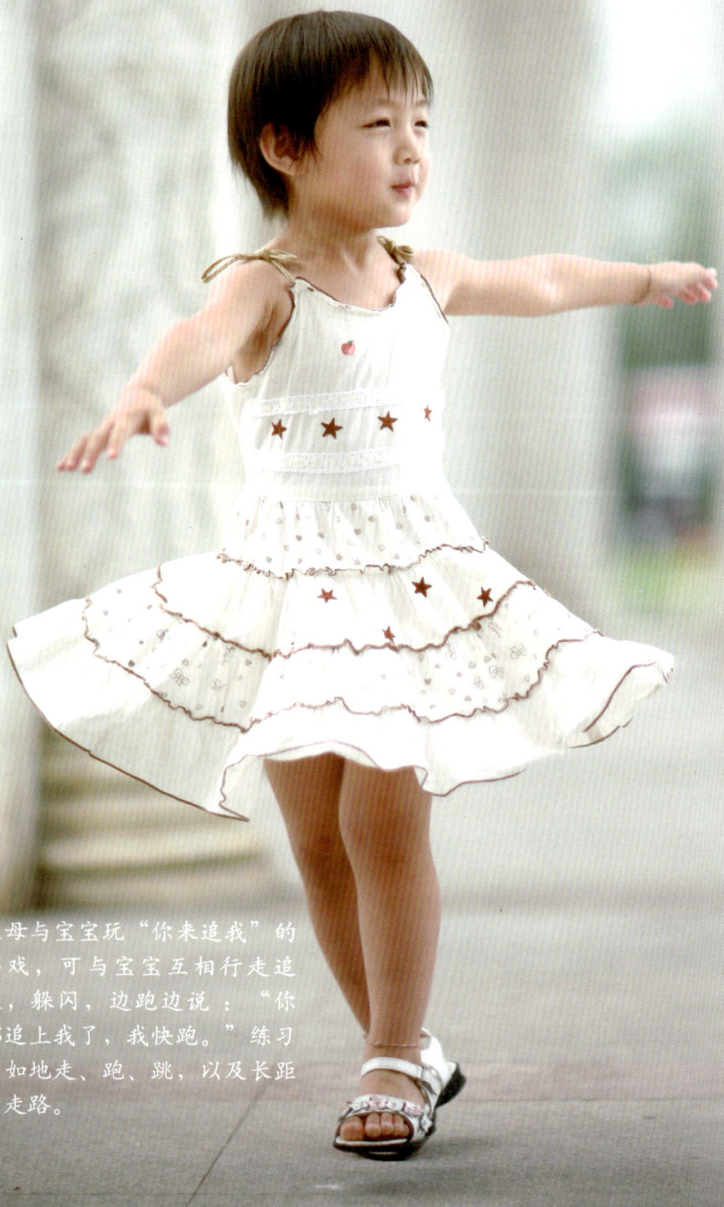

父母与宝宝玩“你来追我”的游戏，可与宝宝互相行走追逐，躲闪，边跑边说：“你都追上我了，我快跑。”练习自如地走、跑、跳，以及长距离走路。

手的操作

继续练习手的精细技巧，如用面团示范捏成盘子、碗、勺等，鼓励宝宝模仿去做。

拼出4~6块切开的图

父母利用一图一物的美丽图片裁成4~6块，让宝宝自己拼上。拼图能锻炼宝宝从局部推及整体的能力，又可练习手的敏捷准确能力。

荡秋千

带宝宝到儿童游乐园荡秋千，跳蹦蹦床，扶宝宝从跷跷板的这一边走到那一边，或坐在跷跷板的一头，父母压另一头，训练平衡能力及控制能力。

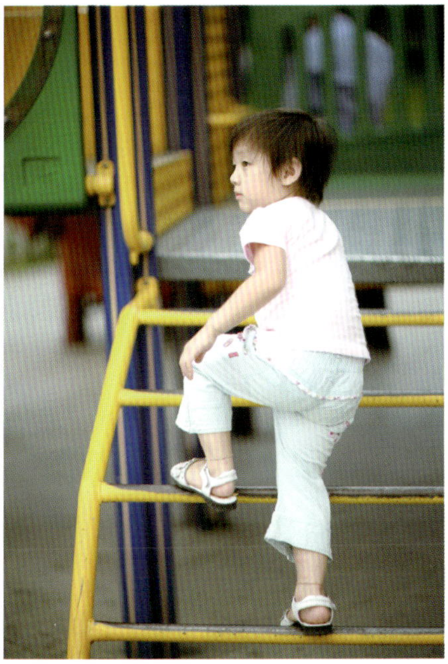

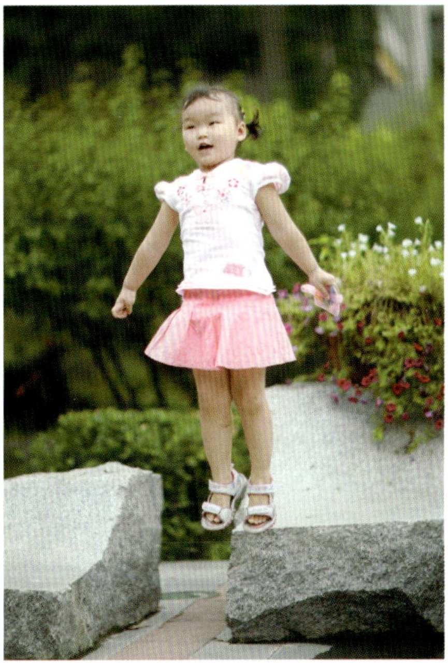

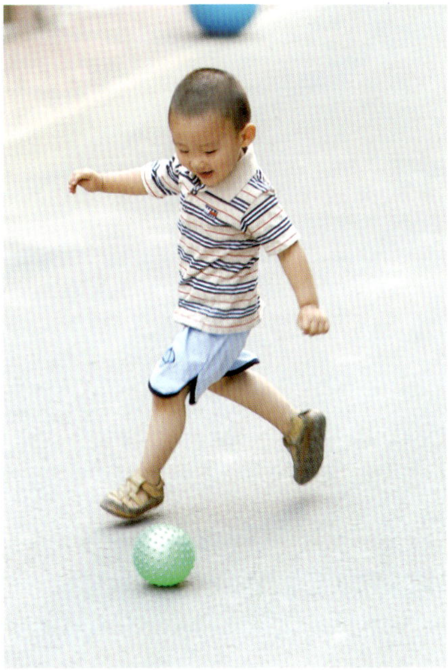

上攀登架

父母带宝宝去儿童乐园，鼓励宝宝从攀登架下往上爬，但要在一边保护。

跳远

带宝宝去儿童游乐园，示范双足立定跳远，鼓励他学跳。让宝宝与小朋友一同练习，边跳边说："看谁跳得远。"

跳格子

在单足站稳的基础上，训练单足跳，也可以教宝宝从一个地板块跳到相邻的地板块，熟练后可让宝宝玩跳格子游戏。

日常生活中的训练

训练宝宝用钝餐刀将馒头片切开，用勺吃饭不洒在外面，用手拿小杯子喝水或把一个水杯中的水倒入另一个杯子时不洒不溢，以及学拿儿童剪刀剪纸条，与小朋友进行穿珠子比赛等。

跳高

练习跳跃动作。将10厘米高的小纸盒放在地上，让宝宝跑到近前双足跳过去。反复练习，要注意保护他。

骑三轮车

在会骑三轮车的基础上，熟练掌握骑三轮车的技能，如会骑轮车走直路，会拐弯，遇到障碍物会停车等，以锻炼平衡及协调能力。

训练手指的精细动作

示范用正方形的纸对折成长方形或三角形，鼓励宝宝自己动手模仿。练习用筷子夹花生米并放到盘中；添补图画中缺少部分（例如给图画中缺头发的女孩画上头发，给缺鼻子的男孩添上鼻子等）。

玩球

继续玩球的游戏。让宝宝学接抛球，父母站在宝宝的对面，把球直接抛到预备好的双手当中，反复练习后，增加抛球距离，锻炼宝宝手臂抬高或略弯腰动作，渐渐将球接住。同时训练宝宝能举手过肩的抛球动作，并比赛看谁投得远。

踢小球

父母与宝宝一起玩球，拿小方凳当做球门，在距球门1米处示范踢球入门。鼓励宝宝学踢球入门，成功了，给予奖励。

拣豆粒

将花生米、黄豆、大白芸豆混装在一个盘里，让宝宝分类挑拣出来。开始训练时，父母用手帮助他拣黄豆，以后熟练了，应让他独立挑拣。

言语能力训练

表达

在宝宝熟知家庭成员名字、职业的基础上，训练宝宝回答成人提出的与此相关的问题。如提问“你爸爸叫什么名字？”“干什么工作？”锻炼宝宝的表达能力。

听词模仿动作

不断地说出各类能表现动作、表情的词，让宝宝模仿，如“洗衣服”、“开汽车”、“笑”、“哭”、“唱”等，也可以父母做动作，让宝宝说词语。

说物品的用途

选择一些宝宝熟悉的物品，如“茶杯”、“梳子”、“刀”、“剪”“牙刷”等，让宝宝逐个说出它们的名称和用途。

说出反义词

父母先举例，如父母说“大”，宝宝答“小”，跟着说出“上”、“高”、“长”、“瘦”、“前”、“左”、“深”、“远”、“快”等的反义词。如果答不上来，可以替他说出答案，然后再解释词义。也可以让宝宝当老师提问，父母作答，或者父母和宝宝3个人玩，轮流提问和回答。

复述故事

教宝宝看图说话。开始最好由妈妈讲图片内容给他听，让他听并模仿妈妈讲的话，逐步过渡到提问题让他回答，再让宝宝按照问题的顺序练习讲述。

和宝宝玩模仿游戏，爸爸说“兔子”等小动物或者其他形象的东西，让宝宝扮演，然后再换过来，宝宝说，爸爸扮演。

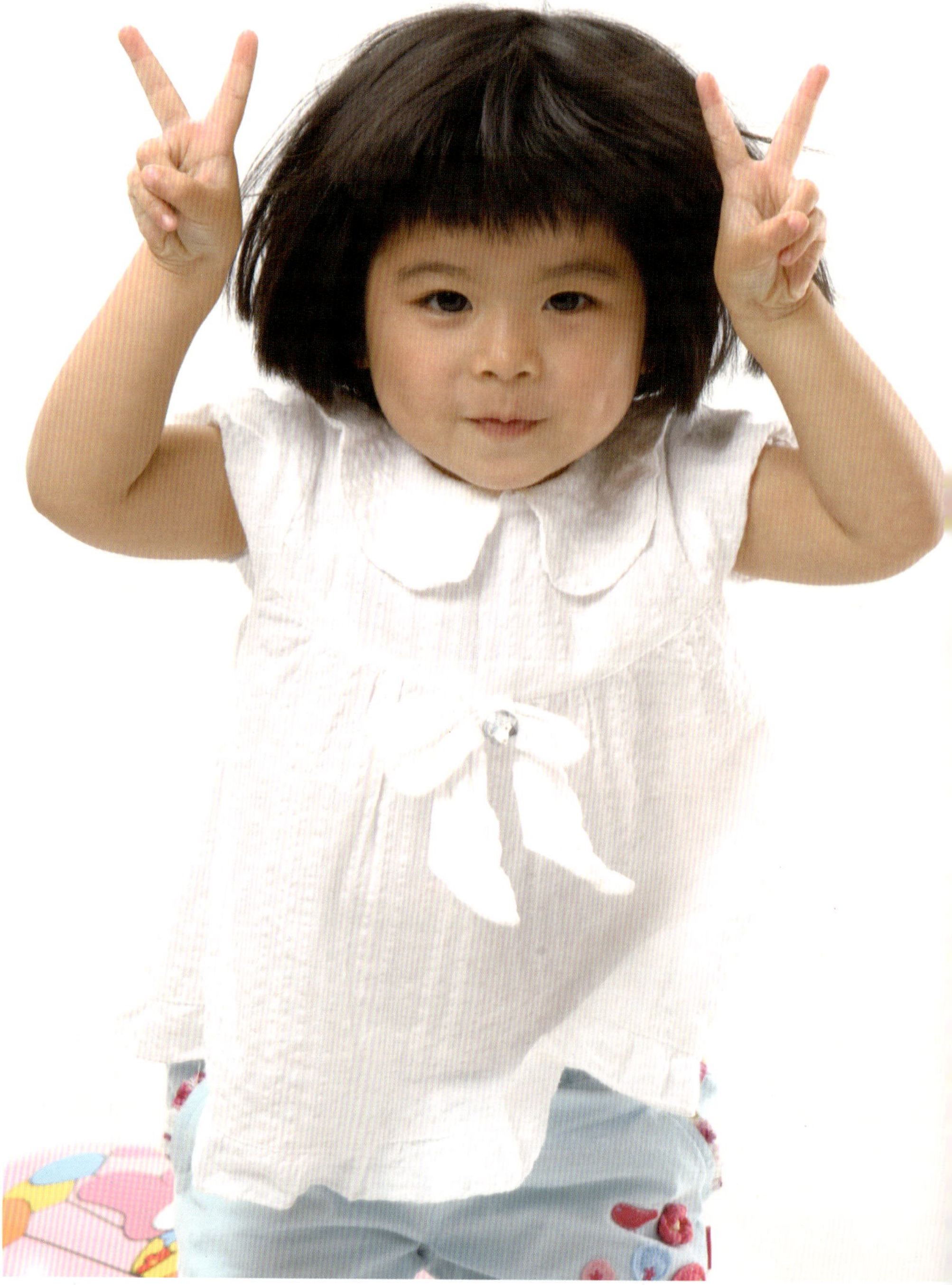

讲述自己的印象

以问答的形式，引导宝宝说出他的见闻。向宝宝提出的问题要具体，最好是能激发宝宝兴趣的问题。尽量让他讲自己经历的事情，例如，今天上街买了些什么、遇见谁、看到哪些趣事等。

“如果”练习

与宝宝面对面坐下讲故事或讲动物画片，不断提问并引导宝宝回答“如果”后面的话。例如，龟兔赛跑时，如果小兔不睡觉就会怎样？小兔子乖乖如果以为是妈妈回来，把门打开就会怎么样？通过这样的训练使宝宝学会初步推理。

丰富词汇量

当宝宝自言自语或与他人交谈时，要注意丰富其词汇量。可以用进一步提问的方式使宝宝词汇丰富。例如，宝宝讲到发烧打针时父母问：“发烧时妈妈带宝宝上哪儿去？”“谁给宝宝看病？”“谁给宝宝打针？”“宝宝哭了没有？”“针打在什么地方？”“现在还痛不痛？”等。如果答不上来就帮他说出。这些经历过的事，有了可联系的词汇就不容易遗忘。

表达

继续训练表达能力。如带宝宝去公园玩，边欣赏景色边讲大自然中的植物、鸟、兽、鱼、虫、四季变化、彩云、夜晚星空等。然后，让他用自己的话讲述去新地方的经历，以提高语言表达水平。

反义词配对

与宝宝一起看画片或实物，教大小、冷热、高低、胖瘦等反义词，鼓励他结合日常生活中遇到的事物，反复练习。如“爸爸的鞋是大的，我的鞋是小的”、“爷爷很胖，妈妈很瘦”等。

背诵古诗

背诵古诗可以在锻炼宝宝记忆力的同时，为他将来学习汉语打下基础。继续教宝宝古诗，一首首背诵，鼓励他自己能背诵2~4首古诗和4首儿歌。

说英语

继续教宝宝英语单词、英语歌，主要是名词、动词和礼貌用语，反复练习。教唱英语歌是宝宝学英语的好方法。

猜谜语

与宝宝玩猜谜语游戏，注意用物品的特征编谜语，先让宝宝熟悉物品及特征，然后再让他猜谜。

要让宝宝多说，讲述幼儿园里发生的事情，复述妈妈讲过的故事……

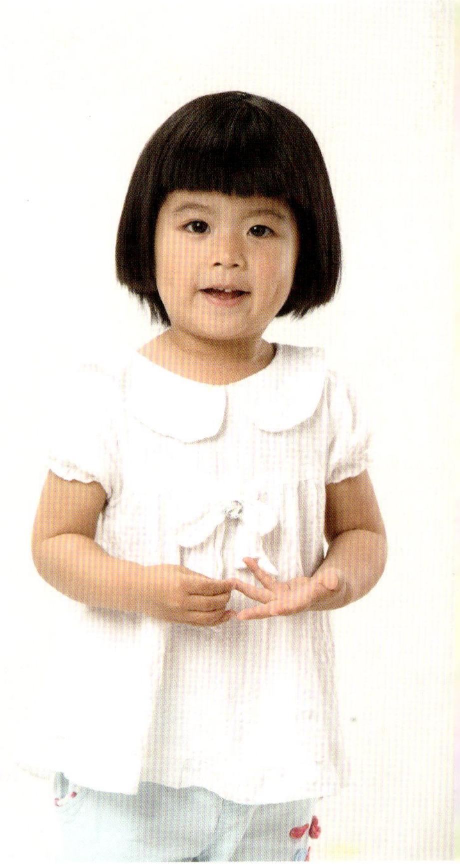

认知能力训练

认职业

让宝宝懂得人的不同职业，如医生、护士、售票员、司机、老师、邮递员、炊事员、演员等，并知道他们在什么地方，干什么工作。

取放物品

训练宝宝收拾自己的玩具和物品。宝宝的玩具、衣服、鞋袜等，要放在固定的地方（玩具要放在宝宝容易取放的地方），并让宝宝知道这些东西放的位置。宝宝要玩具时，开始要与宝宝一起去拿，玩完后，教他放回原处，逐渐让他自己取放。

写数字和简单汉字

教宝宝学习写数字。先学写近似的数字，如会写“1”，再学写“4”，然后再学写“2”和“3”。也可以写简易汉字，如一、二、工、土、人、大等。

认时间

教宝宝学习认时间。比如，“吃过早饭可以到院子里玩耍”、“等爸爸下班回家”、“吃过晚饭该睡觉”、“等睡醒后再……”

学习数数

继续教宝宝口头背数，顺序背1~10，反复练习熟记后，再背11~20。

食指点数

宝宝数数口手不一，所以，应教宝宝用食指点着数字或实物点数。先训练从“1”到“3”点数，示范按数取1~2件物品，如“给我一块糖”、“拿2块积木给爸爸”。更重要的是教宝宝分类、比较等数的概念。

辨认方向

继续培养宝宝的分辨力，如把玩具放在桌子上、椅子下、抽屉里、盒子外等。父母和宝宝一同站在大镜子前玩分左右的游戏，按口令摸自己的“右眼睛”、“左耳朵”、“左肩膀”、“右膝盖”“右胳膊肘”、“左眉毛”、“右耳垂”等，使宝宝进一步认识身体部位和分清左右。

认识职业

继续教宝宝识别工人、农民、解放军、学生、警察等不同职业，并理解他们是干什么工作的。复习家庭照片，看看家庭成员们是从事什么职业的，在什么地方工作，有什么特殊的业绩。

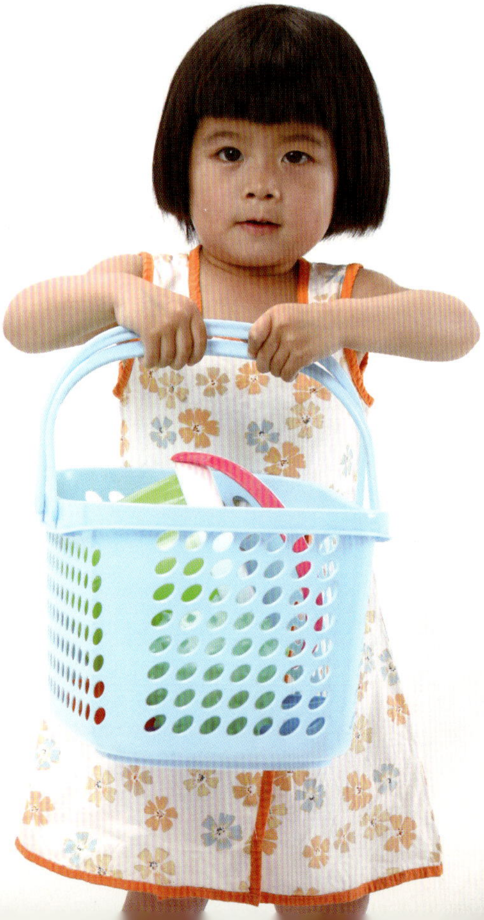

让宝宝从收拾自己的玩具开始养成整齐的好习惯。

“包剪锤”游戏

先让宝宝理解布包锤、锤砸剪、剪破布的关系，同宝宝边玩边讨论谁输谁赢。然后让宝宝自己判断，让他学会鉴别包、剪、锤，以及游戏中的输与赢。

认住址

教宝宝记住自己家的楼号、单元门号、楼层和门牌号，巩固宝宝记数据的本领。如3号楼2单元405室，即3-2-405。进一步让宝宝学习居住的街道名称、小区的名称，使宝宝能记住自己的家庭住址。

如果家中有电话，也可让宝宝记住电话号码，学习在电话亭同妈妈打电话。这是一种十分必要而有效的安全教育，可以在宝宝3岁前后让他学会。

常识

让宝宝懂得冬天冷应穿大衣，该吃涮羊肉；夏天应穿单衣，该吃冰棍和西瓜等最基本的生活常识。

数数

当宝宝能背数1~10之后，要养成记物数数的好习惯，以巩固数的概念。并开始训练序数，如数“1”时，放1块积木，数“2”时，放2块积木，提问“1和2相比哪个多”，启发宝宝说出“2”比“1”多，“2”比“1”大，照此训练到5。还应教他复述5位数（如27058、45296）。

生活能力训练

按外观分类

把宝宝“百宝箱”内的玩具倒出来，让宝宝按照玩具的颜色、大小或形状逐步学习分类。首先让他按颜色分类，先将红色的挑出，再将黑色的挑出，渐渐就可以分出混合的各种颜色。进而再让宝宝学挑大小，从红色中挑大的，再从别的颜色中挑大的，各种颜色再分大小两堆。然后在每堆中挑出圆形、方形、三角形，使宝宝学会按外观分类。

按用途分类

教会宝宝能按吃、穿、用、玩等用途将日常物品分类，从中挑出哪种不能吃，如在“香蕉、桃子、桌子、梨”中，宝宝会敏捷地指出“桌子不能吃”。又问“毛衣、长裤、鞋、娃娃哪种不能穿”时，宝宝会指出“娃娃不能穿”。父母可以提出上述类似的问题，让宝宝将物品的用途分清楚，以提高分辨能力。

介绍自己和家庭成员

宝宝能说清自己的姓名、年龄和性别。能说清自己父母的姓名、工作单位和做什么工作。

看自己的相册时，能讲述自己小时候的事情；看家庭相册时，能介绍亲属与自己的关系及他们的职业。如果他们不在同一地方居住，宝宝能用地图指出他们所在的地名和位置。

这些本领要分开逐样练习，学会一样，表扬一次，使宝宝很有自信地记住自己和家庭的事，成为家庭的一员。

自理能力

宝宝起床后，可以让他自己穿袜子和鞋，提醒他拉正后跟，看看他是否穿鞋能分清左右，穿对了要表扬，不对就让他调整。

训练宝宝独立在清洁台上洗手、洗脸，大便后学会自己擦屁股，必要时父母再帮忙。

管理能力

日常生活中注意培养训练宝宝的管理能力。如帮妈妈把洗晒干净的衣服叠好，并把爸爸、妈妈、宝宝的衣服区分开，而且学会放到固定的地方。

卫生习惯

教会宝宝自己用肥皂洗手，练习洗手绢、袜子、玩具、娃娃衣物等小物品，从而养成良好的卫生生活习惯。从夏天起，自己学习穿脱背心和裤衩。秋天再学习穿无扣子的秋衣、秋裤和毛衣。

父母在一旁帮助时，告诉他衣服的正反，使宝宝高兴且愿意穿衣服。要鼓励宝宝自己穿衣，自己脱衣，每天坚持练习，直到学会为止。冬天如果穿得较多，有不方便扣的领扣及背后的扣子时，父母才能帮忙。

从小培养宝宝的独立意识和自理能力，是为人父母者应尽的职责，也是对宝宝真正的爱护。

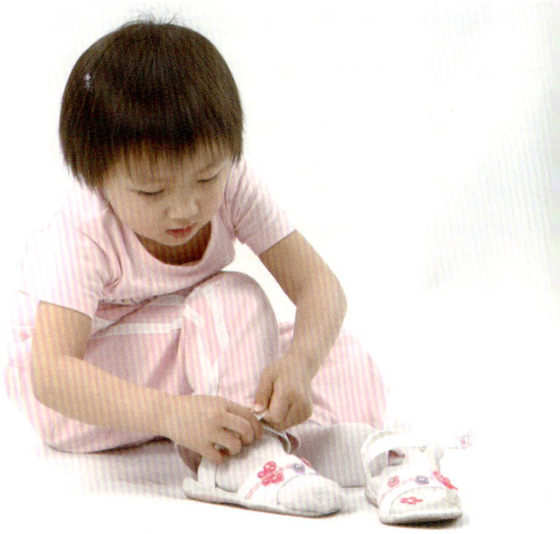

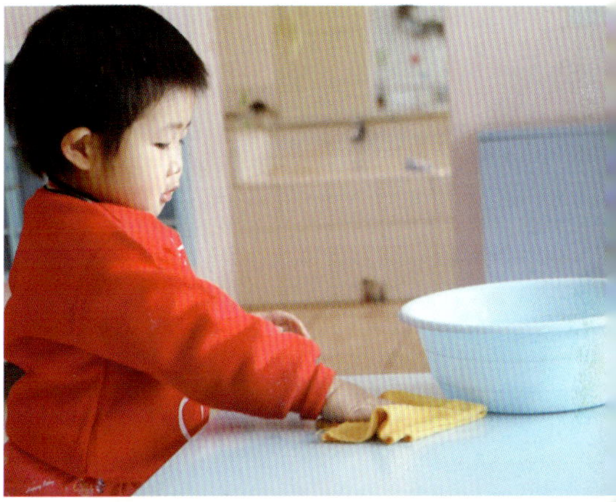

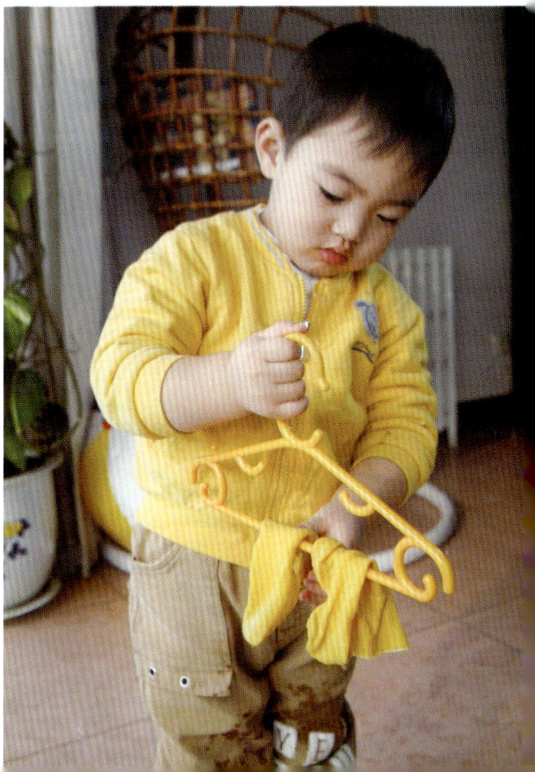

宝宝的情商培养

宝宝的情绪

理直气壮的“撒谎”

此时宝宝撒谎的原因无外乎是以下几种：分不清现实与幻想间的区别；很想要的东西，愿意相信那“真的”是自己的；怕受到惩罚，一种“回避”办法。

假的“谎言”

1. 分不清因果：当宝宝做错事被处罚，问他为什么被处罚，他会回答因为自己被处罚。

2. 自我中心：宝宝无法将自己与别人的想法清楚分开，以为别人的想法和他一样。

3. 直觉思考：直觉思考是宝宝思维的一大特点。例如，宝宝听见坐地铁可以去动物园，就以为只要坐地铁就是要去动物园。

真的“谎言”

宝宝在这个阶段已经可以说十分完整的谎言了。这标志着他已经理解真与假的区别，拥有了想像力，开始尝试以自己的理解方式与周围的世界打交道了。

父母要做出好榜样，尽量避免不必要的谎话和借口。不要迁就宝宝说谎的行为，也不要逼迫他认错，而是要让宝宝尽可能说出为什么要说谎，以便解决问题。当宝宝讲述真实情况时，要对他坦诚的态度予以赞同和肯定。引导他自己认识说谎是可耻的。

宝宝情趣探索

自己探索

生活中的大事小事，在宝宝眼中都是新奇无比，这时您要给予他充分探索、练习的机会，这不仅有助于他提升多方面能力，还能从尝试成功的经验里，了解自己的能力范围且获得自信心。

父母的回馈

这个阶段宝宝对自我的看法，仍倾向于从他人的反应得到信息，如生活上被照顾、被回应、您或其他人对其行为好坏的赞美或贬抑等，如果他缺乏安全感和积极的的回应，非常容易形成对自己负面的看法。

如宝宝每次大哭后都能得到注意与照顾，做了一个反应之后能够被称赞、让自己和别人都很高兴，从而感觉到自己重要的、被肯定、而这些都是自我概念的基础。

而长期接受负面回馈的宝宝，对自己的能力、价值通常抱持比较负面的态度及评价。您可别以为他还小，什么都不懂而轻视了这种对宝宝性格的影响。

累积对自己的认识

自我概念是一个持续的、动态发展历程，数个月大的宝宝，就能感觉自己与他人的不同，接着慢慢从与您和他人的互动中，累积对自己的认识，宝宝的自我概念也会越来越清楚了。

这个阶段的宝宝自我意识很强，特别喜欢表现，对自己的认识不再停留于外观，而是强烈地想要尝试各种事物，从中发现自己的能力，对自己的行为、能力有更多的了解。

宝宝社交能力的培养

购物

与宝宝一起去商店买东西，边买边讲所购物品的用途，能准确回答所购物品（如盐、肉、水果等）的名称和用途。

等待

继续培养宝宝独自玩，让他知道“等待”，并且懂得在游乐园里坐飞机要排队买票、排队等候上飞机等。

做事有条理

训练宝宝在睡前将脱下的衣服、裤子叠好，按脱下的顺序摆在椅子上，起床时就可按摆放顺序重新穿上。

讲礼貌

带宝宝去朋友家做客时，事先要求宝宝讲礼貌，如进门见人问声好，接受食品或玩具时要说声谢谢等。

交往

在与他人交往中，训练宝宝做完整的自我介绍，并且能倾听小伙伴的自我介绍，增进交往能力。

宝宝的情智特点

2岁半~3岁宝宝的心理发育特点

此时的宝宝活动更具有自觉性，也懂得一些简单的行为准则，也开始对“我是谁”有了初步的概念，而心理活动也更加复杂。自尊心受伤害、伤心、嫉妒等都是他所面临的烦恼。

从宝宝心理发展的角度来看，2岁半的宝宝已经开始有羞耻感了，3岁的宝宝会有一些不愿意让别人知道的小秘密，家长一定要保护好宝宝的自尊心。

3岁左右的宝宝受惊吓后，可能会在晚上睡觉时说梦话或做噩梦。严重时会突然哭醒，如果发生这种情形，您可以把他紧紧搂在怀里，抚摸他、安慰他，这种接触和抚摸是宝宝很重要的心理需求。

育儿要点

- 饮食多样化、营养要均衡。
- 鼓励宝宝接球、踢球、攀登、玩沙、玩泥等各项活动，提高动作协调能力。
- 教宝宝穿珠子、剪纸、折纸，发展手眼协调能力。
- 和宝宝一起进行拼插造型、看图找错、看图配对、看图找对应关系，发展观察力和想像力。
- 看图讲故事并提问，让宝宝讲述故事中事情发生经过的情节，激发他的阅读兴趣。
- 口手一致数数，背数在20以上。
- 建立时间概念和守时的习惯。
- 参加家务小劳动，学习购物。
- 加强宝宝生活能力的培养，切忌过度保护，包办代替。
- 做入托前的心理准备，以免入托后宝宝不适应。

必备益智玩具

- 幼儿足球
- 小型儿童自行车
- 数字模型
- 汉字模型
- 折纸材料和儿童剪刀
- 儿童书籍

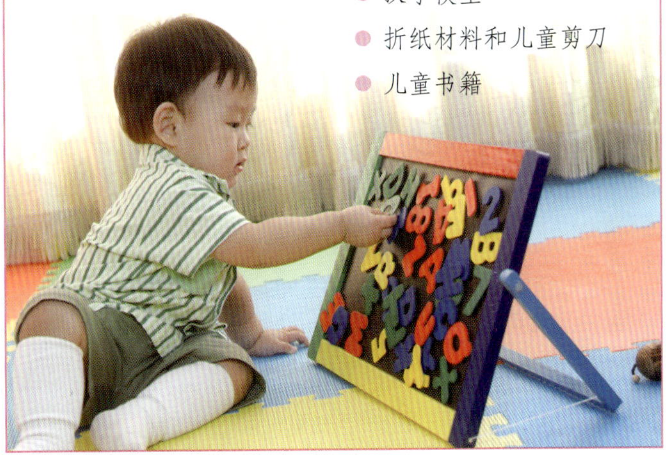

妈咪经验谈：如何选择幼儿园

宝宝姓名：田田

育儿心得：找到适合宝宝的幼儿园

孩子上幼儿园是一个成长的过程。首先，要选择离家比较近的幼儿园，不管冬天还是夏天，孩子和家长都不会受太多的罪。其次，老师要比较有耐心，幼儿园是孩子接触社会的第一个地方，一定要慎重。

我个人认为不要去盲目地追随双语、精英等高档幼儿园，只要适合孩子就行。再有，班上的孩子不要太多。我选择的是一家实验幼儿园，离家近且教的东西很多，每个星期都要上手工课、绘画课，还有科学小活动。同事的孩子上的是一所军区幼儿园，小班就有四个班，班上孩子又多，老师有时根本管不过来，与他的孩子比起来，我的孩子懂得更多知识。

最后一点也是最重要的——安全，看看幼儿园里的安全设施、教室里的桌椅板凳是不是安全等等。

宝宝智能评估纪录

能力分类	游戏	方法	第一次出现的时间	最令您难忘的记忆
认知能力	挑错	给宝宝一些存在错误的图片，宝宝能挑出错误来。	第　月第　天	
	分类	把一些大小、颜色、形状不同的物品放在一起，宝宝基本会区分。	第　月第　天	
	知道父母的职业	父母经常向宝宝介绍家庭情况，让宝宝记住父母的姓名、职业及家庭电话和住址，宝宝可以准确说出来。	第　月第　天	
	分清季节	让宝宝知道冬天穿什么、吃什么、夏天穿什么、吃什么，宝宝能说出2~3种不同季节性衣物和食品。	第　月第　天	
动作能力	攀登	父母在游乐场鼓励宝宝上攀登架，宝宝可以自己向上爬三层。	第　月第　天	
	走平衡木	父母扶宝宝手拭走离地25厘米的平衡木，走稳后让宝宝从一头走到另一头，父母在旁监护，宝宝可以独立行走。	第　月第　天	
	前后滚翻	父母先示范前后滚翻，然后扶宝宝练习，宝宝可以独立完成	第　月第　天	
	趴地推球	父母俯距于距墙25~30厘米处抬头，挺胸双手抱球，双肘离地，双腿伸直并拢，向墙快速、连续推球，宝宝学会后，可以和他比赛，看谁推得多。宝宝可以推10个以上。	第　月第　天	
	手部动作	穿珠子：用塑料绳穿木珠或扣子，宝宝1分钟能穿10个以上。	第　月第　天	
		折纸：父母将正方形折成长方形，再折成小正方形等，让宝宝模仿，宝宝会折2种。	第　月第　天	
		画几何图：让宝宝凭印象画圆形、正方形、三角形，宝宝可以画图封口，正方形、三角形，有角即可。	第　月第　天	
言语能力	复述故事	父母讲图片中的故事给宝宝听，再让他按故事的顺序复述，宝宝能复述出来。	第　月第　天	
	讲故事	父母和宝宝一起讲童话故事，你一个、我一个，看谁讲得多，可以讲7~8个故事。	第　月第　天	
情绪与社交能力	玩“包剪锤”	父母先示范，和宝宝一起玩，宝宝知道输赢。	第　月第　天	
	自我介绍	鼓励宝宝以一问一答的形式向别人完整介绍，如：自己的姓名、年龄、性别，父母的姓名、职业、单位、家庭住址、电话等，宝宝能正确回答。	第　月第　天	
自理能力	学刷牙	父母示范正确刷牙过程，宝宝可以模仿。	第　月第　天	
	穿脱衣服	宝宝可以独自穿脱衣服、鞋袜、整理床铺。	第　月第　天	

爱心专题：储备宝宝的自信

把一点一滴的生活体验都融入自己的性格成长中，这是宝宝心灵发育最明显的特点。谁都知道，自信对于生活、工作都具有决定性的作用，想让宝宝成为一个自信、乐观的人，从小细心帮他储备自信就是您的任务了。

自信的储备在生活中

当宝宝刚刚学会微笑时，您可以积极回应，报以同样真诚、灿烂的微笑。感受到重视和关注的宝宝自信会随之大增。

当宝宝刚学会爬时，您就可以由衷地赞扬："宝宝真棒！"他的自信会更加充足。

宝宝刚学吃饭，洒了满地的饭菜，刚学喝水，弄了一身的水，此时您也不要为了免于打扫而代劳。因为"行为倒退"会使得他对自己动手能力产生怀疑。

让宝宝帮您做点事，比如让他帮您拿书、拿手绢或者拿笔，完成任务后，您当然应该表示感激和赞美，他也会为自己拥有能帮妈妈干活的能力而兴奋。

已经上幼儿园的宝宝，您可以为他的绘画、手工准备一个展示柜，让他获得成就感。

为宝宝多提供成功的机会。这些事对他们来说要是力所能及的，而不是无法达到的。

让宝宝结交更多的朋友。赢得友谊可以帮助他树立自信。

对宝宝承认错误，让他知道，人人都会犯错误，只要下次不犯就还是聪明的宝宝。

不能打骂宝宝。

带宝宝参加集体活动，如郊游，社会活动，社会交往经验的积累也会让宝宝拥有更多的自信。

能让宝宝做决定的事，要让他做决定，比如买哪本图画书、穿什么样的衣服，让他对自己的判断力产生信心。

在生活中，作为宝宝的父母，更应该充满自信，为他树立榜样。夸奖和鼓励也要有一定的分寸，注意客观事实，不能盲目激励而让宝宝养自满自大的性格。

容易让宝宝丧失自信的因素

父爱缺失

爸爸的作用是妈妈无法代替的。爸爸做为男性所特有的性格，如独立、自信、坚强、果敢、富有合作精神也会在游戏中被宝宝模仿。

爸爸要善于向宝宝表达感情；多亲吻、拥抱、抚摸宝宝；在宝宝面前表现出对妈妈的理解；坚持每天和宝宝共度一段亲子时间；宝宝做错事时，适当惩罚，但切忌打骂。

赞扬缺失

如果宝宝的周围环境总是充满着"你不行"这些不经意的话，会使宝宝形成"我不行"的概念，他的小小自信会受到莫大的伤害。

要求过高

如果您对宝宝的要求过高，宝宝很费力也达不到，久而久之，就会越来越自卑。如果您发现宝宝有了自卑的苗头，就应适当降低对他的要求。

保护宝宝的自信

宝宝与小朋友的交往不断增加时，他就会进行比较。"志浩有两辆车""小品有一辆很棒的小汽车！"处在劣势的宝宝一次次体验到挫败感。此时您应该及时引导他，让他知道自己拥有别的小朋友没有的本领，会讲好听的故事，会画很漂亮的树。

总之，爸爸妈妈要细心发现宝宝的每一个不良情绪，把它们消灭在萌芽中，让宝宝拥有自信、开朗、大方的优秀品格。

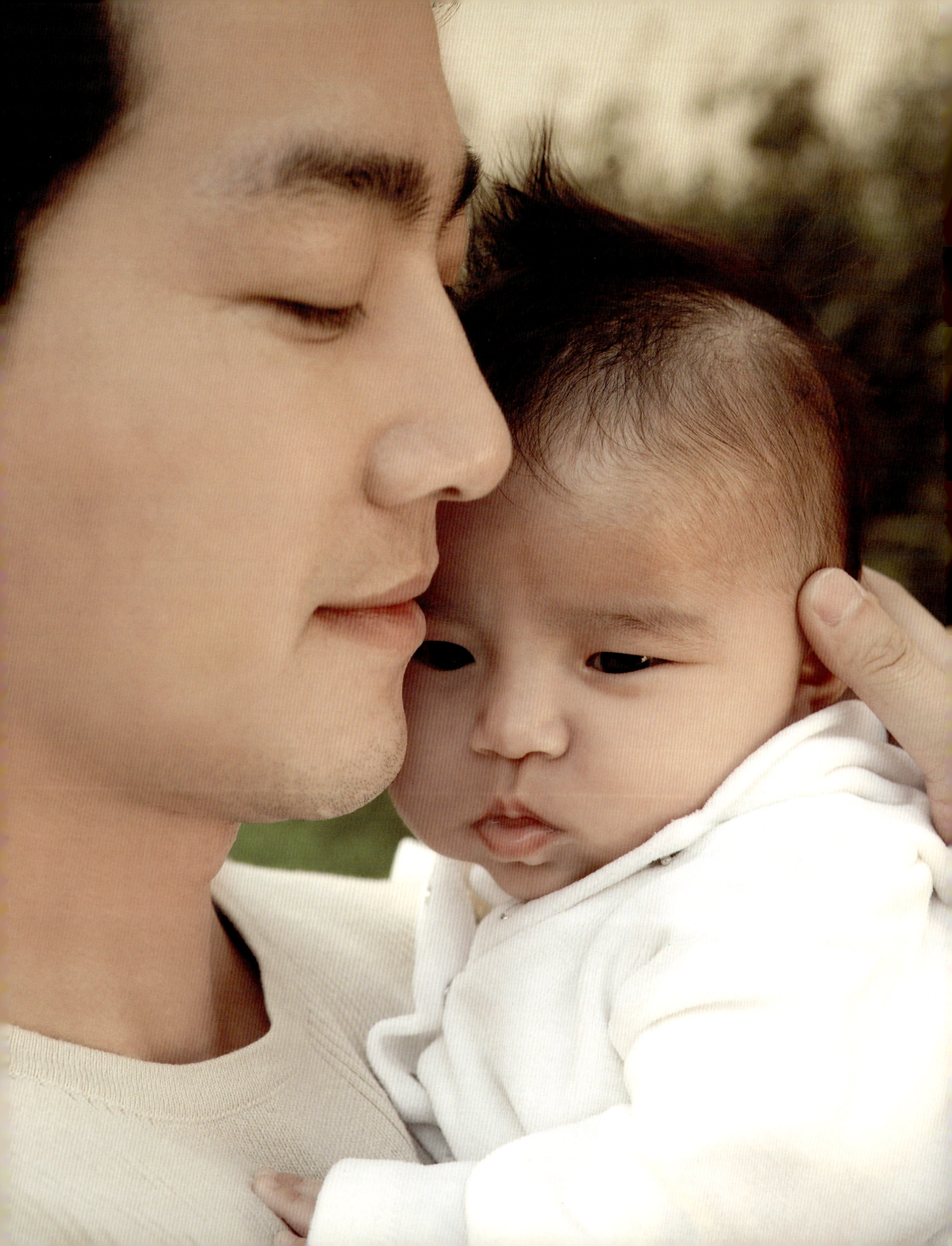

PART 4

宝宝健康与安全

当宝宝会翻身，

会爬行，

会走路，

并且一点点长高的时候，

细心的您会发现自己的家处处存在不安全因素，

即使时时刻刻有人照看宝宝，

也可能在一转身之间发生危险。

所以，

花一些时间学习护理宝宝健康和安全的知识，

是非常必要的。

第16章 宝宝的生理健康

小宝宝可爱却娇嫩，离开了妈妈温暖的子宫，来到陌生的环境里，容易出现各种不适。您应该多掌握一些宝宝常见疾病和一些护理方面的知识，从而在遇到情况的时候可以从容应付。

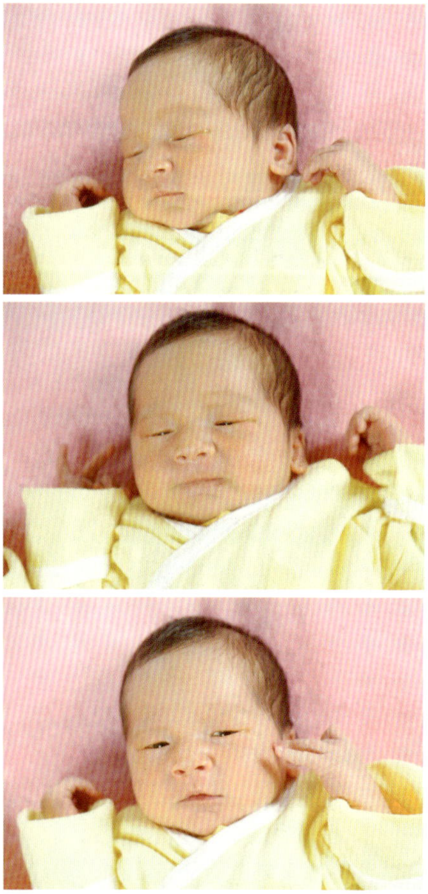

据统计，80%的新生儿都会出现黄疸。

新生儿常见疾病

宝宝出生后自结扎脐带至生后28天即新生儿期。一些疾病会威胁到宝宝娇嫩的身体，了解这些疾病，掌握一些护理的方法，这些小问题就会迎刃而解。

如何区别新生儿生理性黄疸与病理性黄疸

生理性黄疸是新生儿的一种特殊生理现象，80%正常新生儿都会出现黄疸，而诊断生理性黄疸之前必须排除各种病理性黄疸。

高度重视病理生黄疸

病理性黄疸的原因很多，尤其在生后24小时内出现黄疸更应高度重视，常提示有急性的严重的疾病，需立即到医院诊治。

为了及时发现病理性黄疸，必须注意观察黄疸的发展变化。如果是在医院分娩，出院时最好问问医生，宝宝有没有黄疸，已出现几天了，以便了解是否有黄疸延期不退的情况。

生理性黄疸与病理性黄疸的不同

• 黄疸出现的时间

生理性黄疸于生后2~3天出现黄疸，皮肤呈浅黄色，巩膜微带黄色，尿稍黄，无不适表现，第4~6天黄疸最明显。

病理性黄疸一般出现得早，在出生后12~24小时就会出现，或黄疸消退后又重复出现，持续时间长。

• 黄疸程度的轻重

生理性黄疸：面部、颈部皮肤浅黄或柠檬色，巩膜微黄，尿黄不染尿布。

病理性黄疸：一般较重，呈金黄色，四肢、皮肤甚至手心、脚心都黄，尿染黄尿布。

• 黄疸消退的时间

生理性黄疸一般不超过2周，足月宝宝大多在7~10天消退；早产宝宝可能延至第3~4周消退。

黄疸若超过2周，或消退后又再次出现，有可能是病理性黄疸。

• 宝宝的精神状态

生理性黄疸，宝宝精神佳，吃奶香，吸吮有力，哭声响亮。

病理性黄疸，表现为精神差，吃奶不香，吸吮力差，甚至惊厥发作。

新生儿发热先要物理降温

发热是新生宝宝常见的症状，但因为新生宝宝在生理上尚未发育完全，所以不能随便服用退烧药，否则会造成凝血机制障碍而产生周身青紫、贫血、便血、吐血等症状，严重的甚至死亡。

新生宝宝发热时最好的办法是物理降温。

若宝宝体温在 38.5℃以下，多喂水，把襁褓打开，抖抖宝宝的衣物降低热量，然后换上较薄些的衣物，让宝宝的皮肤散去过多的热；或用 37℃左右的温水毛巾擦宝宝的擦洗颈部、腋下、大腿部及四肢。

在降温过程中，您要注意：宝宝的体温一开始下降，就要马上停止降温。

在降温过程中，密切观察宝宝的呼吸、肤色、呛奶等情况，如有异常，立即到医院就医。

若宝宝的体温达 38.5℃以上，应及时就医，可能存在有感染等情况。

小贴士

新生儿吃奶、哭闹后，就像成人刚做了剧烈运动后全身发热一样，体温也会有所升高。但这种升高一般不会超过 38℃，且宝宝无其他异常状况，此时就不要紧张，等宝宝平静后再测体温，体温通常就在正常范围内。若仍是发热，就需进行物理降温或及时就医。

避免新生儿脐炎

正常情况下，宝宝的脐带在出生后 3~7 天会自动脱落。但脐带结扎后留有脐血管断口，如果被感染，细菌从这个断口处进入宝宝体内的血循环，很快发展为败血症甚至脓毒血症。病势凶险，死亡率也很高，所以您一定要注意宝宝脐部的护理。

护理不当引发脐炎

如果父母给宝宝洗完澡不及时擦干脐部，或者消毒不完全就裹上纱布，使脐带经常浸在潮湿的环境中，就很容易造成感染；也有些脐炎是因为父母对宝宝的脐带过分重视，脐部除了包裹纱布外，还垫上一层厚布，再垫上尿布。这样，宝宝的尿液会将纱布和垫的厚布浸湿，脐部就变成细菌繁殖的温床了。

正确的脐部护理方法

脐带未脱落前，父母给宝宝洗澡时脐部不要沾水，保持干燥，洗澡后用 75% 的酒精消毒，再包上干净的纱布。

消毒时，父母一定要把未脱落的脐痂轻轻提起，酒精要涂到脐带根部，晾干后，再用纱布包好，不要将尿布盖在脐部上，并且要勤换尿布，防止尿液污染脐带。

如果宝宝的脐带根部发红，或者脐带脱落后伤口没愈合好，脐窝湿润、有流水、脓性分泌物等现象就应立即送往医院治疗。

给宝宝护理脐部时，应用蘸了75%酒精的棉签，轻轻地从脐带根部向周围的皮肤擦洗，不可来回地乱擦，以免发生感染。

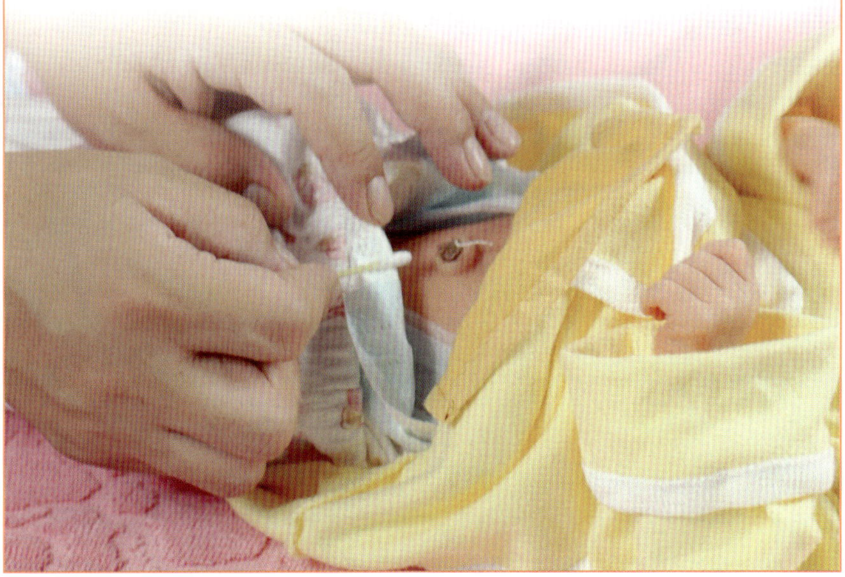

清洁卫生预防鹅口疮

鹅口疮是宝宝在新生儿期经常见到的疾病，由白色念珠菌感染引起，或不适当应用各种抗生素，都是鹅口疮的诱因。

生此病的宝宝嘴巴里有很多像奶斑一样的东西贴在口腔壁上，与吃奶留下的奶斑很难区别。如果不及时治疗，这种奶斑状的霉菌会越长越多，融合成片连在一起，厚度增加，严重的可扩散到咽喉、气管引起吞咽困难、霉菌性肠炎、霉菌性肺炎，甚至全身性念珠菌感染。

辨别鹅口疮与“奶瓣”

宝宝常表现为嘴巴里有很多像奶瓣一样的东西粘在口腔壁上，与吃奶后留下的凝奶块很难区别。如果您发现宝宝口腔内有“奶斑”，先用棉签轻轻擦一下，能擦掉的就是奶斑，如果擦不掉，且宝宝烦躁不安，进食减少甚至拒食，就要立即送往医院。

局部用药

局部使用制霉菌素是最有效的治疗方法。可用制霉菌素加鱼肝油涂擦宝宝的口腔黏膜；或使用制霉菌素药片，每片用10毫升温开水化开涂抹口腔，切忌用开水，在吃奶后涂抹口腔，每日3~4次，用药7天以上，待白色斑块消失后，还应坚持再用药1周，以防复发。

也可使用2%~4%的小苏打溶液，在哺乳前后用棉签蘸苏打液擦拭宝宝的口腔，使口腔呈碱性环境，阻止白色念珠菌的生长和繁殖。

如何预防鹅口疮

1. 妈妈哺乳前要洗净双手及清洁双乳头，尤其是有手足癣的妈妈更应注意，避免双手接触宝宝的喂奶用具及自己的乳头，必要时应停止哺乳。

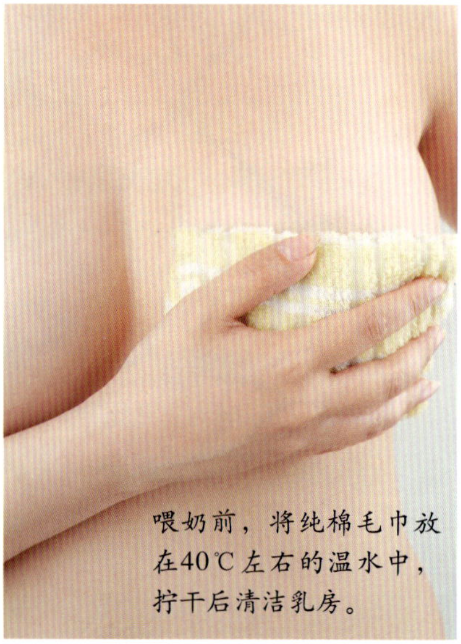

喂奶前，将纯棉毛巾放在40℃左右的温水中，拧干后清洁乳房。

2. 平时注意宝宝的口腔卫生，每次给宝宝喂奶后再喂几口温开水，可冲去留在口腔内的奶汁，这样霉菌就不会生长了，也可以用温湿的纱布帮助清洁口腔。

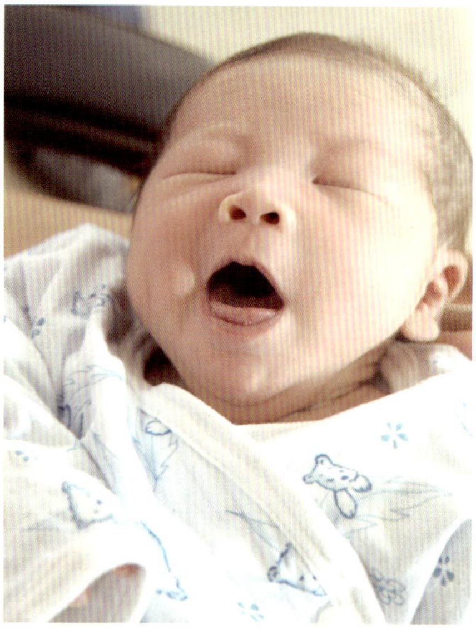

3. 要有宝宝专用的奶具如奶瓶、奶头、碗勺等，使用后用碱水清洗，煮沸消毒。

4. 宝宝的被褥和玩具要定期拆洗、晾晒，宝宝的洗漱用具应和家长的分开，并定期消毒。

5. 给宝宝用药要谨慎，不乱用抗生素。因为在给宝宝使用广谱抗生素的时候，抗生素可能会杀灭抑制白色念珠菌的细菌，从而导致白色念珠菌大量繁殖，引发鹅口疮。

新生儿肺炎的护理

新生儿肺炎是宝宝新生儿期常见的感染性疾病，也是妈妈最害怕的一种疾病，患病的宝宝会嘴里吐泡泡，呼吸增快、呛奶等。肺炎可引起新生儿死亡且症状常不典型，但只要父母注意护理的方法并做好预防，是可以避免、减少肺炎的发生机率。

预防新生宝宝肺炎的护理方法

1．妈妈在孕期要定期做产前检查，及时发现胎儿宫内缺氧的异常情况，给予及时处理。

2．妈妈在孕期要保持生活环境的清洁及个人卫生，防止感染性疾病的发生。

3．宝宝出生后，要有一个洁净舒适的生活空间。衣被、尿布应柔软、干净；提倡母乳喂养，无论是父母还是亲朋好友在接触宝宝前都要先洗手。

4．要避免让宝宝接触感冒的大人，如果妈妈感冒，要戴上口罩护理宝宝。

5．一旦发现宝宝有脐炎或皮肤感染等情况时，要立即送往医院治疗，防止病菌扩散。

生病后的护理

1．新生儿所在的室内温度冬季在20℃~22℃，夏季在24℃~26℃，相对湿度在50%~60%为宜，并要保持室内空气流通，但要避免对流，以防宝宝受凉。

2．如果喂奶时宝宝口鼻周围出现青紫，并呛咳，就应立即停止，喂奶也应少量多次。

3．得肺炎的宝宝体温多正常，若有发热的情况可采用物理降温，一般不用退热药物，以防出汗过多引起虚脱。

4．新生宝宝反应能力差，肺炎初期并无呼吸道症状，因此您要密切观察宝宝的心率、呼吸，若发现宝宝口吐泡沫、面色苍白、唇周青紫、拒绝吃奶时，就要立即送往医院。

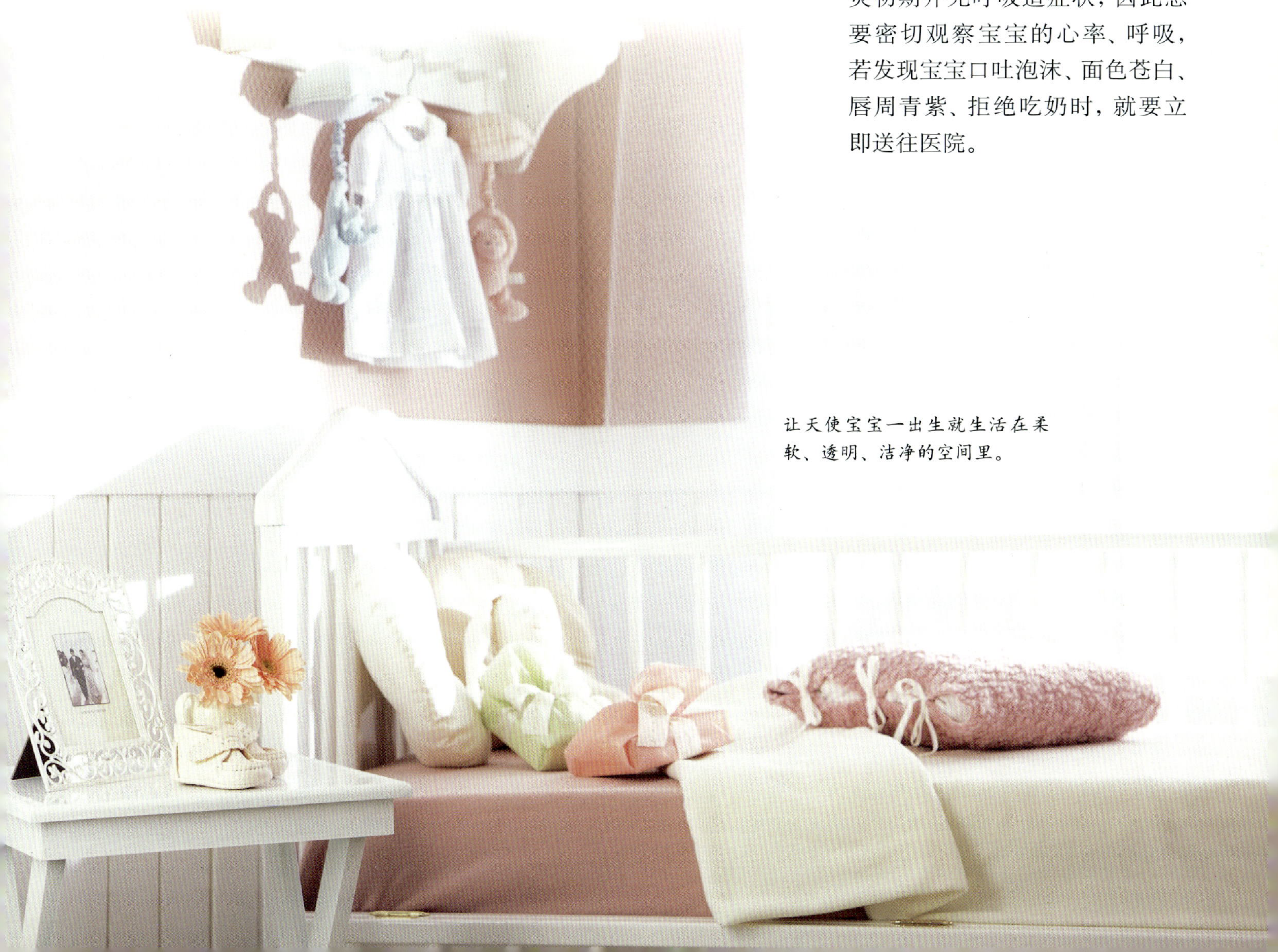

让天使宝宝一出生就生活在柔软、透明、洁净的空间里。

婴幼儿常见疾病

宝宝总爱感冒怎么办

感冒一年四季均可以发病，但以冬季、晚秋和早春季节多见。宝宝感冒后，常常会发热、咳嗽、眼睛发红、嗓子疼、流鼻涕、食欲下降。6个月内的宝宝，还不会在鼻子完全堵塞的情况下进行呼吸，常常会出现吃奶时呼吸不畅的现象。宝宝感冒时您需要掌握下面的护理的方法：

- 90%以上的感冒是由病毒引起的。因此，不要乱服抗生素，应以清热解毒、止咳化痰的中药为主。如果还有细菌感染的情况，可在医生指导下服用抗生素。
- 退热药一般每隔4小时喂一次，高热（38.5℃以上）时再服。
- 低热时可以采取物理降温的方法退热。家长要多观察宝宝的精神、面色、呼吸次数和体温。如果宝宝有高热惊厥史，体温在38℃时就要服退热药。
- 给宝宝多喝水，用以补充发烧消耗的体液，促进毒素的排出。
- 饮食以流食、半流食为好，如果宝宝用奶瓶易呛咳，可以改用勺喂。
- 如果宝宝食欲不好或呕吐，可以适当增加吃奶次数，每次量少一些。
- 感冒期间，水果和蔬菜不要减少，它们富含维生素和矿物质，对宝宝疾病的痊愈是有好处的。
- 若宝宝鼻痂太多，吃奶前15分钟可用医用盐水滴鼻，稍等一会儿，即可用吸鼻器将鼻腔中的盐水和黏液吸出。千万不要随意用收缩血管或其他的药物滴鼻剂。

宝宝发高热怎么办

发热可以说是宝宝最常见的症状了，因发热去医院的宝宝占到宝宝门诊量的10%~15%。

捂汗不可取，越厚烧越重

- 宝宝高热时，应当解开衣扣散热，切忌越发热越捂，甚至棉被包裹，这样“捂”，发热更重。让宝宝尽量卧床休息，避免过度活动。

饮食宜清淡

- 以流质、清淡、营养丰富、易消化的饮食为主，如奶类、藕粉、少油的菜汤、新鲜果汁等。等体温下降，食欲好转，可改为半流质。要多喝温开水，增加体内组织的水分，可避免体温再度快速升高。

最佳物理降温法——温水擦浴

- 目前不提倡给宝宝用酒精擦浴退热的方法，它会造成宝宝皮肤快速舒张及收缩，对宝宝刺激大，还可造成宝宝酒精中毒。一般选择温水擦浴，用37℃左右的温水毛巾擦宝宝的四肢和前胸后背，使皮肤的高温（约39℃）逐渐降低，让宝宝觉得比较舒服。还可以用稍凉的毛巾（约25℃）擦拭额头及颈部两侧。在进行降温处理时，如果宝宝有手脚发凉、全身发抖、口唇发紫等寒冷反应，要立即停止。

正确使用退热药

- 一般情况下，药物退热治疗应该只用于高热的宝宝，服用方法和剂量一定要遵医嘱。建议宝宝的体温超过38.5℃再吃退热药。如果宝宝以往有高热惊厥史，不妨在38℃时就服用退热药。
- 应该注意的是，有些性急的父母，用了口服药半小时没退热，又急于用肛门栓剂，然而各种药物的持久性不同，混用可能使药效重叠。结果热退得太猛太急，使得体温速降至36℃以下，又产生了新的问题，
- 6个月龄以下的小宝宝要慎用退热药，尽量采用物理方法降温。

宝宝便秘怎么办

宝宝的大便如果又干又硬，排便次数少，排大便时费力，就是便秘。宝宝便秘，对父母来说是件头疼的事情，那宝宝出现便秘该怎么办呢？

均衡膳食

- 宝宝的饮食一定要均衡，不能偏食，五谷杂粮以及各种水果蔬菜都应该均衡摄入，可以喝一点菜粥，以增加肠道内的纤维素，促进胃肠蠕动，通畅排便。便秘的宝宝不宜吃话梅、柠檬等酸性果品，食用过多会不利于排便。

定时排便

- 训练宝宝养成定时排便的好习惯。一般来说，宝宝3个月左右，父母就可以帮助他逐渐形成定时排便的习惯了。

保证宝宝的活动量

- 运动量不够有时也容易导致排便不畅。因此，要保证宝宝每日有一定的活动量。对于还不能独立行走、爬行的小宝宝，父母要多抱抱他，或适当揉揉他的小肚子，而不要长时间把宝宝独自放在摇篮里。可以给宝宝做腹部顺时针按摩，每天2次，每次5~10分钟。

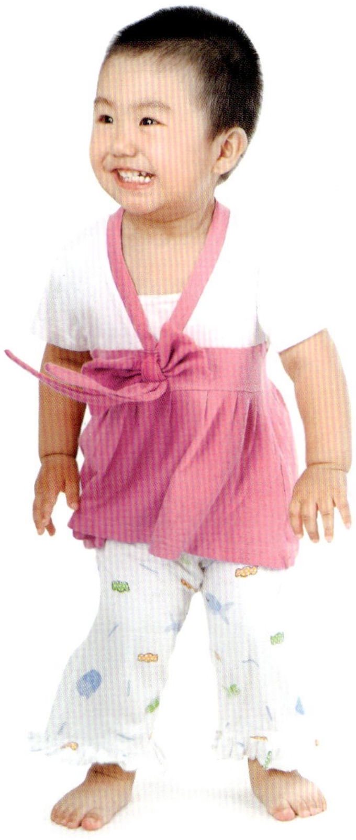

爱运动的宝宝一般不会便秘。

宝宝拉肚子怎么办

拉肚子是宝宝常见的病症，医学上称为腹泻。腹泻一般为分两种，一种是非感染性腹泻，又叫消化不良；另一种是感染性腹泻。那么宝宝拉肚子后，如何进行家庭护理呢。

不可禁食

- 无论何种病因的腹泻，宝宝的消化道功能虽然降低了，但仍可消化吸收部分营养素，只要宝宝想吃，都需要喂。
- 腹泻时，宝宝消化功能减弱，食欲下降，可少量多次哺喂，选择易消化且营养丰富的食物。
- 已经加辅食的宝宝，可稍微减少食物数量，暂不添加新食物。

预防脱水

- 要根据宝宝口渴情况，保证喂水。用口服补盐液不断补充由于腹泻和呕吐所丢失的水分和盐分，用量应遵医嘱。研究证明其浓度最利于介导盐和水进入体内，以补充腹泻时的损失，是预防和治疗腹泻脱水的良药。

注意保暖和休息

- 注意宝宝腹部的保暖，以减少肠蠕动，可以用毛巾裹腹部或热水袋敷腹部。让宝宝多休息，排便后用温水清洗臀部，防止出现红臀。把尿布清洗干净，煮沸消毒，晒干再用。

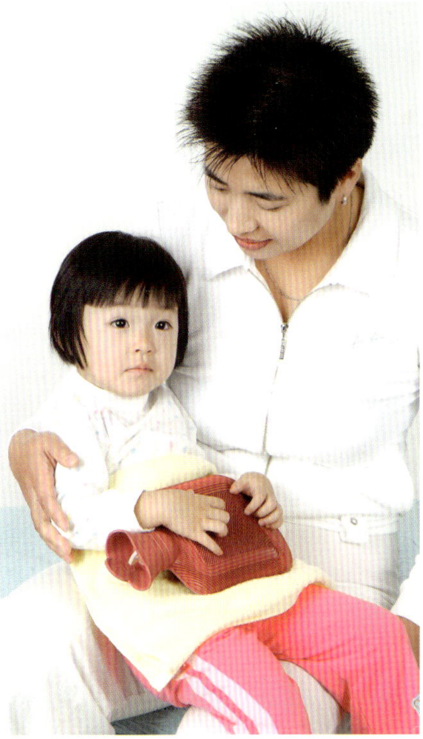

宝宝拉肚子一定要注意腹部保暖，尤其是送医的过程中。

预防流行性感冒

在流感高发期，妈妈要注意预防宝宝感冒。

- 感冒流行期间，不要带宝宝到人多拥挤、空气污浊的公共场所，也不要让宝宝接触感冒病人。
- 家里要经常开窗通风，保持空气新鲜、流通。
- 在宝宝饮食上要注意平衡膳食、合理喂养，增强宝宝机体的抵抗力，6个月内的宝宝最好纯母乳喂养。
- 根据气温变化及时擦干或增减衣物，不要穿得太多，出汗后要及时换下湿衣服，以免受凉。
- 经常进行日光浴、水浴、空气浴，提高宝宝对气温变化的适应能力。

夏季预防热伤风

热伤风的诱因仍然是受凉，只是热在前，受凉在后。因为宝宝对体温的调节功能较差，不能随着外界温度的突然变化而迅速发生相应的变化，在炎热的天气里容易热伤风。热伤风的退热治疗比较困难，所以您有必要做好预防工作。

- 适当降低环境温度，不能让环境温度高于宝宝的体表温度，风扇、空调注意不能直接对着宝宝吹。室内温度也不能控制太低，温差大也容易引发宝宝热伤风。
- 不要让宝宝从热的环境突然到凉的地方。如商场外面温度高，宝宝的汗毛孔和毛细血管都处在开放状态，突然进入商场冷的环境也容易使宝宝感冒。
- 在出汗的情况下，不能用凉水给宝宝洗澡或擦澡，而要先擦干身上的汗水，然后用温水洗浴。

惊厥的护理

惊厥，也叫惊风、抽风，是婴幼儿常见的急性病症，3岁以内的宝宝更为多见。惊厥发作时，表现为意识丧失、两眼上翻、面部肌肉和四肢强直、痉挛或不停地抽动。一次持续几秒钟至几分钟不等，有时会反复发作，严重的会引发宝宝脑损伤，所以不容忽视。宝宝惊厥时，除了立即请医生诊治外，妈妈还要保持镇定，做好护理。

- 保持环境安静，禁止一切不必要的刺激。
- 及时吸出咽喉部分泌物，让宝宝头侧向一侧，以免呕吐物被吸入而引发窒息或肺炎。
- 防止宝宝把舌咬伤，可以用纱布包裹压舌板放在上、下磨牙之间。
- 高热引发的惊厥应首先降温，然后再送往医院。
- 及时到医院诊疗，查找病因。

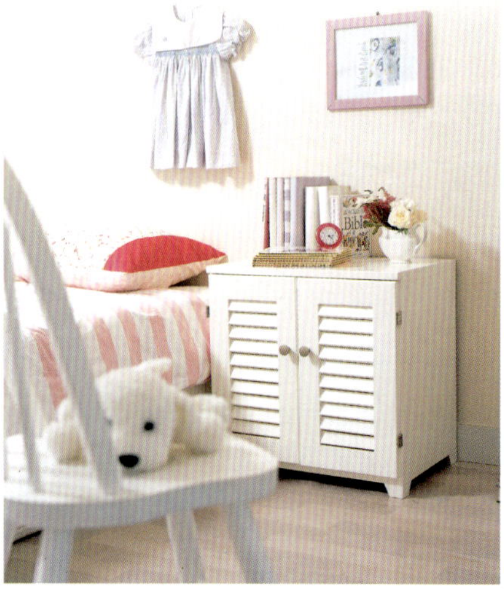

宝宝的房间一定要阳光充足。

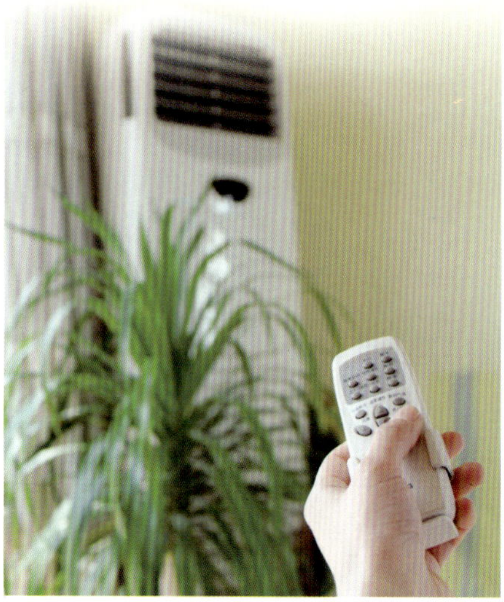

夏天空调不要直接对着宝宝。

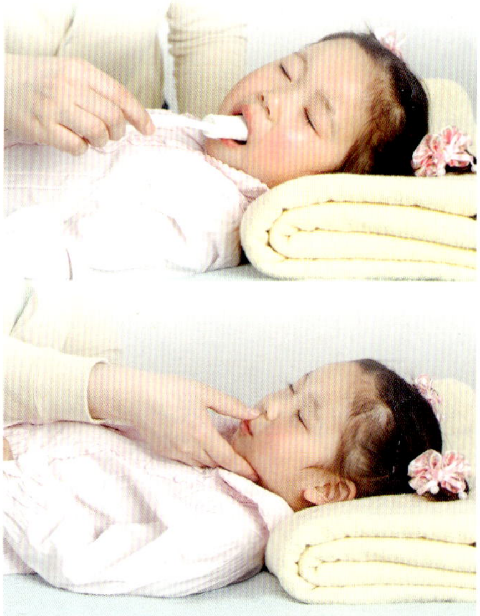

惊厥要防止宝宝咬伤自己。

荨麻疹

荨麻疹在皮肤的任何部位都可以发生，十几分钟内蔓延至全身，也能在1~2小时内消失。发病时，宝宝的皮肤上会出现很多形状不同、大小不一、中间呈白色的红色疹子，疹子出现后24小时内会自动消失。但由于剧痒，宝宝往往会因为过度抓挠，抓后出现一条条抓痕，突出于皮肤表面。有时1天发几次，也有数天发1次。

- 常见的诱发因素是易引起过敏的食物，如鱼、虾、蟹、蛋、牛肉等；食品的添加剂如调味品、色素、防腐剂等；腐败食物如臭豆腐、臭蛋、变质水果等。
- 妈妈每给宝宝添加一种食物，都要仔细观察几天，判断宝宝对这种食物是不是过敏、是不是消化吸收得很好。

湿疹

湿疹主要发生在宝宝的两个颊部、额部和下颌部，严重时胸部和上臂也会出现。开始时皮肤发红，上面有针头大小的红色丘疹，会出现水疱、脓疱、潮湿、渗液，能形成痂皮，痂皮脱落后下面是糜烂面，愈合后成红斑。几个星期或几个月月后红斑开始消退，糜烂面消失，呈现少许薄痂或鳞屑片。

- 用药要咨询过医生。
- 避免热水洗湿疹部位。
- 避免宝宝挠、抓、蹭破湿疹，所以要常给宝宝剪指甲。
- 接触宝宝皮肤的内衣、枕巾、被褥要用纯棉布料，避免接触丝毛织品等衣物。洗衣物和尿布时要选择中性低磷洗涤剂，必须漂洗干净。

中耳炎

正处于哺乳期的宝宝，咽鼓管没有发育完全，呈短而平的状态，在哺乳时特别容易呛奶，使奶液经咽鼓管逆流入中耳，引发急性化脓性中耳炎。除了正确的哺乳姿势外，妈妈还要注意保护宝宝的小耳朵。

- 预防上呼吸道感染可有效防止宝宝中耳炎的发生。
- 带宝宝游泳时尽量不要让他呛水，以防水流进耳内导致中耳炎。
- 当发现宝宝烦躁不安、哭闹不止、抓耳挠腮时，先看看是否是中耳炎。
- 一旦怀疑是宝宝中耳炎，就要及时到医院就诊，防止转成慢性中耳炎或严重并发症的发生。

龋齿

龋齿俗称蛀牙，是婴幼儿时期口腔中的常见病、多发病。我国大约有90%的孩子都患有龋齿。

保护好宝宝的乳牙可以从以下几方面着手：

尽量纯母乳喂养

- 6个月以内的宝宝尽量纯母乳喂养，母乳里面某些成分可以抑制细菌在牙齿上繁殖，防止发生龋齿。

避免不正确的哺乳姿势

- 奶瓶的位置是奶嘴由下方向宝宝上方送至口腔内，让宝宝吮吸时下颌前伸运动近似于吮吸母乳。

不要含着奶嘴睡觉

- 宝宝含着乳头或奶嘴睡觉，会使宝宝的小口腔成为致龋细菌的培养基地，奶液中的碳水化合物被细菌分解产生酸，侵蚀乳牙，形成龋齿。

小贴士

保护乳牙的方法

宝宝刚长出1~2个小牙时，可以在每次吃完奶或者辅食后让宝宝喝些开水；长出2~3颗牙时，硅质固齿牙刷对他很适合，它不仅能清除乳牙上的残渣，还能按摩和保护牙床，并让他咬得满足而又安全；小宝宝长出11个牙后，就可用真正的牙刷让宝宝自已来练习刷牙。刷头要适合宝宝口腔大小，刷毛也一定要柔软。

第17章
家庭安全与急救

在宝宝成长的过程中，可能会碰到意外伤害，尽管其中的大部分都是轻微的小伤，但是您还是有必要学习一些急救的常识，做到有备无患。

异物进入宝宝外耳道

在夏天，有些昆虫趁宝宝睡眠时飞进或爬进耳朵里的事是常有的。还有些宝宝出于好奇心，常将一些小东西或豆类塞入耳道。碰到这样的情况家长该怎么处理呢？

外耳道异物对宝宝的危害

动物性异物由于爬动可产生搔鸣，加上难忍的疼痛和不适，使宝宝哭闹和烦躁不安。植物性异物吸水后可胀大，刺激皮肤，产生继发感染而发生外耳道炎，使异物更难取出。严重的如石块、草棍之类的异物可能会刺伤宝宝鼓膜而产生更加严重的后果。

解决方案

动物性异物的处理方法

家长应该选择在黑暗的环境里，用手电在外耳道口照，昆虫有趋光的习性，见到光亮后，有的可自行爬出；再向宝宝耳朵内滴入75%的酒精、白酒或乙醚使昆虫麻醉后取出。

一旦发现宝宝外耳道异物，最好到医院耳科就诊，由医生将异物取出。珠形异物切勿用镊子夹取，以免将异物推向外耳道深部。取异物时，一定要注意固定头部，以免因宝宝乱动造成更大损伤。

植物性异物切忌用水冲

如家中无应手工具或异物较深难以取出，千万不可勉强，要将宝宝及时送医院由耳科医生诊治。

骨折与脱臼

宝宝骨折的发病率较高。如不及时处理骨折或脱臼，会使肢体不同程度丧失功能，严重时还可损伤血管和神经。

如何判断发生了骨折或脱臼

骨折的特征

宝宝受伤后面色苍白、出冷汗，触摸受伤部位或活动时疼痛严重；局部明显肿胀或有外形改变，宝宝哭闹不止；受伤部位有畸形并骨擦音。

脱臼的特征

脱臼常发生在下颌、肩、肘、髋关节等部位。一般都有牵拉不当、外伤或较强的暴力史；患处出现肿胀、疼痛及活动功能受限；依据脱臼的部位，宝宝可出现肢体缩短或延长，关节处明显畸形。

冷敷、清洗和消毒

在伤处敷冰袋可以消肿止痛。如果出现开放性骨折，伴有出血时，应用生理盐水清洗伤口，敷上消毒纱布，以免造成更严重的损伤和感染。

夹板的固定

送医院之前，不能让骨折部位活动，可找小木板或树枝等物做夹板，附于患侧肢体上，在夹板或肢体之间垫一层棉花或毛巾、布之类的物品，用带子捆绑，松紧适宜，且固定长度要超过上下两个关节。四肢固定时，应暴露手指、脚趾，以便观察指(趾)部位血液循环情况，调节夹板的松紧。

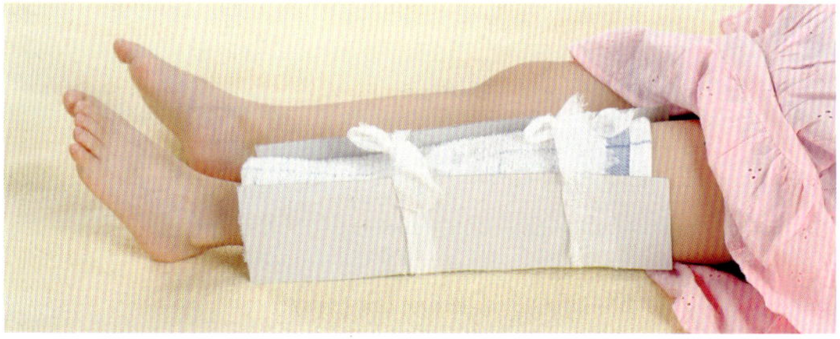

就近就医

发生脱臼时，不要乱动脱臼关节，应尽快就医。预防休克，若已有休克时，应取平卧位，保持呼吸道通畅，注意保暖并急送医院进行抢救。

误食异物

误食异物通常见于1~3岁的宝宝，宝宝容易将随手拿到的东西放进口中，误吞入胃或吞咽时卡在气管或食道里。如果家长发现这种情况，应先稳定情绪，按照下列措施进行急救。

保持镇静

宝宝将异物吞下后，只要当时未发现呛咳、呼吸困难、口唇青紫等窒息缺氧表现，就不必过分紧张，催吐有时反而会使异物误入气管而发生窒息。

多数异物在胃肠道里停留的时间不超过2~3天，每次宝宝排便时，家长都应仔细检查。若宝宝吞咽异物经过3~4周仍未发现异物排出，应请医生处理。

棋子、硬币、钮扣等异物，都能随胃肠道的蠕动与粪便一起排出体外。可多给宝宝吃些富含膳食纤维的蔬菜，如韭菜、芹菜等，以促进消化道的生理性蠕动，加速异物排出。

紧急催吐

对于较小宝宝或异物进入孩子的气管，应及时送到医院急救处理。同时可用右手环抱其整个身体，使之形成头低臀高的姿势，再用右手指戳胸5下。或将宝宝身体翻转过来，空掌重拍后背部，同样也是5下。还可以进行口对口吸取，这种情况非常危险，因为一旦窒息，将会危及孩子的生命。

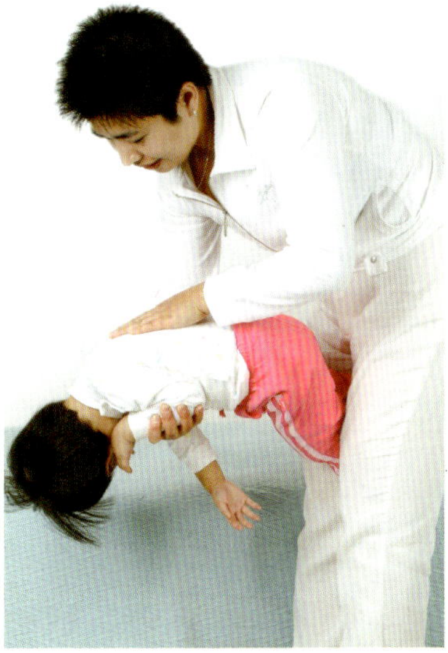

解毒

误服一般性药物且剂量较少，如毒副作用很小的普通成药或维生素等，可让宝宝多饮冷开水或牛奶，使药物稀释并及时从尿中排出。

宝宝烫伤的预防和急救

一旦宝宝不慎被烫伤，一定要保持镇定，进行紧急救护，尽量减小烫伤造成的伤害。紧急处理后尽快带宝宝去医院诊治。

凉水冲洗

先用凉水把伤处冲洗干净，然后把伤处放入干净凉水中浸泡15~30分钟，时间越早效果越好。伤处已经起泡时，不可浸泡，以防感染。如果是脸或额部等不能用凉水冲洗的部位，可用毛巾进行湿敷。

敷药

冲洗之后在伤面上涂抹烫伤膏，轻度烫伤一般不需要包扎，切忌用紫药水、红汞等涂搽。

分离衣物

轻轻地脱去被热水浸透的衣服，或是用剪刀剪开覆盖在烫伤处的衣服、鞋袜等。如果衣服和皮肤粘在一起，先将未粘着的衣服剪去。粘着的部位去医院进行处理，不可用力拉或脱，以免加重局部的创作面积。如果已出现水疱，不要把水疱弄破；水疱较大或水疱已破，最好到医院进行消毒处理。

如何预防家庭范围内的烫伤

1. 不要让宝宝随意进厨房。
2. 给宝宝洗澡时，应先放冷水后再兑热水。热水器显示温度应调到50℃以下。
3. 热水瓶、热水器等应放在宝宝拿不到的地方。
4. 不要随便把热的东西放在桌子上。
5. 喂牛奶或水时，温度要合适。家长可在手背上滴几滴，以不烫为宜。
6. 电熨斗用完后，要及时放到安全的地方。
7. 卫生间内的酸、碱等清洗剂，要放在宝宝拿不到的地方。

被小动物抓伤或咬伤后

当宝宝接近小猫和小狗时，容易被其抓伤或咬伤。家长应采取哪些急救措施，才能减少感染的机会呢？

猫、狗抓伤或咬伤后的处理

首先，家长不要恐慌，以避免宝宝过分恐惧，让宝宝保持平卧位，不要活动，以免毒素扩散。

家养宠物的咬伤伤势一般都较轻，父母完全可以给宝宝清洗伤口。具体步骤是：先挤出伤口里的血，用肥皂水（无水源可用矿泉水）反复冲洗伤处，再用清水冲洗干净。

清洗伤口后应涂抹碘酒，一般不用包扎伤口，暴露即可。

立即注射狂犬病疫苗。即使三四天后才发现伤口，也应带宝宝去注射疫苗。对未曾接种过狂犬病疫苗的伤者，要接种5次——当天、第3天、第7天、第14天、第30天。

被小猫抓伤后，把温水和肥皂水混合在一起，给宝宝冲洗伤口5分钟。如果伤口流血了，要用干净的纱布压住流血的地方来止血。简单处理后观察10分钟，如果孩子的伤口仍大量出血，或者孩子的脸上、手上、伤口处出现红肿现象，就要马上去医院检查，警惕感染猫抓病。

其他动物咬伤或蜇伤的处理

蜜蜂、毒蜘蛛、蝎子、海蜇等蜇伤要立即送医院观察治疗。

家养宠物的种类很多，如鸟、松鼠、乌龟、兔子等，被它们伤害后一般做常规外科治疗即可。

手指被挤压伤

1岁半的宝宝活泼好动，手指又细，喜欢把手伸到门缝里、抽屉里，任何有缝、有洞的地方，大人关门、关窗或关汽车门时不注意都会挤压宝宝的手指；玩大型玩具或压板游戏时，也会夹住手指，造成挤压伤。因此，宝宝在玩耍或出入门户时一定要多加小心。

分散宝宝的注意力

首先父母不必惊慌，尽快解除挤压的因素，并安慰宝宝，分散他的注意力，让他尽快平静下来，这样有助于减轻疼痛。宝宝手指被挤压后，如果没有外伤，并且可以屈伸时，就可以排除骨折的可能。

冷敷及包扎

宝宝疼痛剧烈时，一时很难判断是肌腿受伤还是骨折。这时为减轻疼痛可以采取冷敷，但绝不能揉或牵拉宝宝的受伤部位。

检查局部，若手指肿胀、压痛，早期可先用冷水或冰袋（把冰块放在塑料袋内）进行冷敷。若局部有血肿形成（常见有指甲下血肿形成），可先冷敷2~3天后，改为热敷以促进皮下淤血的吸收。若手指挤压后伤口浅小，可用凉开水清洁、酒精消毒后用创可贴包一下。

除了冷敷和包扎外，父母一定要注意对宝宝破损的皮肤进行消毒。如果受伤部位耷拉着向下，容易造成充血，会让宝宝更疼痛。用三角巾等将胳膊吊在脖子上，会让宝宝感到舒服些。

对宝宝的破损皮肤进行消毒以后才能包扎伤口。

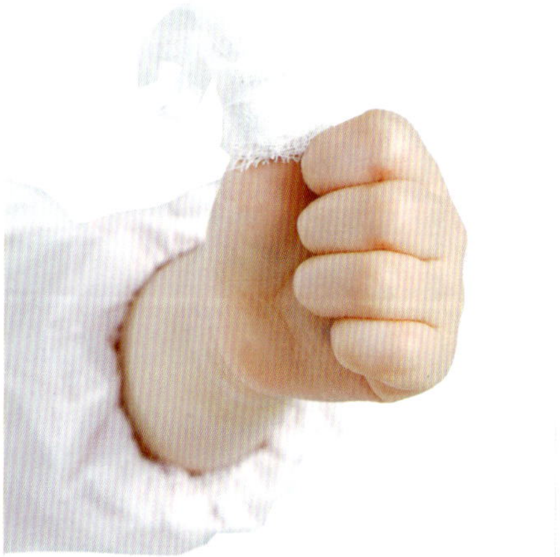

哪些情况需要就医

宝宝不停地哭闹、肿胀严重。

出现紫色的淤血现象或肿胀、手指活动困难。

对于挤压后指甲剥离和开放性骨折的宝宝，用干净的敷料或手绢包扎后，将伤肢以三角巾悬吊于胸前，这样有助于减轻疼痛和止血，然后立即送往医院治疗。

手被割伤

宝宝割破手指是常见的外伤。割伤如果处理不当，容易引发感染、破伤风等。

确认伤口的深浅

小而浅的伤口止血，用干净的纱布或手绢、毛巾在出血部位加压包扎即可。

如果宝宝手的动脉损伤发生大出血，可用弹性布带束缚上臂1/3部位止血。但在送去医院手术时应每隔1小时松开5~10分钟，以免手部缺血坏死。

用流动的水冲洗

家长应用流动的冷水给宝宝冲洗伤处，或用清洁的布包着冰块冷敷伤处，这样有助于减轻宝宝伤口的肿胀。

清洁消毒

若伤口较浅而轻，可用碘酒、酒精涂伤口周围的皮肤，用干净消毒纱布包扎好。如伤口无感染征象，每天可用酒精棉球再消毒伤口1次。

出现以下情况立即就医

割伤1~2天后，若伤口周围出现红肿，说明已有感染，要尽快就医。

如果被脏的或生锈的锐器割伤，应及时带宝宝去医院做处理，并注射破伤风抗毒素针剂。

如果宝宝伤口深且大，出血一般都很严重，还可能引起休克。并要警惕神经或肌腱断裂，因此除了止血外，伤口以无菌纱布覆盖，速带宝宝到最近的急诊室，不可延误。

头部外伤

宝宝头部外伤是生活中比较多见的外伤之一。为了防止伤到大脑，家长应对受伤宝宝进行简单的检查和观察。

宝宝头部外伤的主要特征

颌面部和头颅外皮有割伤，淤血及红肿等；头痛、头晕、神志不清或昏昏欲睡或者处于昏迷状态；对发生前的事情失去记忆；耳、鼻、口腔有出血或分泌物；双侧瞳孔大小不等，有时可能有复视现象；脉搏减弱，呼吸短浅。

头皮擦伤的处理

头皮表层的损伤，损伤处有少量出血或渗出。以消毒棉签压迫止血，擦伤周围皮肤以75%的酒精棉签消毒，不用包扎。

头皮裂伤的处理

由于头皮血管丰富，有时出血来势很猛。可注意在血迹最多的地方分开头发，认真察看，如仅有头皮裂伤，而无颅骨骨折，可用多层无菌纱布压迫出血点或压住伤口周围的皮肤，均可止血，并及时送医院诊治。

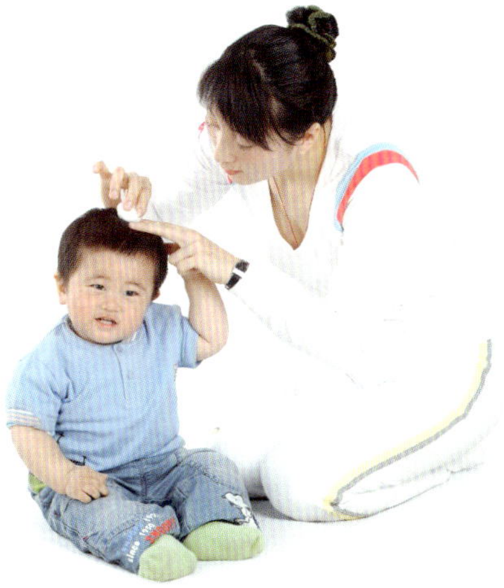

头皮包块的处理

外伤处表皮无损伤，仅是局部出现血肿或硬块。应尽早局部重压包扎，防止肿块扩大。切忌用跌打药酒对局部进行外搽和按揉推拿。

出现以下情况立即就医

宝宝平时很调皮，而此时太温顺，且感觉很疲乏。

全身或局部抽搐。

头痛程度越来越严重。

无法叫醒，或意识不清。

极度的哭闹或躁动不安。

肢体呈现无力状态。

无法正常走路，爬行或说话。

出现上述症状，说明宝宝有颅内出血的危险，应立刻送往医院救治。

药物中毒

2~4岁的宝宝最容易发生药物中毒，其中以男孩多。宝宝对外界充满好奇，如果药物或毒物保管不严，就会造成误服而致中毒。另外，宝宝患病和用药的机会都远远超过成人，而机体的解毒功能和对药物的耐受力又远不如成人健全，一旦擅自用药或过量用药，都易引起中毒。

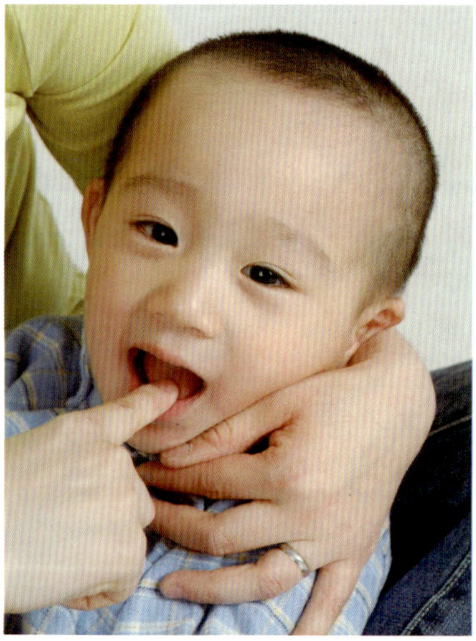

宝宝误服的是副作用较小的中成药，可进行催吐。

药物中毒的解救

在送宝宝去医院前，如果已明白误服的药物种类且在宝宝意识清醒的状态下，家人可采用相应的措施，积极进行自救。

1. 如果宝宝误服的是刺激性或腐蚀性很强的药品，如来苏水、石炭酸、盐酸等，对口腔、食道、胃黏膜的刺激性很大，马上把牛奶、豆浆或鸡蛋清与水调和成溶液，迅速给宝宝喝下去，不宜用催吐法。

2. 如果宝宝误服的是碱性药物，可用食醋、柠檬汁、橘汁等食物中和。

3. 如果宝宝误服的是酸性药物，可用肥皂水、生蛋清等进行中和。

4. 如果宝宝误服的是一般性药物，且剂量小，如毒副作用较小的普通中成药或维生素等，应给宝宝饮用大量的冷开水，稀释药物，促使尽快从尿中排出，并使用催吐法。

5. 如果宝宝误服的是外用药如碘酒，应该立即喝米汤、米糊等含淀粉的液体，以生成碘淀粉降低毒性，然后反复催吐，直到呕吐物不显蓝色。

6. 宝宝如果误服的是有剂量限制的药物，如安眠药、某些解痉药（阿托品、颠茄合剂之类）、解热镇痛药、抗生素及避孕药等，需要迅速催吐，然后再喝大量茶水反复呕吐洗胃；催吐和洗胃之后，让宝宝喝几杯牛奶和3~5枚生鸡蛋清，以养胃解毒。

7. 如果宝宝误服了其他药物，如癣药水、止痒药水、驱蚊药水等，应该立即让宝宝喝浓茶水，茶叶中含鞣酸，有沉淀解毒的作用。

8. 如果宝宝皮肤接触到有毒液体，并且尚在皮肤表面，应迅速用清水反复冲洗。若为酸性药物，可用肥皂等弱碱性溶液洗涤中和；若为碱性药物，可用食醋等酸性溶液来冲洗中和；若中毒的药物易溶于油类或酒精等溶媒，可用油类或酒精来洗涤。

如果宝宝服入的药量过大，或时间过长，或副作用大（如误服避孕药、安眠药等），特别是当宝宝已经出现中毒症状时，必须立即将其送到医院抢救治疗，切忌延误时间。在送往医院急救时，应带上宝宝吃错的药，或有关的药瓶、药盒、药袋，供医生抢救时参考。如果不知道宝宝服的是什么药，则应将宝宝呕吐物带往医院，以备检验。

送医前的急救办法

中毒程度不深，神志清醒的较大的宝宝，不要急于把宝宝送往医院，要立即进行催吐处理。让宝宝喝下一大杯温开水或淡盐水，用右手食指或筷子（用压舌板最好）伸进口腔按压舌根部，反复刺激咽喉部，促使宝宝持续呕吐，直至吐出的液体颜色如水一样清为止。

如果不清楚误服药物或毒物的内容，要将药品或毒物的包装及宝宝的呕吐物一同带往医院检查。医院离家较远的，在呼叫救护车的同时进行现场急救。

昏迷的宝宝，为防止呕吐物进入气管的危险，不能用催吐法。

食物中毒

夏秋季节是宝宝食物中毒的多发期，以较大宝宝多见。如果宝宝不幸发生急性食物中毒，家长不要惊慌失措，而应冷静沉着地采取一些行之有效的急救措施。

食物中毒的表现

食物中毒的早期症状以呕吐和腹泻为主，常在食后1小时到1天内出现恶心、剧烈呕吐、腹泻、发热、哭叫、烦躁不安、痉挛等症状，继而出现脱水和血压下降而致休克。肉毒杆菌污染所致食物中毒病情最为严重，可出现吞咽困难、失语、复视等。

催吐

如食物吃下去在1~2小时之内，可取食盐20克，加温水200毫升，一次喝下，如不吐可多喝几次。也可用鲜生姜50克，捣碎取汁，用200毫升温水冲服。如果吃下去的是变质的荤性食品，则可服用“十滴水”来促使迅速呕吐。还可用筷子、手指或牙刷柄等包上软布，压迫宝宝的舌根，或轻搅他的咽喉部来刺激宝宝的咽喉，引发呕吐。以尽量排出胃内残留的食物，防止毒素进一步吸收。也可给他喝些盐水，再用上法促进呕吐。

催吐适用于年龄较大的，神志清醒的，合作的患儿。有严重心脏病、食管静脉曲张、溃疡病、昏迷或惊厥的患儿，强酸或强碱中毒，汽油、煤油等中毒以及6个月以下婴儿不能采用催吐。

导泻

如果吃下去的中毒食物超过2小时，且精神尚好，则可服用少量泻药，促进中毒食物尽快排出体外，如取生大黄30克一次煎服，或蕃泻叶10克泡茶饮服。

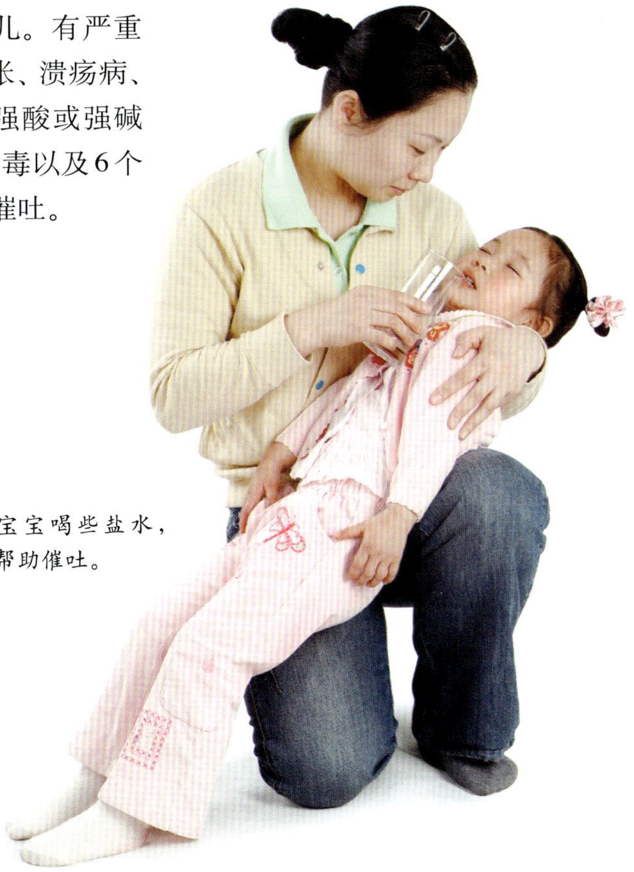

喂宝宝喝些盐水，可帮助催吐。

如何预防家庭食物中毒

1. 给宝宝选购食品时要注意检查生产日期和保持期限，一定不要买过期的食品。已经买来的食品不要长期放在冰箱里，时间长了也有可能超过保质期。

2. 尽量不要给宝宝吃市售的加工熟食品，如各种肉罐头食品、各种肉袋装烧鸡等，这些食物中含有一定量的防腐剂和色素，容易变质，特别是在炎热的夏季。

3. 饭菜要尽量现做现吃，避免给宝宝吃剩饭剩菜。营养丰富的剩菜，细菌容易繁殖，如果加热不够，就容易引起食物中毒。宝宝吃后会出现恶心、呕吐、腹痛、腹泻等类似急性肠炎的症状。

4. 隔夜的饭菜在食前要先检查有无异味，确认无任何异味后，应加热20分钟后方可食用。

5. 有些食物本身含有一定毒素，需正确加工才能安全食用。比如：扁豆必须炒熟焖透才能食用，否则易引起中毒；豆浆必须煮开5分钟才能喝；发了芽的土豆会使人中毒，不能食用。

6. 有些食物烹制时必须有适当的炊具。例如：不能用铁锅煮山楂、海棠等果酸含量高的食品，那样会产生低铁化合物，致使宝宝中毒。

7. 夏天吃凉拌菜时，必须选择新鲜蔬菜，用水洗净，开水烫泡后加入调料再食用。

附录

妊娠期全程日程表和注意事项

周数	日数	检查
1	1~7	
2	8~14	
3	15~21	
4	22~28	
5	29~35	
6	36~42	
7	43~49	初诊
8	50~56	
9	57~63	
10	64~70	
11	71~77	
12	78~84	定健
13	85~91	
14	92~98	
15	99~105	
16	106~112	定健
17	113~119	
18	120~126	
19	127~133	
20	134~140	定健
21	141~147	
22	148~154	
23	155~161	
24	162~168	定健
25	169~175	
26	176~182	定健
27	183~189	
28	190~196	定健
29	197~203	
30	204~210	定健
31	211~217	
32	218~224	定健
33	225~231	
34	232~238	定健
35	239~245	
36	246~252	定健
37	253~259	定健
38	260~266	定健
39	267~273	定健
40	274~280	定健

注意流产（第1~12周）

注意早产

注意妊高征（第24~40周）

时期	月	注意事项	
妊娠初期	1	● 没感到妊娠的自觉症状 ● 胎儿的器官开始形成。妊娠13周以前应避免x线照射或服药，预防风疹	
妊娠初期	2	● 月经如推迟两周左右仍未来，可疑是妊娠 ● 开始出现妊娠反应 ● 接受初诊(检查尿甲绒毛膜促性腺激素，35~55日为高潮)	● 基础体温仍处于高温状态 ● 乳头和乳晕变黑，乳房发胀 ● 尿频 ● 有发困、烦躁等症状
妊娠初期	3	● 用超声波多普勒法可听到胎心音 ● 妊娠反应最难受的时期 ● 乳头、外阴部的色素沉着明显 ● 分泌物增多，要注意清洁卫生	● 是容易流产的时期，要格外注意 ● 避免或控制性生活 ● 开始练习孕妇体操 ● 职业女性要早些向上级报告
妊娠中期	4	● 胎盘完全形成，流产的危险性减少 ● 妊娠反应平息，舒服多了	● 食欲旺盛，要注意饮食，营养的均衡 ● 适度的运动、散步，保持体力
妊娠中期	5	● 进入稳定期 ● 开始感觉胎动	● 开始缠腹带 ● 开始对乳头保养和矫正
妊娠中期	6	● 有必要穿着孕妇服装 ● 大部分人能感觉到胎动 ● 体重明显增加	● 不得不去的外出旅行可放在这个时期 ● 开始准备婴儿用品
妊娠中期	7	● 24周以后出生的婴儿，有生存的可能性 ● 变大了的子宫压迫下半身，容易出现静脉曲张	● 容易便秘、长痔疮，因此要注意饮食 ● 这个时期要做一次贫血检查，如出现贫血，应在分娩前治愈
妊娠后期	8	● 胎儿的成长显著，强烈地感觉到胎动 ● 如果感到因子宫收缩而致的肚子疼痛或发胀，要立即休息 ● 胎儿的位置稳定在头位	● 容易引起妊高征，因此要注意保持低盐饮食，并充分休息 ● 肚子大，不容易看清脚下，步行和上、下楼梯时要特别注意
妊娠后期	9	● 子宫底伸展到心口窝的正下面，已压迫肺、胃、心脏，因此心跳快，呼吸困难，食欲不振 ● 尿频 ● 开始练习分娩辅助动作	● 准备在娘家分娩的人，要在这个月末前回去 ● 做好住院的准备(物品、用车及家庭生活等方面)
妊娠后期	10	● 由于胎儿和子宫底的下降，胃部畅快，食欲增加 ● 压迫膀胱，尿频，分泌物增加，注意清洁卫生 ● 不知什么时候临产，所以避免远行 ● 充分休息，保证充足的睡眠、营养，积蓄体力	● 严禁性生活 ● 检查住院的准备工作 ● 如果发现破水或大量出血，要立即住院 ● 阵痛的间隔时间如缩短，要尽快洗澡住院

定健=接受定期健康检查的时间

少见而严重的孕妇疾病及应对方法

疾病	症状	应对方法
惊厥或抽搐	惊厥或抽搐通常于怀孕的最后3个月发作，往往毫无征兆。症状为孕妇血压急剧升高、手脚肿胀、血液中出现凝块，严重时会导致惊厥和死亡。	通常疗法是立即实施剖宫产，这会导致婴儿因早产而身体虚弱。
前置胎盘	胎盘正常的附着处在子宫体部的后壁、前壁或侧壁，如果它附着在子宫下段，或者覆盖在子宫颈内口处，比胎宝宝的先露部还要低，就是“前置胎盘”。 表现为在妊娠晚期或临产时，发生无痛性、反复阴道出血。	控制出血、纠正贫血、预防感染，正确选择结束分娩的时间和方法。以产妇安全为主，尽量避免胎儿早产。
早产	早产儿是指妊娠28~37周、体重不足2500克，身长45厘米以下的胎宝宝。由于各个器官系统还未发育成熟，即使在条件优越的医院，也难以避免发生许多的并发症。如肺透明膜病，该病发生在出生12小时内，发病后进行性呼吸困难、呻吟、青紫、肌张力低下等，死亡率很高，即使存活，常有智力和神经发育障碍。	有合并症或并发症的，不能劳累，要合理充分地摄取营养，多吃含蛋白质丰富的食品及新鲜蔬菜。 宜采取左侧卧位的睡姿，来改善血液循环，减少宫口的压力。 避免感染，节制性生活。 有早产征兆的，要立即卧床休息，并小心地进医院。
脐带绕颈	通过B型检查，在胎宝宝颈部皮肤可见脐带压迹，呈“U”形或“V”形，在胎宝宝颈部（尤其是颈后部）可见到脐带发射呈“=”样，如果是彩超，可见到血管断面的血流回声。	确认脐带绕颈后，要加强孕期自我监护并做好胎动计数。
贫血	1.生理性贫血。到了孕晚期，血浆的增加量是红细胞增加量的3倍多，因此血液被稀释了，孕妈妈就出现了贫血。 2.50%的孕妈妈是缺铁性贫血，是由于膳食中铁的供给量少，又没有额外的补充导致。 3.营养性巨幼红细胞性贫血。绝大多数是由叶酸、维生素B_{12}缺乏引起的，但也有一小部分例外。 4.疾病引起的贫血。如果孕妈妈本身患有疾病，或体内有血液流失造成的贫血。	1.多吃铁含量丰富的食物。如瘦肉、家禽、动物肝及血、蛋类、豆制品等；主食多吃面食，面食较大米含铁多。 2.多吃有助于铁吸收的食物。水果和蔬菜不仅能够补铁，所含的维生素C还可以促进铁在肠道的吸收。 3.做菜时尽量使用铁锅、铁铲。

胎宝宝器官发育周周看

器官	发育时间(怀孕周数)
脊髓	3周开始~出生
大脑	3周开始~出生
心脏	3周开始~6周末
肠胃	3周开始~出生
肝	3周开始~出生
眼睛	3周中~出生
脸	3周开始~8周末
神经	4周开始~出生
嗅觉器官	4周开始~出生
肾	4周开始~出生
四肢	4周开始~8周末
耳朵	5周开始~出生
呼吸系统	5周开始~出生
生殖腺	5周开始~7周末
上下颌	6周中~8周中
男性生殖器	7周开始~出生
女性生殖器	8周开始~出生

注：每个胎儿的发育情况都是独一无二的，如果您发现宝宝的发育与左表略有不同，请不必过于担心，可到医院产科进行进一步的咨询。

看懂超声诊断报告

胎囊	胎囊只在孕早期才能见到。在孕1.5个月时直径约2厘米，2.5个月时约5厘米为正常。胎囊位置在子宫的宫底、前壁、后壁、上部、中部都属正常；形态圆形、椭圆形、清晰为正常。
双顶径（胎头）	轮廓完整为正常，缺损、变形为异常，脑中线无移位和无脑积水为正常。BPD代表胎头双顶径，怀孕到足月时应达到9.3厘米或以上。按一般规律，在孕5个月以后，基本与怀孕月份相符，也就是说，妊娠28周（7个月）时BPD约为7.0厘米，孕32周（8个月）时约为8.0厘米，以此类推。孕8个月以后，平均每周增长约为0.2厘米为正常。
胎心	胎心存在，强为正常，弱有两种可能，一是胎儿正在睡眠中，二可能为异常情况。正常胎心频率为每分钟120~160次。
胎盘	位置是说明胎盘在子宫壁的位置；胎盘的正常厚度应在2.5~5厘米之间；钙化一项报告单上分为Ⅲ级，Ⅰ级为胎盘成熟的早期阶段，回声均匀，在孕30~32周可见到此种变化；Ⅱ级表示胎盘接近成熟；Ⅲ级提示胎盘已经成熟。越接近足月，胎盘越成熟，回声得不均匀。
股骨长度	是胎儿大腿骨的长度，它的正常值与相应怀孕月份的胎头值差2~3厘米左右。
羊水	羊水深度在3~7厘米之间为正常，超过7厘米为羊水增多，少于3厘米为羊水减少，都对胎儿生长不利。
脐带	正常情况下，脐带应漂浮在羊水中，如在胎儿颈部见到脐带影像，可能为脐带绕颈。

孕期妈妈的变化和特征

生理需求发展模式		孕早期（0~12周）	孕中期（13~27周）	孕晚期（28~40周）
体格	体重	体重增加1.2~2千克	体重增加5~7千克	体重增加12千克
	宫底高度	12周耻骨联合上3~4横指	28周脐上3横指	40周脐与剑突之间
	胎儿身高	0.5~8厘米	9~37厘米	38~52厘米
	胎儿体重	30克	80~1200克	1300~3800克
	胎儿发育	胚胎期，胎儿早期（初具人形）	胎儿生长期，16周性器官可辨，可感胎动，20周可听到胎心	胎儿成熟期，32周出现规律睡眠
神经		胎儿3~4周神经管形成	胎儿24周大脑皮质逐渐成熟	胎儿大脑发育基本完成
骨骼		胎儿肢芽发育成四肢 胎儿乳牙牙胚发育	胎儿14周臂与腿的关节形成 胎儿恒牙牙胚发育	胎儿骨骼发育基本完成
心脏和循环系统		心律略增	一般血压都有降低	血压恢复正常
肾脏		排尿次数增多，尤其是在躺下睡觉时	肾脏负荷加重，在妊娠16~24周间达到最大值	尽量侧卧，侧卧时可减轻了长大的子宫对下肢回流静脉的压力，改善了血液回流，使肾功能和心脏输出量都增加
肺脏		孕妇自身和胎儿需要更多的氧，因此呼吸变得更快、更深	偶尔，也有暂时性鼻塞和耳咽管堵塞，以及轻微音调音质改变	每个孕妇都会感到不同程度的呼吸困难，特别在接近妊娠末期时
免疫		预防因感染、用药导致的胎儿畸形和流产	预防因疾病、用药导致的胎儿发育不良和流产	加强营养，提高体质，保障正常分娩
消化		早孕反应	腹胀、便秘、消化不良	腹胀、便秘、消化不良
皮肤		脸上可能出现黄褐斑，别担忧，分娩后斑点会逐渐消失	促进乳房及腹部皮肤弹性，预防妊娠纹	促进乳房及腹部皮肤弹性，预防妊娠纹
特殊情况及需求		有疲劳感，睡眠质量差，要保证健康的环境，避免接触有害物质（铅、空气污染和噪音）	有疲劳感，睡眠质量差，易缺钙引起小腿痉挛，要保证健康的环境，避免接触有害物质（铅、空气污染和噪音）	有疲劳感，睡眠质量差，易有下肢水肿，要保证健康的环境，避免接触有害物质（铅、空气污染和噪音）

婴儿能量及营养素平均需要量的估计值

（单位/每天）

营养素	0～3月	4～6月	7～9月
能量(男)兆焦(千卡)	2.3(545)	2.9(690)	3.4(825)
能量(女)兆焦(千卡)	2.2(515)	2.7(645)	3.2(765)
蛋白质(克)	12.5	12.7	13.7
维生素A(RE)	350	350	350
维生素B_1(毫克)	0.2	0.2	0.2
维生素B_2(毫克)	0.4	0.4	0.4
维生素B_6(毫克)	0.2	0.2	0.3
叶酸(微克)	50	50	50
维生素B_{12}(微克)	0.3	0.3	0.5
泛酸(毫克)	1.7	1.7	1.7
维生素C(毫克)	25	25	25
维生素D(微克)	8.5	8.5	7
维生素E(毫克)	0.4	0.4	0.4
维生素K(微克)	10	10	10
钠(毫克)	210	280	320
钾(毫克)	800	850	700
氯(毫克)	320	400	500
钙(毫克)	525	525	525
镁(毫克)	55	60	75
磷(毫克)	400	400	400
铁(毫克)	1.7	4.3	7.8
锌(毫克)	4	4	4
硒(微克)	10	13	10
铜(毫克)	0.3	0.3	0.3
碘(微克)	50	60	60

婴儿膳食营养素参考摄入量

（Chinese DRLs for infants,中国营养学会2000年）

营养素	0～6月	7～12月
能量(RNIs),兆焦/千克体重/天	0.40*	0.40
能量(RNIs),千卡/千克体重/天	95*	95
蛋白质(RNIs),克/千克体重/天	1.5~3	1.5~3
脂肪(AIs),%总能量	45~50	35~40
脂肪酸比(n-6)：(n-3)	4：1	4：1
Ca, 毫克/天(AIs)	300	400
P, 毫克/天(AIs)	150	300
K, 毫克/天(AIs)	500	700
Na, 毫克/天(AIs)	200	500
Cl, 毫克/天(AIs)	400	800
Mg, 毫克/天(AIs)	30	70
Fe, 毫克/天(RNIs)	0.3	10
I, 微克/天(AIs)	50	50
Zn, 毫克/天(AIs)	1.45	8.0
Se, 微克/天(RNIs)	15	20
Cu, 毫克/天(AIs)	0.4	0.6
F, 毫克/天(AIs)	0.1	0.4
Cr, 微克/天(AIs)	10	15
VA, 微克RE/天(RNIs)	400	400
VD, 微克/天(RNIs)	10	10
a-TE, 毫克/天(AIs)	3	3
维生素B_1, 毫克/天(AIs)	0.2	0.3
维生素B_2, 毫克/天(AIs)	0.4	0.5
维生素B_6, 毫克/天(AIs)	0.1	0.3
维生素B_{12}, 毫克/天(AIs)	0.4	0.5
维生素C, 毫克/天(AIs)	40	50
泛酸， 毫克/天(AIs)	1.7	1.8
叶酸， 微克/天(AIs)	65	80
烟酸， 毫克NE/天(AIs)	2	3
胆酸， 毫克/天(AIs)	100	150
生物素， 微克/天(AIs)	5	

0~3岁宝宝体能、智能、语言及社会意识发展参照

0~3岁宝宝智能、语言及社会意识监测图

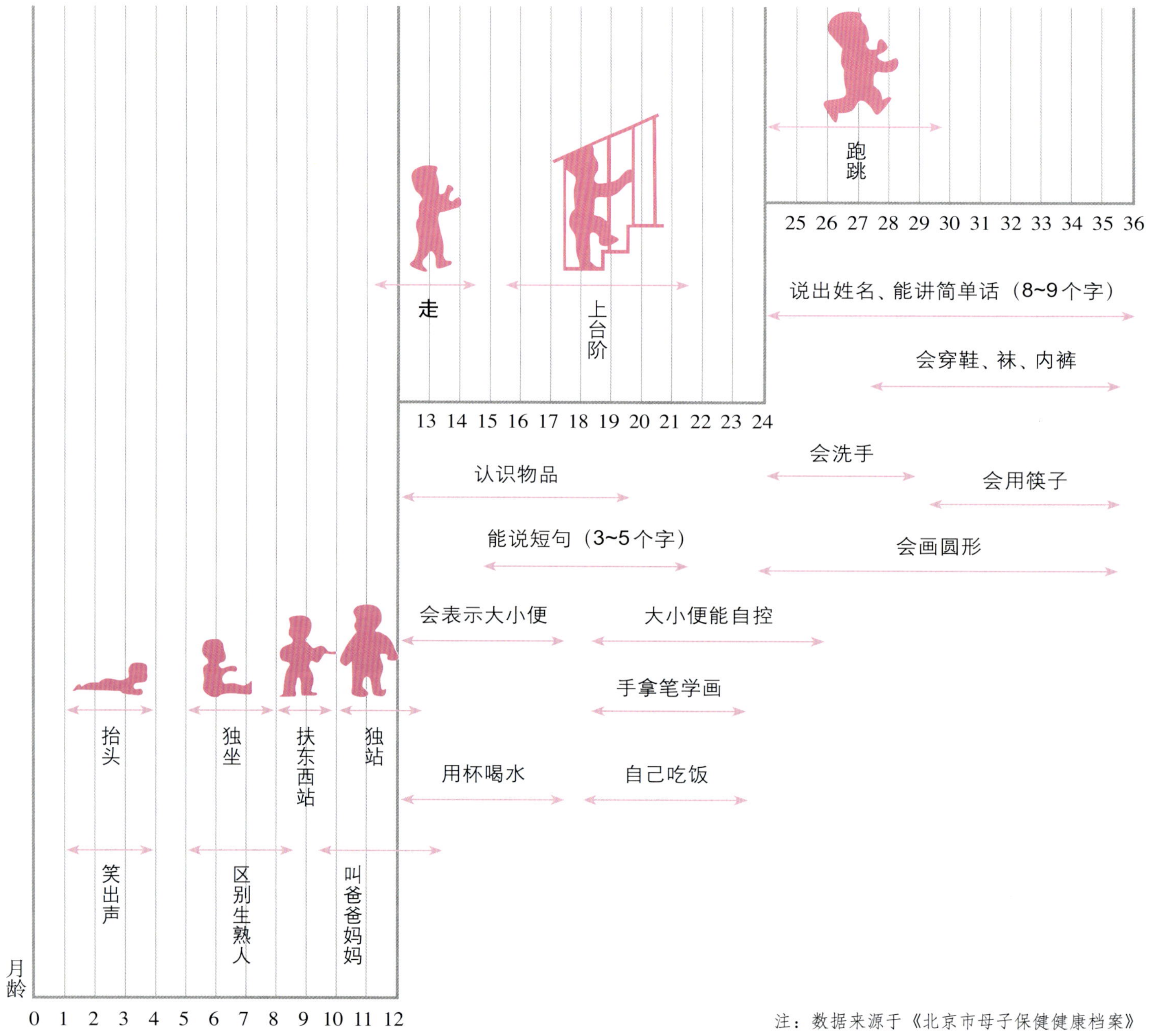

注：数据来源于《北京市母子保健健康档案》

0~3岁宝宝身高曲线图

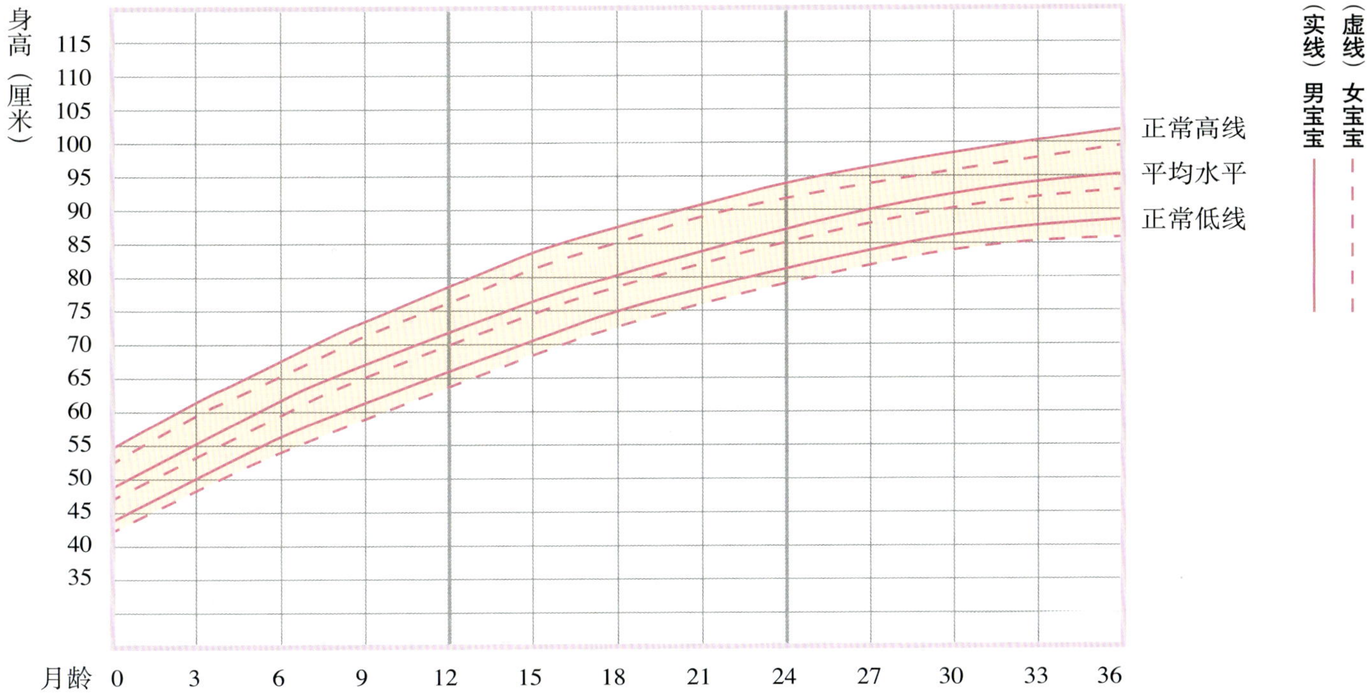

0~3岁宝宝体重曲线图

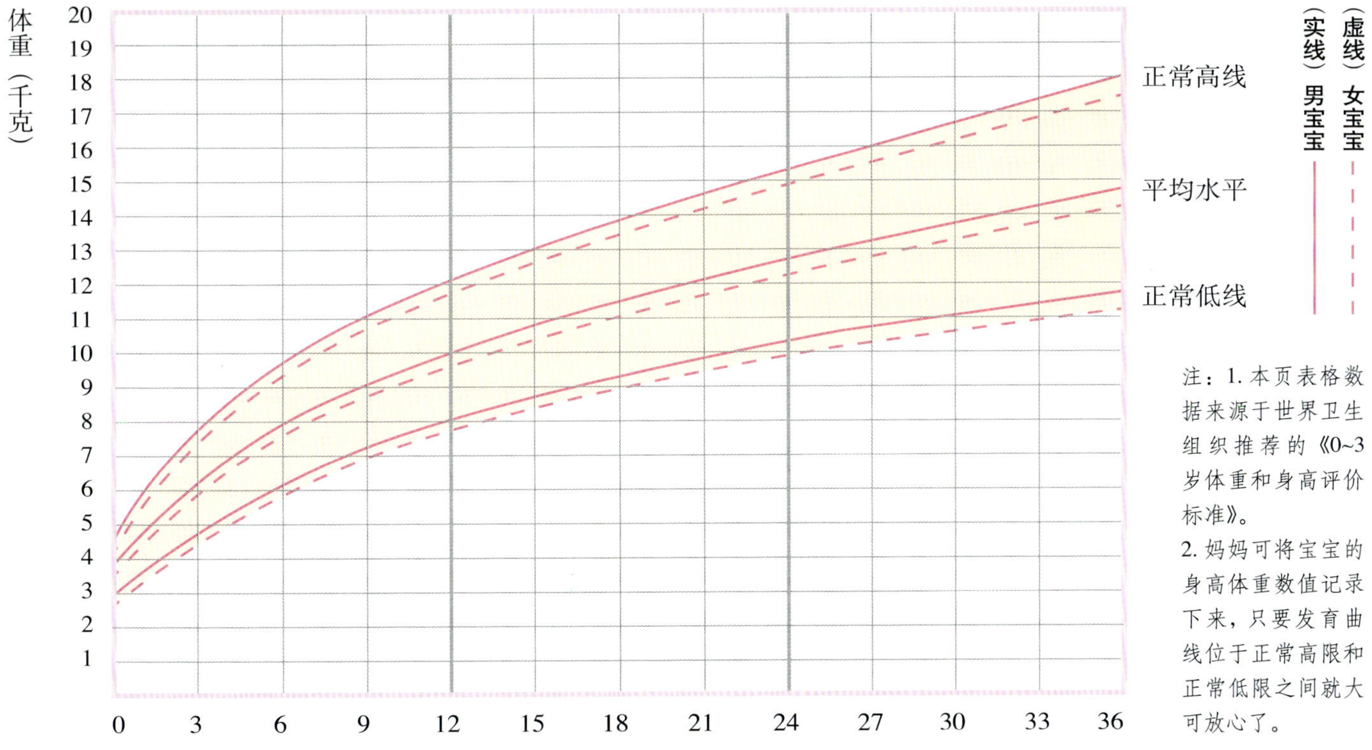

注：1. 本页表格数据来源于世界卫生组织推荐的《0~3岁体重和身高评价标准》。

2. 妈妈可将宝宝的身高体重数值记录下来，只要发育曲线位于正常高限和正常低限之间就大可放心了。

宝宝常见病的食疗方

婴幼儿时期宝宝的各部分器官功能还不完善，免疫力也比较低，容易发生疾病。适当地采用食疗，在宝宝品味美食的同时，就能达到治疗疾病、促进健康的目的。在一些常见病的治疗期间，食疗也是一种不错的辅助治疗方式。

多汗

小儿多汗是指在安静状态下，宝宝全身或局部出汗过多，甚至大汗淋漓。中医将白天无故出汗称为“自汗”，夜间睡眠出汗、醒后停止出汗称为“盗汗”。无论自汗或盗汗，多与体质虚弱有关。

食疗方

● 核桃莲子山药羹

将核桃仁100克、莲子100克、黑豆50克分别研磨成粉，加山药粉50克、米粉适量混合均匀。选取符合宝宝生长发育阶段的配方奶，取1~2匙混合粉与适量配方奶一起煮熟成羹，每天给“自汗”的宝宝吃2次。

● 百合蜂蜜奶

取鲜百合100克、蜂蜜100克，拌在一起，蒸1小时后晾凉。每天早、晚各取1匙，加入少量配方奶中调匀，给“盗汗”的宝宝服用。或者用百合煮粥，吃时加蜂蜜。

鹅口疮

鹅口疮是一种由霉菌（白色念珠菌）引起的口腔黏膜感染性疾病。患儿的口腔布满白色物质，形状如“鹅口”，因此叫“鹅口疮”。

食疗方

● 苦瓜汁

苦瓜汁60毫升，冰糖适量，将苦瓜汁放进沙锅内煮开，加入适量冰糖融化搅匀，即可给宝宝服用。

● 西洋参莲子炖冰糖

西洋参3克，莲子去心12枚，冰糖25克，将西洋参切片，与莲子放在小碗内加水泡发后，再加冰糖，隔水蒸炖1小时，喝汤吃莲子肉，剩下西洋参片，次日可再加莲子同法蒸炖。西洋参可用2次，最后1次吃掉。

便秘

便秘是经常困扰家长的儿童常见病症之一。宝宝大便干硬，排便时哭闹费力，次数比平时明显减少，有时2~3天甚至6~7天排便一次，就是发生便秘了。

食疗方

●葱蜜奶

取符合宝宝生长发育阶段的配方奶100~200毫升，蜂蜜20~40克，葱汁2~4毫升，混和均匀后，用小火煮熟。每天早晨给宝宝空腹服下，连续服3天即可。

● 马铃薯奶汁

将适量的马铃薯洗净、晾干，去皮后切碎，捣烂挤汁，每次取10~20毫升与适量配方奶混合调匀，早、午饭前给宝宝各饮1次。

荨麻疹

荨麻疹是一种常见的儿科过敏性皮肤病，也就是俗话常说的“风疹”。发病时，宝宝的皮肤上出现很多形状不同、大小不一、红色、隆起、中间呈白色的疹子，患病部位会发生剧痒。疹子出现后24小时内会自动消失，由于剧痒，宝宝往往会因为过度抓搔，造成皮肤表皮破损而引起继发性皮肤感染。

食疗方

● 芋头煲猪排骨

芋头50克，猪排骨100克，将芋头洗净切块，猪排骨洗净切块，一同放到沙锅中加水适量用小火煲熟，每天给宝宝吃2次。

● 冬瓜芥菜汤

冬瓜200克，芥菜30克，白菜根30克，芫荽5株。将以上食材用水煎，熟时加适量红糖调匀，饮汤即可。

湿疹

小儿湿疹，俗称“奶癣”。其原因复杂，是一种过敏性皮肤病。婴幼儿阶段的宝宝皮肤发育尚不健全，最外层表皮的角质层很薄，毛细血管网丰富，内皮含水及氯化物比较丰富，因此容易发生过敏反应。

食疗方

● 绿豆海带汤

绿豆30克，海带10克，鱼腥草10克，白糖适量。先洗净海带、鱼腥草，将鱼腥草加适量的水煎20分钟，去渣取汁，然后加入绿豆、海带煮熟，加入配方奶调味饮用，每天给宝宝喝1次，连续5~7天。

佝偻病

佝偻病，也就是人们常说的“软骨病”，是婴幼儿常见的一种慢性营养缺乏病。它是由于体内维生素D不足引起的全身钙、磷代谢失常，使钙、磷不能正常沉着在骨骼的生长部分，严重的可以发生骨骼畸形。

食疗方

● 清炖二骨汤

猪骨头250克，黑鱼骨250克，盐少许。猪骨、黑鱼骨洗净，砸碎，加清水适量炖至汤呈白色黏稠时，弃渣饮汤，每日饮汤1~2次。经常食用。

百日咳

百日咳是幼儿常见的呼吸道传染病之一，由于病程长达2~3个月以上，所以称作“百日咳”。生病的宝宝常有阵发性痉挛性咳嗽，咳后有鸡鸣样的回声，最后会倾吐痰沫。此病四季都可发生，尤其在冬春季节多见，而且年龄越小病情常常越重。

食疗方

● 萝卜蜂蜜饮

白萝卜1个，捣烂取汁25毫升，加蜂蜜12毫升调匀，给宝宝1次服完，每天喝1~2次。适用于生病初期的宝宝。

● 柿饼罗汉果汤

柿饼30克，罗汉果1个，冰糖25克。将罗汉果和柿饼用水煎30分钟，加上冰糖溶化搅匀，即可给正在患百日咳的宝宝服用。

流感

小儿流感是由流感病毒引起的急性呼吸道传染病，6个月至3岁的婴幼儿是流感的高危人群，婴幼儿流感的临床症状往往不典型，部分患儿会突然高热，或伴有呕吐和腹泻等消化道症状，可见高热惊厥；还有的宝宝表现为急性喉炎，气管、支气管炎，出现声音嘶哑、犬吠样咳嗽、喘息、喉中痰鸣。

食疗方

● 陈皮姜粥

取陈皮10克、生姜10克，连同粳米50克，加水适量，大火煮开后，以微火慢煲成粥，每天进食两小碗，对于肠胃不适的流感宝宝特别有益。

小儿风寒感冒

小儿风寒感冒一般表现为怕冷、发热较轻、无汗、鼻塞、流清涕、喷嚏、咳嗽、痰白清稀、头痛、喉痒、舌苔薄白等症状。

食疗方

● 香菜黄豆汤

取新鲜香菜30克、黄豆10克，分别洗净。先将黄豆放入锅内，加水适量，煎煮15分钟后，再加入香菜同煮15分钟。去渣取汤，可加少量食盐调味，每天给宝宝一次或分几次饮用。

● 粳米葱白粥

先煮粳米50克，待粳米将熟时把切成段的葱白2~3段及白糖适量放入即可。每日1次。热服，达到微汗的效果最佳。

小儿风热感冒

小儿风热感冒的症状表现为：发热重、头胀痛、咽喉肿痛、有汗、鼻塞、流浓涕、咽部红痛、咳嗽、痰黄而稠、口渴、舌质红、舌苔薄黄等。

食疗方

● 绿豆茶

绿豆30克捣烂，绿茶3克用纱布包起来，加水适量煎至半碗，去茶叶包后，加适量糖给宝宝饮用。

● 梨粥

鸭梨3个切碎，水煎半个小时后，去汁，与大米适量煮粥，趁热给宝宝食用。

水痘

水痘是由水痘病毒引起的急性传染病，潜伏期为10~21天。发病的宝宝会有发热（以低热为主）、全身不适等感冒症状，常在发病24小时出现皮疹。皮疹主要集中在躯干及头面部，先是细小红色的斑丘疹，接着变成大小不等的水疱。如果宝宝发水痘，要让宝宝卧床休息，给宝宝吃易消化、富有营养的食物。

食疗方

● 薏仁红豆粥

薏仁20克，红豆、茯苓各30克，粳米100克，洗净共煮，粥熟豆烂拌冰糖。每天分3次食用。适于水痘已出，发热、尿赤、神疲纳差的宝宝。

● 马齿苋荸荠糊

鲜马齿苋、荸荠粉各30克，冰糖15克，鲜马齿苋洗净捣汁，取汁调荸荠粉，加冰糖，用滚开的水冲熟至糊状。每天给宝宝吃1次。适于水痘已出或将出、发烧、烦躁、便稀溏的宝宝。

图书在版编目(CIP)数据

妈妈宝宝全书/严仁英主编.—北京：中国人口出版社，2009.3

ISBN 978-7-80202-859-3

Ⅰ.妈… Ⅱ.严… Ⅲ.①妊娠期-妇幼保健-基本知识 ②婴幼儿-妇幼保健-基本知识 Ⅳ.R715.3 R174

中国版本图书馆CIP数据核字（2009）第022033号

妈妈宝宝全书

MAMA BAOBAO QUANSHU

严仁英／主编

出版发行	中国人口出版社
印　　刷	北京地大彩印厂
开　　本	889×1194　1/16
印　　张	17
字　　数	320千字
版　　次	2009年5月第1版
印　　次	2009年5月第1次
书　　号	ISBN 978-7-80202-859-3/R·721
定　　价	168.00元

社　　长	陶庆军
电子信箱	chinapphouse@163.net
电　　话	(010) 83519390
传　　真	(010) 83519401
地　　址	北京市宣武区广安门南街80号中加大厦
邮政编码	100054